T0199997

MANUAL WASHINGTON®
DE CARDIOONCOLOGÍA

Guía práctica para mejorar la supervivencia
al cáncer

MANUAL WASHINGTON®
DE CARDIOONCOLOGÍA
Guía práctica para mejorar la supervivencia al cáncer

Editor

Daniel J. Lenihan, MD, FACC, FESC, FIC-OS
President, International Cardio-Oncology Society
Tampa, Florida

Editores asociados

Joshua D. Mitchell, MD, MSCI, FACC, FIC-OS
Assistant Professor of Medicine
Director, Cardio-Oncology Fellowship
Cardio-Oncology Center of Excellence
Cardiovascular Division, Department of Medicine
Washington University School of Medicine
St. Louis, Missouri

Kathleen W. Zhang, MD, FACC, FIC-OS
Assistant Professor of Medicine
Associate Program Director, Cardiology Fellowship
Cardio-Oncology Center of Excellence
Washington University School of Medicine
St. Louis, Missouri

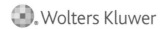

Philadelphia • Baltimore • New York • London
Buenos Aires • Hong Kong • Sydney • Tokyo

Av. Carrilet, 3, 9.ª planta, Edificio D
Ciutat de la Justícia 08902 L'Hospitalet de Llobregat, Barcelona (España)
Tel.: 93 344 47 18 Fax: 93 344 47 16 Correo electrónico: consultas@wolterskluwer.com

Revisión Científica:
Dr. Horacio Vidrio Morgado
Cirujano Oncólogo egresado del INCan, México, UNAM.
Director Médico del Instituto Estatal de Cancerología, "Dr. Arturo Beltrán Ortega", Guerrero, México.
Cirujano Oncólogo en el Centro Oncológico de Médica Sur, Ciudad de México.

Dirección editorial: Carlos Mendoza
Editor de desarrollo: María Teresa Zapata
Gerente de mercadotecnia: Pamela González
Cuidado de la edición: Mario Aburto Castellanos
Maquetación: Cicero Diseño Editorial
Adaptación de portada: Zasa Design
Impresión: Quad. Reproducciones Fotomecánicas, S. A. de C. V. / Impreso en México

Edición en español de la obra original en lengua inglesa *The Washington Manual of Cardio-Oncology. A Practical Guide for Improved Cancer Survivorship,* de Daniel J. Lenihan , Kathleen W. Zhang , Joshua Mitchell, publicada por Wolters Kluwer.

Copyright © 2023 Wolters Kluwer.

Two Commerce Square
2001 Market Street
Philadelphia, PA 19103
ISBN de la edición original: 978-1-975180-44-7

Dedicatoria

Dedicamos este primer *Manual Washington® de Cardiooncología* a todos nuestros pacientes que nos confiaron sus vidas mientras les ayudábamos en su batalla contra el cáncer. A ellos servimos y nos esforzamos por proporcionarles una cardioprotección óptima durante su arduo periplo oncológico. También estamos en gran deuda con nuestros colegas del cuerpo docente de muchas disciplinas médicas de la Washington University en San Luis, que proporcionan atención excepcional a los pacientes y han compartido su amplia experiencia en este texto. Hemos tenido el gran honor de que muchos colegas de alto nivel en Cardiooncología, la mayoría formados con nosotros en la Washington University, contribuyeran al libro y también nos estimularan a aprender, enseñar e investigar de forma continua. Además, estamos sumamente agradecidos por el amor y el apoyo de nuestros cónyuges y familias en todos los aspectos de nuestras carreras en medicina. Por último, nos sentimos honrados de producir este manual en gran parte gracias al aliento del Dr. Doug Mann, que ha sido nuestro líder, amigo, mentor y confidente durante los últimos 20 años. Queremos darle las gracias de todo corazón y siempre apreciaremos su presencia en nuestras vidas.

Daniel J. Lenihan, MD, FACC, FESC, FIC-OS
Kathleen W. Zhang, MD, FACC, FIC-OS
Joshua D. Mitchell, MD, MSCI, FACC, FIC-OS

Colaboradores

Jose A. Alvarez-Cardona, MD
Assistant Professor of Medicine
Cardiovascular Division, Department of Medicine
Section of Advanced Heart Failure and Cardiac Transplantation
Section of Cardio-Oncology
Washington University School of Medicine
St. Louis, Missouri

Ankit Bhatia, MD, FACC
Advanced Heart Failure Cardiologist
Section of Advanced Heart Failure and Transplant Cardiology
The Christ Hospital Heart and Vascular Physicians
The Christ Hospital Health Network
Cincinnati, Ohio

Courtney M. Campbell, MD, PhD
Cardio-Oncology and Cardiac Amyloidosis Fellow
Instructor of Medicine
Cardiovascular Division, Department of Medicine
Washington University School of Medicine
Cardio-Oncology Center of Excellence
St. Louis, Missouri

Rahul A. Chhana, MD
Fellow, Cardiovascular Medicine
Department of Medicine
Washington University School of Medicine
St. Louis, Missouri

Fahrettin Covut, MD
Clinical Fellow
Divisions of Hematology and Medical Oncology,
Department of Medicine
Washington University,
St Louis, Missouri

Phillip S. Cuculich, MD
Associate Professor
Internal Medicine (Cardiology) and Radiation Oncology
Washington University School of Medicine
St. Louis, Missouri

Christopher Fine, MD
Instructor of Medicine
Division of Cardiology
Department of Medicine
National Jewish Health | SCL Health
Denver, Colorado

Scott R. Goldsmith, MD
Clinical Fellow
Division of Oncology
Washington University School of Medicine
St. Louis, Missouri

Jesus Jimenez, MD
Instructor in Medicine
Cardiovascular Division, Department of Internal Medicine
Washington University School of Medicine
St. Louis, Missouri

Benjamin J. Kopecky, MD, PhD
Instructor of Medicine
Division of Oncology, Department of Medicine
Section of Advanced Heart Failure and Cardiac Transplant
Washington University
St. Louis, Missouri

Michael Kramer, MD, PhD
Fellow
Department of Hematology/Oncology
Washington University in St. Louis
St. Louis, Missouri

Ronald J. Krone, MD, FACC, FSCAI
Professor of Medicine
Cardiovascular Division, Department of Medicine
Washington University School of Medicine
St. Louis, Missouri

Douglas A. Kyrouac, MD
Cardiology Fellow
Department of Cardiology
UT Southwestern Medical Center
Dallas, Texas

Gregory M. Lanza, MD, PhD
Professor of Medicine and Bioengineering
Department of Medicine
Washington University School of Medicine
St. Louis, Missouri

Daniel J. Lenihan, MD, FACC, FESC, FIC-OS
President, International Cardio-Oncology Society
Tampa, Florida

Brandon W. Lennep, MD
Assistant Professor of Medicine
Division of Cardiology & Cardiovascular Disease, Department of Internal Medicine
University of Mississippi Medical Center
Jackson, Mississippi

Ann Mahoney, BSN, RN
Amyloidosis, Cardiology-Oncology Clinical Coordinator
Department of Cardiology
Washington University School Of Medicine
St. Louis, Missouri

Manuel Rivera Maza, MD
Fellow in Cardiovascular Disease
Cardiovascular Division, John T. Milliken Department of Medicine
Washington University
St. Louis, Missouri

Krasimira M. Mikhova, MD
Fellow, Clinical Cardiac Electrophysiology
Division of Oncology, Department of Medicine
Barnes-Jewish Hospital/Washington University School of Medicine
St. Louis, Missouri

Joshua D. Mitchell, MD, MSCI, FACC, FIC-OS
Assistant Professor of Medicine
Director, Cardio-Oncology Fellowship
Cardio-Oncology Center of Excellence
Cardiovascular Division, Department of Medicine
Washington University School of Medicine
St. Louis, Missouri

J. Westley Ohman, MD, FACS
Assistant Professor of Vascular Surgery
Associate Program Director for Vascular Training
Washington University School of Medicine
St. Louis, Missouri

Marissa Olson, PharmD
Clinical Pharmacy Specialist Bone Marrow Transplant/Hematologic Malignancies
Department of Pharmacy
Barnes-Jewish Hospital
St. Louis, Missouri

Arick Park, MD, PhD
Fellow, Advanced Heart Failure and
    Transplant
Department of Cardiovascular Medicine
Washington University in St. Louis
St. Louis, Missouri

Iskra Pusic, MD, MSCI
Associate Professor
Division of Oncology, Department of
    Medicine
Washington University School of
    Medicine
St. Louis, Missouri

Nishath Quader, MD
Associate Professor of Medicine
Department of Medicine, Division of
    Cardiology
Washington University School of
    Medicine
St. Louis, Missouri

Tarun Ramayya, MD
Physician
Department of Cardiology
Washington University School of
    Medicine
St. Louis, Missouri

Molly Rater, MSN
Cardio-Oncology Nurse Practitioner
Department of Cardiology
Washington University School of
    Medicine
St. Louis, Missouri

Mario Rodriguez Rivera, MD
Fellow, Cardiovascular Medicine
Department of Medicine
Barnes-Jewish Hospital, Washington
    University School of Medicine
St. Louis, Missouri

Kristen Sanfilippo, MD, MPHS
Assistant Professor
Division of Hematology, Department of
    Medicine
Washington University School of
    Medicine
Staff Physician
Department of Medicine,
    Hematology/Oncology
John Cochran St. Louis VA Medical
    Center
St. Louis, Missouri

Walter B. Schiffer, MD
Resident
Department of Internal Medicine
Washington University School of
    Medicine
St. Louis, Missouri

Karen Sneed, RN, BSN
Cardio-Oncology Clinical Nurse
    Coordinator
Department of Cardiology
Washington University School of
    Medicine
St. Louis, Missouri

Debra Spoljaric, MSN
Nurse Practitioner
Department of Surgery
Washington University
St. Louis, Missouri

Keith E. Stockerl-Goldstein, MD
Professor of Medicine
Division of Oncology/Section of BMT &
    Leukemia
Washington University School of
    Medicine/Barnes-Jewish
    Hospital/Siteman Cancer Center
St. Louis, Missouri

Tushar Tarun, MD
Assistant Professor
Division of Cardiovascular Medicine
Department of Internal Medicine
University of Arkansas for Medical
    Sciences
Little Rock, Arkansas

Prashanth D. Thakker, MD
Assistant Professor of Medicine
Cardiovascular Division, Department of
    Medicine
Washington University School of Medicine
St. Louis, Missouri

Justin M. Vader, MD, MPHS
Associate Professor of Medicine
Heart Failure/Transplant Section,
    Cardiovascular Division
Washington University School of
    Medicine
St. Louis, Missouri

Srilakshmi Vallabhaneni, MD, FACC
Assistant Professor of Medicine
Division of Cardiology, Department of
    Internal Medicine
University of Texas Southwestern
    Medical Center
Dallas, Texas

Holly Wiesehan, MSN, AGACNP
Nurse Practitioner
Department of Hematology
Washington University School of Medicine
St. Louis, Missouri

Jonathan D. Wolfe, MD
Fellow in Cardiovascular Disease
Division of Cardiology, Department of
    Medicine
Washington University School of
    Medicine/Barnes Jewish Hospital
St. Louis, Missouri

**Jeannette Wong-Siegel,
    MD, MPH**
Pediatric Cardiology Fellow
Department of Pediatrics
St. Louis Children's Hospital
St. Louis, Missouri

Pamela K. Woodard, MD
Hugh Monroe Wilson Professor of
    Radiology
Professor of Biomedical Engineering;
    Head Cardiac MRI/CT
Mallinckrodt Institute of
    Radiology,
Washington University School of
    Medicine,
St. Louis, Missouri

**Kathleen W. Zhang, MD, FACC,
    FIC-OS**
Assistant Professor of Medicine
Associate Program Director, Cardiology
    Fellowship
Cardio-Oncology Center of
    Excellence
Washington University School of Medicine
St. Louis, Missouri

Prefacio

Con gran honor y reverencia presentamos, en colaboración con nuestros expertos colegas, este conciso pero exhaustivo manual que resume el mundo actual de la cardiooncología. Recordamos con cariño el *Manual Washington® de Medicina Interna hospitalaria* como la obra de referencia para los nuevos internos, que se ha utilizado para dominar la Medicina Interna en poco tiempo y también pasar las rondas sin excesiva vergüenza (*no les diré qué edición usé... DJL*). A lo largo de los años ha habido un respeto evidentemente unánime por estas guías prácticas de la Medicina Interna. Hoy, en el año 2021, esperamos utilizar la serie Manual Washington® para llevar el complejo y siempre cambiante campo de la cardiooncología a los bolsillos de las batas blancas de los médicos de generaciones venideras.

El concepto de cardiooncología solo existe como entidad clínica desde hace unos 20 años y, al principio, se limitaba sobre todo al diagnóstico y tratamiento de la cardiotoxicidad relacionada con las antraciclinas. Desde entonces, la aparición de nuevos tratamientos contra el cáncer y la mejora de los resultados han prolongado enormemente la esperanza de vida de los pacientes con cáncer. En respuesta, el campo de la cardiooncología se ha ampliado para tener en cuenta los efectos cardiovasculares adversos de una amplia gama de tratamientos contra el cáncer que pueden producirse durante un largo periodo de tiempo. En muchos casos, el cáncer se ha convertido en una enfermedad crónica similar a la diabetes o la hipertensión, con toxicidades cardiovasculares relacionadas con el tratamiento que requieren una vigilancia a largo plazo.

Para este *Manual Washington® de Cardiooncología*, hemos reunido a un destacado equipo de colaboradores que proporcionan una atención cardiovascular clínica excepcional a los pacientes con cáncer. Muchos de estos colegas han atendido a nuestros propios pacientes, y podemos dar fe del empeño, la amabilidad e inteligencia que cada uno de ellos aporta a la atención cardiooncológica. En este manual, nuestros colegas han resumido de forma concisa sus respectivas áreas dentro de la cardiooncología, atendiendo a los puntos de enseñanza prácticos y aplicables que pueden utilizarse en el trabajo diario. Creemos que este manual será el recurso más valioso en la práctica diaria de la Cardiooncología, disponible hasta la fecha.

Uno de los principales retos a la hora de escribir y editar este libro se ha hecho ahora muy evidente. No podemos abarcar todos los detalles del paradigma de la toma de decisiones para cada paciente complejo. En lugar de ello, hemos organizado el libro de forma que sea fácilmente accesible, confiable y conciso. Comenzamos con un enfoque general del paciente con cáncer que puede estar en riesgo de complicaciones cardiovasculares. A continuación, hay varios capítulos sobre tratamientos específicos para el cáncer y su relación con la cardiopatía, incluidas disfunción cardiaca, cardiopatía valvular, enfermedad vascular, cardiopatía isquémica, enfermedad pericárdica, trombosis y embolia, masas cardiacas, hipertensión, arritmias y el manejo de los dispositivos intravasculares, y concluimos esta sección con la disfunción autonómica. Los siguientes capítulos se centran en herramientas comunes y eficaces para detectar la toxicidad cardiovascular con ecocardiografía, biomarcadores cardiacos y resonancia magnética cardiaca. A continuación, nos enfocamos en la atención integral de los supervivientes al cáncer, el trasplante de células hematopoyéticas, la importancia de la experiencia farmacéutica y el concepto de cardiotoxicidad tolerada, y cerramos esta sección con un imprescindible enfoque multidisciplinario que emplee la experiencia de profesionales sanitarios de práctica avanzada. La última sección del libro se centra en la amiloidosis, un área que con frecuencia es competencia del cardiooncólogo debido a la superposición entre amiloidosis por cadena ligera (una neoplasia hematológica) y amiloidosis cardiaca (una causa infradiagnosticada de insuficiencia cardiaca). Concluimos el libro con una discusión contemporánea sobre las consideraciones del tratamiento de la insuficiencia cardiaca avanzada en un paciente con cáncer activo o tratado previamente por cáncer.

Esperamos que esta primera edición del *Manual Washington® de Cardiooncología* sea de su agrado. Dada la rápida evolución de la cardiooncología, esperamos poder poner a su disposición una segunda edición actualizada en un futuro próximo

Daniel J. Lenihan, MD (Editor principal)
Joshua D. Mitchell, MD (Editor asociado)
Kathleen W. Zhang, MD (Editor asociado)

Prólogo

Es un placer poder escribir el prólogo de la primera edición del *Manual Washington®* *de Cardiooncología*, que estoy seguro será un gran recurso para todos los profesionales interesados en la nueva disciplina de la Cardiooncología.

El manual está organizado de forma lógica y comienza con un enfoque general de la evaluación a los pacientes cardiooncológicos. Tras esta incisiva visión general, hay una serie de capítulos que destacan la función de los biomarcadores para detectar la cardiotoxicidad, así como el desarrollo de disfunción cardiaca, cardiopatía valvular, enfermedad vascular, enfermedad pericárdica, trastornos tromboembólicos, hipertensión, disfunción autonómica, insuficiencia cardiaca avanzada y arritmias que pueden aparecer luego del tratamiento con regímenes quimioterapéuticos. Hay capítulos separados que cubren el diagnóstico y tratamiento de las masas cardiacas, el tratamiento de los dispositivos intravasculares, la evaluación preoperatoria de los pacientes cardiooncológicos y un importante capítulo sobre cómo evitar las interacciones medicamentosas en los pacientes cardiooncológicos. Tres capítulos están dedicados la función de los estudios de imágenes cardiacas en el manejo de los pacientes durante y después del tratamiento, incluidos el uso de la ecocardiografía, la resonancia magnética y la cardiología nuclear. También se discute el empleo de equipos multidisciplinarios y de profesionales sanitarios de práctica avanzada. Dados los recientes avances en el diagnóstico y tratamiento de la amiloidosis, el manual tiene tres capítulos separados que cubren el abordaje general del paciente y las estrategias de tratamiento para la amiloidosis AL y ATTR. Sin duda alguna existe una serie de artículos y capítulos de libros excelentes y completos que tratan temas similares en cardiooncología; sin embargo, el *Manual Washington® de Cardiooncología* es el único recurso que pone toda la información que se requiere saber al alcance de su mano, ¡y en su bolsillo!!

El doctor Daniel J. Lenihan, editor principal del libro, y los doctores Zhang y Mitchell han hecho un trabajo magistral al organizar y editar esta primera edición del *Manual Washington® de Cardiooncología*. Estoy seguro de que el libro será una fuente útil y confiable de información concisa para los estudiantes y profesionales de la salud cardiovascular que atienden a pacientes con complicaciones cardiovasculares derivadas del tratamiento de sus cánceres. Me enorgullece respaldar este libro, que creo será una excelente adición a la familia de manuales Washington sobre consultas de subespecialidades cardiológicas y ecocardiografía.

Dr. Douglas L. Mann

Contenido

1

Enfoque práctico para la evaluación del paciente cardiooncológico

Daniel J. Lenihan, Joshua D. Mitchell y José A. Álvarez-Cardona

En las dos últimas décadas se ha detonado el interés en relación con muchos aspectos de la atención al cáncer en el mundo. Esta tendencia se debe en gran medida al aumento de la supervivencia desde el diagnóstico inicial, de modo que el cáncer se ha convertido en una enfermedad crónica que debe tratarse a lo largo de muchos años, en contraste con la antigua creencia de que su diagnóstico es una sentencia de muerte a corto plazo para un paciente individual. La otra consideración importante es que los tratamientos contra el cáncer se han desarrollado con rapidez y han tenido un éxito notable en cánceres anteriormente resistentes al tratamiento. Los tres pilares iniciales de su tratamiento, **quimioterapia**, **cirugía** y **radiación**, se han ampliado a cinco, e incluyen el tratamiento **dirigido** y la **inmunoterapia**. Como resultado de esta mayor complejidad y éxito, la cardiooncología (CO) se ha convertido en una disciplina de apoyo esencial para los pacientes sometidos al tratamiento oncológico contemporáneo.

Este capítulo pretende destacar **un enfoque sistemático para maximizar el estado cardiaco de cualquier paciente con cáncer sometido a tratamientos oncológicos potencialmente cardiotóxicos, minimizar cualquier limitación cardiovascular (CV) y proveer una terapia óptima.**

PRINCIPIOS GENERALES

- **El tratamiento contra el cáncer, incluidos radiación, quimioterapia, agentes dirigidos e inmunoterapia, puede tener efectos sustanciales en la vasculatura y en cualquier estructura cardiaca**, incluidos miocardio, válvulas, sistema eléctrico y pericardio.
- Los pacientes atendidos en **CO suelen ser complejos, con importantes comorbilidades que pueden afectar directamente a su atención CV**. La trombocitopenia, que suele ser consecuencia de la quimioterapia o enfermedad subyacente, suele influir en las decisiones del tratamiento CV.
- Un **equipo multidisciplinario y colaborativo, que incluya cardiólogos y hematólogos/oncólogos, es esencial para el mejor tratamiento integral del paciente**. El equipo debe trabajar conjuntamente para seleccionar el mejor tratamiento contra el cáncer y la supervivencia integral de un paciente al determinar, limitar y mitigar la toxicidad CV si es posible, y minimizar las interrupciones del tratamiento.
- **Los factores de riesgo cardiaco (FRC) deben ser evaluados y tratados en todos los pacientes.**
- Los programas de cribado ayudan a identificar a los pacientes de mayor riesgo y a los que presentan una toxicidad CV temprana. Se ha demostrado que el tratamiento temprano de la disfunción del ventrículo izquierdo (VI) limita eventos adversos CV mayores.
- Los pacientes con **mayor riesgo de cardiotoxicidad pueden beneficiarse de los medicamentos profilácticos de cardioprotección, que pueden incluir bloqueadores β,**

inhibidores de la enzima convertidora de angiotensina (IECA) y bloqueadores de los receptores de angiotensina (BRA), los antagonistas de la aldosterona, el ácido acetilsalicílico, los anticoagulantes y las estatinas.

Definición

- La CO aborda ampliamente la atención CV de un paciente con cáncer o con sus antecedentes, e incluye **prevención, cribado y tratamiento de la toxicidad CV secundaria a los efectos a corto o largo plazos de su tratamiento contra el cáncer** (*véase* el capítulo 17).
- La **importancia de contar con especialistas en CO ha crecido como consecuencia directa de la explosión de nuevas terapias contra el cáncer con distintos mecanismos de acción y efectos adversos** sobre el sistema CV.
- La **toxicidad CV se refiere a los daños en el corazón y/o la vasculatura.** En el caso de los pacientes sometidos a tratamiento contra el cáncer, o de aquellos con antecedentes de exposición, los clínicos deben tener un alto índice de sospecha de que el tratamiento podría ser un factor contribuyente.
- La toxicidad CV puede manifestarse clínicamente de forma inmediata, o años e incluso décadas después del tratamiento anticanceroso.

Clasificación

- La **toxicidad CV puede clasificarse utilizando los Criterios Terminológicos Comunes para los Eventos Adversos (CTCAE, por sus siglas en inglés), versión 5, desarrollados por el Instituto Nacional del Cáncer para la codificación de los efectos adversos durante los ensayos oncológicos** (https://ctep.cancer.gov/protocolDevelopment/adverse_effects.htm). En el esquema de clasificación, los eventos adversos se califican desde 1 (leve) hasta 5 (muerte).
- Debido a las discrepancias en las definiciones y los informes de los CTCAE, los eventos casi nunca se notifican en los ensayos oncológicos.[1] Los pacientes que se encuentran en la práctica clínica, a diferencia de los ensayos de investigación, también tienen mayor incidencia de comorbilidades CV, lo que los coloca en mayor riesgo de estos eventos. Por lo tanto, los análisis posteriores a la comercialización suelen revelar mayor incidencia/prevalencia de eventos CV adversos que la prevista durante los ensayos oncológicos. Algunos efectos adversos, como la miocarditis asociada a los inhibidores de puntos de control, pueden pasar inadvertidos hasta después de que el fármaco se utilice clínicamente fuera de un ensayo.
- Aunque los tratamientos contra el cáncer pueden tener efectos tóxicos CV de amplio alcance, la mayoría de los esquemas de clasificación se han centrado inicialmente en la disfunción del VI o la insuficiencia cardiaca (IC). **Además de los criterios del CTCAE, se han definido varios puntos de corte para evaluar la disfunción cardiaca** (tabla 1-1), lo que puede complicar la notificación comparativa de los eventos.

Epidemiología

- En enero de 2016 había 15.5 millones de supervivientes al cáncer, cifra que se espera aumente 31% hasta los 20.3 millones en 2026.[2]
- Los eventos CV son los segundos, después de la neoplasia, en su efecto sobre la morbilidad y mortalidad entre los supervivientes de cáncer en general.[3]
- En las pacientes de edad avanzada a las que se les ha diagnosticado un cáncer de mama, se ha comprobado que la muerte CV es incluso más frecuente que debida al propio cáncer.[4]
- **La incidencia acumulada de la IC aumenta cada año tras terapia con antraciclina y trastuzumab, llegando a 20.1% a los 5 años.**[5]
- La incidencia y prevalencia de las enfermedades cardiovasculares suelen ser más elevadas en los pacientes tratados fuera de los ensayos clínicos.

TABLA 1-1 Criterios de clasificación de la cardiotoxicidad para la IC y disfunción del VI

	Gravedad		
	Leve	**Moderada**	**Grave**
Comité de Revisión y Evaluación Cardiaca, Definición de cardiotoxicidad inducida por quimioterapia[64]	Cualquiera de los siguientes: 1) reducción de la FEVI, total o específica en el tabique interventricular 2) síntomas de IC congestiva 3) signos asociados a la IC, como galope S3, taquicardia o ambos 4) reducción de la FEVI desde el inicio hasta ≥5% a <55% en presencia de signos o síntomas de IC, o una reducción de la FEVI ≥10% a <55% sin signos o síntomas de IC		
Clasificación de la NYHA	**Clase I** No hay síntomas	**Clase II** Síntomas leves y ligera limitación durante la actividad ordinaria	**Clase III** Limitación marcada a causa de los síntomas, incluso con una actividad inferior a la ordinaria **Clase IV** Síntomas en reposo
Etapas de la IC de la ACCF/AHA[65]	**Fase A** Con alto riesgo de IC pero sin enfermedad estructural o síntomas de IC	**Fase B** Cardiopatía estructural pero sin signos o síntomas de IC	**Fase C** Cardiopatía estructural con síntomas previos o actuales de IC **Fase D** IC refractaria que requiere intervenciones especializadas
CTCAE v5.0 Fracción de eyección disminuida[a]	**Grado 2** FE en reposo de 50-40%; descenso de 10-19% respecto del valor de referencia	**Grado 3** FE en reposo 39-20%; ≥20% de descenso respecto al valor inicial	**Grado 4** FE en reposo <20%

(continúa)

TABLA 1-1 Criterios de clasificación de la cardiotoxicidad para la IC y disfunción del VI (*continuación*)

	Gravedad		
	Leve	Moderada	Grave
CTCAE v5.0 Disfunción sistólica del VI[a]	**Grado 1** Asintomáticos con anomalías de laboratorio (p. ej., BNP) o imagenología cardiaca	**Grado 3** Sintomático debido a la caída de la FE que responde a la intervención	**Grado 4** IC refractaria o mal controlada debida a la caída de la FE; intervención, como dispositivo de asistencia ventricular, soporte vasopresor intravenoso o trasplante cardiaco indicado
CTCAE v5 Insuficiencia cardiaca[a]		**Grado 2** Síntomas con actividad o esfuerzo moderado	**Grado 3** Síntomas en reposo o con mínima actividad o esfuerzo; hospitalización; nueva aparición de síntomas	**Grado 4** Consecuencias que amenazan la vida; intervención urgente indicada (p. ej., tratamiento intravenoso continuo o soporte hemodinámico mecánico)

	Gravedad		
	Leve	**Moderada**	**Grave**
Pautas del prospecto de la U. S. FDA para suspender el tratamiento contra el cáncer debido a la disfunción del VI		**Trastuzumab**[66] Disminución absoluta de ≥16% en la FEVI o caída de ≥10% por debajo de los límites institucionales de la normalidad	**Pertuzumab**[67] Descenso de ≥10% en la FEVI a <50% en el caso de cáncer de mama temprano, ≥10% de descenso de la FEVI a 40-45% en el caso de cáncer de mama metastásico, o descenso a <40%
Guías de ecografía de 2014 para la disfunción subclínica del VI[56]	**Disfunción subclínica del VI** >15% de disminución relativa de la GLS con respecto a la línea de base		**CRTCD** Caída de la FEVI de >10 puntos porcentuales a un nivel <53%. Debe confirmarse mediante la repetición de las pruebas
Declaración de posición de la ESC de 2016[68]	**Leve (asintomática)** FEVI <50% o su reducción >10% respecto del valor inicial, debe repetirse en 3-4 semanas		**Moderado (sintomático de IC)** FEVI <50%
Guía de la ASCO de 2017[7]	Cardiotoxicidad no definida específicamente		
Lineamientos de la ESMO 2020[69]	**Leve (asintomática)** FEVI >15% desde la base si la FEVI >50%	**Todos los tratamientos contra el cáncer** **Relacionado con antraciclina o trastuzumab**	**Moderada** IC sintomática independientemente de la FEVI **Moderada** FEVI ≥10% respecto al valor basal, o cualquier caída de la FEVI a <50% pero ≥40% **Grave** FEVI <40%

(continúa)

TABLA 1-1 Criterios de clasificación de la cardiotoxicidad para la IC y disfunción del VI (*continuación*)

	Gravedad		
	Leve	**Moderada**	**Grave**
Definición universal ICOS de 2021 CTRCD asintomático (con o sin biomarcadores adicionales)	Nueva reducción de la FEVI a ≥50% y nueva caída de la GLS en >15%. ± nuevo aumento de los biomarcadores cardiacos[b]	Nueva reducción de la FEVI a >10% y a 40-49% Nueva reducción de la FEVI en <10% y hasta 40-49% Y nuevo descenso de la GLS en >15% ± nuevo aumento de los biomarcadores cardiacos[b]	Nueva reducción de la FEVI a <40%
	Leve	**Moderada**	**Grave**	**Muy grave**
Definición universal ICOS de 2021 CTRCD sintomático (con FEVI y biomarcadores de supuesto diagnóstico)	Síntomas leves de IC, no se requiere intensificar el tratamiento	Necesidad de intensificar el tratamiento diurético e IC ambulatorios	Hospitalización por IC	Necesidad de soporte inotrópico, soporte circulatorio mecánico o considerar un trasplante

ACCF (por sus siglas en inglés): Fundación del Colegio Estadounidense de Cardiología; ASCO (por sus siglas en inglés): Sociedad Estadounidense de Oncología Clínica; AHA (por sus siglas en inglés): Asociación Estadounidense de Cardiología; BNP (por sus siglas en inglés): péptido natriurético cerebral; CTCAE (por sus siglas en inglés): Criterios de Terminología Común para Eventos Adversos; CTRCD (por sus siglas en inglés): disfunción cardiaca relacionada con el tratamiento del cáncer; FE: fracción de eyección; ESC (por sus siglas en inglés): Sociedad Europea de Cardiología; ESMO (por sus siglas en inglés): Sociedad Europea de Oncología Médica; GLS (por sus siglas en inglés): tensión longitudinal total; IC: insuficiencia cardiaca; ICOS (por sus siglas en inglés): Sociedad Internacional de Cardio-Oncología; FEVI: fracción de eyección del ventrículo izquierdo; NYHA (por sus siglas en inglés): Asociación Cardiológica de Nueva York; U. S. FDA: Administración de Alimentos y Medicamentos de los Estados Unidos.

[a]Los investigadores de los ensayos oncológicos pueden optar por clasificar un evento determinado como "disminución de la fracción de eyección", "disfunción sistólica del VI" o "insuficiencia cardiaca" con los grados asociados si deciden que el efecto adverso está relacionado con la intervención. Esto contribuye a dificultar la comparación de los resultados de los ensayos y los efectos de los tratamientos contra el cáncer. Grado 1 a grado 4 (de leve a grave). Muerte = Grado 5. No hay grado 5 para "disminución de la fracción de eyección". Referencia: Common Terminology Criteria for Adverse Events (CTCAE) v5.0. Consultado el 24 de mayo de 2021. https://ctep.cancer.gov/protocoldevelopment/electronic_applications/ctc.htm.

[b]Troponina cardiaca I/T > percentil 99, BNP ≥35 pg/mL, NT-proBNP ≥125 pg/mL.

Etiología

- Las enfermedades cardiovasculares son muy frecuentes en los pacientes que reciben tratamiento contra el cáncer debido a los factores de riesgo comunes (edad, consumo de tabaco, etc.), así como a los efectos de dichos tratamientos.
- **Los efectos adversos CV documentados incluyen, entre otros, arritmias y prolongación del intervalo QTc, miocarditis fulminante, disfunción sistólica grave del VI, pericarditis constrictiva, hipertensión (HTA) y posterior disfunción del VI, tromboembolia arterial (TEA) y venosa (TEV), e incluso muerte súbita cardiaca,** por nombrar solo algunos.

Factores de riesgo

- La toxicidad CV de las antraciclinas y la radiación está directamente relacionada con la dosis total o la exposición. La radiación mediastínica ≥30 Gy (con el corazón en el campo de tratamiento), la doxorrubicina ≥250 mg/m^2 (o la epirubicina ≥600 mg/m^2), y la combinación de antraciclinas o radiación a cualquier dosis se han identificado como factores de riesgo especialmente importantes para la disfunción del VI y la IC.[6]
- Además del mayor riesgo relativo de desarrollo de disfunción cardiaca relacionado con los tratamientos anticancerosos específicos, **los FRC tradicionales aumentan la probabilidad de toxicidad CV de cualquier tratamiento anticanceroso.**
- Los factores de riesgo para el desarrollo de la IC son edad avanzada, FRC tradicionales, disfunción del VI de base o IC previa, antecedentes de enfermedad CV aterosclerótica, valvulopatía, fragilidad y mala condición física cardiorrespiratoria.
- **La presencia de HTA es un riesgo específicamente multiplicativo en presencia de otros riesgos.** Por ejemplo, la HTA supone un aumento del riesgo relativo de enfermedad arterial coronaria (EAC) que requiere tratamiento 24 veces superior al de la radiación sola, e implica un riesgo relativo de IC 44 veces superior al de la antraciclina sola en supervivientes infantiles de cáncer.[7]
- Para los supervivientes de cáncer infantil en los cinco años siguientes a su diagnóstico, se puede encontrar una calculadora de riesgo CV en https://ccss.stjude.org/tools-and-documents/calculators-and-other-tools/ccss-cardiovascular-risk-calculator.html (consultado el 26 de mayo de 2021).[8,9]
- También se ha desarrollado una puntuación de riesgo de incidencia de IC en los tres años siguientes a recibir trastuzumab para el cáncer de mama, que incluye quimioterapia adyuvante, edad y presencia de EAC, fibrilación/aleteo auricular, diabetes mellitus, HTA e insuficiencia renal.[10]
- Estas puntuaciones de riesgo pueden no aplicarse a todos los pacientes con cáncer que se someten a las diferentes variedades de tratamiento de cáncer (fig. 1-1).

Antecedentes clínicos

- Todos los pacientes deben someterse a una exploración exhaustiva de los factores de riesgo CV tradicionales (HTA, tabaquismo, diabetes mellitus, dislipidemia, actividad física, dieta, obesidad) y recibir un tratamiento con base en las directrices según se indique.
- **Los antecedentes clínicos de la CO deben adaptarse a las preocupaciones CV específicas, y siempre incluir:**
  - **Pronóstico del cáncer subyacente**
  - **Tratamientos anteriores recibidos**
  - **Terapia actual y plan de tratamiento**
- La información sobre el régimen de tratamiento anterior/actual debe incluir la dosis acumulada de antraciclina y radiación mediastínica.
- Todos los pacientes deben ser examinados para detectar antecedentes de:
  - Miocardiopatía, IC o disfunción del VI

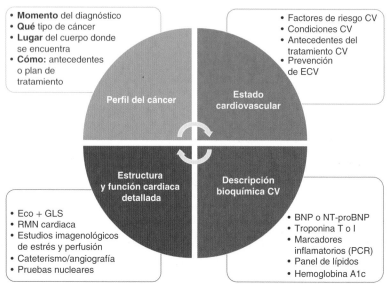

- **Momento** del diagnóstico
- **Qué** tipo de cáncer
- **Lugar** del cuerpo donde se encuentra
- **Cómo:** antecedentes o plan de tratamiento

Perfil del cáncer

Estado cardiovascular

- Factores de riesgo CV
- Condiciones CV
- Antecedentes del tratamiento CV
- Prevención de ECV

Estructura y función cardiaca detallada

Descripción bioquímica CV

- Eco + GLS
- RMN cardiaca
- Estudios imagenológicos de estrés y perfusión
- Cateterismo/angiografía
- Pruebas nucleares

- BNP o NT-proBNP
- Troponina T o I
- Marcadores inflamatorios (PCR)
- Panel de lípidos
- Hemoglobina A1c

Figura 1-1. Enfoque general del paciente de cardiooncología (CO). Un enfoque sugerido para abordar cuidadosamente las cuestiones cardiovasculares (CV) importantes antes de iniciar el tratamiento del cáncer e identificar cualquier factor de riesgo cardiaco (FRC) o factores de riesgo de toxicidad CV específicos relacionados con un cáncer subyacente o el tratamiento elegido. BNP, péptido natriurético tipo B; PCR, proteína C reactiva; ECV, enfermedad cardiovascular; GLS, tensión longitudinal total; RMN, resonancia magnética; NT-proBNP, porción N-terminal del pro-péptido natriurético tipo B.

- EAC (enfermedad arterial coronaria)
- Arritmia o prolongación del QT, incluyendo síntomas de presíncope/síncope
- TEA (tromboembolismo arterial) o TEV (tromboembolismo venoso)

FISIOPATOLOGÍA Y TOXICIDADES ESPECÍFICAS

- Aunque es extensa, la tabla 1-2 no debe considerarse una lista exhaustiva de las toxicidades CV. Es posible que los efectos adversos CV solo se observen durante la vigilancia posterior a la comercialización, y el riesgo real puede ser mayor en los pacientes que no participan en los ensayos clínicos.
- Los médicos que tratan a pacientes con cáncer deben mantener siempre un índice de sospecha de que el tratamiento subyacente pueda contribuir a un evento CV adverso.

Agentes alquilantes

- **Ejemplos:** ciclofosfamida, ifosfamida, cisplatino, melfalán
- **Mecanismo de acción:** añade grupos metilos, alquilos u otros secundarios al ADN, lo que da lugar a fragmentos de ADN, entrecruzamiento y/o pareamiento erróneo de los nucleótidos, lo que en última instancia ocasiona la muerte de la célula.
- **Principales efectos adversos CV:**
  - Miopericarditis hemorrágica
  - Miocardiopatía sintomática
  - TEV y TEA

TABLA 1-2 Tratamientos contra el cáncer con complicaciones CV

	Uso en el cáncer	Tipos comunes de toxicidad CV
Antraciclinas • Doxorrubicina, epirubicina	Mama, sarcoma, pulmón, vejiga, gástrico, próstata, leucemia, linfoma, otros	IC, DVI, arritmias
Agentes alquilantes • Ciclofosfamida, cisplatino, melfalán	Mama, linfoma, mieloma múltiple, sarcoma, trasplante de células madre, pulmón vejiga, esófago	IC, DVI, arritmias, miopericarditis
Agentes antimetabolitos • Fluorouracilo, capecitabina	Mama, colon, gástrico, páncreas, cabeza y cuello	Vasoespasmo coronario, isquemia, arritmias
Agentes antimicrotúbulos • Docetaxel, paclitaxel	Mama, pulmón, próstata, gástrico, cabeza y cuello, ovario, cervicouterino, gástrico, esófago	IC, DVI, arrhythmias (bradyarrhythmia)
Terapias dirigidas a HER2 • Trastuzumab, pertuzumab	Mama, gástrico, esofágico	IC, DVI
TKI de molécula pequeña • Dabrafenib, dasatinib, imatinib, pazopanib, ponatinib, sorafenib, sunitinib, ibrutinib, axitinib	Melanoma, células renales, tiroides, sarcoma, tumor de células estromales gastrointestinales, tumor neuroendocrino, linfoma, colorrectal, leucemia, páncreas	Hipertensión, prolongación del segmento QT, tromboembolia arterial y TEV, isquemia/aterosclerosis, edema, arritmias, derrame pleural
Inhibidores del punto de control inmunitario • Nivolumab, ipilimumab, pembrolizumab	Melanoma, pulmón, riñón, vejiga, cabeza y cuello, linfoma	Miocarditis, arritmia, DVI, muerte súbita cardiaca, vasculitis, pericarditis

(continúa)

TABLA 1-2 Tratamientos contra el cáncer con complicaciones CV (continuación)

	Uso en el cáncer	Tipos comunes de toxicidad CV
Inhibidores del proteasoma • Bortezomib, carfilzomib	Mieloma múltiple	IC, DVI, TEV, hipertensión, síndrome coronario agudo, hipertensión pulmonar (carfilzomib)
Moduladores selectivos de los receptores de estrógenos • Tamoxifeno	Mama	TEV, prolongación del QT
Inhibidores de la aromatasa • Anastrozol, letrozol, exemestano	Mama	TEV, hiperlipidemia, hipertensión
Agonistas de la hormona liberadora de la hormona luteinizante • Goserelina, leuprolida	Mama, endometrio, próstata	Isquemia, TEV, accidente cerebrovascular, IC, DVI, prolongación del segmento QT
Antiandrógenos • Bicalutamida	Próstata	Hipertensión
Terapia de células T con receptores de antigenos quiméricos (CAR) • Tisagenlecleucel	Leucemia linfoblástica aguda de células B, linfoma de células B grandes	Síndrome de liberación de citocinas, taquicardia, arritmia, hipotensión, hipertensión, IC, síndrome de fuga capilar
Bleomicina	Carcinoma de células escamosas, melanoma, sarcoma, testicular, linfoma	Isquemia, pericarditis, derrame cerebral, toxicidad pulmonar
Tretinoína	Leucemia	IC, DVI
Trióxido de arsénico	Leucemia	Prolongación del segmento QT

HER2: receptor del factor de crecimiento epidérmico humano 2; IC: insuficiencia cardiaca; TKI: inhibidores de la tirosina-cinasa; TEV: tromboembolia venosa; DVI: disfunción del ventrículo izquierdo; TEV: tromboembolia venosa.

- **HTA, hiperlipidemia y fenómeno de Raynaud con cisplatino en pacientes con cáncer testicular**[11]

Tratamiento de la privación de andrógenos, antiandrógenos, bloqueadores del receptor de andrógenos

- **Ejemplos:**
  - Agonistas de la hormona liberadora de gonadotropina (GnRH): goserelina, histrelina, leuprolida, triptorelina
  - Antagonistas de la GnRH: degarelix
  - Antiandrógenos: bicalutamida, enzalutamida, flutamida, nilutamida
- **Mecanismo de acción:** modula el eje gonadotropina-testosterona para reducir los niveles de testosterona a los de castración. Puede ocasionar sobreproducción de otras hormonas suprarrenales como la aldosterona
- **Principales efectos adversos CV: síndrome metabólico, EAC, infarto de miocardio (IM) incluido el síndrome coronario agudo (SCA), HTA**
  - El efecto CV exacto del tratamiento de privación de andrógenos sigue siendo controvertido; sistemáticamente ocasiona un perfil metabólico desfavorable, aunque ha habido estudios contradictorios respecto del grado en que aumenta los eventos CV por encima de los factores de riesgo iniciales.[12]
- Debido a su mecanismo de acción, un antagonista de la aldosterona estaría especialmente indicado para tratar la HTA asociada, aunque esto no se ha estudiado directamente.

Antraciclinas

- **Ejemplos:** daunorubicina, doxorrubicina, epirubicina, idarubicina, mitoxantrona
- **Mecanismo de acción:** inhibe la topoisomerasa II, induciendo roturas de la cadena de ADN y ocasionando finalmente apoptosis
- **Principales efectos adversos CV:**
  - **Disfunción del VI: 7% a dosis de 150 mg/m^2 de doxorrubicina**[13]
  - **IC: 26% a dosis de 550 mg/m^2 de doxorrubicina**[13]
- La inhibición de la topoisomerasa IIb en el tejido cardiaco se ha relacionado con la disfunción del VI.
- Las antraciclinas también conducen a la generación de radicales libres y especies reactivas de oxígeno con el consiguiente daño oxidativo.
- La toxicidad es dependiente de la dosis con ≥250 mg/m^2 de doxorrubicina equivalente (≥600 mg/m^2 de epirubicina), se considera un umbral de mayor riesgo de toxicidad (los índices de conversión y umbrales de toxicidad son específicos de la antraciclina utilizada).
- Como regla general, los pacientes reciben 50 mg/m^2 de doxorrubicina por ciclo de quimioterapia en el cáncer de mama y el linfoma.
- **El dexrazoxano está aprobado por la Food and Drug Administration (FDA) para prevenir la cardiotoxicidad de las antraciclinas.** Las pruebas sugieren que el dexrazoxano puede conseguir su beneficio cardioprotector gracias a sus propiedades antioxidantes y a la interferencia del efecto de las antraciclinas sobre la topoisomerasa IIb en el corazón.[14]
- Es posible que el carvedilol logre parte de su beneficio cardioprotector debido a sus propiedades antioxidantes, una característica que no comparte el metoprolol.

Inhibidores de los puntos de control (ligando de la muerte programada 1/ de la muerte celular programada 1 e inhibidores del antígeno 4 asociados a los linfocitos T citotóxicos)

- **Ejemplos:** ipilimumab, nivolumab, pembrolizumab
- **Mecanismo de acción:** el ligando de muerte programada 1 (PDL-1)/muerte celular programada 1 (PD-1) y el antígeno asociado a los linfocitos T citotóxicos 4 (CTLA-4)

actúan como puntos de control del sistema inmunitario. Algunos cánceres son capaces de activar estos receptores para desactivar el sistema inmunitario. Al inhibir estos puntos de control, el sistema inmunitario se activa y ataca al cáncer.

- **Principales efectos adversos CV:**
  - **La miocarditis es rara (1%) pero puede ser mortal.**[15-17]
  - **La IC puede ocurrir con o sin signos de miocarditis (estudios de casos, no hay informes sistemáticos).**
  - **Arritmia grave**[18,19]
- Debido a la activación del sistema inmunitario, pueden producirse efectos secundarios inmunomediados en todo el organismo, incluido el corazón.
- **La opinión de los expertos se inclina actualmente por la administración temprana de corticosteroides en dosis altas para el tratamiento.**[20] **Se ha intentado un tratamiento inmunosupresor de mayor intensidad con éxito limitado.**

Tratamiento con células T y receptores de antígenos quiméricos

- **Ejemplos:** axicabtagén ciloleucel, tisagenlecleucel
- **Mecanismo de acción:** los linfocitos T se modifican genéticamente para producir receptores antigénicos quiméricos que se dirigen a las células tumorales.
- **Principales efectos adversos CV:**
  - Taquicardia
  - Arritmia (axicabtagén ciloleucel)
  - Paro cardiaco: 4%; insuficiencia cardiaca: 6 a 7%.
- **Hasta 94% de los pacientes presentará síntomas del síndrome de liberación de citocinas (SLC), que puede ser mortal en ~4%.**[21]

Fluoropirimidina

- **Ejemplos:** 5-fluorouracilo (5-FU), capecitabina
- **Mecanismo de acción:** inhibe la síntesis de timidina, un nucleósido (pirimidina) necesario para la construcción del ADN
- **Principales efectos adversos CV:**
  - Vasoespasmo coronario, IM, SCA[22]

Tratamientos dirigidos al receptor 2 del factor de crecimiento epidérmico humano

- **Ejemplos:** trastuzumab, pertuzumab, lapatinib
- **Mecanismo de acción:** anticuerpos monoclonales humanizados recombinantes contra el receptor 2 del factor de crecimiento epidérmico humano (HER2, también conocido como ErbB2). El HER2 promueve la proliferación celular a través de las vías de señalización del crecimiento.
- **Principal efecto adverso CV** (trastuzumab, pertuzumab):
  - **Disfunción del VI (reducción de su fracción de eyección [FE] >10%)**
    - **Datos del ensayo:** 9.4% a los 65 meses; 18.6% en combinación con antraciclina[23]
  - IC
    - Datos de ensayos: 2.0% en combo con antraciclinas;[23] cohorte retrospectiva sola 12% a 5 años; 20% a 5 años con trastuzumab + antraciclina[6]
- **El HER2 también está presente en el tejido cardiaco y quizá es importante en la respuesta al estrés, así como en los mecanismos de reparación cardiaca en el corazón.**[24]
- Lapatinib es un inhibidor de la tirosina-cinasa (TKI) que afecta la vía de señalización HER2. No es frecuente que se asocie a la disfunción del VI o a la IC. El pertuzumab tiene un riesgo CV similar al del trastuzumab y puede no tener un riesgo aditivo importante cuando se utiliza junto con el trastuzumab.

Agentes inmunomoduladores

- **Ejemplos:** talidomida, lenalidomida, pomalidomida
- **Mecanismo de acción:** los fármacos tienen propiedades antiangiogénicas e inmunomoduladoras que incluyen la activación de las células T y la reducción de la producción de citocinas proinflamatorias;[25] estos fármacos son derivados sintéticos de la talidomida.
- **Principales efectos adversos CV:[26,27]**
  - **TEV**
  - TEA
    - Se han notificado IM y eventos cerebrovasculares con lenalidomida y dexametasona
  - Bradicardia sinusal con talidomida (no suele observarse con los nuevos metabolitos):
    - 26% incluidos pacientes asintomáticos, 3% con bradicardia grave o potencialmente mortal (ensayo de fase II)[28]
- **Considérese la anticoagulación profiláctica para la prevención de la TEV en pacientes con mieloma múltiple en tratamiento con lenalidomida.**

Inhibidor de PI3K/AKT/mTOR

- **Ejemplos:** everolimús, idelalisib, temsirolimus
- **Mecanismo de acción:** inhibe la fosfatidilinositol 3-cinasa (PI3K)/proteína cinasa B (AKT)/blanco en mamíferos de la rapamicina (mTOR), lo que reduce el crecimiento y la proliferación celular, y la angiogénesis
- **Principales efectos adversos CV:** la fosfatidilinositol 3-cinasa (PI3K)/proteína cinasa B (AKT)/blanco de rapamicina (mTOR) es importante en una serie de procesos celulares, como el metabolismo de los tejidos y la homeostasis de la glucosa. Hubo una incidencia de más de 50% de hiperglucemia, hipercolesterolemia e hipertrigliceridemia en los ensayos clínicos, aunque la nueva aparición de diabetes mellitus fue de <1% y la hiperglucemia en pacientes con tratamiento por cáncer es común en general.[29]

Inhibidores del proteasoma

- **Ejemplos:** bortezomib, carfilzomib, ixazomib
- **Mecanismo de acción:** el proteasoma es responsable de la degradación de las proteínas dentro de la célula. La inhibición del proteasoma conduce posteriormente a la apoptosis.
- **Principales efectos adversos CV:**
  - IC
    - Pocos informes con bortezomib
    - 4% en la revisión sistemática de los ensayos clínicos de carfilzomib[30]
  - HTA
    - **18% en la revisión sistemática de carfilzomib[30]**
- **El carfilzomib se ha asociado a una mayor incidencia de IC e IM en comparación con el bortezomib.[31]**

Inhibidores de la tirosina-cinasa

- *Véanse* también los inhibidores de la vía de señalización (VSP) del factor de crecimiento endotelial vascular (VEGF), los antagonistas de HER2 y los inhibidores de mTOR.
- **Ejemplos:**
  - Inhibidores de la MEK (proteína cinasa activada por mitógenos): trametinib, selumetinib
  - Inhibidores de BRAF: vemurafenib, dabrafenib
  - Inhibidores de la cinasa ABL: imatinib, dasatinib, ponatinib, nilotinib
  - Inhibidor de la BTK (tirosina-cinasa de Bruton): ibrutinib
  - Inhibidores del EGFR (receptor del factor de crecimiento endotelial): erlotinib, cetuximab, lapatinib
  - Inhibidores de la ALK (cinasa del linfoma anaplásico): ceritinib, crizotinib, alectinib, brigatinib

- **Mecanismo de acción:** inhiben las tirosina-cinasas directamente o mediante la inhibición del receptor de la cinasa, bloqueando la señalización celular descendente. Existen varios blancos de la tirosina-cinasa hasta la fecha, y algunos fármacos pueden afectar a varios de ellos.
- **Principales efectos adversos CV** (no son consistentes en toda la clase, los fármacos relativamente más tóxicos aparecen como ejemplos):
  - **TEA (ponatinib)**
  - **Fibrilación auricular (ibrutinib)**
  - **Aterosclerosis (nilotinib)**
  - **Sangrado (ibrutinib)**
  - **Bradiarritmia (trametinib, alectinib, crizotinib)**
  - **Edema (imatinib)**
  - **HTA (ibrutinib, trametinib, nilotinib)**
  - **Disfunción del VI (ponatinib, trametinib)**
  - **Prolongación del segmento QT (dabrafenib, nilotinib, trametinib)**
  - **TEV (ponatinib, erlotinib, trametinib, nilotinib)**

Inhibidores de la vía de señalización del factor de crecimiento endotelial vascular

- Incluye los inhibidores del receptor del VEGF y los TKI antiangiogénicos
- **Ejemplos:** bevacizumab, pazopanib, sunitinib, sorafenib, axitinib, vandetanib, regorafenib, cabozantinib, ziv-aflibercept, ramucirumab, lenvatinib
- **Mecanismo de acción:** inhiben la angiogénesis a través de la vía del VEGF. El bevacizumab se une directamente al receptor del VEGF, mientras que fármacos como el sunitinib son TKI que bloquean la señalización descendente.
- **Principales efectos adversos CV:[32,33] Los efectos secundarios son generalmente un efecto de clase, aunque la HTA y la disfunción del VI son menores con algunos medicamentos, como bevacizumab, que con los TKI multicinasa antiangiogénicos, como sunitinib. La prolongación del segmento QT es específica del medicamento, y el vandetanib presenta la mayor incidencia de prolongación significativa de tal segmento, aunque la incidencia sigue siendo baja (<3%).**
  - HTA
  - Disfunción del VI
  - Evento TEA
  - Evento de TEV
  - Prolongación del QT

Otros medicamentos seleccionados y efectos adversos cardiovasculares

- Trióxido de arsénico: **prolongación del segmento QT** (38%); análisis retrospectivo[34]
- Decitabina (agente hipometilante): <5% de incidencia de insuficiencia cardiaca, IM, fibrilación auricular, taquicardia supraventricular
- Docetaxel/Paclitaxel (antimicrotúbulos): **disfunción autonómica** (incidencia no bien definida)
- Ribociclib (inhibidor de CDK4/CDK6): **prolongación del segmento QT[35]**
- Rituximab (anticuerpo anti-CD20): hipotensión en 10% (reacción a la infusión), grado 3 o 4 en 1%.
- Tretinoína: arritmias, IC[36]
- Vorinostat (inhibidor de la histona desacetilasa): prolongación del QT >500 ms[37]

Radiación (tórax/mediastino)

- **Mecanismo de acción:** daña el ADN directamente y a través de la producción de radicales libres, lo que conduce a la muerte celular

- **Principales efectos adversos CV:**
  - Arritmia 16% (mediana de seguimiento de 9 años)
  - **Disfunción autonómica 30 a 45% (mediana de seguimiento de 19 años)[38]**
  - **EAC 19 a 20% (mediana de seguimiento de 9 a 20 años)[39,40]**
  - **IC 11 a 12% (mediana de seguimiento de 9 a 20 años)[39,40]**
  - **Enfermedad pericárdica 5% (mediana de seguimiento de 9 años)[40]**
  - **Mal funcionamiento del marcapasos/desfibrilador implantable (DI) 3%.[41]**
  - **Cardiopatía valvular 11 a 31% (mediana de seguimiento de 9 a 20 años)[39,40]**
- **La radiación mediastínica ≥30 Gy (con el corazón en el campo de tratamiento) y la combinación de antraciclinas o radiación a cualquier dosis se ha identificado especialmente como los factores de alto riesgo de disfunción del VI.[7]**
- Los protocolos de radiación más recientes han incorporado una serie de medidas diferentes para reducir la toxicidad. Se espera que el efecto cardiaco sea menor en el futuro, aunque se desconoce el grado en que será menor.

PREVENCIÓN

- Las medidas preventivas deben incluir siempre la evaluación de los FRCV acompañada de un tratamiento orientado por los lineamientos.

El ABCDE de la prevención

- **El ABCDE ha tenido un par de modificaciones para su uso en la exploración y para prevenir la enfermedad CV, y puede ser una herramienta útil en general para pacientes con cáncer.[42]**
  - **A:** Conciencia de los riesgos de las enfermedades del corazón, ácido acetilsalicílico
  - **B:** Presión arterial, biomarcadores
  - **C:** Colesterol, cigarrillo/dejar de fumar
  - **D**: Dieta y control del peso, dosis de quimioterapia o radiación, prevención/tratamiento de la diabetes mellitus
  - **E**: Ejercicio, ecocardiografía

Vasoespasmo coronario

- **La prevención secundaria del vasoespasmo** asociado a las fluoropirimidinas (5-FU, capecitabina) puede lograrse con la administración en bolo en lugar de la infusión continua de 5-FU, así como con el uso **de bloqueadores de los canales de calcio (p. ej., nifedipino, diltiazem) y nitratos.[43]**
- Cualquier uso de diltiazem debe considerarse cuidadosamente debido a sus interacciones con el sistema del citocromo P450 y el riesgo asociado de interacciones farmacológicas adversas, así como su asociación con el empeoramiento de la función del VI en pacientes con IC.
- **Dada su disfunción endotelial subyacente, todos los pacientes deben ser considerados para el tratamiento de la EAC, incluidos ácido acetilsalicílico, estatina y clopidogrel si está indicado.**

Disfunción ventricular izquierda

- Los pacientes que toman inhibidores de la VSP (vía de señalización de VEGF), específicamente, tienen un alto riesgo de desarrollar HTA, que puede llevar a una posterior disfunción del VI.
- En los pacientes de alto riesgo de disfunción del VI, la cardiotoxicidad de la doxorrubicina puede limitarse mediante una infusión continua en lugar de dosis en bolo y el uso de una formulación liposomal.[44]

- **El dexrazoxano es el único agente con aprobación específica de la FDA para la prevención de la cardiotoxicidad de las antraciclinas, y generalmente se considera para los pacientes que reciben más de 300 mg/m² de doxorrubicina o equivalente.** Un metaanálisis en la base de datos Cochrane encontró que reducía con éxito la incidencia de IC sin afectar la supervivencia libre de progresión o global.[45]
- Los estudios también han encontrado un beneficio potencial para el uso de algunos IECA, BRA y bloqueadores β, incluidos carvedilol, enalapril y candesartán para la prevención de la disfunción del VI.[46-48] El metoprolol no ha mostrado beneficios.[47]
- La evidencia directa limitada apoya el posible uso de estatinas y antagonistas de la aldosterona. Se desconoce si los efectos hormonales, antiandrógenos, de la espironolactona tienen un efecto clínico en los tumores ligados al eje hormonal (próstata, mama, etc.).
- Es probable que los pacientes con mayor riesgo de disfunción de VI, según sus características o el régimen de tratamiento, obtengan el mayor beneficio de los medicamentos protectores. Los pacientes con troponina elevada mostraron el beneficio del enalapril y carvedilol, por ejemplo, en la reducción de la disfunción del VI.[46] Aún se necesitan estudios adicionales para la selección óptima de los pacientes.

Trombosis

- **Los pacientes con mieloma múltiple en tratamiento con lenalidomida deben considerar el tratamiento preventivo de la tromboembolia con anticoagulación.[26,27]**

Torsade de Pointes

- Varios fármacos de quimioterapia pueden prolongar el intervalo QTc, en particular el trióxido de arsénico, así como ciertos TKI (dabrafenib, nilotinib, trametinib, vandetanib), el inhibidor de la histona deacetilasa vorinostat y el inhibidor de CDK4/CDK6 ribociclib.
- El ribociclib requiere específicamente un electrocardiograma (ECG) exigido por la FDA en el C1D1 (día 1 del ciclo 1), C1D14 y C2D1 según las directrices de la FDA.[35]
- Los pacientes con cáncer están expuestos habitualmente a otros medicamentos que prolongan el segmento QT, como los antieméticos, lo que podría exponerlos a un riesgo mayor de arritmia.
- En pacientes a quienes se les inicie una nueva medicación que prolongue el segmento QT o presenten cambios en su estado clínico, como anomalías electrolíticas, debe considerarse la posibilidad de practicar ECG y quizá telemetría tópica. Los electrolitos deben vigilarse y reponerse según sea necesario para reducir el riesgo de arritmia.

DIAGNÓSTICO DE EFECTOS ADVERSOS CARDIOVASCULARES DURANTE EL TRATAMIENTO DEL CÁNCER

Presentación clínica

- En los capítulos 2, 3, 14 a 16, 18 y 22 se puede encontrar un análisis completo de las estrategias de seguimiento basadas en el tratamiento del cáncer.
- Los signos y síntomas clínicos de la toxicidad CV pueden desarrollarse inmediatamente o retrasarse hasta décadas después.
- Los cardiólogos pueden ser consultados antes del tratamiento para la evaluación preoperatoria, durante el inicio de la quimioterapia debido a los efectos adversos inmediatos, o en la clínica de supervivencia para el seguimiento o tratamiento de las secuelas a largo plazo.
- Durante el tratamiento del cáncer, los pacientes tienen un alto riesgo de hipotensión ortostática, y deben ser monitoreados para detectar síntomas de presíncope/síncope.

Examen físico
- Algunos comentarios relevantes para el diagnóstico diferencial en pacientes con cáncer:
  - La elevación aislada de la presión venosa yugular (PVY) puede ocasionarse tras la administración de líquidos intravenosos incluso en un paciente sin disfunción documentada del VI.
  - La enfermedad de injerto contra huésped (EICH; *véase* el capítulo 18) y la neumonitis por radiación pueden simular edema pulmonar en la auscultación y radiografía, aunque no se encontrarían otros signos de IC.
- Algo importante es que el taponamiento cardiaco sigue siendo un diagnóstico clínico decisivo, y que la exploración física debe evaluar la angustia del paciente, la taquicardia, la elevación de la PVY y el pulso paradójico.

Criterios de diagnóstico

- Los criterios de diagnóstico de los eventos adversos CV son generalmente coherentes con estos mismos criterios en pacientes sin cáncer. Además de la disfunción cardiaca relacionada con el tratamiento del cáncer, deben tenerse en cuenta todas las causas comunes de eventos adversos CV (p. ej., la miocardiopatía isquémica).
- **El diagnóstico de la disfunción subclínica del VI y la cardiotoxicidad en pacientes con cáncer incorpora también la deformación longitudinal general (GLS;** tabla 1-1) **y/o el uso de biomarcadores. Los pacientes con disfunción subclínica del VI deben ser considerados para recibir medicamentos cardioprotectores.**

Pruebas de detección y diagnóstico
- Además de la evaluación estándar para cualquier paciente con IC, SCA u otra enfermedad CV, a continuación se presentan las pruebas de detección y diagnóstico específicas para pacientes con cáncer.
- Los pacientes que reciben tratamiento contra el cáncer deben recibir un seguimiento adecuado durante y después del tratamiento, pues la enfermedad CV puede hacerse evidente años después de concluido.
- **Los pacientes que toman inhibidores del VSP deben controlar su presión arterial regularmente** (fig. 1-2).

Estudios de laboratorio
- Los dos biomarcadores cardiacos clínicos estándar, la troponina y el PN (péptido natriurético cerebral [BNP], porción N-terminal del pro-péptido natriurético tipo B [NT-proBNP]), han demostrado ser prometedores para detectar la cardiotoxicidad subclínica y predecir futuros eventos.[31,49-51] El momento óptimo para realizar las pruebas en todos los tipos de cáncer y con un tratamiento anticanceroso específico no se ha definido por completo.
- Los biomarcadores cardiacos de referencia pueden ser útiles antes de iniciar el tratamiento contra el cáncer, lo que permite identificar a los pacientes de mayor riesgo[52-55] (capítulo 15).

Estudios de imagen
- Debe considerarse la posibilidad de practicar un ecocardiograma (o posiblemente una resonancia magnética; capítulos 14 y 16):
  - Como estudio de referencia en pacientes programados para someterse a tratamiento de cáncer asociado con alto riesgo de IC o disfunción del VI
  - Para pacientes con signos (elevación de la PVY, edema) o síntomas (ortopnea, disnea paroxística nocturna, disnea de esfuerzo) de IC
  - Monitoreo rutinario en pacientes con riesgo moderado o alto de disfunción del VI (alto riesgo CV inicial, régimen con antagonista del HER-2 y/o antraciclina, radiación mediastínica)
  - De 6 a 12 meses después de la finalización del tratamiento contra el cáncer con riesgo moderado a alto de disfunción del VI incluso en pacientes asintomáticos

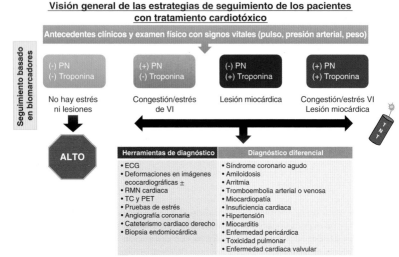

Figura 1-2. Estrategias de seguimiento para detectar y tratar los eventos adversos cardiovasculares (CV). Después de considerar cuidadosamente los factores de riesgo cardiaco (FRC) de base y los riesgos específicos del tratamiento del cáncer, así como de iniciar estrategias de prevención primaria y secundaria para gestionar estos riesgos identificados, es importante considerar cómo vigilar los eventos adversos CV. El paso inicial más importante es el seguimiento de los signos vitales (frecuencia cardiaca [FC], presión arterial [PA] y peso) en función del tratamiento oncológico que se vaya a iniciar. En el caso de los tratamientos que se sabe afectan a la PA, la medición diaria en casa hecha por el paciente es una expectativa razonable. Si el tratamiento contra el cáncer requiere un seguimiento para el desarrollo de insuficiencia cardiaca (IC), se emplea una combinación de estrategias de biomarcadores y estudios de imagen. Si se identifica alguna toxicidad CV durante el tratamiento, es necesario un cuidadoso tratamiento médico basado en lo CV. ECG: electrocardiograma; IRM: imágenes de resonancia magnética; PET: tomografía por emisión de positrones; TC: tomografía computarizada; VI: ventrículo izquierdo.

- Casi siempre el ecocardiograma es la prueba de elección debido a su costo y disponibilidad, aunque la IRM tiene algunas ventajas particularmente relacionadas con su reproducibilidad.
- En pacientes que se someten a ecocardiograma, se recomiendan GLS adicionales, de ser posible.[56]

Electrocardiografía

- Debe obtenerse un ECG basal en todos los pacientes como tamizaje de trastornos de la conducción (incluida la prolongación del segmento QT), así como de signos de IM previo u otra enfermedad cardiaca importante.
- Los ECG, y quizá la telemetría, deben usarse para la vigilancia de pacientes que inician medicamentos nuevos que prolongan el QT o con cambios en su estado clínico, como alteraciones de los electrolitos.

TRATAMIENTO DE ENFERMEDADES CARDIACAS ESPECÍFICAS

- El tratamiento de los eventos CV (IC, SCA) en la población con cáncer es un reflejo del tratamiento en la población sin cáncer, pero las comorbilidades (como trombocitopenia o hipotensión ortostática) a menudo limitan las opciones de tratamiento.

- En los pacientes con cáncer activo, los objetivos del tratamiento deben incluir siempre la **minimización de las interrupciones o el cese del tratamiento contra el cáncer**.
- En los pacientes con tratamiento planificado o en curso para el cáncer y con indicación de evaluación coronaria, el curso de tratamiento previsto y la tendencia de las plaquetas deben considerarse al tomar decisiones de manejo.
- El abordaje radial para la evaluación coronaria invasiva puede considerarse con la intención de minimizar la hemorragia en pacientes con trombocitopenia.

Medicamentos

- Los pacientes con IC más FE reducida (IC-FEr) deben recibir un tratamiento médico con base en los lineamientos, al igual que los demás pacientes.
- **La disfunción del VI** que no cumple los criterios de la IC-FEr (FE >40% y menor que la normal institucional) se trata de forma más enérgica para reducir el deterioro continuo de la función y poder permitir la continuación del tratamiento del cáncer si es necesario.
- **En los pacientes con trombocitopenia que requieren antiplaquetarios o anticoagulación**, las siguientes recomendaciones prácticas[57,58] se basan en la opinión de expertos y la revisión de la bibliografía disponible. Las decisiones deben ser individualizadas en función de los factores de riesgo específicos del paciente y los objetivos de la atención.
  - Ácido acetilsalicílico en pacientes con EAC para plaquetas en >30 mil
  - Tratamiento antiplaquetario dual en ciertos pacientes luego de ICP con plaquetas >50 mil
  - En pacientes con TEV aguda, anticoagulación con heparina de bajo peso molecular (HBPM) a dosis completa para plaquetas >50 mil, dosis de 50% para plaquetas de 30 a 50 mil. Mantener para plaquetas <30 mil.
  - En pacientes con TEV no aguda, dosis de anticoagulación con HBPM de 75% para plaquetas de 50 a 100 mil, dosis de 50% o inferior para plaquetas de 30 a 50 mil
- Para el tratamiento de la **HTA**, los **medicamentos cardioprotectores (IECA/BRA o carvedilol) deben considerarse como primera línea de antihipertensivos en todos los pacientes en tratamiento con potencial de disfunción del VI. Estos pacientes se consideran con IC en estadio A (de riesgo) según las guías de IC**.
- Dado el aumento de la rigidez arterial y la carga resistiva que se observa durante el tratamiento con sunitinib,[59] los pacientes también pueden beneficiarse del **tratamiento vasodilatador, como los bloqueadores de los canales de calcio con dihidropiridina, así como del bloqueo combinado α y β (p. ej., carvedilol) para el tratamiento de la HTA** asociada a los TKI antiangiogénicos.
- Las **no dihidropiridinas (diltiazem, verapamilo) inhiben el sistema del citocromo P450 y afectan al metabolismo de los TKI y otros tratamientos contra el cáncer**. Deben evitarse o utilizarse con precaución en pacientes con cáncer tras comprobar todas las interacciones farmacológicas (*véase* el capítulo 19).
- *Véase* también la tabla 1-2.

Otros tratamientos no farmacológicos (estilo de vida)

Dieta

- Además de la función de la dieta en las enfermedades CV, los excesos dietéticos se han relacionado con el desarrollo de cáncer.
- Las grasas saturadas pueden reducir la supervivencia al cáncer, además de aumentar el riesgo de enfermedades CV.
- El consumo de suficientes frutas y verduras, así como de alimentos ricos en fibra, está relacionado con un menor riesgo de padecer ciertos tipos de cáncer, mientras que ciertas carnes procesadas y rojas, así como los altos niveles de ahumados, se han relacionado con un mayor riesgo de cáncer colorrectal y de estómago, respectivamente.

- Los pacientes con cáncer a menudo suelen tener mala nutrición por anorexia o efectos adversos del tratamiento del cáncer en la mucosa gastrointestinal. En estos pacientes, la prioridad suele ser maximizar las calorías.
- También se pueden recomendar ciertas dietas, como la de menor contenido en fibra, para contrarrestar los síntomas de la diarrea o los problemas para digerir los alimentos.

Actividad física

- La capacidad máxima de ejercicio, medida por el consumo máximo de oxígeno, suele reducirse sustancialmente en los pacientes con cáncer, quienes pueden beneficiarse de intervenciones que mejoren su capacidad de ejercicio.
- En las mujeres con cáncer de mama no metastásico, la incidencia de eventos CV se reduce proporcionalmente con el aumento de la cantidad de ejercicio.[60]
- También se ha demostrado que el ejercicio reduce la muerte relacionada con cáncer de mama y la mortalidad por cualquier causa.[61]
- Dada la amplia gama de capacidades y comorbilidades de los pacientes individuales, los expertos han recomendado adaptar el plan de ejercicios a cada paciente y hacer recomendaciones específicas (número de veces por semana, duración) cuando sea posible.[62]

CONSIDERACIONES ESPECIALES/INDICACIONES INTEGRALES

- La atención debe ser individualizada según los objetivos de atención y la calidad de vida del paciente. Algunos pueden centrarse simplemente en aliviar o reducir los síntomas, mientras que otros pueden querer una atención CV más enérgica.
- El retraso en el reconocimiento de los eventos adversos CV puede empeorar significativamente el pronóstico y la recuperación.

REFERENCIA

Es preferible referir a un especialista en CO a cualquier paciente con un riesgo CV inicial importante o planes de tratamiento con riesgo intermedio o alto de cardiotoxicidad.[63] Estos especialistas CV tendrán más experiencia en la colaboración con el oncólogo en la selección del régimen de tratamiento óptimo y en la mitigación de cualquier posible acontecimiento adverso CV.

EDUCACIÓN DE LOS PACIENTES

- Todos los pacientes deben recibir información sobre su régimen oncológico, las posibles toxicidades y el seguimiento recomendado (fig. 1-3).
- Es primordial hacer hincapié en todos los factores importantes para mantener la salud CV general. La guía *Life's Simple 7* de la Asociación Estadounidense del Corazón aboga por un peso saludable, el abandono del tabaco, una dieta sana, la actividad física regular y el control de la presión arterial, el colesterol y la glucosa. Los pacientes pueden dirigirse a su sitio web.
- El American College of Cardiology también está desarrollando una serie de recursos para pacientes mediante CardioSmart, que puede consultarse en https://www.cardiosmart.org/Heart-Conditions/Cardio-Oncology

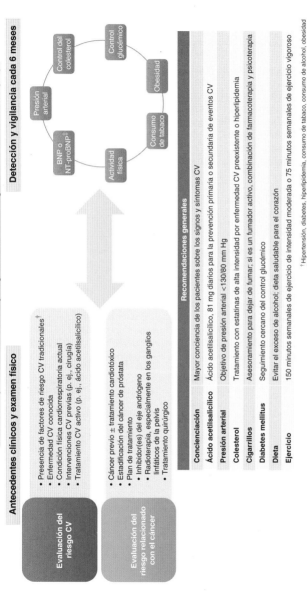

Figura 1-3. Enfoque integral de un paciente con cáncer de próstata si se considera el efecto cardiovascular (CV) del tratamiento del cáncer. La evaluación CV de referencia debe ser completa, con la determinación de todos los factores de riesgo cardiaco (FRC) y, a continuación, la comprensión de las opciones de tratamiento basadas en el cáncer y su posible impacto CV. Se establece una estrategia de seguimiento razonable y se sigue en el futuro. Se hace hincapié en el mantenimiento de la salud CV en cada oportunidad. (Con información de Bhatia N, Santos M, Jones LW, et al. Cardiovascular effects of androgen deprivation therapy for the treatment of prostate cancer: ABCDE steps to reduce cardiovascular disease in patients with prostate cancer. *Circulation.* 2016;133:537-541; Hu JR, Duncan MS, Morgans AK, et al. Cardiovascular effects of androgen deprivation therapy in prostate cancer: contemporary metanalyses. *Arterioscler Thromb Vasc Biol.* 2020;40:e55-e64).

CONTROL/SEGUIMIENTO

- Se recomienda un seguimiento estrecho, idealmente en un plazo de dos semanas, tras el alta hospitalaria en los pacientes que reciben tratamiento contra el cáncer. En ellos, los retrasos en la atención pueden contribuir a aumentar o prolongar las interrupciones del tratamiento del cáncer. Estas interrupciones pueden tener un efecto importante en la mortalidad.
- Los pacientes que reciben tratamientos contra el cáncer con un potencial conocido de toxicidad CV deben someterse a una evaluación continua de sus FRC y de los signos de eventos adversos CV.
- **Los pacientes con radiación mediastínica previa deben someterse a una evaluación de la EAC/isquemia y valvulopatía a partir de los cinco años posteriores a la finalización del tratamiento y a intervalos regulares a partir de entonces.** Aunque no hay datos que recomienden ninguna prueba de detección en particular, debe completarse una anamnesis y una exploración física con la consideración de otras pruebas de esfuerzo o una angiografía por tomografía computarizada, según sea clínicamente apropiado.
- A los pacientes que han recibido un tratamiento contra el cáncer asociado a riesgo moderado o alto de disfunción del VI se les debe practicar un ecocardiograma 6 a 12 meses después de la finalización del tratamiento, incluso si están asintomáticos.

RESULTADO/PRONÓSTICO

- El pronóstico varía significativamente según el tipo de cáncer y estadio, así como si el cáncer es refractario a las opciones de tratamiento iniciales. El equipo multidisciplinario debe tener en cuenta el pronóstico del paciente a la hora de decidir un tratamiento.
- **Debe notarse que las nuevas opciones de tratamiento pueden permitir una supervivencia mucho más larga incluso en el entorno de la enfermedad metastásica.** Los pacientes con cáncer metastásico de células renales pueden ser controlados durante años con el tratamiento de inhibidores de VSP, al igual que aquellos con cáncer de mama metastásico que reciben terapia hormonal. Estos pacientes pueden seguir beneficiándose de una prevención primaria y secundaria adecuadas para la enfermedad CV.

REFERENCIAS

1. Groarke JD, Cheng S, Moslehi J. Cancer-drug discovery and cardiovascular surveillance. *N Engl J Med.* 2013;369:1779-1781.
2. Bluethmann SM, Mariotto AB, Rowland JH. Anticipating the "Silver Tsunami": prevalence trajectories and comorbidity burden among older cancer survivors in the United States. *Cancer Epidemiol Biomarkers Prev.* 2016;25:1029-1036.
3. Armstrong GT, Kawashima T, Leisenring W, *et al.* Aging and risk of severe, disabling, life-threatening, and fatal events in the childhood cancer survivor study. *J Clin Oncol.* 2014;32:1218-1227.
4. Patnaik JL, Byers T, DiGuiseppi C, Dabelea D, Denberg TD. Cardiovascular disease competes with breast cancer as the leading cause of death for older females diagnosed with breast cancer: a retrospective cohort study. *Breast Cancer Res.* 2011;13:R64.
5. Bowles EJ, Wellman R, Feigelson HS, *et al.* Risk of heart failure in breast cancer patients after anthracycline and trastuzumab treatment: a retrospective cohort study. *J Natl Cancer Inst.* 2012;104:1293-1305.
6. Armenian SH, Lacchetti C, Barac A, *et al.* Prevention and monitoring of cardiac dysfunction in survivors of adult cancers: American Society of Clinical Oncology clinical practice guideline. *J Clin Oncol.* 2017;35:893-911.
7. Armstrong GT, Oeffinger KC, Chen Y, *et al.* Modifiable risk factors and major cardiac events among adult survivors of childhood cancer. *J Clin Oncol.* 2013;31:3673-3680.

8. Chow EJ, Chen Y, Hudson MM, *et al*. Prediction of ischemic heart disease and stroke in survivors of childhood cancer. *J Clin Oncol*. 2018;36:44-52.

9. Chow EJ, Chen Y, Kremer LC, *et al*. Individual prediction of heart failure among childhood cancer survivors. *J Clin Oncol*. 2015;33:394-402.

10. Ezaz G, Long JB, Gross CP, Chen J. Risk prediction model for heart failure and cardiomyopathy after adjuvant trastuzumab therapy for breast cancer. *J Am Heart Assoc*. 2014;3:e000472.

11. Kerns SL, Fung C, Monahan PO, *et al*. Cumulative burden of morbidity among testicular cancer survivors after standard cisplatin-based chemotherapy: a multi-institutional study. *J Clin Oncol*. 2018;36:1505-1512.

12. Bhatia N, Santos M, Jones LW, Beckman JA, Penson DF, Morgans AK, Moslehi J. Cardiovascular effects of androgen deprivation therapy for the treatment of prostate cancer: ABCDE steps to reduce cardiovascular disease in patients with prostate cancer. *Circulation*. 2016;133(5):537-541. doi: 10.1161/CIRCULATIONAHA.115.012519.

13. Swain SM, Whaley FS, Ewer MS. Congestive heart failure in patients treated with doxorubicin: a retrospective analysis of three trials. *Cancer*. 2003;97:2869-2879.

14. van Tine BA, Hirbe AC, Oppelt P, *et al*. Interim analysis of the phase ii study: noninferiority study of doxorubicin with upfront dexrazoxane plus olaratumab for advanced or metastatic soft-tissue sarcoma. *Clin Cancer Res*. 2021;27:3854-3860.

15. Johnson DB, Balko JM, Compton ML, *et al*. Fulminant myocarditis with combination immune checkpoint blockade. *N Engl J Med*. 2016;375:1749-1755.

16. Heinzerling L, Ott PA, Hodi FS, *et al*. Cardiotoxicity associated with CTLA4 and PD1 blocking immunotherapy. *J Immunother Cancer*. 2016;4:50.

17. Mahmood SS, Fradley MG, Cohen JV, *et al*. Myocarditis in patients treated with immune checkpoint inhibitors. *J Am Coll Cardiol*. 2018;71:1755-1764.

18. Ball S, Ghosh RK, Wongsaengsak S, *et al*. Cardiovascular toxicities of immune checkpoint inhibitors: JACC review topic of the week. *J Am Coll Cardiol*. 2019;74:1714-1727.

19. Schiffer WB, Deych E, Lenihan DJ, Zhang KW. Coronary and aortic calcification are associated with cardiovascular events on immune checkpoint inhibitor therapy. *Int J Cardiol*. 2021;322:177-182.

20. Zhang L, Zlotoff DA, Awadalla M, *et al*. Major adverse cardiovascular events and the timing and dose of corticosteroids in immune checkpoint inhibitor-associated myocarditis. *Circulation*. 2020;141:2031-2034.

21. Alvi RM, Frigault MJ, Fradley MG, *et al*. Cardiovascular events among adults treated with chimeric antigen receptor T-cells (CAR-T). *J Am Coll Cardiol*. 2019;74:3099-3108.

22. Polk A, Vaage-Nilsen M, Vistisen K, Nielsen DL. Cardiotoxicity in cancer patients treated with 5-fluorouracil or capecitabine: a systematic review of incidence, manifestations and predisposing factors. *Cancer Treat Rev*. 2013;39:974-984.

23. Slamon D, Eiermann W, Robert N, *et al*. Adjuvant trastuzumab in HER2-positive breast cancer. *N Engl J Med*. 2011;365:1273-1283.

24. Odiete O, Hill MF, Sawyer DB. Neuregulin in cardiovascular development and disease. *Circ Res*. 2012;111:1376-1385.

25. Kotla V, Goel S, Nischal S, *et al*. Mechanism of action of lenalidomide in hematological malignancies. *J Hematol Oncol*. 2009;2:36.

26. Palumbo A, Rajkumar SV, Dimopoulos MA, *et al*. Prevention of thalidomide-and lenalidomide-associated thrombosis in myeloma. *Leukemia*. 2008;22:414-423.

27. Musallam KM, Dahdaleh FS, Shamseddine AI, Taher AT. Incidence and prophylaxis of venous thromboembolic events in multiple myeloma patients receiving immunomodulatory therapy. *Thromb Res*. 2009;123:679-686.

28. Rajkumar SV, Gertz MA, Lacy MQ, *et al*. Thalidomide as initial therapy for early-stage myeloma. *Leukemia*. 2003;17:775-779.

29. Potocki M, Breidthardt T, Mueller A, *et al*. Copeptin and risk stratification in patients with acute dyspnea. *Crit Care*. 2010;14:R213.

30. Waxman AJ, Clasen S, Hwang W, *et al*. Carfilzomib-associated cardiovascular adverse events: a systematic review and meta-analysis. *JAMA Oncol*. 2018;4:e174519.

31. Cornell RF, Ky B, Weiss BM, *et al.* Prospective study of cardiac events during proteasome inhibitor therapy for relapsed multiple myeloma. *J Clin Oncol.* 2019;37:1946-1955.
32. Li W, Croce K, Steensma DP, McDermott DF, Ben-Yehuda O, Moslehi J. Vascular and metabolic implications of novel targeted cancer therapies: focus on kinase inhibitors. *J Am Coll Cardiol.* 2015;66:1160-1178.
33. Narayan V, Wang L, Putt M, *et al.* Risk of left ventricular systolic dysfunction with sunitinib therapy in patients with metastatic renal cell carcinoma: a prospective cohort study. *J Clin Oncol.* 2016;34:e16104.
34. Barbey JT, Pezzullo JC, Soignet SL. Effect of arsenic trioxide on QT interval in patients with advanced malignancies. *J Clin Oncol.* 2003;21:3609-3615.
35. Ribociclib (Kisqali). Package insert. Novartis Pharmaceuticals Corporation; 2017.
36. Tretinoin. Package insert. Roche Laboratories Inc; 2004.
37. Porta-Sánchez A, Gilbert C, Spears D, *et al.* Incidence, diagnosis, and management of QT prolongation induced by cancer therapies: a systematic review. *J Am Heart Assoc.* 2017;6(12):e007724.
38. Groarke JD, Tanguturi VK, Hainer J, *et al.* Abnormal exercise response in long-term survivors of Hodgkin lymphoma treated with thoracic irradiation: evidence of cardiac autonomic dysfunction and impact on outcomes. *J Am Coll Cardiol.* 2015;65:573-583.
39. van Nimwegen FA, Schaapveld M, Janus CP, *et al.* Cardiovascular disease after Hodgkin lymphoma treatment: 40-year disease risk. *JAMA Intern Med.* 2015;175:1007-1017.
40. Maraldo MV, Giusti F, Vogelius IR, *et al.* Cardiovascular disease after treatment for Hodgkin's lymphoma: an analysis of nine collaborative EORTC-LYSA trials. *Lancet Haematol.* 2015;2:e492-e502.
41. Zaremba T, Jakobsen AR, Sogaard M, Thogersen AM, Riahi S. Radiotherapy in patients with pacemakers and implantable cardioverter defibrillators: a literature review. *Europace.* 2016;18:479-491.
42. Montazeri K, Unitt C, Foody JM, Harris JR, Partridge AH, Moslehi J. ABCDE steps to prevent heart disease in breast cancer survivors. *Circulation.* 2014;130:e157-e159.
43. Clasen SC, Ky B, O'Quinn R, Giantonio B, Teitelbaum U, Carver JR. Fluoropyrimidine-induced cardiac toxicity: challenging the current paradigm. *J Gastrointest Oncol.* 2017;8:970-979.
44. Smith LA, Cornelius VR, Plummer CJ, *et al.* Cardiotoxicity of anthracycline agents for the treatment of cancer: systematic review and meta-analysis of randomised controlled trials. *BMC Cancer.* 2010;10:337.
45. van Dalen EC, Caron HN, Dickinson HO, Kremer LC. Cardioprotective interventions for cancer patients receiving anthracyclines. *Cochrane Database Syst Rev.* 2011;2011:CD003917.
46. Cardinale D, Colombo A, Sandri MT, *et al.* Prevention of high-dose chemotherapy-induced cardiotoxicity in high-risk patients by angiotensin-converting enzyme inhibition. *Circulation.* 2006;114:2474-2481.
47. Gulati G, Heck SL, Ree AH, *et al.* Prevention of cardiac dysfunction during adjuvant breast cancer therapy (PRADA): a 2 × 2 factorial, randomized, placebo-controlled, double-blind clinical trial of candesartan and metoprolol. *Eur Heart J.* 2016;37:1671-1680.
48. Bosch X, Rovira M, Sitges M, *et al.* Enalapril and carvedilol for preventing chemotherapy-induced left ventricular systolic dysfunction in patients with malignant hemopathies: the OVERCOME trial (preventiOn of left Ventricular dysfunction with Enalapril and caRvedilol in patients submitted to intensive ChemOtherapy for the treatment of Malignant hEmopathies). *J Am Coll Cardiol.* 2013;61:2355-2362.
49. Cardinale D, Sandri MT, Colombo A, *et al.* Prognostic value of troponin I in cardiac risk stratification of cancer patients undergoing high-dose chemotherapy. *Circulation.* 2004;109:2749-2754.
50. Ky B, Putt M, Sawaya H, *et al.* Early increases in multiple biomarkers predict subsequent cardiotoxicity in patients with breast cancer treated with doxorubicin, taxanes, and trastuzumab. *J Am Coll Cardiol.* 2014;63:809-816.

51. Lenihan DJ, Stevens PL, Massey M, *et al*. The utility of point-of-care biomarkers to detect cardiotoxicity during anthracycline chemotherapy: a feasibility study. *J Cardiac Fail*. 2016;22:433-438.
52. Curigliano G, Cardinale D, Dent S, *et al*. Cardiotoxicity of anticancer treatments: epidemiology, detection, and management. *CA Cancer J Clin*. 2016;66:309-325.
53. Lipshultz SE, Rifai N, Sallan SE, *et al*. Predictive value of cardiac troponin T in pediatric patients at risk for myocardial injury. *Circulation*. 1997;96:2641-2648.
54. Cardinale D, Sandri MT, Martinoni A, *et al*. Myocardial injury revealed by plasma troponin I in breast cancer treated with high-dose chemotherapy. *Ann Oncol*. 2002;13:710-715.
55. Kilickap S, Barista I, Akgul E, *et al*. cTnT can be a useful marker for early detection of anthracycline cardiotoxicity. *Ann Oncol*. 2005;16:798-804.
56. Plana JC, Galderisi M, Barac A, *et al*. Expert consensus for multimodality imaging evaluation of adult patients during and after cancer therapy: a report from the American Society of Echocardiography and the European Association of Cardiovascular Imaging. *J Am Soc Echocardiogr*. 2014;27:911-939.
57. Chang HM, Moudgil R, Scarabelli T, Okwuosa TM, Yeh ETH. Cardiovascular complications of cancer therapy: best practices in diagnosis, prevention, and management: part 1. *J Am Coll Cardiol*. 2017;70:2536-2551.
58. Saccullo G, Marietta M, Carpenedo M, *et al*. Platelet cut-off for anticoagulant therapy in cancer patients with venous thromboembolism and thrombocytopenia: an expert opinion based on RAND/UCLA Appropriateness Method (RAM). *Blood*. 2013;122:581.
59. Narayan V, Keefe S, Haas N, *et al*. Prospective evaluation of sunitinib-induced cardiotoxicity in patients with metastatic renal cell carcinoma. *Clin Cancer Res*. 2017;23:3601-3609.
60. Jones LW, Habel LA, Weltzien E, *et al*. Exercise and risk of cardiovascular events in women with nonmetastatic breast cancer. *J Clin Oncol*. 2016;34:2743-2749.
61. Lahart IM, Metsios GS, Nevill AM, Carmichael AR. Physical activity, risk of death and recurrence in breast cancer survivors: a systematic review and meta-analysis of epidemiological studies. *Acta Oncol*. 2015;54:635-654.
62. Gilchrist SC, Barac A, Ades PA, *et al*. Cardio-oncology rehabilitation to manage cardiovascular outcomes in cancer patients and survivors: a scientific statement from the American Heart Association. *Circulation*. 2019;139:e997-e1012.
63. Adusumalli S, Alvarez-Cardona J, Khatana SM, *et al*. Clinical practice and research in cardio-oncology: finding the "Rosetta Stone" for establishing program excellence in cardio-oncology. *J Cardiovasc Transl Res*. 2020;13:495-505.
64. Seidman A, Hudis C, Pierri MK, *et al*. Cardiac dysfunction in the trastuzumab clinical trials experience. *J Clin Oncol*. 2002;20:1215-1221.
65. Hunt SA, Baker DW, Chin MH, *et al*. ACC/AHA guidelines for the evaluation and management of chronic heart failure in the adult: executive summary. A report of the American College of Cardiology/American Heart Association Task Force on Practice Guidelines (Committee to revise the 1995 Guidelines for the Evaluation and Management of Heart Failure). *J Am Coll Cardiol*. 2001;38:2101-2113.
66. Trastuzumab (Herceptin). Package insert. Genentech, Inc; 2010.
67. Pertuzumab (Perjeta). Package insert. Genentech, Inc; 2012.
68. Zamorano JL, Lancellotti P, Rodriguez Munoz D, *et al*. 2016 ESC Position Paper on cancer treatments and cardiovascular toxicity developed under the auspices of the ESC Committee for Practice Guidelines: The Task Force for cancer treatments and cardiovascular toxicity of the European Society of Cardiology (ESC). *Eur Heart J*. 2016;37:2768-2801.
69. Curigliano G, Lenihan D, Fradley M, *et al*. Management of cardiac disease in cancer patients throughout oncological treatment: ESMO consensus recommendations. *Ann Oncol*. 2020;31:171-190.

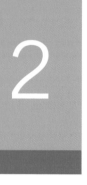

2 Disfunción cardiaca: quimioterapia tradicional, terapia basada en el receptor 2 del factor de crecimiento epidérmico humano y radiación

Srilakshmi Vallabhaneni, Ronald J. Krone y Kathleen W. Zhang

PRINCIPIOS GENERALES

- Las antraciclinas, la ciclofosfamida, los inhibidores del receptor del factor de crecimiento epidérmico humano 2 (HER-2, por sus siglas en inglés) y la radioterapia, son tratamientos contra el cáncer bien establecidos que se han asociado con disfunción cardiaca, específicamente con insuficiencia cardiaca (IC) y miocardiopatía.
- La disfunción cardiaca relacionada con el tratamiento del cáncer es un acontecimiento adverso grave que conduce a la interrupción del tratamiento oncológico y, potencialmente, a una IC grave o a la muerte.
- La optimización de los cuidados cardiovasculares antes, durante y después del tratamiento contra el cáncer puede mitigar la disfunción cardiaca relacionada con dicho tratamiento, minimizando sus interrupciones y permitiendo que el paciente reciba un tratamiento eficaz contra el cáncer.
- La identificación precoz de la disfunción cardiaca relacionada con el tratamiento del cáncer es esencial, ya que permite la aplicación temprana del tratamiento médico de la IC.

DEFINICIÓN DE DISFUNCIÓN CARDIACA

- Se han propuesto varias definiciones para la disfunción cardiaca relacionada con el tratamiento del cáncer, basadas principalmente en los cambios de la fracción de eyección del ventrículo izquierdo (FEVI) con el tratamiento[1] (tabla 2-1).
- Una definición más completa que incluya los signos y síntomas de la IC, los biomarcadores cardiacos (troponina y péptidos natriuréticos) y la distensión longitudinal global (GLS, por sus siglas en inglés; una medida de la deformación cardiaca) del ventrículo izquierdo (VI) puede ser más relevante en la práctica clínica.
- **Definimos la disfunción cardiaca relacionada con el tratamiento del cáncer como un descenso de la fracción de eyección del ventrículo izquierdo (FEVI) de >10% a un valor <50%, o en el contexto de nuevos signos y/o síntomas de IC (es decir, disnea de esfuerzo, ortopnea, edema de las extremidades inferiores, elevación del pulso venoso yugular) junto con biomarcadores cardiacos elevados.**

MEDICAMENTOS Y TRATAMIENTOS ESPECÍFICOS

Antraciclinas

- Las antraciclinas (doxorrubicina, daunorubicina, idarubicina, epirubicina, mitoxantrona) se derivan de la bacteria *Streptomyces* y ejercen efectos anticancerígenos al

TABLA 2-1	Definiciones de la disfunción cardiaca relacionadas con el tratamiento del cáncer

Instituto Nacional del Cáncer/CTCAE[1]

Grado 1: elevación asintomática de los biomarcadores o anomalías en estudios de imágenes

Grado 2: síntomas de insuficiencia cardiaca con esfuerzos leves

Grado 3: síntomas de insuficiencia cardiaca con esfuerzos moderados

Grado 4: síntomas potencialmente mortales que requieren apoyo hemodinámico

Grado 5: muerte

Administración de Alimentos y Medicamentos de los Estados Unidos (FDA)[1]

>20% de disminución de la FEVI cuando la FEVI inicial es normal, *O*

>10% de disminución de la FEVI hasta menos del límite inferior de la normalidad o un valor absoluto de <45%

Comité de Revisión y Evaluación Cardiaca[1]

Disminución de la FEVI total o más grave en el septo *Y*

Disminución de la FEVI de al menos 5 a <55% con signos o síntomas de IC, *O*

Disminución de la FEVI de al menos 10 a <55% sin signos o síntomas de IC

Ensayo con herceptin como adyuvante (HERA)[1]

Disminución de $\geq$10% de la FEVI a <50%

Grupo Internacional de Investigación sobre el Cáncer de Mama (BCIRG)[1]

>10% de disminución de la FEVI

Sociedad Estadounidense de Ecocardiografía/Asociación Europea de Imagenología Cardiovascular[2]

>10% de disminución de la FEVI a <53%

>15% de disminución relativa de la GLS en comparación con la tensión inicial

Sociedad Europea de Cardiología (ESC)[3]

>10% de disminución de la FEVI a <50%

>15% de disminución relativa de la GLS en comparación con la tensión inicial

Sociedad Europea de Oncología Médica (ESMO)[10]

>10% de disminución de la FEVI a <50%

>20% de disminución absoluta de la FEVI

>12% de disminución relativa/>5% de disminución absoluta de la GLS en comparación con el valor inicial

CTCAE: Common Terminology Criteria for Adverse Events; CV: cardiovascular; GLS: distensión longitudinal global; IC: insuficiencia cardiaca; FEVI: fracción de eyección del ventrículo izquierdo.

intercalarse con el ADN e inhibir a la topoisomerasa II para reparar las roturas en la cadena de ADN.

- Las antraciclinas se encuentran entre los tratamientos anticancerígenos más eficaces disponibles y siguen siendo componentes esenciales de la terapia para leucemia, linfoma, cáncer de mama y sarcoma.
- Los mecanismos potenciales de la cardiotoxicidad de las antraciclinas incluyen generación de especies reactivas de oxígeno, incorporación de hierro en la vía respiratoria mitocondrial que conduce a daños en la membrana celular y daño al ADN por supresión de la topoisomerasa.[4,5] Otros blancos potenciales son los fibroblastos cardiacos, las células endoteliales y las células progenitoras cardiacas.

Inhibidores del receptor 2 del factor de crecimiento epidérmico humano

- El HER-2 es un receptor proteico celular que se sobreexpresa en ciertos tumores de órganos sólidos y promueve el crecimiento, la proliferación y la supervivencia del tumor.
- Los inhibidores del HER-2 (trastuzumab, pertuzumab, lapatinib, neratinib) son la base del tratamiento de las neoplasias malignas HER-2-positivas (sobre todo cánceres de mama y gástricos).
- Debido a la expresión de HER-2 en las células del miocardio, los inhibidores de HER-2 interrumpen el metabolismo energético cardiaco, la función mitocondrial y la homeostasis celular, lo que ocasiona disfunción del VI.

Ciclofosfamida

- La ciclofosfamida es un agente alquilante que induce la apoptosis celular mediante la formación de enlaces cruzados de ADN.
- El mecanismo preciso de la cardiotoxicidad inducida por la ciclofosfamida no está bien establecido. Se cree que los metabolitos de la ciclofosfamida causan estrés oxidativo y daño en las células endoteliales con extravasación de metabolitos tóxicos y el consiguiente daño miocárdico.

Radiación

- La radioterapia, especialmente en el caso de las neoplasias torácicas, cuando se utiliza sola o en combinación con otros tratamientos, se asocia con complicaciones cardiovasculares, como arteriopatía coronaria, estenosis carotídea y subclavia, cardiopatía valvular, miocardiopatía, enfermedad pericárdica y anomalías de la conducción.
- La cardiotoxicidad inducida por la radioterapia es multifactorial y está relacionada con el daño vascular inflamatorio que causa aterosclerosis acelerada, fibrosis miocárdica y la subsiguiente disfunción sistólica y diastólica.

EPIDEMIOLOGÍA/FACTORES DE RIESGO DE DISFUNCIÓN CARDIACA

- **La edad avanzada, los factores de riesgo cardiovascular tradicionales, la enfermedad cardiaca preexistente y el tratamiento cardiotóxico previo o concurrente del cáncer son factores de riesgo generales de disfunción cardiaca relacionada con el tratamiento del cáncer** (tabla 2-2).

Antraciclinas

- **El riesgo de disfunción cardiaca aumenta con la dosis acumulada de antraciclina administrada, con una incidencia de 3 a 5% a 400 mg/m^2 que aumenta entre 18 y 48% a 700 mg/m^2.**[6] Las dosis acumuladas de antraciclina que superan los límites establecidos para cada fármaco (tabla 2-3) se asocian con un mayor riesgo de disfunción cardiaca.
- Las pacientes con cáncer de mama son especialmente susceptibles a la disfunción cardiaca inducida por la antraciclina debido a la terapia concurrente o secuencial con inhibidores de HER-2 y/o radioterapia. Los pacientes con sarcoma también tienen un mayor riesgo debido a las altas dosis acumuladas de antraciclina administradas.
- Tradicionalmente, la cardiotoxicidad inducida por las antraciclinas se ha clasificado en tres tipos distintos basados en estudios retrospectivos: aguda (que se produce después de una sola dosis o curso de la terapia), crónica de inicio temprano (en el plazo de un año tras la finalización de la terapia), crónica de inicio tardío (que se presenta más de un año después de la finalización de la terapia).

TABLA 2-2	Factores de riesgo de la disfunción cardiaca relacionada con el tratamiento del cáncer

Dosis altas de antraciclinas (doxorrubicina >250 mg/m^2, daunorubicina >400-550 mg/m^2, epirubicina >600 mg/m^2, idarubicina >160 mg/m^2, mitoxan-trona >200 mg/m^2)

Radioterapia de alta dosis ($\geq$30 Gy) cuando el corazón está en el campo de tratamiento

Dosis bajas de antraciclinas seguidas de terapia anti-HER-2

Dosis bajas de antraciclinas o terapia con inhibidores de HER-2 *Y*

- Dosis bajas de radioterapia (<30 Gy)

- Edad $\geq$65 años

- $\geq$2 factores de riesgo cardiovascular (tabaquismo, hipertensión, diabetes mellitus, dislipidemia, enfermedad renal crónica, obesidad)

Enfermedad cardiaca preexistente (insuficiencia cardiaca, antecedentes de infarto de miocardio, enfermedad valvular $\geq$ moderada)

Biomarcadores cardiacos elevados antes del inicio de la quimioterapia

Radioterapia mediastínica o torácica previa

Terapia previa con antraciclina o inhibidores de HER-2

Gy, grey; HER-2, receptor del factor de crecimiento epidérmico humano 2.

Datos de Armenian SH, Lacchetti C, Barac A, *et al*. Prevention and monitoring of cardiac dysfunction in survivors of adult cancers: American Society of Clinical Oncology clinical practice guideline. *J Clin Oncol*. 2017;35(8):893-911.

- Actualmente se considera que la cardiotoxicidad inducida por las antraciclinas es un fenómeno continuo que comienza en el momento de la exposición y continúa durante meses o años. Esta hipótesis está respaldada por estudios que muestran una elevación temprana de las troponinas tras la administración de antraciclinas con la consiguiente reducción de la FEVI.[7]

Inhibidores del receptor del factor de crecimiento epidérmico humano 2

- En los ensayos clínicos de la monoterapia con trastuzumab, la incidencia de IC oscila entre 1 y 4%, mientras que la de la reducción asintomática de FEVI oscila entre 10 y 15%.[8]
- El riesgo de miocardiopatía aumenta en los pacientes que reciben una exposición concurrente o previa a las antraciclinas, de edad $\geq$50 años o con obesidad.
- **La miocardiopatía relacionada con los inhibidores del HER-2 suele ser reversible tras el cese del tratamiento e inicio de la terapia de IC.**

Ciclofosfamida

- La cardiotoxicidad inducida por la ciclofosfamida ocurre entre 7 y 28% de los pacientes que reciben una dosis total de >150 mg/kg.[9]
- La incidencia de miocardiopatía es mayor con los protocolos de dosis altas; sin embargo, no está relacionada con la dosis acumulada. El riesgo es mayor en los pacientes con linfoma, radiación previa en el tórax, edad avanzada y fracción de eyección reducida previa. La incidencia de miocardiopatía mortal es de 2 a 17% y depende del régimen de quimioterapia y las características del paciente.

TABLA 2-3	Incidencia de la miocardiopatía y otras toxicidades cardio-vasculares con los agentes quimioterapéuticos más utilizados

Clase de tratamiento del cáncer	Incidencia de la miocardiopatía	Otros tipos de toxicidades CV	Indicación del cáncer
Antraciclinas	7-65%	Taquicardia supraventri-cular	Linfoma Hodgkin, linfoma no Hodg-kin, leucemia, sarcoma, cáncer de mama
Doxorrubicina			
400 mg/m^2	3-5%		
550 mg/m^2	7-26%		
700 mg/m^2	18-48%	Taquicardia ventricular	
Daunorubicina (>400 mg/m^2)	9.9%	Pericarditis	
Idarubicina (>90 mg/m^2)	5-18%		
Epirubicina (>900 mg/m^2)	0.9-11.4%		
Mitoxantrona (>120 mg/m^2)	2.6%		
Antraciclinas liposomales (>900 mg/m^2)	2%		
Terapias dirigidas a HER-2			Cáncer de mama y neoplasias gástricas HER-2 positivas
Trastuzumab	3-28%		
Pertuzumab	3-8%		
Ado-trastuzumab emtansina	1-2%		
Fam-trastuzumab deruxtecan	1%		
Lapatinib	2-5%		
Fluoropirimidinas		Vasoespasmo coronario	Adenocarcinoma de cabeza y cue-llo, GI (hígado, colon, páncreas), cáncer de mama
5-fluorouracilo capecitabina	1.9-8%		
Agentes alquilantes			Leucemia, cán-cer de mama, sarcoma
Ciclofosfamida	7-28%	Miopericarditis	
Radiación torácica	13% (dosis alta)	Enfermedad cardiaca valvular Enfermedad pericárdica Enfermedad arterial coronaria	Linfoma de Hodg-kin, cáncer de mama, cáncer de pulmón

CV, cardiovascular; GI, gastrointestinal; HER-2, receptor del factor de crecimiento epidérmico humano 2.

• La IC de leve a moderada es en gran medida reversible a las pocas semanas o meses de suspender la ciclofosfamida.

Radiación

• **La cardiotoxicidad inducida por radiación se observa entre 5 y 10 años después de la radioterapia y el riesgo persiste durante al menos 25 años después del tratamiento inicial.**
• La incidencia acumulada de miocardiopatía a los 25 años es de 7.9% en pacientes que reciben una combinación de radiación mediastínica y quimioterapia basada en antraciclinas.[10]

PRESENTACIÓN CLÍNICA DE LA DISFUNCIÓN CARDIACA

Antecedentes clínicos

• Disnea y reducción de la tolerancia al ejercicio son las principales manifestaciones clínicas tempranas de la disfunción cardiaca inducida por el tratamiento del cáncer. Otros hallazgos clínicos pueden incluir arritmias ventriculares o supraventriculares. Los signos y síntomas de IC son manifestaciones clínicas tardías.
• La disfunción cardiaca relacionada con los inhibidores del HER-2 a menudo es asintomática.

Examen físico

• La exploración física cardiaca puede ser normal en pacientes con disfunción asintomática del VI. Los hallazgos de la IC descompensada incluyen pulso venoso yugular elevado, edema de las extremidades inferiores, crepitaciones en la exploración pulmonar y galope S3.
• Pueden escucharse soplos sistólicos o diastólicos relacionados con valvulopatías, especialmente en pacientes con radioterapia previa.

Pruebas de diagnóstico

• Se recomienda realizar un electrocardiograma de 12 derivaciones a todos los pacientes que se sometan a una evaluación de la disfunción cardiaca relacionada con el tratamiento del cáncer.
• Las pruebas séricas de péptidos natriuréticos (péptido natriurético cerebral [BNP] o porción N-terminal del pro-péptido natriurético tipo B [NT-proBNP]) y los niveles de troponina pueden ayudar a detectar lesiones cardiacas.
• **Se recomienda ecocardiografía transtorácica (ETT) para detectar anomalías funcionales y estructurales del corazón. Se recomienda obtener FEVI bidimensional (2D), FEVI tridimensional (3D) y GLS para maximizar la confianza en la evaluación cuantitativa de la función del VI, especialmente cuando una función del VI anormal requiera la interrupción del tratamiento del cáncer.**
• Puede practicarse una resonancia magnética cardiaca (RMC) para confirmar la función del VI y descartar otras causas de miocardiopatía.
• La enfermedad arterial coronaria debe excluirse como causa alternativa de IC y disfunción del VI. La evaluación no invasiva con angiografía cardiaca por tomografía computarizada o estudios de imagen de perfusión miocárdica con regadenosón es razonable cuando la probabilidad prepueba de enfermedad coronaria es baja.

TRATAMIENTO DE LA DISFUNCIÓN CARDIACA

• **El inicio rápido del tratamiento de la IC según los lineamientos es esencial para los pacientes con IC sintomática y disfunción cardiaca asintomática.**
  • Como tratamiento inicial se prefieren los bloqueadores β (especialmente el carvedilol) y los inhibidores del sistema renina-angiotensina-aldosterona.

- El bisoprolol o el succinato de metoprolol son preferibles en presencia de hipotensión, y el bisoprolol en presencia de broncoespasmo. La ivabradina también puede considerarse para reducir la frecuencia cardiaca en presencia de hipotensión.
- Los inhibidores de los receptores de angiotensina-neprilisina deben utilizarse si son tolerados por la presión arterial.
- La eplerenona es el antagonista de los receptores mineralocorticoides preferido en pacientes con cáncer de mama con receptores de estrógenos positivos debido al riesgo teórico de efectos pro-estrogénicos con la espironolactona.
- Deben utilizarse diuréticos de asa para optimizar el estado de los fluidos.
- El perfil de riesgo/beneficio de la terapia cardiotóxica continuada contra el cáncer debe ser discutido con el oncólogo tratante.
- **En general, el tratamiento con antraciclinas e inhibidores del HER-2 debe interrumpirse en los pacientes que desarrollan IC sintomática o disfunción cardiaca asintomática para permitir la optimización del tratamiento de la IC.**
- Se recomienda reevaluar la función cardiaca después de varias semanas de tratamiento con IC antes de volver a aplicar potencialmente el tratamiento cardiotóxico contra el cáncer.
- La disfunción cardiaca relacionada con los inhibidores del HER-2 suele ser reversible con la interrupción del tratamiento. El tratamiento con inhibidores del HER-2 puede reintroducirse en pacientes con una terapia óptima de la IC, FEVI >40% y síntomas de clase I o II de la New York Heart Association (NYHA).
- En los pacientes que requieren la continuación del tratamiento con antraciclinas, debe considerarse la adición de dexrazoxano.
- El uso del tratamiento con desfibrilador cardioversor implantable debe considerarse con base en el pronóstico general de cáncer para el paciente.
- En los supervivientes de cáncer con IC avanzada a causa del tratamiento oncológico, la referencia a un centro especializado en insuficiencia cardiaca y trasplantes puede ser apropiada.

RESULTADOS/PRONÓSTICO

Antraciclinas

- Históricamente, la cardiotoxicidad inducida por antraciclinas se consideraba irreversible y con malos resultados cardiovasculares en comparación con otras causas de miocardiopatía.[11] Sin embargo, esto se basó en datos antiguos con terapias de IC limitadas; estudios recientes sugieren que es reversible con la detección temprana y el inicio rápido de la terapia de IC. La continuación del tratamiento cardioprotector es esencial incluso después de la recuperación de la función del VI, para prevenir la recurrencia de la disfunción cardiaca.[12]
- Los pacientes con cardiotoxicidad inducida por antraciclinas han demostrado tener un consumo máximo de oxígeno ($VO_{2máx}$) en las pruebas de esfuerzo cardiopulmonar, que puede utilizarse como indicador de la supervivencia y para controlar la recuperación de la función.[13]

Inhibidores del receptor 2 del factor de crecimiento epidérmico humano

- La cardiotoxicidad con los inhibidores del HER-2 suele ser reversible. El tratamiento con estos inhibidores puede reanudarse, por lo general, tras la mejora de la función del VI, con una estrecha vigilancia cardiaca y la continuación del tratamiento de la IC.

Ciclofosfamida

- La IC de leve a moderada con ciclofosfamida es en gran medida reversible; sin embargo, el choque cardiogénico se asocia con una alta tasa de mortalidad.

Radioterapia

- La disfunción diastólica es generalmente bien tolerada, mientras que la sistólica, solo por radioterapia, es poco común.
- Los pacientes que requieren intervención quirúrgica por enfermedad coronaria asociada a radioterapia, valvulopatía o constricción pericárdica tienen mayor riesgo quirúrgico en comparación con los pacientes sin antecedentes de radiación torácica.

PREVENCIÓN DE LA DISFUNCIÓN CARDIACA

- **Se recomienda la evaluación cardiovascular antes del tratamiento para la prevención primaria de la disfunción cardiaca relacionada con el tratamiento del cáncer.**
  - Debe aplicarse una modificación enérgica de los factores de riesgo cardiovascular (dejar de fumar, controlar la presión arterial, controlar los lípidos, controlar el peso, controlar la glucemia y modificación terapéutica del estilo de vida).
  - Debe obtenerse una ETT basal con medición de la FEVI en 2D y 3D, y GLS en todos los pacientes.
  - Si se planea un tratamiento con dosis altas de antraciclina, se recomienda consultar con cardiooncología antes del tratamiento.
- La modificación de la administración de la terapia contra el cáncer puede mitigar el riesgo de disfunción cardiaca.
  - Deben aplicarse estrategias de radiación para minimizar la dosis cardiaca total (es decir, cuando sea posible, reducir el volumen y la dosis de irradiación cardiaca incidental, el fraccionamiento estándar, la contención de la respiración en inspiración profunda, la posición prona).
  - Las formulaciones liposomales de antraciclinas tienen una vida media plasmática más larga y un menor volumen de distribución en comparación con la formulación no liposomal y reducen la probabilidad de cardiotoxicidad.[14]
  - Si es posible, en pacientes con disfunción cardiaca preexistente o factores de riesgo cardiovascular importantes debe limitarse la dosis máxima de antraciclina o cambiar a un régimen no basado en antraciclinas.
- El dexrazoxano es un quelante del hierro que protege contra la disfunción cardiaca relacionada con las antraciclinas, aunque preocupa por la posible reducción de la eficacia del tratamiento del cáncer.[15,16]
  - El dexrazoxano está aprobado por la FDA estadounidense para la prevención de la cardiotoxicidad en pacientes con cáncer de mama que han alcanzado una dosis acumulada de doxorrubicina de 300 mg/m^2 (o equivalente) y requieren antraciclinas adicionales.
  - En las pacientes con cáncer de mama, el dexrazoxano reduce el riesgo de IC clínica y de eventos cardiacos sin un efecto importante en los resultados del cáncer.[16] Del mismo modo, el dexrazoxano no se asoció a ninguna disfunción cardiaca ni a una reducción de la supervivencia libre de progresión en pacientes con sarcoma que recibían altas dosis de doxorrubicina.[17]
  - Debe discutirse con el oncólogo tratante la función potencial del dexrazoxano en pacientes con alto riesgo de disfunción cardiaca relacionada con las antraciclinas.
- Otros tratamientos complementarios también pueden reducir el riesgo de disfunción cardiaca relacionada con el tratamiento del cáncer.
  - El ejercicio regular minimiza la pérdida de masa muscular y mejora la aptitud cardiorrespiratoria durante el tratamiento del cáncer, por lo que se recomienda.[18]
  - Existen pruebas contradictorias sobre la utilidad de los bloqueadores β, los inhibidores del sistema renina-angiotensina-aldosterona y las estatinas para la prevención primaria de la disfunción cardiaca (tabla 2-4).[19-27] Los pacientes con indicaciones clínicas

estándar para estos tratamientos (es decir, hipertensión, diabetes mellitus, enfermedad cardiovascular aterosclerótica) deben ser tratados.

ESTRATEGIAS DE VIGILANCIA DE LA DISFUNCIÓN CARDIACA

- Los pacientes deben ser evaluados para detectar síntomas de IC de nueva aparición (es decir, disnea, edema de las extremidades inferiores, ortopnea) en cada visita de tratamiento, especialmente en la terapia con antraciclinas e inhibidores de HER-2. Los nuevos síntomas de IC deben evaluarse con biomarcadores cardiacos (troponina y BNP/NT-proBNP), estudios de imágenes cardiacas (ETT o RMC) y referencia a Cardiooncología.
- **Durante el tratamiento con antraciclina e inhibidores del HER-2 se recomienda la vigilancia cardiaca periódica mediante biomarcadores cardiacos (troponina y BNP) y/o imágenes cardiacas (ETT y/o RMC)** (figuras 2-1 y 2-2). **El modo y la frecuencia de la vigilancia cardiaca dependen del riesgo cardiovascular de base establecido por los antecedentes clínicos, las pruebas de estudios de laboratorio y la ecocardiografía.**
- **La Sociedad Estadounidense de Oncología Clínica recomienda hacer una ETT de vigilancia 12 meses después de finalizar la quimioterapia con antraciclinas.**[28]
- **Después de la radioterapia, se recomienda practicar una ETT de detección y una prueba de esfuerzo funcional no invasiva cada 5 años luego de concluido el tratamiento en los pacientes de alto riesgo y 10 años después de la exposición en los demás, repitiendo las pruebas cada 5 años a partir de entonces para evaluar la función miocárdica, la función valvular y la isquemia coronaria.**[29]

Biomarcadores cardiacos

- La troponina es altamente sensible y específica para la lesión miocárdica activa y tiene valor pronóstico para la estratificación del riesgo cardiaco en pacientes sometidos a terapia cardiotóxica contra el cáncer.
- Los péptidos natriuréticos (BNP/NT-proBNP) son muy sensibles para detectar la disfunción del VI o la diastólica y pueden detectar la congestión y lesión después de quimioterapia cardiotóxica antes de los cambios detectables en la FEVI.[28]
- Se desconoce la frecuencia óptima de la vigilancia de biomarcadores cardiacos. Nuestro enfoque se detalla en las figuras 2-1 y 2-2.

Ecocardiografía transtorácica

- La medición de la FEVI en 2D, en 3D y el GLS deben hacerse como parte de la vigilancia ecocardiográfica de la disfunción cardiaca relacionada con el tratamiento del cáncer.
- Se debe utilizar el método de discos biplano (regla de Simpson modificada) para determinar la FEVI 2D, y debe utilizarse el realce de contraste cuando la visualización del borde endocárdico sea limitada.
- La FEVI en 3D es más fiable y reproducible que la 2D para las mediciones en serie, aunque los estudios de imagen en 3D requieren una excelente calidad.[30]
- Los estudios de imagen de deformación son más sensibles que la FEVI para la detección de la disfunción miocárdica subclínica, aunque las mediciones varían según el fabricante del software.[31] Por lo tanto, deben hacerse estudios en serie utilizando el mismo software.
- **La calidad variable de los estudios de imagen, la variabilidad interobservador y la reproducibilidad intraobservador son limitaciones importantes de la ecocardiografía como herramienta de vigilancia de la disfunción cardiaca relacionada con el tratamiento del cáncer. Antes de cambiar el plan de tratamiento del cáncer, debe hacerse una revisión e integración cuidadosa de todas las mediciones (FEVI 2D, FEVI 3D y GLS).** En los casos difíciles, debe utilizarse la RMC para aclarar los hallazgos ecocardiográficos.

TABLA 2-4 Ensayos clínicos para la prevención primaria de la cardiotoxicidad relacionada con el tratamiento del cáncer

Autor (año/diseño del estudio)	N	Tipo de cáncer/ quimioterapia cardiotóxica	Intervención cardioprotectora	Resultado primario/ seguimiento	Resultados
Bloqueadores β					
Kalay et al. (2006/RCT)[32]	50	Cáncer de mama/ linfoma/otros Adriamicina o epirubicina	Carvedilol 12,5 mg una vez al día ($n = 25$) Control ($n = 25$)	FEVI Seguimiento: 6 meses	**No hay ↓ FEVI** de la basal al seguimiento Grupo de carvedilol: 70.5-60.7% ($P = 0.3$) Grupo control: 68.9 - 52.3% ($P < 0.001$)
Nabati et al (2017/RCT)[33]	91	Cáncer de mama Doxorrubicina	Carvedilol (3.125-6.25 mg dos veces al día) ($n = 46$) Control ($n = 45$)	FEVI Seguimiento: 6 meses	**Sin ↓ FEVI** • Basal vs. seguimiento Grupo Carvedilol: 58.72 ± 4.69% a 57.44 ± 7.52% Grupo control: 61.13 ± 4.97% a 51.67 ± 6.01% ($P < 0.001$) • Troponina-I, ng/mL: 0.073 vs. 0.146 ($P = 0.036$)

(continúa)

TABLA 2-4 Ensayos clínicos para la prevención primaria de la cardiotoxicidad relacionada con el tratamiento del cáncer *(continuación)*

Autor (año/diseño del estudio)	N	Tipo de cáncer/ quimioterapia cardiotóxica	Intervención cardioprotectora	Resultado primario/ seguimiento	Resultados
Avila *et al* (2018/RCT)[23] (CECCY)	200	Cáncer de mama Doxorrubicina/ ciclofosfamida	Carvedilol (dosis objetivo de 25 mg dos veces al día) (*n* = 96) Control (*n* = 96)	Prevención de una reducción de la FEVI de ≥10% a los 6 meses (resultados secundarios: troponina-I, BNP, disfunción diastólica) Seguimiento: 6 meses	**Sin cambios en la FEVI (≥10%), menor elevación de la troponina, ↓ función diastólica** • Carvedilol *vs.* placebo-14.5 *vs.* 13.5% (*P* = 1) • Porcentaje de pacientes con troponina-I ≥0.04: 26 *vs.* 41.6% (*P* = 0.003) • Porcentaje de pacientes con función diastólica anormal: 28.5 - 37.2% (*P* = 0.039)
ACEI/ARB					
Cardinale *et al* (2006/RCT)[20]	114	Cáncer de mama, sarcoma, mieloma, linfoma Hodgkin/ no Hodgkin, leucemia mieloide aguda Quimioterapia de alta dosis	Enalapril 20 mg diarios (*n* = 56) Control (*n* = 58)	Disminución absoluta de la FEVI >10% hasta un descenso por debajo de lo normal Seguimiento: 12 meses	**Sin ↓ FEVI** Enalapril *vs.* placebo: 0-43%, *P* < 0.001

Estudio	N	Tipo de cáncer / Fármaco	Intervención	Resultado / Seguimiento	Hallazgos
Boekhout *et al* (2016/RCT)[27]	210	Cáncer de mama Antraciclinas/ Trastuzumab	Candesartán (32 mg diarios) (*n* = 103) Control (*n* = 103)	Disminución de la FEVI de ≥15% o valor absoluto <45%. Seguimiento: 21 meses	**Ningún cambio en la disminución de la FEVI de ≥15% o valor absoluto <45** Porcentaje de pacientes con resultado primario: Candesartán *vs.* Placebo 19 *vs.* 16% (*P* = 0.58)
Janbabai *et al* (2017/RCT)[34]	69	Cáncer de mama, linfoma, sarcoma, tumor de Wilms, cáncer de pulmón Antraciclinas	Enalapril (5-10 mg dos veces al día) (*n* = 34) Control (*n* = 35)	Cambio en la FEVI desde la línea basal Seguimiento: 6 meses	**Sin ↓ FEVI** FEVI basal hasta el seguimiento (*P* <0.001) • Grupo control: 59.6 ± 5.7 a 46.3 ± 7 (*P* < 0.001) • Grupo de enalapril: 59.4 ± 7 a 59.9 ± 7.8 (*P* = 0.58)
IECA/BRA o bloqueadores β					
Georgakopoulos (2010/RCT)[21]	147	Linfoma Antraciclinas	Tartrato de metoprolol (dosis objetivo de 100 mg diarios) (*n* = 42) o enalapril (dosis objetivo de 20 mg diarios) (*n* = 43) Control (*n* = 40)	Cardiotoxicidad clínica: IC con dos o más de las siguientes características • Cardiomegalia en RxT • Estertores basales • Galope S3 • DNP, ortopnea o DDE Seguimiento: 36 meses	• **No hubo IC significativa** con metoprolol o enalapril en comparación con el grupo control (incidencia global de IC: 6 pacientes [4.8%]) • **No hay cambios en la FEVI** en comparación con la basal

(continúa)

TABLA 2-4 Ensayos clínicos para la prevención primaria de la cardiotoxicidad relacionada con el tratamiento del cáncer (*continuación*)

Autor (año/diseño del estudio)	N	Tipo de cáncer/ quimioterapia cardiotóxica	Intervención cardioprotectora	Resultado primario/ seguimiento	Resultados
Gulati *et al* (2016/RCT) (PRADA)[24]	130	Cáncer de mama Antraciclinas con o sin trastuzumab	Succinato de metoprolol (100 mg diarios) o candesartán (32 mg diarios) 30 (combinación), 32 (candesartán), 32 (metoprolol), 33 (placebo)	Cambio en la FEVI por RMC Seguimiento: 16 meses	**Sin ↓ FEVI** Disminución de FEVI: • Placebo *vs.* Candesartán 2.6 *vs.* 0.8%, *P* = 0.026 No hay diferencias en el metoprolol frente al placebo
Pituskin *et al* (2017/RCT)[22] MANTICORE	99	Cáncer de mama Trastuzumab	Bisoprolol (*n* = 31)/per- indopril (*n* = 33) control (*n* = 30)	Remodelación del ventrículo izquierdo (IVTDVI en CMR) Seguimiento: 12 meses	**Sin ↓ FEVI** • bisoprolol +8 ± 9 mL/ m², perindopril +7 ± 14 mL/m², placebo +4 ± 11 mL/m² (*P* = 0.36) • Cambio de la FEVI desde la basal hasta el seguimiento: Biso-prolol: 62 ± 4 a 61 ± 4, Perindopril: 62 ± 5 a 59 ± 6, placebo: 61 ± 5 a 56 ± 4 (*P* < 0.001-compa-rado con el valor basal y para otros grupos)

Estudio	N	Neoplasia/Fármaco	Intervención	Variable/Seguimiento	Resultados
Guglin *et al* (2019/RCT)[35]	464	Cáncer de mama Trastuzumab	Carvedilol de liberación prolongada (10 mg) (*n* = 156) o lisinopril (10 mg) (*n* = 156) Control (*n* = 152)	Disminución de la FEVI de ≥10%, o >5% si la FEVI es inferior al 50% Seguimiento: 24 meses	**Sin cambios en la tasa de cardiotoxicidad:** carvedilol 29% *vs.* lisinopril 30% *vs.* placebo 32% • En la tasa de eventos del grupo de antraciclinas comparada con el placebo • placebo 47% • carvedilol 31% (*P* = 0.008) • lisinopril 37% (*P* = 0.002) • Menos interrupciones de trastuzumab para los que están en cardioprotección
IECA + bloqueadores β Bosch *et al* (2013/RCT) (OVERCOME)[19]	90	Antraciclinas Neoplasias hematológicas	Enalapril (dosis objetivo 10 mg dos veces al día) + carvedilol (dosis objetivo 25 mg dos veces al día) (*n* = 45) Control (*n* = 45)	FEVI Seguimiento: 6 meses	**Sin cambios en la FEVI entre los dos grupos** Sin cambios en la FEVI en el grupo de intervención Grupo control: -3.1% de cambio por ecocardiografía (*P* = 0.04)/ -3.4% de cambio por RMC (*P* = 0.09)

(*continúa*)

TABLA 2-4 Ensayos clínicos para la prevención primaria de la cardiotoxicidad relacionada con el tratamiento del cáncer *(continuación)*

Autor (año/diseño del estudio)	N	Tipo de cáncer/ quimioterapia cardiotóxica	Intervención cardioprotectora	Resultado primario/ seguimiento	Resultados
Leong *et al* (2019/prospectivo no controlado) (SCHOLAR)[36]	20	Cáncer de mama Doxorrubicina + Trastuzumab	Ramipril/candesartán + carvedilol/bisoprolol	FEVI < 40% con síntomas de insuficiencia cardiaca o FEVI <35% Seguimiento: 12 meses	2 pacientes (10%), sin muertes
Lynce *et al* (2019/prospectivo no controlado) SAFE-HEART[37]	31	Cáncer de mama Trastuzumab (*n* = 15), pertuzumab (combinación, *n* = 14) o ado-trastuzumab emtansina (*n* = 2)	Ramipril/candesartán + carvedilol	Conclusión de quimioterapia sin caída asintomática de la FEVI (caída de la FEVI de >10% puntos desde el inicio o <35%) o eventos cardiacos (IC, IM, arritmias, muerte cardiaca) Seguimiento: 6 meses después de terminar la quimioterapia	27 (90%) completaron la terapia planificada, 2 pacientes con EC, 1 paciente con caída asintomática de la FEVI

Antagonistas de la aldosterona

Estudio	n	Cáncer	Intervención	Variable	Resultados
Akpek et al (2015/RCT)[38]	83	Cáncer de mama Antraciclinas	Espironolactona 25 mg diarios (n = 43) Grupo control (n = 40)	Cambio en la FEVI en comparación con la basal Seguimiento: 6 meses	**Sin ↓ FEVI, sin ↑ TNI o BNP** FEVI desde el inicio hasta el seguimiento: • Espironolactona -67 ± 6.1% a 65.7 ± 7.4% (P = 0.094) • grupo control 67.7 ± 6.3% a 53.6 ± 6.8% (P < 0.001)

Terapia con dispositivos

Estudio	n	Cáncer	Intervención	Variable	Resultados
Singh et al (2019/pros- pectivo no controlado) (MADIT-CHIC)[39]	30	Cáncer de mama/ linfoma/leucemia, sarcoma Antraciclinas	Terapia de resincroniza- ción cardiaca	Cambio en la FEVI en comparación con la basal Seguimiento: 6 meses	**FEVI ↑** FEVI basal a segui- miento: 28.5 ± 3.8 a 39.1 ± 7.1 (P < 0.001)

(continúa)

TABLA 2-4	Ensayos clínicos para la prevención primaria de la cardiotoxicidad relacionada con el tratamiento del cáncer *(continuación)*				

Autor (año/diseño del estudio)	N	Tipo de cáncer/ quimioterapia cardiotóxica	Intervención cardioprotectora	Resultado primario/ seguimiento	Resultados
Estatinas					
Acar et al (2011/RCT)[25]	40	Linfoma/mieloma múltiple/ leucemia Antraciclinas	Atorvastatina 40 mg diarios (n = 20) Grupo control (n = 20)	FEVI <50% Seguimiento: 6 meses	**Sin ↓ FEVI** • FEVI <50% - 1 (5%) en el grupo de estatinas/5 (25%) en el grupo control (P = 0.18) • La FEVI desde el inicio hasta el seguimiento (P < 0.001): • grupo de las estatinas: 61.3 ± 7.9 a 62.6 ± 9.3 • grupo control: 62.9 ± 7 a 55 ± 9.5
Seicean et al (2012/ retrospectivo)[26]	628	Cáncer de mama Antraciclinas	Estatina prescrita para otra indicación (n = 67) Controles emparejados por propensión (n = 134)	Incidentes de IC Seguimiento: 5 años	**No ↑ IC** Grupo de estatinas vs. placebo: 6 vs. 17.2% (P = 0.04)

IECA: inhibidor de la enzima convertidora de angiotensina; BRA: bloqueador de los receptores de angiotensina; BNP: péptido natriurético cerebral; EC: evento clínico; RMC: resonancia magnética cardiovascular; RxT: radiografía de tórax; DDE: disnea de esfuerzo; IC: insuficiencia cardiaca; DAI: disnea de esfuerzo; IVTDVI: índice del volumen telediastólico del ventrículo izquierdo volumen telediastólico del ventrículo izquierdo; FEVI: fracción de eyección del ventrículo izquierdo; IM: infarto de miocardio; DPN: disnea paroxística nocturna; RCT: ensayo controlado aleatorizado; TNI: troponina-I.

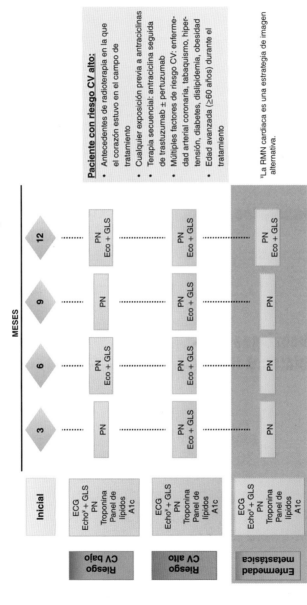

Figura 2-1. Estrategia de vigilancia en pacientes que reciben antraciclinas. A1c: hemoglobina A1c; CV: cardiovascular; ECG: electrocardiograma; GLS: distensión longitudinal global; PN: péptido natriurético. (© Washington University School of Medicine in St. Louis).

43

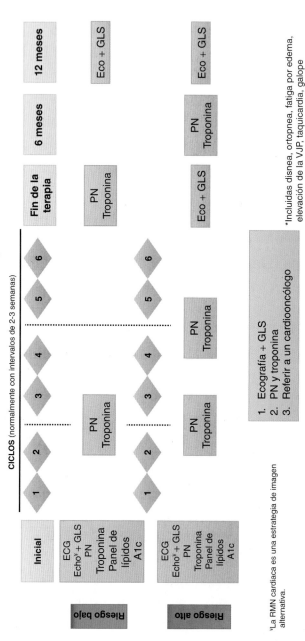

Figura 2-2. Estrategia de vigilancia en pacientes que reciben antagonistas del HER-2. A1c, hemoglobina A1c; ECG, electrocardiograma; GLS, distensión longitudinal global; PN, péptido natriurético. (© Washington University School of Medicine in St. Louis.)

- La evaluación de la función diastólica (Doppler de onda de pulso del flujo mitral, Doppler tisular) puede ayudar a guiar el manejo de líquidos en pacientes con FEVI conservada.

Resonancia magnética cardiaca

- La RMC es el valor de referencia para la evaluación de la FEVI y la estructura cardiaca.[40] Es altamente reproducible y también detecta anomalías en el tejido cardiaco (edema miocárdico, fibrosis) que están presentes en varias etapas de la cardiotoxicidad inducida por antraciclinas.[41]
- El análisis RMC de esfuerzo mide la deformación miocárdica en las dimensiones longitudinal, radial y circunferencial, y ha demostrado su utilidad en la detección de cambios subclínicos tempranos en pacientes que reciben quimioterapia cardiotóxica.
- La accesibilidad es un impedimento importante para su uso en la vigilancia.

Angiografía de adquisición por puerta múltiple

- Históricamente, la angiografía de adquisición por puerta múltiple (MUGA, por sus siglas en inglés) se utilizaba para detectar la disfunción cardiaca relacionada con las antraciclinas.
- Las desventajas de la MUGA incluyen exposición a la radiación e información limitada sobre la estructura cardiaca.
- La ecocardiografía y la RMC son ahora las modalidades preferidas para la vigilancia por estudios de imágenes cardiacas, pero la MUGA puede utilizarse si es imposible la evaluación ecocardiográfica o RMC.

REFERENCIAS

1. Bloom MW, Hamo CE, Cardinale D, et al. Cancer therapy-related cardiac dysfunction and heart failure: part 1: definitions, pathophysiology, risk factors, and imaging. Circ Hear Fail. 2016;9(1):e002661.
2. Plana JC, Galderisi M, Barac A, et al. Expert consensus for multimodality imaging evaluation of adult patients during and after cancer therapy: a report from the American Society of Echocardiography and the European Association of Cardiovascular Imaging. J Am Soc Echocardiogr. 2014;27(9):911-939.
3. Zamorano JL, Lancellotti P, Rodriguez Muñoz D, et al. 2016 ESC Position Paper on cancer treatments and cardiovascular toxicity developed under the auspices of the ESC Committee for Practice Guidelines: The Task Force for cancer treatments and cardiovascular toxicity of the European Society of Cardiology (ESC). Eur J Heart Fail. 2017;19(1):9-42.
4. Henriksen PA. Anthracycline cardiotoxicity: an update on mechanisms, monitoring and prevention. Heart. 2018;104(12):971-977.
5. Zhang S, Liu X, Bawa-Khalfe T, et al. Identification of the molecular basis of doxorubicin-induced cardiotoxicity. Nat Med. 2012;18(11):1639-1642.
6. Curigliano G, Cardinale D, Dent S, et al. Cardiotoxicity of anticancer treatments: epidemiology, detection, and management. CA Cancer J Clin. 2016;66(4):309-325.
7. Cardinale D, Sandri MT, Martinoni A, et al. Left ventricular dysfunction predicted by early troponin I release after high-dose chemotherapy. J Am Coll Cardiol. 2000;36(2):517-522.
8. Mackey JR, Clemons M, Côté MA, et al. Cardiac management during adjuvant trastuzumab therapy: recommendations of the Canadian Trastuzumab Working Group. Curr Oncol. 2008;15(1):24-35.
9. Dhesi S, Chu M, Blevins G, et al. Cyclophosphamide-induced cardiomyopathy: a case report, review, and recommendations for management. J Invest Med High Impact Case Rep. 2013;1(1).
10. Aleman BMP, Van Den Belt-Dusebout AW, De Bruin ML, et al. Late cardiotoxicity after treatment for Hodgkin lymphoma. Blood. 2007;109(5):1878-1886.

11. Felker GM, Thompson RE, Hare JM, *et al.* Underlying causes and long-term survival in patients with initially unexplained cardiomyopathy. *N Engl J Med.* 2000;342(15):1077-1084.

12. Curigliano G, Lenihan D, Fradley M, *et al.* Management of cardiac disease in cancer patients throughout oncological treatment: ESMO consensus recommendations. *Ann Oncol.* 2020;31(2):171-190.

13. Jones LW, Courneya KS, Mackey JR, *et al.* Cardiopulmonary function and age-related decline across the breast cancer: survivorship continuum. *J Clin Oncol.* 2012;30(20):2530-2537.

14. van Dalen EC, Michiels EMC, Caron HN, Kremer LCM. Different anthracycline derivates for reducing cardiotoxicity in cancer patients. *Cochrane Database Syst Rev.* 2010;2010(5):CD005006.

15. Tebbi CK, London WB, Friedman D, *et al.* Dexrazoxane-associated risk for acute myeloid leukemia/myelodysplastic syndrome and other secondary malignancies in pediatric Hodgkin's disease. *J Clin Oncol.* 2007;25(5):493-500.

16. Macedo AVS, Hajjar LA, Lyon AR, *et al.* Efficacy of dexrazoxane in preventing anthracycline cardiotoxicity in breast cancer. *JACC CardioOncol.* 2019;1(1):68-79.

17. Van Tine BA, Hirbe AC, Oppelt P, *et al.* Interim analysis of the phase II study: Noninferiority study of doxorubicin with upfront dexrazoxane plus olaratumab for advanced or metastatic soft-tissue sarcoma. *Clin Cancer Res.* 2021;27(14):3854-3860.

18. Schmitz KH, Courneya KS, Matthews C, *et al.* American college of sports medicine roundtable on exercise guidelines for cancer survivors. *Med Sci Sports Exerc.* 2010;42(7):1409-1426.

19. Bosch X, Rovira M, Sitges M, *et al.* Enalapril and carvedilol for preventing chemotherapy-induced left ventricular systolic dysfunction in patients with malignant hemopathies: the OVERCOME trial (prevention of left ventricular dysfunction with enalapril and caRvedilol in patients submitted to intensive ChemOtherapy for the treatment of malignant hEmopathies). *J Am Coll Cardiol.* 2013;61(23):2355-2362.

20. Cardinale D, Colombo A, Sandri MT, *et al.* Prevention of high-dose chemotherapy-induced cardiotoxicity in high-risk patients by angiotensin-converting enzyme inhibition. *Circulation.* 2006;114(23):2474-2481.

21. Georgakopoulos P, Roussou P, Matsakas E, *et al.* Cardioprotective effect of metoprolol and enalapril in doxorubicin-treated lymphoma patients: a prospective, parallel-group, randomized, controlled study with 36-month follow-up. *Am J Hematol.* 2010;85(11):894-896.

22. Pituskin E, Mackey JR, Koshman S, *et al.* Multidisciplinary approach to novel therapies in cardio-oncology research (MANTICORE 101-Breast): a randomized trial for the prevention of trastuzumab-associated cardiotoxicity. *J Clin Oncol.* 2017;35(8):870-877.

23. Avila MS, Ayub-Ferreira SM, de Barros Wanderley MR, *et al.* Carvedilol for prevention of chemotherapy-related cardiotoxicity: the CECCY trial. *J Am Coll Cardiol.* 2018;71(20):2281-2290.

24. Gulati G, Heck SL, Ree AH, *et al.* Prevention of cardiac dysfunction during adjuvant breast cancer therapy (PRADA): a 2 × 2 factorial, randomized, placebo-controlled, double-blind clinical trial of candesartan and metoprolol. *Eur Heart J.* 2016;37(21):1671-1680.

25. Acar Z, Kale A, Turgut M, *et al.* Efficiency of atorvastatin in the protection of anthracycline-induced cardiomyopathy. *J Am Coll Cardiol.* 2011;58(9):988-999.

26. Seicean S, Seicean A, Plana JC, Budd GT, Marwick TH. Effect of statin therapy on the risk for incident heart failure in patients with breast cancer receiving anthracycline chemotherapy: an observational clinical cohort study. *J Am Coll Cardiol.* 2012;60(23): 2384-2390.

27. Boekhout AH, Gietema JA, Kerklaan BM, *et al.* Angiotensin II Receptor inhibition with candesartan to prevent trastuzumab-related cardiotoxic effects in patients with early breast cancer a randomized clinical trial. *JAMA Oncol.* 2016;2(8):1030-1037.

28. Armenian SH, Lacchetti C, Barac A, *et al.* Prevention and monitoring of cardiac dysfunction in survivors of adult cancers: American Society of Clinical Oncology clinical practice guideline. *J Clin Oncol.* 2017;35(8):893-911.

29. Lancellotti P, Nkomo VT, Badano LP, *et al.* Expert Consensus for multi-modality imaging evaluation of cardiovascular complications of radiotherapy in adults: a report from the European association of cardiovascular imaging and the American society of echocardiography. *J Am Soc Echocardiogr.* 2013;26(9):1013-1032.

30. Thavendiranathan P, Grant AD, Negishi T, Plana JC, Popović ZB, Marwick TH. Reproducibility of echocardiographic techniques for sequential assessment of left ventricular ejection fraction and volumes: application to patients undergoing cancer chemotherapy. *J Am Coll Cardiol.* 2013;61(1):77-84.
31. Thavendiranathan P, Poulin F, Lim KD, Plana JC, Woo A, Marwick TH. Use of myocardial strain imaging by echocardiography for the early detection of cardiotoxicity in patients during and after cancer chemotherapy: a systematic review. *J Am Coll Cardiol.* 2014;63(25 Pt A):2751-2768.
32. Kalay N, Basar E, Ozdogru I, *et al.* Protective effects of carvedilol against anthracycline- induced cardiomyopathy. *J Am Coll Cardiol.* 2006;48(11):2258-2262.
33. Nabati M, Janbabai G, Baghyari S, Esmaili K, Yazdani J. Cardioprotective effects of carvedilol in inhibiting doxorubicin-induced cardiotoxicity. *J Cardiovasc Pharmacol.* 2017;69(5):279-285.
34. Janbabai G, Nabati M, Faghihinia M, Azizi S, Borhani S, Yazdani J. Effect of enalapril on preventing anthracycline-induced cardiomyopathy. *Cardiovasc Toxicol.* 2017;17(2):130-139.
35. Guglin M, Krischer J, Tamura R, *et al.* Randomized trial of lisinopril versus carvedilol to prevent trastuzumab cardiotoxicity in patients with breast cancer. *J Am Coll Cardiol.* 2019;73(22):2859-2868.
36. Leong DP, Cosman T, Alhussein MM, *et al.* Safety of continuing trastuzumab despite mild cardiotoxicity. *JACC CardioOncol.* 2019;1(1):1-10.
37. Lynce F, Barac A, Geng X, *et al.* Prospective evaluation of the cardiac safety of HER-2-targeted therapies in patients with HER-2-positive breast cancer and compromised heart function: the SAFE-HEaRt study. *Breast Cancer Res Treat.* 2019;175:595-603.
38. Akpek M, Ozdogru I, Sahin O, *et al.* Protective effects of spironolactone against anthracycline-induced cardiomyopathy. *Eur J Heart Fail.* 2015;17(1):81-89.
39. Singh JP, Solomon SD, Fradley MG, *et al.* Association of cardiac resynchronization therapy with change in left ventricular ejection fraction in patients with chemotherapy-induced cardiomyopathy. *JAMA.* 2019;322(18):1799-1805.
40. Møgelvang J, Stokholm KH, Saunämaki K, *et al.* Assessment of left ventricular volumes by magnetic resonance in comparison with radionuclide angiography, contrast angiography and echocardiography. *Eur Heart J.* 1992;13(12):1677-1683.
41. Galán-Arriola C, Lobo M, Vílchez-Tschischke JP, *et al.* Serial magnetic resonance imaging to identify early stages of anthracycline-induced cardiotoxicity. *J Am Coll Cardiol.* 2019;73(7):779-791.

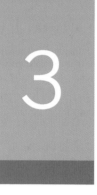

3

Disfunción cardiaca: inhibidores de cinasas de pequeñas moléculas, terapias basadas en la inmunidad e inhibidores del proteasoma

Jesús Jiménez y José A. Álvarez-Cardona

INHIBIDORES DE CINASAS DE PEQUEÑAS MOLÉCULAS

DEFINICIÓN

Los inhibidores de cinasas de pequeñas moléculas (SMKI , por sus siglas en inglés) **bloquean la señalización celular descendente** mediante la inhibición directa de las tirosinas-cinasas, los receptores de la cinasa y/u otros sustratos descendentes.[1]

MEDICAMENTOS/TERAPIAS ASOCIADAS

- Inhibidor de la ALK (por sus siglas en inglés de cinasa del linfoma anaplásico): alectinib, brigatinib, ceritinib, crizotinib, lorlatinib
- Inhibidores de BCR/ABL (por sus siglas en inglés, proteína de fusión de la región del grupo de punto de ruptura con Abelson): dasatinib, imatinib, nilotinib, ponatinib
- Inhibidores de BRAF (por sus siglas en inglés, cinasa B-Raf): cobimetinib, dabrafenib, encorafenib, vemurafenib
- Inhibidor de la BTK (por sus siglas en inglés, tirosina-cinasa de Bruton): acalabrutinib, ibrutinib, zanubrutinib
- Inhibidor de la CDK (por sus siglas en inglés, cinasa dependiente de ciclina): abemaciclib, ribociclib, palbociclib
- Inhibidor de C-MET: capmatinib
- Inhibidor del EGFR (por sus siglas en inglés, receptor del factor de crecimiento endotelial): erlotinib, cetuximab, osimertinib
- Inhibidor del HER2 (por sus siglas en inglés, receptor del factor de crecimiento endotelial humano): lapatinib (*véase* el capítulo 2)
- Inhibidores de la MEK (por sus siglas en inglés, proteína de cinasas activadas por mitógenos y regulada por señales extracelulares): binimetinib, trametinib
- Otros inhibidores: copanlisib, entrectinib, erdafitinib, fedratinib, fostamatinib, gilteritinib, midostaurina, nintedanib
- Inhibidores del VSP (por sus siglas en inglés, vía de señalización del factor de crecimiento endotelial vascular) (*véase* más adelante): axitinib, cabozantinib, lenvatinib, pazopanib, regorafenib, sunitinib, sorafenib, vandetanib

EPIDEMIOLOGÍA

Usos primarios

- Inhibidores de BCR/ABL: leucemia mieloide crónica
- Inhibidores de ALK y EGFR: cáncer de pulmón de células no pequeñas

- Combinación de inhibidores de BRAF y MEK: melanoma
- Inhibidores de la BTK: linfoma de células del manto

CARDIOTOXICIDAD

- Los SMKI se han asociado a cardiotoxicidades que incluyen tromboembolia arterial o venosa, edema, hipertensión, arritmias, prolongación del intervalo QT, isquemia miocárdica, disfunción del ventrículo izquierdo (VI) y/o insuficiencia cardiaca (IC).[1,2]
- Las cardiotoxicidades pueden ser a menudo un **efecto de clase**, **relacionado con la diana SMKI**. Los antagonistas del HER2, por ejemplo, se asocian a la disfunción del VI; sin embargo, otras cardiotoxicidades, como la hipertensión pulmonar con dasatinib, son más específicas del propio fármaco.
- Los inhibidores de la tirosina-cinasa suelen tener múltiples dianas que contribuyen a los perfiles de toxicidad. El osimertinib, por ejemplo, es un antagonista del EGFR que también actúa contra el receptor HER2, lo que se ha asociado a una mayor cardiotoxicidad (incluidos arritmias y disfunción del VI) en comparación con otros antagonistas del EGFR.
- Los inhibidores de C-MET (capmatinib) tienen una incidencia de 52% de edema periférico por causa poco clara. El edema se trató en el ensayo clínico con medias de compresión, elevación de las piernas y modificación de la sal en la dieta. El edema puede o no responder parcialmente a los diuréticos.
- Los inhibidores de la VSP tienen una asociación importante con la hipertensión (*véase* más adelante).
- *Véase* la tabla 3-1.

SEGUIMIENTO

- Determinar el riesgo cardiovascular (CV) mediante historia clínica y exploración física exhaustivas que incluyan la evaluación de la tolerancia al ejercicio. Obtener un electrocardiograma (ECG) de referencia y considere la posibilidad de un ecocardiograma transtorácico (ETT) en los pacientes con mayor riesgo, con tratamiento planificado más cardiotóxico o en aquellos con síntomas CV.
- Las cardiotoxicidades pueden requerir la interrupción, reducción o suspensión del tratamiento en función de la recurrencia/gravedad, aunque a menudo pueden manejarse adecuadamente mientras se continúa el tratamiento (*véase* el capítulo 20).
  - Anomalías vasculares:
    - Tromboembolia arterial o venosa: vigilar la evidencia de tromboembolias.
    - Edema: optimizar el estado de los líquidos si es sintomático.
    - Hipertensión: objetivo de presión arterial generalmente <140/90 mm Hg.
- No se ha estudiado específicamente un objetivo menor de 130/80 mm Hg en pacientes con tratamiento oncológico y el posible beneficio CV de un objetivo menor debe sopesarse frente al riesgo de hipotensión en pacientes con riesgo de anorexia, náuseas, vómito, etcétera.
- También puede considerarse el pronóstico del paciente, pues el beneficio de un objetivo de tratamiento menor en el ensayo SPRINT (<120/80 mm Hg) mostró un beneficio en gran medida después de dos años.[3] Aunque en este ensayo no se incluyeron pacientes en tratamiento contra el cáncer, es razonable aspirar a un objetivo de presión arterial de <120/80 mm Hg, si se tolera, y ciertamente en pacientes con mayor riesgo CV.
  - Anomalías miocárdicas:
    - Isquemia miocárdica: manejar clínicamente como se indica.
    - Disfunción del VI: vigilar la reducción de la fracción de eyección en el ETT.
    - IC: optimizar el estado del volumen y aplicar el tratamiento médico ajustado a los lineamientos según se tolere.

TABLA 3-1 Inhibidores de cinasas de pequeñas moléculas

Clase de fármaco	Nombre del medicamento	TEA	TEV	Edema	HTA	Arritmias	Prolongación del intervalo QT	Isquemia miocárdica	Disfunción del VI	IC
ALK	Alectinib[23]		•	•		•	•			
	Brigatinib[24]		•	•	•	•		•		
	Ceritinib[25]					•	•			
	Crizotinib[26]		•	•	•	•	•	•		
	Lorlatinib[27]		•	•	•		•	•		
BCR/ABL	Dasatinib[28]	•	•	•	•	•	•	•	•	•
	Imatinib[29]	•	•	•	•	•		•	•	•
	Nilotinib[30]	•		•	•		•	•		•
	Ponatinib[31]		•	•	•	•	•			•
BRAF	Cobimetinib[32]			•	•					•
	Dabrafenib[33]				•		•			•
	Encorafenib[34]				•		•			
	Vemurafenib[35]			•	•	•	•			
BTK	Acalabrutinib[36]					•			•	
	Ibrutinib[37]			•	•	•		•	•	•
	Zanubrutinib[38]					•				
CDK	Abemaciclib[39]	•	•	•			•			
	Ribociclib[40]			•			•			

EGFR									
Erlotinib[41]	•				•	•			•
Cetuximab[42]	•				•	•			•
Osimertinib[43]	•		•	•	•	•			•
MEK									
Binimetinib[44]		•			•			•	
Trametinib[45]		•			•			•	
Otros									
Copanlisib[46]					•	•			
Entrectinib[47]			•	•	•		•		
Erdafitinib[48]				•	•				
Fedratinib[49]					•		•		
Fostamatinib[50]					•		•	•	•
Gilteritinib[51]			•			•			
Midostaurin[52]			•	•		•	•		•
Nintedanib[53]	•			•		•		•	•

• Cualquier evento adverso informado del prospecto; ALK: cinasa del linfoma anaplásico; TEA: tromboembolia arterial; BCR/ABL: proteína de fusión de la región del grupo de punto de ruptura con Abelson; BRAF: cinasa B-Raf; BTK: tirosina-cinasa de Bruton; CDK, cinasa dependiente de ciclina; EGFR, receptor del factor de crecimiento endotelial; IC, insuficiencia cardiaca; HTA, hipertensión arterial; VI, ventrículo izquierdo; MEK, proteína cinasa activada por mitógenos y regulada por señales extracelulares; TEV, tromboembolia venosa.

- Anomalías eléctricas:
  - Arritmias: manejar clínicamente como se indica.
  - Prolongación del intervalo QTc: en caso de que sea >500 mseg o varíe >60 mseg respecto del valor inicial, puede ser necesario ajustar la dosis o interrumpir el tratamiento, si está clínicamente indicado tras discutirlo con el equipo de oncología, especialmente si se asocia a signos/síntomas de arritmias graves, como torsade de pointes, taquicardia ventricular polimórfica o síncope inexplicable.

INHIBIDORES DE LA VÍA DE SEÑALIZACIÓN DEL FACTOR DE CRECIMIENTO ENDOTELIAL VASCULAR

DEFINICIÓN

- Los inhibidores de la **vía de señalización** del factor de crecimiento endotelial vascular (**VEGF**, por sus siglas en inglés) **bloquean la VSP** e inactivan o atrapan el ligando del VEGF e inhiben directamente sus receptores u otros objetivos fuera de esta vía de señalización para impedir la activación de los procesos celulares que promueven la angiogénesis.[2]

MEDICAMENTOS/TERAPIAS ASOCIADAS

- Anticuerpo monoclonal (mAb) VEGF: bevacizumab
- Trampa para el VEGF: aflibercept
- VEGFR2 (receptor 2 del VEGF) mAb: ramucirumab
- SMKI con actividad anti-VEGF: axitinib, cabozantinib, lenvatinib, pazopanib, regorafenib, sunitinib, sorafenib, vandetanib

EPIDEMIOLOGÍA

- Los inhibidores de la VSP se utilizan principalmente en el carcinoma de células renales avanzado, cáncer de colon metastásico y cáncer gástrico metastásico.

CARDIOTOXICIDAD

- *Véase* la tabla 3-2.
- La **hipertensión** es la **anomalía vascular más común** que se desarrolla en **casi todos los pacientes** sometidos a tratamiento con VSP.[2]
- En general, la incidencia de eventos tromboembólicos, hipertensión y/o disfunción del VI aumenta cuando las VSP se combinan con otro tratamiento del cáncer.[4]

SEGUIMIENTO

- *Véase* la figura 3-1 para el abordaje de seguimiento recomendado.

INHIBIDORES DEL PUNTO DE CONTROL INMUNITARIO

DEFINICIÓN

- Los inhibidores del punto de control inmunitario (ICI) **bloquean diferentes moléculas de señalización coestimuladora en los linfocitos T y en las células presentadoras de antígenos**, como la proteína de muerte celular programada (PD-1, por sus siglas en inglés), el ligando de muerte programada 1 (PD-L1, por sus siglas en inglés) y el antígeno-4 asociado al linfocito T citotóxico (CTLA-4, por sus siglas en inglés), para romper la tolerancia inmunitaria de las células T y atacar las células cancerosas.[5]

TABLA 3-2 Inhibidores de la vía de señalización del factor de crecimiento endotelial vascular (VSP)

Nombre del medicamento	Anomalías vasculares[a]	Anomalías miocárdicas[a]	Anomalías eléctricas[a]
Bevacizumab[54]	Hipertensión (19%), TEV (8%), TEA (1.8%)	Disfunción del VI (1%)	
Aflibercept[55]	Hipertensión (19%), TEV (8%), TEA (1.8%)		
Ramucirumab[56]	Hipertensión (6-15%), edema (hasta 2%), TEA (1-2%)		
Axitinib[57]	Hipertensión (16%), crisis hipertensiva (<1%), TEV (3%), TEA (1%)		
Cabozantinib[58]	Hipertensión (15%), TEV (7.3%), TEA (0.9%)		
Lenvatinib[59]	Hipertensión (44%), edema (0.4%), TEV (%), TEA (3%)	Disfunción del VI (2%)	Prolongación del intervalo QTc (2%)
Pazopanib[60]	Hipertensión (4-7%), edema (2%), TEV (hasta 5%), TEA (hasta 2%)	Disfunción del VI (hasta 11%), infarto de miocardio (0.3%)	Prolongación del intervalo QTc (2%), torsade de pointes (<1%)
Regorafenib[61]	Hipertensión (30%), crisis hipertensiva (0.18%)	Infarto de miocardio (1.2%)	
Sunitinib[62]	Hipertensión (hasta 13%), edema (hasta 2%), TEV (2.2%)	Disfunción del VI (hasta 3%)	Torsade de pointes (<1%)
Sorafenib[63]	Hipertensión (9.4-16.9%)	Insuficiencia cardiaca (1.1-1.9%), infarto de miocardio (2.7-2.9%)	
Vandetanib[64]	Hipertensión (9%)	Insuficiencia cardiaca (0.9%)	Prolongación del intervalo QTc (8%)

TEA, tromboembolia arterial; VI, ventrículo izquierdo; TEV, tromboembolia venosa.
[a]Reacciones adversas de grado 3 o superior, expresadas en % de incidencia.

Inhibidores del factor de crecimiento endotelial vascular (VEGF): vigilancia de la seguridad cardiovascular

Washington University School of Medicine en St. Louis

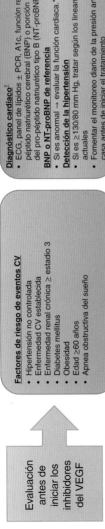

Evaluación antes de iniciar los inhibidores del VEGF

Factores de riesgo de eventos CV
- Hipertensión no controlada
- Enfermedad CV establecida
- Enfermedad renal crónica ≥ estadio 3
- Diabetes mellitus
- Obesidad
- Edad ≥60 años
- Apnea obstructiva del sueño

Diagnóstico cardiaco†
- ECG, panel de lípidos ± PCR, A1c, función renal, péptido natriurético cerebral (BNP) o porción N-terminal del pro-péptido natriurético tipo B (NT-proBNP)

BNP o NT-proBNP de referencia
- Si es anormal → evaluar la función cardiaca.*

Detección de la hipertensión
- Si es ≥130/80 mm Hg, tratar según los lineamientos actuales
- Fomentar el monitoreo diario de la presión arterial en casa antes de iniciar el tratamiento

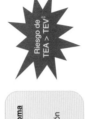

Riesgo de TEA > TEV‡

Evaluación durante el tratamiento con inhibidores del VEGF

Monitoreo de la presión arterial
- En cada visita a la clínica
- Monitoreo diario de la presión arterial en casa hasta la finalización del tratamiento o durante el tiempo que esté clínicamente indicado

Monitoreo de BNP o NT-proBNP
- Al mes, luego cada tres meses mientras dure el tratamiento
- Si es anormal → evaluar la función cardiaca.*

Cualquier signo/síntoma de IC‡
- BNP o NT-proBNP
- Función cardiaca
- Tendencia de la presión arterial

META
- Actualmente se recomienda alcanzar una presión arterial de <140/90 mm Hg, pero menos de 130/80 mm Hg puede ser lo ideal.

CONSEJOS GENERALES:
- Dieta baja en sodio
- Ejercicio regular
- Monitoreo diario del peso y la presión arterial
- Dejar de fumar
- Limitar el consumo de alcohol

†ECG: electrocardiograma; PCR: proteína C reactiva; A1c: hemoglobina A1c
*La función cardiaca (sistólica/diastólica) debe evaluarse exhaustivamente preferiblemente mediante ETT. La IRM cardiaca es una alternativa.
+PVY elevada, galope, edema, disnea, fatiga, ortopnea, disnea paroxística nocturna
‡TEA: evento tromboembólico arterial; TEV: evento tromboembólico venoso.

Figura 3-1. Monitorización cardiovascular antes y durante el tratamiento con inhibidores del VEGF. Esta figura representa la evaluación cardiovascular antes del inicio y durante el tratamiento con inhibidores del VEGF. Destaca la importancia de establecer el riesgo cardiovascular inicial del paciente y proporciona una guía para la aplicación de herramientas de vigilancia y diagnóstico en el cuidado de estos pacientes. CV, cardiovascular; IC, insuficiencia cardiaca; IRM, resonancia magnética; ETT, ecocardiograma transtorácico. (© Washington University School of Medicine en St. Louis).

MEDICAMENTOS/TERAPIAS ASOCIADAS

- Anti-PD-1: nivolumab, cemiplimab, pembrolizumab
- Anti-PD-L1: atezolizumab, avelumab, durvalumab
- Anti-CTLA-4: ipilimumab

EPIDEMIOLOGÍA

- Los ICI se utilizan habitualmente para el cáncer metastásico, irresecable, recidivante y/o progresivo, como melanoma, cáncer de células renales, linfoma de Hodgkin o cáncer de pulmón de células no pequeñas.

CARDIOTOXICIDAD

- *Véase* la tabla 3-3.
- La miocarditis potencialmente mortal ocurre en <1% de los pacientes, con una mediana de tiempo de presentación de 30 días después del inicio de los ICI (por sus siglas en inglés).[6] La confirmación del diagnóstico puede ser difícil, aunque la resonancia magnética cardiaca puede ser útil y la biopsia endomiocárdica sigue siendo estudio de referencia.
- En comparación con la monoterapia, la **combinación** de **ICI se** ha asociado a una **mayor incidencia de miocarditis.**[7]
- El tratamiento con inhibidores de puntos de control también se ha asociado más comúnmente con la **promoción de la aterosclerosis acelerada,** que quizá predispone a los pacientes a un mayor riesgo de infarto de miocardio.[8]
- Se ha observado un aumento de los eventos CV tras el tratamiento con ICI en pacientes con calcificación coronaria y aórtica de base en las imágenes de tomografía computarizada (TC).[9] Estos pacientes pueden beneficiarse con el aumento del tratamiento preventivo.
- Sin embargo, en general, el tratamiento con inhibidores de puntos de control tiene unos efectos secundarios CV relativamente bajos y un estudio no encontró mayor riesgo de eventos CV.[10]

SEGUIMIENTO

- Para recomendaciones sobre el seguimiento *véase* la figura 3-2.
- Aunque puede ser útil vigilar los biomarcadores cardiacos de los pacientes para detectar miocarditis asociada a los inhibidores de los puntos de control, se desconoce el riesgo de que un paciente asintomático con una troponina ligeramente elevada desarrolle posteriormente miocarditis potencialmente mortal.
- Los pacientes con troponina elevada sin otros signos de miocarditis clínicamente importante quizá se beneficien de una mayor vigilancia, pero no hay datos que sugieran que deba interrumpirse el tratamiento del cáncer. Las decisiones relativas a la continuación o el ajuste del tratamiento para el cáncer deben tomarse cuidadosamente con un enfoque multidisciplinario.

TABLA 3-3	Inhibidores del punto de control inmunitario		
Nombre del medicamento	Anomalía vascular[a]	Anomalías miocárdicas[a]	Anomalías eléctricas[a]
Nivolumab[65]	Vasculitis (<1%), edema (hasta 1.5%)	Miocarditis (<1%)	Arritmia ventricular (<10%)
Cemiplimab[66]	Vasculitis (<1%)	Miocarditis (<1%), pericarditis (<1%)	
Pembrolizumab[67]	Vasculitis (1%), edema (1,1%)	Miocarditis (0,5%), infarto de miocardio (2%), pericarditis (2%), derrame pericárdico (2%), taponamiento cardiaco (2%)	Arritmia (4%)
Atezolizumab[68]	Vasculitis (<1%), edema (hasta 2%)	Miocarditis, paro cardiaco, infarto de miocardio (<1%)	Miocarditis (<1%)
Avelumab[69]	Vasculitis (<1%), edema (hasta 0.4%) miositis (<1%)	Miocarditis (<1%)	
Durvalumab[70]	Miositis (<1%), edema (2%), miositis (<1%)	Vasculitis (<1%), edema (2%), miositis (<1%)	
Ipilimumab[71]	Vasculitis (<1%)	Pericarditis (<1%), miocarditis (<1%)	

[a]Reacciones adversas de grado 3 o superior notificadas como % de incidencia.

TERAPIA DE CÉLULAS T CON RECEPTOR DE ANTÍGENO QUIMÉRICO

DEFINICIÓN

Las células T están diseñadas genéticamente para producir **receptores de antígenos quiméricos** y **dirigirse a células cancerosas.**[11]

MEDICAMENTOS/TERAPIAS ASOCIADAS

• Axicabtagén ciloleucel, tisagenlecleucel

Inhibidores del punto de control inmunitario (ICI): Posibles factores de riesgo de toxicidad cardiovascular y estrategia de vigilancia[‡]

Washington University School of Medicine en St. Louis

Factores de riesgo potenciales para la toxicidad CV relacionada con ICI

Factores relacionados con el tratamiento	• Inmunoterapia dual • Inmunoterapia combinada con otra terapia cardiotóxica
Efectos tóxicos concurrentes relacionados con la inmunidad[II]	• Miositis esquelética relacionada con ICI, tiroiditis, miastenia gravis
Enfermedad cardiovascular (ECV) previa con lesión miocárdica	• Infarto de miocardio, insuficiencia cardiaca, miocarditis • Quimioterapia previa con antraciclinas
Enfermedad autoinmunitaria previa	• Lupus eritematoso sistémico • Artritis reumatoide
Enfermedad vascular[†]	• Calcificación aterosclerótica coronaria y aortoiliaca en la tomografía computarizada (TC)

Estrategia de vigilancia de la CV

Evaluación inicial
- Evaluación del riesgo CV basada en los antecedentes y la ECV establecida
- Electrocardiograma
- Troponina cardiaca
- Péptido natriurético cerebral (BNP) o porción N-terminal del pro-péptido natriurético tipo B (NT-proBNP)
- Considérese el ecocardiograma transtorácico (ETT), sobre todo en pacientes de alto riesgo

Seguimiento durante el tratamiento con ICI. Pacientes de alto riesgo
- Antes de las dosis 2 y 4 de ICI: evaluación de ECG, troponina y BNP o NT-proBNP
- Biomarcadores cardiacos y ECG periódicos a criterio del médico tratante
- Considérese practicar un ETT cada 3 a 6 meses en pacientes seleccionados con anormalidades en el lado izquierdo o derecho de la función ventricular en la evaluación inicial
- Elevación de troponina o PN, anormalidad en el ECG o ETT en cualquier momento: remitir al paciente a un cardiooncólogo

Todos los pacientes
- Optimizar los factores de riesgo CV
- Nuevos síntomas cardiacos en cualquier momento: ECG, troponina, BNP o NT-proBNP, evaluación de la función cardiaca (ETT o IRM cardiaca)
- Cualquier anormalidad cardiaca nueva: remitir al paciente a un cardiooncólogo

[†]Adaptado de Lyon AR, Yousaf N, Battisti NML, Moslehi J, Larkin J. Immune checkpoint inhibitors and cardiovascular toxicity. *Lancet Oncol.* 2018;19(9):e447-e458. [‡]Schiffer WB, Deych E, Lenihan DJ, Zhang KW. Coronary and aortic calcification are associated with immune checkpoint inhibitor therapy. *Int J Cardiol.* 2021;322:177-182. [†]Johnson DB, Manouchehri A, Haugh AM, *et al.* Neurologic toxicity associated with immune checkpoint inhibitors: a pharmacovigilance study. *J Immunother Cancer.* 2019;7(1):134. Publicado en Mayo 2022. [II]Allenbach Y, Anquetil C, Manouchehri A, *et al.* Immune checkpoint inhibitor-induced myositis, the earliest and most lethal complication among rheumatic and musculoskeletal toxicities. *Autoimmun Rev.* 2020;19(8):102586.

Figura 3-2. Monitoreo cardiovascular durante el tratamiento con inhibidores de puntos de control inmunitarios. Esta figura ilustra los posibles factores de riesgo de toxicidad cardiovascular relacionada con los inhibidores de puntos de control inmunitarios en función de los factores relacionados con el tratamiento, la presencia de otros efectos adversos relacionados con el sistema inmunitario, las enfermedades cardiovasculares previas con lesión miocárdica, los antecedentes de enfermedades autoinmunitarias y la presencia de enfermedades vasculares. Además, proporciona una estrategia de vigilancia basada en la evaluación inicial del paciente y el riesgo de toxicidad cardiovascular. IRM, imagen de resonancia magnética; PN, péptido natriurético. (© Washington University School of Medicine en St. Louis).

EPIDEMIOLOGÍA

- Axicabtagén ciloleucel y tisagenlecleucel están indicados para el tratamiento de pacientes adultos con linfoma de células B grandes en recaída o refractario.
- Tisagenlecleucel también está indicado para la leucemia linfoblástica aguda de células B en recaída o refractaria en pacientes de hasta 25 años.

CARDIOTOXICIDAD

- *Véase* la tabla 3-4.
- Hasta 94% (cualquier grado de reacción adversa) de los pacientes desarrollan el **síndrome de liberación de citocinas (SLC)**,[12] que se asoció con eventos CV, incluidos arritmias, IC, choque cardiogénico y muerte CV.[11,13]
- La **elevación de la troponina** con SLC grave se asocia a un aumento de los eventos CV, y **debe considerarse** la administración temprana del antagonista de la interleucina 6 **(tocilizumab)**.[11,13]

SEGUIMIENTO

- Debido al alto riesgo de SLC que se asocia a los eventos CV, revísense los antecedentes médicos y evalúese el ECG inicial, la ETT y la tolerancia al ejercicio.[11]
- Si la evaluación es anormal, considérese la posibilidad de un estudio isquémico.
- Optimizar el estado de volumen y aplicar el tratamiento médico con base en los lineamientos y según se tolere.
- Vigílese estrechamente la necesidad de antihipertensivos, ya que el SLC puede asociarse a hipotensión y choque.

TABLA 3-4	Terapia con células T receptoras de antígenos quiméricos		
Nombre del medicamento	Anomalías vasculares[a]	Anomalías miocárdicas[a,b]	Anomalías eléctricas[a]
Axicabtagén ciloleucel[72]	Hipotensión (15%), hipertensión (6%), TEV (1%), edema (1%)	Muerte cardiaca (6%), insuficiencia cardiaca (4%)	Taquicardia (2%), arritmias (7%)[c]
Tisagenlecleucel[73]	Hipotensión (8-22%), hipertensión (2-6%), TEV (3-7%), edema (1-2%)	Muerte cardiaca (hasta 4%), insuficiencia cardiaca (hasta 7%)	Taquicardia (3-4%), arritmias (hasta 6%)[d]

TEV, tromboembolia venosa.
[a]Reacciones adversas de grado 3 o superior notificadas como % de incidencia.
[b]Secundario al síndrome de liberación de citocinas (23-49%).
[c]Incluye arritmia sinusal, fibrilación auricular, aleteo auricular, bloqueo auriculoventricular, bloqueo de rama derecha, prolongación del intervalo QT, contracciones auriculares y ventriculares prematuras, taquicardia supraventricular, taquicardia ventricular.
[d]Incluidos fibrilación auricular y contracciones ventriculares prematuras.

ANTICUERPOS BIESPECÍFICOS

DEFINICIÓN

- Los anticuerpos biespecíficos son **anticuerpos** con dos o más sitios de unión a antígenos que están diseñados para reconocer diferentes antígenos o epítopos con el objetivo de **unirse** simultáneamente a **una célula citotóxica** y a una diana como célula tumoral que debe ser destruida.[14]

MEDICAMENTOS/TERAPIAS ASOCIADAS

- Blinatumomab

EPIDEMIOLOGÍA

- Blinatumomab solo está aprobado para la leucemia linfoblástica aguda, pero hay varios ensayos clínicos en curso con otros anticuerpos para tumores sólidos, incluidos cáncer de mama triple negativo, linfomas refractarios, cáncer gastrointestinal avanzado y otros.[15-16]

CARDIOTOXICIDAD

- *Véase* la tabla 3-5.
- Aunque el edema y las arritmias pueden asociarse con el tratamiento, las anomalías miocárdicas graves suelen ser secundarias al **SLC**.[17,18]

SEGUIMIENTO

- Debido al riesgo de SLC asociado a los eventos CV, revísense los antecedentes médicos y evalúese el ECG inicial, la ETT y la tolerancia al ejercicio.[11]
  - Si el cribado es anormal, considérese la posibilidad de un estudio para isquemia.
  - Optimícese el estado del volumen y aplíquese el tratamiento médico indicado por los lineamientos según se tolere.
- Evalúese la necesidad de antihipertensivos porque el SLC puede asociarse a hipotensión y choque.

TABLA 3-5	Anticuerpos biespecíficos		
Nombre del medicamento	**Anomalías vasculares[a]**	**Anomalías del miocardio[a,b]**	**Anomalías eléctricas[a,c]**
Blinatumomab[74]	Edema (1%), hipotensión (<1%)	Insuficiencia cardiaca	Bradicardia, taquicardia, arritmias (2%)

[a]Reacciones adversas de grado 3 o superior notificadas como % de incidencia.
[b]Secundario al síndrome de liberación de citocinas (3%).
[c]Incluye arritmia sinusal y contracciones ventriculares prematuras.

INHIBIDORES DEL PROTEASOMA

DEFINICIÓN

- Los inhibidores del proteasoma (IP) impiden la **degradación de las proteínas dentro de la célula**, lo que conduce a la apoptosis celular.

MEDICAMENTOS/TERAPIAS ASOCIADAS

- Inhibidor reversible y no selectivo: bortezomib
- Inhibidor reversible y selectivo: ixazomib
- Inhibidor irreversible y selectivo: carfilzomib

EPIDEMIOLOGÍA

- Los IP se utilizan para tratar el mieloma múltiple.
- El bortezomib también se utiliza para tratar la amiloidosis AL (de cadena ligera).

CARDIOTOXICIDAD

- Los IP se asocian a eventos adversos CV como la IC, sobre todo en los primeros 3 meses de tratamiento y son más frecuentes con carfilzomib.[19]
- Bortezomib[20]
  - IC (<1%)
- Ixazomib[21]
  - Edema (25%)
- Carfilzomib[22]
  - IC (7%)
  - Hipertensión (14.3%)

SEGUIMIENTO

- Determinar el riesgo CV mediante la obtención de los antecedentes médicos, la ETT inicial y la tolerancia al ejercicio.
  - Anomalías vasculares:
    ○ Edema: optimizar el estado de los líquidos si es sintomático.
    ○ Hipertensión: objetivo de presión arterial de <140/90 mm Hg durante el tratamiento. El objetivo de <130/80 mm Hg puede considerarse si se puede obtener fácilmente, pero debe ser equilibrado con los riesgos de hipotensión durante la terapia.
  - Anomalías miocárdicas:
    ○ Disfunción del VI: vigilar la reducción de la fracción de eyección y la hipertrofia del VI en la ETT.
    ○ IC: optimizar el estado de volumen y aplicar el tratamiento médico con base en los lineamientos según se tolere.
- *Véanse* en la figura 3-3 las recomendaciones sobre el seguimiento CV en pacientes que reciben carfilzomib, con base en el estudio PROTECT.[19]

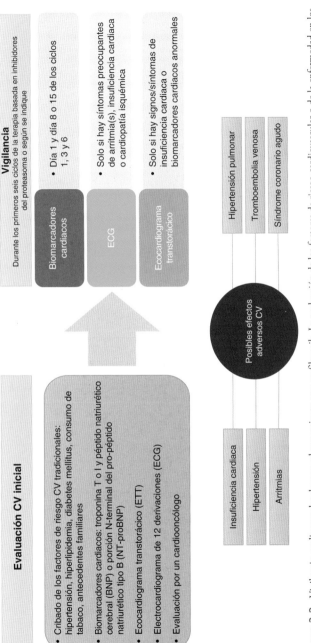

Carlzomib (un inhibidor irreversible del proteasoma): vigilancia de la seguridad cardiovascular (CV)

Evaluación CV inicial

- Cribado de los factores de riesgo CV tradicionales: hipertensión, hiperlipidemia, diabetes mellitus, consumo de tabaco, antecedentes familiares
- Biomarcadores cardiacos: troponina T o I y péptido natriurético cerebral (BNP) o porción N-terminal del pro-péptido natriurético tipo B (NT-proBNP)
- Ecocardiograma transtorácico (ETT)
- Electrocardiograma de 12 derivaciones (ECG)
- Evaluación por un cardiooncólogo

Vigilancia

Durante los primeros seis ciclos de la terapia basada en inhibidores del proteasoma o según se indique

Biomarcadores cardiacos
- Día 1 y día 8 o 15 de los ciclos 1, 3 y 6

ECG
- Solo si hay síntomas preocupantes de arritmia(s), insuficiencia cardiaca o cardiopatía isquémica

Ecocardiograma transtorácico
- Solo si hay signos/síntomas de insuficiencia cardiaca o biomarcadores cardiacos anormales

Posibles efectos adversos CV

- Insuficiencia cardiaca
- Hipertensión
- Arritmias
- Hipertensión pulmonar
- Tromboembolia venosa
- Síndrome coronario agudo

Figura 3-3. Vigilancia cardiovascular durante el tratamiento con carfilzomib. La evaluación de los factores de riesgo cardiovascular o de la enfermedad en los pacientes que van a recibir carfilzomib es de suma importancia si se tienen en cuenta los posibles efectos adversos cardiovasculares asociados a este tratamiento. Una estrategia de vigilancia mediante biomarcadores cardiacos, electrocardiograma y ecocardiograma transtorácico puede ayudar a los médicos a identificar a los pacientes con riesgo de sufrir eventos adversos cardiovasculares. (De Cornell RF, Ky B, Weiss BM, *et al.* Prospective study of cardiac events during proteasome inhibitor therapy for relapsed multiple myeloma. *J Clin Oncol.* 2019;37:1946-1955.)

61

REFERENCIAS

1. Jin Y, Xu Z, Yan H, He Q, Yang X, Luo P. A comprehensive review of clinical cardiotoxicity incidence of FDA-approved small-molecule kinase inhibitors. *Front Pharmacol.* 2020;11:891.
2. Li W, Croce K, Steensma DP, McDermott DF, Ben-Yehuda O, Moslehi J. Vascular and metabolic implications of novel targeted cancer therapies: focus on kinase inhibitors. *J Am Coll Cardiol.* 2015;66:1160-1078.
3. Group SR, Wright JT Jr, Williamson JD, *et al.* A randomized trial of intensive versus standard blood-pressure control. *N Engl J Med.* 2015;373:2103-2116.
4. Touyz RM, Herrmann SMS, Herrmann J. Vascular toxicities with VEGF inhibitor therapies-focus on hypertension and arterial thrombotic events. *J Am Soc Hypertens.* 2018;12:409-425.
5. Lyon AR, Yousaf N, Battisti NML, Moslehi J, Larkin J. Immune checkpoint inhibitors and cardiovascular toxicity. *Lancet Oncol.* 2018;19:e447-e458.
6. Salem JE, Manouchehri A, Moey M, *et al.* Cardiovascular toxicities associated with immune checkpoint inhibitors: an observational, retrospective, pharmacovigilance study . *Lancet Oncol.* 2018;19:1579-1589.
7. Mahmood SS, Fradley MG, Cohen JV, *et al.* Myocarditis in patients treated with immune checkpoint inhibitors. *J Am Coll Cardiol.* 2018;71:1755-1764.
8. Drobni ZD, Alvi RM, Taron J, *et al.* Association between immune checkpoint inhibitors with cardiovascular events and atherosclerotic plaque. *Circulation.* 2020;142:2299-2311.
9. Schiffer WB, Deych E, Lenihan DJ, Zhang KW. Coronary and aortic calcification are associated with cardiovascular events on immune checkpoint inhibitor therapy. *Int J Cardiol.* 2021;322:177-182.
10. Zhang L, Reynolds KL, Lyon AR, Palaskas N, Neilan TG. The evolving immunotherapy landscape and the epidemiology, diagnosis, and management of cardiotoxicity: JACC: CardioOncology Primer. *JACC CardioOncol.* 2021;3:35-47.
11. Ganatra S, Carver JR, Hayek SS, Ky B, *et al.* Chimeric antigen receptor T-cell therapy for cancer and heart: JACC council perspectives . *J Am Coll Cardiol.* 2019;74:3153-3163.
12. Axicabtagene ciloleucel (Yescarta). Package insert. Kite Pharma Inc; revisado el 05 de 2020.
13. Alvi RM, Frigault MJ, Fradley MG, *et al.* Cardiovascular events among adults treated with chimeric antigen receptor T-cells (CAR-T). *J Am Coll Cardiol.* 2019;74:3099-3108.
14. Krishnamurthy A, Jimeno A. Bispecific antibodies for cancer therapy: a review. *Pharmacol Ther.* 2018;185:122-134.
15. Dees S, Ganesan R, Singh S, Grewal IS. Bispecific antibodies for triple negative breast cancer. *Trends Cancer.* 2021;7(2):162-173.
16. Jullien M, Touzeau C, Moreau P. *Monoclonal antibodies as an addition to current myeloma therapy strategies. Expert Rev Anticancer Ther.* 2021;21(1):33-43.
17. Bevacizumab (Avastin). Package insert. Genentech Inc; revisado el 05 de 2020.
18. Lobenwein D, Kocher F, Dobner S, Gollmann-Tepeköylü C, Holfeld J. Cardiotoxic mechanisms of cancer immunotherapy-a systematic review. *Int J Cardiol.* 2021;323:179-187.
19. Cornell RF, Ky B, Weiss BM, *et al.* Prospective study of cardiac events during proteasome inhibitor therapy for relapsed multiple myeloma. *J Clin Oncol.* 2019;37:1946-1955.
20. Bortezomib (Velcade). Package insert. Millennium Pharmaceuticals Inc; revisado el 10 de 2014.
21. Ixazomib (Ninlaro). Package insert. Takeda Pharmaceutical Company Limited; revisado el 11 de 2015.
22. Carfilzomib (Kyprolis). Package insert. Onyx Pharmaceuticals Inc; revisado el 07 de 2012.
23. Alectinib (Alecensa). Package insert. Genentech Inc; revisado el 11 de 2017.
24. Brigatinib (Alunbrig). Package insert. Ariad Pharmaceuticals Inc; revisado el 04 de 2017.
25. Ceritinib (Zykadia). Package insert. Novartis Pharmaceuticals Inc; revisado el 05 de 2017.
26. Crizotinib (Xalkori). Package insert. Laboratorios Pfizer; revisado el 03 de 2016.
27. Lorlatinib (Lorbrena). Package insert. Laboratorios Pfizer; revisado el 11 de 2018.
28. Dasatinib (Sprycel). Package insert. Bristol-Myers Squibb Company; revisado el 11 de 2017.
29. Imatinib (Gleevec). Package insert. Novartis Pharmaceuticals Corporation; revisado el 08 de 2020.

30. Nilotinib (Tasigna). Package insert. Novartis Pharmaceuticals Corporation; revisado el 12 de 2017.

31. Ponatinib (Iclusig). Package insert. Millennium Pharmaceuticals Inc; revisado el 12 de 2020.

32. Cobimetinib (Cotellic). Package insert. Genentech USA Inc; revisado el 11 de 2015.

33. Dabrafenib (Tafinlar). Package insert. Novartis Pharmaceuticals Corporation; revisado el 04 de 2018.

34. Encorafenib (Braftovi). Package insert. Array BioPharma Inc; revisado el 06 de 2018.

35. Vemurafenib (Zelboraf). Package insert. Genentech Inc; revisado el 11 de 2017.

36. Acalabrutinib (Calquence). Package insert. AstraZeneca Pharmaceuticals LP; revisado el 10 de 2017.

37. Ibrutinib (Imbruvica). Package insert. Pharmacyclics LLC; revisado el 08 de 2017.

38. Zanubrutinib (Brukinsa). Package insert. BeiGene USA Inc; revisado el 11 de 2019.

39. Abemaciclib (Verzenio). Package insert. Lilly USA LLC; revisado el 02 de 2018.

40. Ribociclib (Kisqali). Package insert. Novartis Pharmaceuticals Corporation; revisado el 03 de 2017.

41. Erlotinib (Tarceva). Package insert. Genentech USA Inc; revisado el 10 de 2016.

42. Cetuximab (Erbitux). Package insert. Eli Lilly and Company; revisado el 04 de 2019.

43. Osimertinib (Tagrisso). Package insert. AstraZeneca Pharmaceuticals LP; revisado el 03 de 2017.

44. Binimetinib (Mektovi). Package insert. Array BioPharma Inc; revisado el 06 de 2018.

45. Trametinib (Mekinist). Package insert. Novartis Pharmaceuticals Corporation; revisado el 04 de 2018.

46. Copanlisib (Aliqopa). Package insert. Bayer HealthCare Pharmaceuticals Inc; revisado el 09 de 2017.

47. Entrectinib (Rozlytrek). Package insert. Genentech USA Inc; revisado el 08 de 2019.

48. Erdafitinib (Balversa). Package insert. Janssen Products; revisado el 04 de 2019.

49. Fedratinib (Inrebic). Package insert. Celgene Corporation; revisado el 08 de 2019.

50. Fostamatinib (Tavalisse). Package insert. Rigel Pharmaceuticals; revisado el 04 de 2018.

51. Gilteritinib (Xospata). Package insert. Astellas Pharma US Inc; revisado el 11 de 2018.

52. Midostaurin (Rydapt). Package insert. Novartis Pharmaceuticals Corporation; revisado el 04 de 2017.

53. Nintedanib (Ofev). Package insert. Boehringer Ingelheim Pharmaceuticals Inc; revisado el 09 de 2019.

54. Bevacizumab (Avastin). Package insert. Genentech Inc; revisado el 05 de 2020.

55. Aflibercept (Zaltrap). Package insert. Sanofi-Aventis US LLC; revisado el 06 de 2020.

56. Ramucirumab (Cyramza). Package insert. Eli Lilly and Company; revisado el 05 de 2019.

57. Axitinib (Inlyta). Package insert. Pfizer Labs; revisado el 01 de 2012.

58. Cabozantinib (Cabometyx). Package insert. Exelixis Inc; revisado el 04 de 2016.

59. Lenvatinib (Lenvima). Package insert. Eisai Inc; revisado el 02 de 2015.

60. Pazopanib (Votrient). Package insert. GlaxoSmithKline; revisado el 04 de 2012.

61. Regorafenib (Stivarga). Package insert. Bayer HealthCare Pharmaceuticals; revisado el 09 de 2012.

62. Sunitinib (Sutent). Package insert. Pfizer Labs; revisado el 11 de 2017.

63. Sorafenib (Nexavar). Package insert. Bayer HealthCare Pharmaceuticals Inc; revisado el 10 de 2010.

64. Vandetanib (Caprelsa). Package insert. AstraZeneca Pharmaceuticals LP; revisado el 03 de 2014.

65. Nivolumab (Optivo). Package insert. Bristol-Myers Squibb Company; revisado el 11 de 2016.

66. Cemiplimab (Libtayo). Package insert. Regeneron Pharmaceuticals Inc; revisado el 09 de 2018.

67. Pembrolizumab (Keytruda). Package insert. Merck and Co Inc; revisado el 04 de 2019.

68. Atezolizumab (Tecentriq). Package insert. Genentech Inc; revisado el 03 de 2019.

69. Avelumab (Bavencio). Package insert. Pfizer Inc; revisado el 05 de 2019.

70. Durvalumab (Imfinzi). Package insert. AstraZeneca Pharmaceuticals LP; revisado el 04 de 2017.

71. Ipilimumab (Yervoy). Package insert. Bristol-Myers Squibb Company; revisado el 07 de 2018.

72. Axicabtagene ciloleucel (Yescarta). Package insert. Kita Pharma Inc; revisado el 05 de 2020.

73. Tisagenlecleucel (Kymriah). Package insert. Novartis Pharmaceuticals Corporation; revisado el 05 de 2018.

74. Blinatumomab (Blincyto). Package insert. Amgen Inc; revisado el 03 de 2020.

4

Cardiopatía valvular

Manuel Rivera Maza, Kathleen W. Zhang
y Nishath Quader

PRINCIPIOS GENERALES

- A medida que la supervivencia del cáncer mejora con los avances en los tratamientos on-cológicos, es probable que más pacientes que recibieron o reciben dichas terapias acudan a la consulta para tratamiento por cardiopatía valvular (CPV). Es necesario prestar aten-ción a los factores de riesgo por procedimientos únicos relacionados con el tratamiento del cáncer para estos pacientes.
- La valvulopatía inducida por radiación y cardiopatía carcinoide son causas primarias im-portantes de CPV en la población cardiooncológica que se revisarán en este capítulo. La endocarditis trombótica no bacteriana (ETNB) es una complicación potencial del estado protrombótico asociado a la neoplasia activa que también se analizará.
- Un equipo de atención multidisciplinario que incluya cardiólogos, cirujanos cardiacos, oncólogos y radiólogos con experiencia en el cuidado de pacientes con complicaciones cardiacas del tratamiento del cáncer es óptimo para el tratamiento de la CPV en pacien-tes con cáncer.

ABORDAJE DE LA VALVULOPATÍA EN EL PACIENTE CON CÁNCER

- En general, el diagnóstico y manejo de la CPV en pacientes con tratamiento oncológico previo o en curso deben seguir los lineamientos de la práctica clínica estándar.[1]
- **En los pacientes cardiooncológicos, los riesgos de procedimiento únicos relaciona-dos con la terapia oncológica previa o en curso deben considerarse como parte del proceso de evaluación del riesgo quirúrgico.** Se incluyen:
  - **Disfunción cardiaca** debida a quimioterapia cardiotóxica (*véanse* los capítulos 2 y 3).
  - **Fibrosis mediastínica** por radiación torácica previa (*véase* Valvulopatía inducida por radiación en la sección siguiente).
  - **Enfermedad pulmonar** por radiación torácica previa y/o toxicidad pulmonar inducida por quimioterapia.
  - **Anemia y/o trombocitopenia** debidas a terapia mielosupresiva por cáncer en curso.
  - **Estado funcional desfavorable o aumento de** la fragilidad en pacientes que reciben tratamiento por cáncer.
- En los pacientes con neoplasia activa, la decisión de proceder a una intervención valvular quirúrgica o por cateterismo debe tomarse en colaboración con el oncólogo tratante. En general, estos procedimientos deben considerarse solo cuando la supervivencia prevista sea superior a un año con calidad de vida aceptable.
- La sustitución de la válvula aórtica o mitral por cateterismo puede ser preferible a la quirúrgica en pacientes con neoplasia activa. Entre los pacientes sometidos a sustitución de la válvula aórtica por cateterismo por estenosis aórtica grave, los pacientes con una

neoplasia activa tuvieron mortalidad similar a los 30 días, pero mayor mortalidad a un año (15%) en comparación con los que no tenían cáncer (9%). La mortalidad a largo plazo se debió en gran medida a la progresión del cáncer.[2]

VALVULOPATÍA INDUCIDA POR RADIACIÓN

PRINCIPIOS GENERALES

- La radiación torácica es un componente integral de la terapia contra el cáncer para varios tumores malignos, como el linfoma de Hodgkin y los cánceres de mama, esófago y pulmón. La CPV es una complicación cardiaca tardía de la radiación torácica cuando el corazón está en el campo de radiación.
- Las técnicas de radiación contemporáneas optimizan su administración al tumor al tiempo que minimizan su dosis total en el corazón utilizando técnicas como el blindaje, técnicas avanzadas de sincronismo respiratorio con contención de la respiración profunda y haces tangenciales estrechos. Debido a la tardía aparición de la CPV inducida por radiación, que puede ocurrir varias décadas después de la radioterapia, el reconocimiento y manejo de esta condición siguen siendo muy relevantes para la práctica actual de la cardiooncología.

Epidemiología/Factores de riesgo

- **La CPV inducida por radiación afecta principalmente a las válvulas aórtica y mitral, y puede causar insuficiencia valvular y/o estenosis. El riesgo de CPV aumenta con la dosis total de radiación al corazón (especialmente >30 Gy), quimioterapia concomitante con antraciclinas y el tiempo transcurrido desde la radioterapia** (tabla 4-1).[3-5]
- Entre los pacientes asintomáticos con linfoma de Hodgkin que recibieron una mediana de 43 Gy de radiación del manto, hubo un riesgo 34 veces mayor de insuficiencia aórtica moderada o grave en comparación con la población general. La incidencia de insuficiencia aórtica moderada o grave aumentó de 2.3% entre 11 y 20 años después del tratamiento del cáncer a 15% a más de 20 años del tratamiento del cáncer.[5] La incidencia de estenosis aórtica fue de 16% a >20 años en este estudio.
- Entre los pacientes con cáncer de pulmón que recibieron una dosis cardiaca media de 12 Gy, la incidencia de la CPV fue de 2.1% a los 20 meses de seguimiento.[6]
- Entre las mujeres con cáncer de mama que recibieron una dosis cardiaca media de 2 a 6 Gy, el cociente de incidencia de CPV fue de 1.54 (intervalo de confianza [IC] de 95%: 1.11-2.13) en comparación con las mujeres que no recibieron radiación.[7]

TABLA 4-1	Factores de riesgo de la cardiopatía valvular inducida por radiación
Factores de riesgo	
Dosis de radiación cardiaca total mayor (especialmente >30 Gy)	
Antecedentes de radiación del manto torácico (p. ej., por linfoma)	
Quimioterapia concomitante con antraciclinas	
Aumento del tiempo transcurrido desde la radioterapia	

- La edad avanzada y el sexo femenino parecen ser factores de riesgo adicionales para la insuficiencia aórtica en pacientes que reciben radiación del manto para el tratamiento del linfoma de Hodgkin.[5]
- Entre los supervivientes del linfoma de Hodgkin infantil, el cociente de riesgo de anomalías valvulares fue de 10.5 (IC de 95%: 6.1-17.9) en comparación con un grupo de control de hermanos a los 20 años de seguimiento.[8] La disfunción valvular se asoció con edad ≤14 años en el momento del diagnóstico, con tratamiento en el decenio de 1980, con mayor dosis de radiación y con exposición a una dosis de antraciclina de 250 mg/m^2 o superior.

Diagnóstico

Antecedentes

- La disnea de esfuerzo, el edema de las extremidades inferiores y la ortopnea son síntomas clásicos de la CPV. El dolor torácico de esfuerzo y/o el síncope pueden observarse en pacientes con estenosis aórtica grave.
- Los pacientes con CPV leve suelen ser asintomáticos.

Examen físico

- Es típico que la auscultación cardiaca demuestre un soplo diastólico en el borde inferior del esternón izquierdo para la insuficiencia aórtica; un soplo sistólico áspero, que aumenta y disminuye en el borde superior del esternón derecho para la estenosis aórtica; un soplo sistólico en el ápice del ventrículo izquierdo para la insuficiencia mitral, y un soplo sistólico en el borde inferior del esternón izquierdo para la insuficiencia tricúspide.
- Entre los pacientes asintomáticos con radiación previa del manto, la sensibilidad de un soplo diastólico fue solo de 6% para la insuficiencia aórtica, mientras que el valor predictivo positivo de un soplo sistólico fue solo de 23% para la estenosis aórtica importante, o las insuficiencias mitral o tricúspide.[5]

Ecocardiografía

- **La ecocardiografía transtorácica es la modalidad de imagen preferida para la evaluación inicial de la CPV inducida por radiación. La evaluación diagnóstica incluye la identificación de las anomalías valvulares anatómicas, la evaluación cuantitativa de la disfunción valvular y la evaluación de las consecuencias funcionales de la disfunción valvular en la estructura y la función cardiacas.**
- Los hallazgos característicos de la CPV inducida por radiación en la ecocardiografía incluyen fibrosis y calcificación de la raíz aórtica, el anillo de la válvula aórtica, las valvas de la válvula aórtica, la fibrosa intervalvular aórtico-mitral, el anillo de la válvula mitral y la base, y las porciones medias de las valvas de la válvula mitral (fig. 4-1). Las puntas y comisuras de la válvula mitral suelen estar intactas, en contraste con la valvulopatía reumática.
- La ecocardiografía tridimensional y/o ecocardiografía transesofágica pueden ser útiles para delinear la anatomía valvular.
- La gravedad de la insuficiencia o estenosis valvular debe calificarse según los lineamientos de la Sociedad Estadounidense de Ecocardiografía.[9,10]

Resonancia magnética y tomografía computarizada cardiacas

- La resonancia magnética cardiaca (RMC) y la tomografía computarizada (TC) cardiaca pueden ser útiles en pacientes con calidad de imagen ecocardiográfica inadecuada o para la planificación de procedimientos.
- En pacientes con sospecha de enfermedad miocárdica inducida por radiación o enfermedad pericárdica, la RMC complementa la ecocardiografía para la evaluación de la

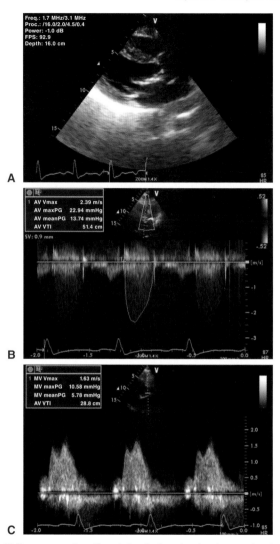

Figura 4-1. Hallazgos ecocardiográficos de la valvulopatía inducida por radiación. Las válvulas aórtica y mitral calcificadas y la calcificación grave de la cortina aortomitral (flecha) son hallazgos clásicos (A). Aumento del flujo continuo Doppler a través de la válvula aórtica consistente con estenosis aórtica leve (B). Aumento del flujo continuo Doppler a través de la válvula mitral consistente con estenosis mitral moderada (C). (Imágenes por cortesía del Dr. Majesh Makan, Universidad de Washington en San Luis).

función y los volúmenes ventriculares izquierdo y derecho, la fibrosis miocárdica y la enfermedad pericárdica, junto con la evaluación anatómica y dinámica de las anomalías valvulares.

• La TC cardiaca proporciona imágenes transversales de alta resolución de la anatomía valvular y se utiliza de forma rutinaria para la planificación del procedimiento antes de la sustitución de las válvulas aórtica y mitral por cateterismo.

TRATAMIENTO Y PRONÓSTICO

• **Debido a la mayor complejidad de los procedimientos relacionados con la fibrosis mediastínica por radiación torácica previa, los pacientes con CPV inducida por radiación deben buscar el tratamiento de un equipo de atención multidisciplinario en un centro valvular integral.**

• En general, el tratamiento de la CPV inducida por radiación debe seguir los lineamientos clínicos estándar.[1]

  • Entre 173 pacientes sometidos a cirugía cardiaca con antecedentes de radiación torácica, hubo un mayor riesgo de mortalidad por todas las causas a lo largo de ocho años de seguimiento (55%) en comparación con los pacientes sin antecedentes de radiación torácica (28%; cociente de riesgo 2.54 [IC de 95%: 1.89-3.43]).[11]

  • La evaluación preoperatoria debe incluir una ecocardiografía, una angiografía coronaria, una TC cardiaca y pruebas de función pulmonar.[12]

  • Los abordajes por cateterismo, mínimamente invasivos y sin otro procedimiento, pueden ser preferibles en pacientes con radiación torácica previa.

• Entre los pacientes con radiación mediastínica previa y estenosis aórtica grave, la sustitución de la válvula aórtica por cateterismo parece tener resultados superiores a corto plazo en comparación con la sustitución quirúrgica de la válvula aórtica.[13,14]

• El riesgo de una reintervención quirúrgica cardiaca es especialmente alto en pacientes con radiación torácica previa y, por tanto, debe evitarse.[15] Antes de la cirugía cardiaca para la CPV inducida por radiación, es esencial una evaluación exhaustiva de la enfermedad coronaria concomitante y la enfermedad pericárdica, que se producen con mayor frecuencia después de radiación torácica.

• Entre los pacientes que se someten a cirugía cardiaca por CPV inducida por radiación, el aumento del grosor de la cortina aortomitral, la mayor puntuación de riesgo quirúrgico preoperatorio y la falta de medicación cardioprotectora perioperatoria se asocian a un aumento de la mortalidad a largo plazo.[16]

PREVENCIÓN Y CRIBADO

• **El uso de protocolos de radiación que minimicen la exposición a la radiación cardiaca es la intervención más importante para prevenir la CPV inducida por radiación.**

• Los protocolos contemporáneos de radiación torácica tienen como objetivo maximizar la administración de radiación al tejido canceroso y minimizar la exposición a la radiación cardiaca.[12] Las técnicas específicas incluyen:

  • Administración de radiación dirigida, en contraposición a la radiación del manto completo para el linfoma (es decir, radioterapia al campo, sitio y ganglios afectados).

  • Técnicas avanzadas de administración, como contención de la respiración inspiratoria profunda, que tira el corazón inferiormente y permite el tratamiento del mediastino superior sin obstáculos.

  • Terapia de protones, que protege el tejido normal distal al objetivo de la radiación.

  • Radiación conformada tridimensional y posicionamiento en prono para el cáncer de mama.

- **Los lineamientos de consenso de los expertos recomiendan que los pacientes asintomáticos con antecedentes de radiación torácica se sometan a ecocardiogramas de cribado para vigilar la enfermedad cardiaca inducida por radiación, incluida la CPV, así como insuficiencia cardiaca, disfunción ventricular izquierda y enfermedad pericárdica.[17] En particular, los pacientes tratados sin protocolos de radiación cardioprotectora deben ser examinados. El cribado debe comenzar 10 años después de finalizar la radioterapia y repetirse cada cinco años. Los pacientes con alto riesgo de CPV inducida por radiación deben comenzar el cribado cinco años después de la finalización de la terapia.[17]**

ENFERMEDAD CARDIACA CARCINOIDE

PRINCIPIOS GENERALES

- Los tumores neuroendocrinos son neoplasias poco frecuentes y de crecimiento lento que suelen surgir del tracto gastrointestinal y pueden causar el síndrome carcinoide y/o la cardiopatía carcinoide.
- El síndrome carcinoide se caracteriza por episodios de rubor, hipotensión, diarrea y broncoespasmo, y se produce en presencia de metástasis hepáticas por las que las sustancias vasoactivas producidas por el tumor (es decir, serotonina [5-hidroxitriptamina, 5-HT], bradiquinina, histamina y prostaglandinas) acceden a la circulación sistémica a través de la vena hepática.
- Se cree que la cardiopatía carcinoide es resultado de la exposición cardiaca crónica a sustancias vasoactivas, especialmente la 5-HT, y se manifiesta como tejido fibroso en forma de placa que se deposita en las valvas, el aparato subvalvular, los músculos papilares y/o las superficies endocárdicas.
- **Las válvulas tricúspide y pulmonar se ven afectadas con mayor frecuencia porque las sustancias vasoactivas perjudiciales se inactivan en la vasculatura pulmonar. La insuficiencia valvular es más frecuente que la estenosis valvular.[18]** Las válvulas cardiacas del lado izquierdo pueden verse afectadas en los casos de cortocircuito intracardiaco (como foramen oval permeable), metástasis hepática extensa o tumores carcinoides bronquiales.

Epidemiología/Factores de riesgo

- Los tumores neuroendocrinos son poco frecuentes, con una incidencia estimada de 1.2 a 2.1 casos por cada 100 000 habitantes. Entre 30 y 40% de los pacientes con tumores neuroendocrinos desarrolla un síndrome carcinoide, y entre 20 y 50% de los pacientes con síndrome carcinoide desarrollan una cardiopatía carcinoide.[18-20]
- Hasta 20% de los pacientes con síndrome carcinoide presentan una cardiopatía carcinoide en el momento del diagnóstico.[21]

Diagnóstico

Historia clínica y examen físico

- Muchos pacientes con cardiopatía carcinoide son asintomáticos en el momento de su presentación.
- Los síntomas de la insuficiencia valvular tricúspide y/o pulmonar importantes incluyen fatiga, edema de las extremidades inferiores y distensión abdominal. Los pacientes con insuficiencia mitral y/o aórtica importantes también pueden presentar disnea de esfuerzo y ortopnea.
- Los hallazgos de la insuficiencia valvular tricúspide en la exploración física incluyen soplo sistólico a lo largo del borde inferior del esternón izquierdo que aumenta con la inspiración, presión venosa yugular elevada con onda V prominente y (en casos graves)

hígado pulsátil. Los pacientes con insuficiencia cardiaca derecha también pueden presentar distensión abdominal y edema de las extremidades inferiores.

Ecocardiografía

- **Los hallazgos clásicos de la cardiopatía carcinoide son engrosamiento, acortamiento y retracción de las valvas, lo que da lugar a una coaptación incompleta y a una insuficiencia y/o estenosis valvular. En algunos pacientes, las valvas están rígidas y fijas en una posición semiabierta.**
- Las válvulas tricúspide y pulmonar son las más afectadas. La insuficiencia tricuspídea moderada o grave se observa en 53 a 90% de los pacientes con cardiopatía carcinoide (fig. 4-2). La estenosis pulmonar moderada y/o la insuficiencia pulmonar se observa en cerca de 20% de los pacientes con cardiopatía carcinoide (fig. 4-3).[18,20]
- La insuficiencia tricuspídea grave se asocia con un perfil espectral denso, a menudo triangular, en el examen Doppler de onda continua, así como con inversión del flujo sistólico en la vena hepática. La gravedad de la insuficiencia y estenosis valvulares debe cuantificarse según los lineamientos de la práctica habitual.[9,22]

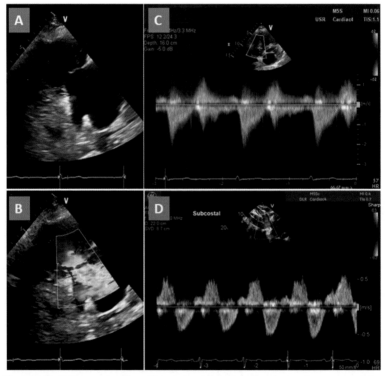

Figura 4-2. Hallazgos ecocardiográficos de la cardiopatía carcinoide: insuficiencia tricuspídea. La vista de eje largo paraesternal de la válvula tricúspide muestra el acortamiento y la retracción de las valvas con una apertura fija de las puntas de las valvas al final de la sístole (A). Insuficiencia tricuspídea grave vista por Doppler en color (B) y perfil espectral denso y triangular en Doppler de onda continua (C). El Doppler de onda de pulso de la vena hepática muestra una inversión del flujo sistólico, consistente con insuficiencia tricuspídea grave (D). (Imágenes por cortesía de la Dra. Kathleen W Zhang, Universidad de Washington en San Luis).

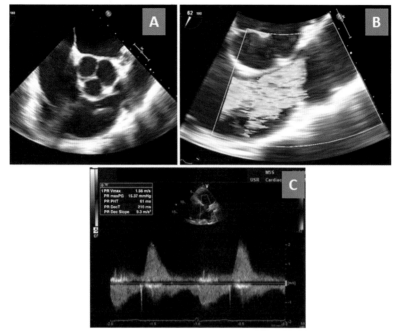

Figura 4-3. Hallazgos ecocardiográficos de la cardiopatía carcinoide: insuficiencia de la válvula pulmonar. El engrosamiento y la retracción de las valvas de la válvula pulmonar se observan en la ecocardiografía transesofágica al final de la sístole (A). La insuficiencia pulmonar grave se observa mediante Doppler en color (B) y Doppler de onda continua (C). (Imágenes por cortesía de la Dra. Kathleen W. Zhang, Universidad de Washington en San Luis).

• La insuficiencia de la válvula valvular derecha grave y crónica conduce a un aumento de tamaño de la aurícula y el ventrículo derechos y, finalmente, a disfunción del ventrículo derecho.

Resonancia magnética cardiaca
• La RMC es útil en pacientes con una calidad de imagen ecocardiográfica deficiente o cuando se necesita una evaluación precisa de la función ventricular derecha. La RMC también puede ayudar a cuantificar la gravedad de la disfunción valvular.

Pruebas de laboratorio
• Los niveles de ácido 5-hidroxiindolacético (5-HIAA, un producto de descomposición de la 5-HT) en la orina de 24 horas y los niveles de 5-HIAA en el plasma se utilizan para diagnosticar y controlar el síndrome carcinoide. El diagnóstico y tratamiento de los pacientes con síndrome carcinoide deben practicarse en colaboración con un médico oncólogo.
• Entre los pacientes con síndrome carcinoide, un nivel de 5-HIAA en orina de 24 horas de >300 µmol se asocia con riesgo de 2 a 3 veces mayor de desarrollar cardiopatía carcinoide.[23]
• La porción N-terminal del pro-péptido natriurético cerebral tipo B (NT-proBNP) parece ser el mejor biomarcador para el cribado de pacientes con síndrome carcinoide en busca de evidencia de cardiopatía carcinoide clínicamente importante. Entre los pacientes con

síndrome carcinoide, un nivel de corte de NT-proBNP de 260 pg/mL tuvo una sensibilidad de 92% y especificidad de 91% para la cardiopatía carcinoide.[24]

TRATAMIENTO

• Se recomienda un equipo de atención multidisciplinario que incluya cardiólogos, cirujanos cardiacos, oncólogos médicos y radiólogos con experiencia en el tratamiento de la cardiopatía carcinoide para obtener resultados clínicos óptimos.

• Los análogos de la somatostatina de acción prolongada son el pilar del tratamiento para reducir los niveles de 5-HIAA y prevenir el desarrollo y/o la progresión de la cardiopatía carcinoide. En los casos refractarios, las terapias complementarias incluyen el interferón alfa, la terapia con radionúclidos dirigidos a receptores peptídicos y la embolización arterial por cateterismo.

• En los pacientes con cardiopatía carcinoide sintomática, deben utilizarse diuréticos de asa para tratar los síntomas de insuficiencia cardiaca derecha y/o izquierda.

• **En los pacientes con cardiopatía carcinoide avanzada, la cirugía valvular es la opción de tratamiento más eficaz. La sustitución valvular se recomienda en el caso de la enfermedad tricúspide y pulmonar, mientras que la reparación valvular puede ser factible en el caso de la enfermedad mitral y aórtica.**

• No se conoce el momento óptimo para la cirugía valvular; en general, debe considerarse en pacientes con síndrome carcinoide estable y enfermedad valvular sintomática.

• No se conoce el tipo óptimo de prótesis valvular para la cardiopatía carcinoide. Las válvulas mecánicas son duraderas, pero requieren anticoagulación crónica, lo que aumenta el riesgo de hemorragia en pacientes con enfermedad hepática extensa. Las válvulas bioprotésicas son susceptibles de degeneración prematura debido a los péptidos vasoactivos segregados por el tumor carcinoide, y la optimización del tratamiento médico del síndrome carcinoide es especialmente importante tras la sustitución de la válvula bioprotésica.

• Para prevenir la crisis carcinoide perioperatoria, los pacientes deben ser tratados con una infusión continua de octreotida a una tasa de 50 a 100 μg/hora. Los pacientes que reciban dosis elevadas de octreotida deben ser vigilados para evitar la bradicardia.[25]

RESULTADO/PRONÓSTICO

• **La cardiopatía carcinoide es la principal causa de morbilidad y mortalidad en los pacientes con síndrome carcinoide. El diagnóstico rápido y la intervención quirúrgica oportuna son esenciales para obtener resultados clínicos óptimos.**

• La mediana de supervivencia de los pacientes con cardiopatía carcinoide mejoró de 1.5 años en el decenio de 1980 a 4.4 años a finales del decenio de 1990, en gran parte debido al aumento de las tasas de cirugía cardiaca. Entre 32 pacientes sometidos a cirugía cardiaca por cardiopatía carcinoide entre 2005 y 2015, las tasas de supervivencia fueron de 75% a un año y 69% a dos años.[26]

• Aunque los estudios anteriores mostraban tasas de mortalidad perioperatoria elevadas (30-60%), principalmente a causa de la hemorragia posoperatoria y la insuficiencia cardiaca, las tasas de mortalidad quirúrgica han disminuido hasta 10-13% en los estudios contemporáneos, por la mejora en la técnica quirúrgica y la experiencia quirúrgica.[26]

• La edad avanzada, el consumo de tabaco, la peor clase en la New York Heart Association y la dilatación del ventrículo derecho parecen ser factores pronósticos de peores resultados clínicos en pacientes sometidos a cirugía cardiaca por cardiopatía carcinoide.[26]

ENDOCARDITIS TROMBÓTICA NO BACTERIANA

PRINCIPIOS GENERALES

- La ETNB, también llamada endocarditis marántica, es una afección grave y potencialmente infradiagnosticada asociada a la trombofilia de origen maligno. Las neoplasias malignas más comunes asociadas a la ETNB son las de pulmón, páncreas y estómago, así como los adenocarcinomas de sitio primario desconocido.[27]
- La ETNB se caracteriza por el depósito de pequeños (1-5 mm) trombos estériles y poco adheridos a lo largo de las líneas de cierre de la válvula, que no se asocian a bacteriemia ni a destrucción valvular (fig. 4-4).
- La principal manifestación clínica de la ETNB es la tromboembolia sistémica, especialmente los accidentes cerebrovasculares isquémicos recurrentes o múltiples.
- Se requiere un alto índice de sospecha para el diagnóstico de la ETNB. Los pacientes con soplos cardiacos nuevos o sospecha de accidente cerebrovascular cardioembólico deben ser evaluados con ecocardiografía transtorácica y/o transesofágica para detectar vegetaciones valvulares. La ecocardiografía transesofágica tiene mayor sensibilidad para las vegetaciones valvulares y es la prueba diagnóstica preferida cuando la probabilidad preprueba de la enfermedad es alta. Debe excluirse la endocarditis infecciosa.
- El tratamiento de la ETNB consiste en terapia dirigida a la neoplasia subyacente y anticoagulación sistémica. Las heparinas no fraccionada y de bajo peso molecular son los anticoagulantes preferidos; se han notificado episodios tromboembólicos recurrentes en el tratamiento con warfarina y se desconoce la eficacia de los nuevos anticoagulantes orales para el tratamiento de la ETNB.[27]
- La cirugía cardiaca puede considerarse en pacientes cuidadosamente seleccionados.

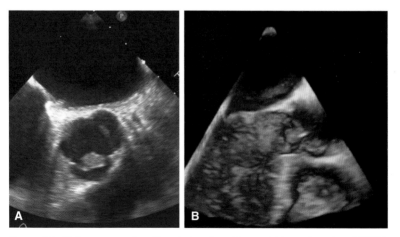

Figura 4-4. Hallazgos ecocardiográficos de la endocarditis trombótica no bacteriana (ETNB). Ecocardiograma transesofágico de un paciente con ETNB que muestra vegetación en la cúspide coronaria derecha (A), así como reconstrucción tridimensional (B). (Imágenes por cortesía de la Dra. Kathleen W. Zhang, Universidad de Washington en San Luis).

REFERENCIAS

1. Otto CM, Nishimura RA, Bonow RO, *et al.* 2020 ACC/AHA guideline for the management of patients with valvular heart disease: a report of the American College of Cardiology/American Heart Association Joint Committee on Clinical Practice Guidelines. *Circulation.* 2021; 143(5):e72-e227. doi:10.1161/cir.0000000000000923

2. Landes U, Iakobishvili Z, Vronsky D, *et al.* Transcatheter aortic valve replacement in oncology patients with severe aortic stenosis. *JACC Cardiovasc Interv.* 2019;12(1):78-86. doi:10.1016/j.jcin.2018.10.026

3. Cella L, Liuzzi R, Conson M, *et al.* Dosimetric predictors of asymptomatic heart valvular dysfunction following mediastinal irradiation for Hodgkin's lymphoma. *Radiother Oncol.* 2011;101(2):316-321. doi:10.1016/j.radonc.2011.08.040

4. Cutter DJ, Schaapveld M, Darby SC, *et al.* Risk for valvular heart disease after treatment for Hodgkin lymphoma. *J Natl Cancer Inst.* 2015;107(4):1-9. doi:10.1093/jnci/djv008

5. Heidenreich PA, Hancock SL, Lee BK, Mariscal CS, Schnittger I. Asymptomatic cardiac disease following mediastinal irradiation. *J Am Coll Cardiol.* 2003;42(4):743-749. doi:10.1016/S0735-1097(03)00759-9

6. Atkins KM, Rawal B, Chaunzwa TL, *et al.* Cardiac radiation dose, cardiac disease, and mortality in patients with lung cancer. *J Am Coll Cardiol.* 2019;73(23):2976-2987. doi:10.1016/j.jacc.2019.03.500

7. McGale P, Darby SC, Hall P, *et al.* Incidence of heart disease in 35,000 women treated with radiotherapy for breast cancer in Denmark and Sweden. *Radiother Oncol.* 2011;100(2):167-175. doi:10.1016/j.radonc.2011.06.016

8. Mulrooney DA, Yeazel MW, Kawashima T, *et al.* Cardiac outcomes in a cohort of adult survivors of childhood and adolescent cancer: retrospective analysis of the childhood cancer survivor study cohort. *BMJ.* 2009;339. doi:10.1136/bmj.b4606

9. Zoghbi WA, Adams D, Bonow RO, *et al.* Recommendations for noninvasive evaluation of native valvular regurgitation: a report from the American Society of Echocardiography developed in collaboration with the Society for Cardiovascular Magnetic Resonance. *J Am Soc Echocardiogr.* 2017;30(4):303-371. doi:10.1016/j.echo.2017.01.007

10. Baumgartner H, Hung J, Bermejo J, *et al.* Recommendations on the echocardiographic assessment of aortic valve stenosis: a focused update from the European Association of Cardiovascular Imaging and the American Society of Echocardiography. *J Am Soc Echocardiogr.* 2017;30(4):372-392. doi:10.1016/j.echo.2017.02.009

11. Wu W, Masri A, Popovic ZB, *et al.* Long-term survival of patients with radiation heart disease undergoing cardiac surgery: a cohort study. *Circulation.* 2013;127(14):1476-1484. doi:10.1161/CIRCULATIONAHA.113.001435

12. Desai MY, Windecker S, Lancellotti P, *et al.* Prevention, diagnosis, and management of radiation-associated cardiac disease: JACC Scientific Expert Panel. *J Am Coll Cardiol.* 2019;74(7):905-927. doi:10.1016/j.jacc.2019.07.006

13. Zhang D, Guo W, Al-Hijji MA, *et al.* Outcomes of patients with severe symptomatic aortic valve stenosis after chest radiation: transcatheter versus surgical aortic valve replacement. *J Am Heart Assoc.* 2019;8(10):e012110. doi:10.1161/JAHA.119.012110

14. Elbadawi A, Albaeni A, Elgendy IY, *et al.* Transcatheter versus surgical aortic valve replacement in patients with prior mediastinal radiation. *JACC Cardiovasc Interv.* 2020;13(22):2658-2666. doi:10.1016/j.jcin.2020.08.010

15. Ejiofor JI, Ramírez-Del Val F, Nohria A, *et al.* The risk of reoperative cardiac surgery in radiation-induced valvular disease. *J Thorac Cardiovasc Surg.* 2017;154(6):1883-1895. doi:10.1016/j.jtcvs.2017.07.033

16. Desai MY, Wu W, Masri A, *et al.* Increased aorto-mitral curtain thickness independently predicts mortality in patients with radiation-associated cardiac disease undergoing cardiac surgery. *Ann Thorac Surg.* 2014;97(4):1348-1355. doi:10.1016/j.athoracsur.2013.12.029

17. Lancellotti P, Nkomo VT, Badano LP, *et al.* Expert consensus for multi-modality imaging evaluation of cardiovascular complications of radiotherapy in adults: a report from the

European Association of Cardiovascular Imaging and the American Society of Echocardiography. *J Am Soc Echocardiogr.* 2013;26(9):1013-1032. doi:10.1016/j.echo.2013.07.005

18. Pellikka PA, Tajik AJ, Khandheria BK, *et al.* Carcinoid heart disease: clinical and echocardiographic spectrum in 74 patients. *Circulation.* 1993;87(4):1188-1196. doi:10.1161/01.cir.87.4.1188

19. Bernheim AM, Connolly HM, Hobday TJ, Abel MD, Pellikka PA. Carcinoid heart disease. *Prog Cardiovasc Dis.* 2007;49(6):439-451. doi:10.1016/j.pcad.2006.12.002

20. Bhattacharyya S, Toumpanakis C, Davar J. Analysis of 150 patients with carcinoid syndrome seen in a single year at one institution in the first decade of the twenty-first century. *Am J Cardiol.* 2008;101(3):378-381. doi:10.1016/j.amjcard.2007.08.045

21. Bhattacharyya S, Davar J, Dreyfus G, Caplin ME. Carcinoid heart disease. *Circulation.* 2007;116(24):2860-2865. doi:10.1161/CIRCULATIONAHA.107.701367

22. Baumgartner H, Hung J, Bermejo J, *et al.* Echocardiographic assessment of valve stenosis: EAE/ASE recommendations for clinical practice. *J Am Soc Echocardiogr.* 2009;22(1):1-23. doi:10.1016/j.echo.2008.11.029

23. Bhattacharyya S, Toumpanakis C, Chilkunda D, Caplin ME, Davar J. Risk factors for the development and progression of carcinoid heart disease. *Am J Cardiol.* 2011;107(8):1221-1226. doi:10.1016/j.amjcard.2010.12.025

24. Bhattacharyya S, Toumpanakis C, Caplin ME, Davar J. Usefulness of N-terminal pro-brain natriuretic peptide as a biomarker of the presence of carcinoid heart disease. *Am J Cardiol.* 2008;102(7):938-942. doi:10.1016/j.amjcard.2008.05.047

25. Davar J, Connolly HM, Caplin ME, *et al.* Diagnosing and managing carcinoid heart disease in patients with neuroendocrine tumors: an expert statement. *J Am Coll Cardiol.* 2017;69(10):1288-1304. doi:10.1016/j.jacc.2016.12.030

26. Hassan SA, Banchs J, Iliescu C, Dasari A, Lopez-Mattei J, Yusuf SW. Carcinoid heart disease. *Heart.* 2017;103(19):1488-1495. doi:10.1136/heartjnl-2017-311261

27. El-Shami K, Griffiths E, Streiff M. Nonbacterial thrombotic endocarditis in cancer patients: pathogenesis, diagnosis, and treatment. *Oncologist.* 2007;12(5):518-523. doi:10.1634/theoncologist.12-5-518

5

Enfermedad vascular en cardiooncología

Prashanth D. Thakker y Ronald J. Krone

*En este capítulo se analizan las enfermedades vasculares asociadas al cáncer o a su tratamiento, como el **síndrome de la vena cava superior (VCS)**, el **vasoespasmo coronario**, la **aterosclerosis** y el **síndrome coronario agudo (SCA)**, junto con su tratamiento.*

PRINCIPIOS GENERALES

- Los pacientes con cáncer tienen mayor riesgo de complicaciones cardiovasculares debido al efecto de su tratamiento (tanto sistémico como radiación) y al aumento de la inflamación asociado a la neoplasia subyacente. Además, dado que el cáncer y la aterosclerosis son frecuentes en poblaciones de edad avanzada y pueden compartir factores de riesgo, especialmente el tabaquismo, los pacientes con cáncer pueden tener una alta incidencia de enfermedades cardiacas o vasculares ocultas.
- Las interacciones con el sistema vascular son frecuentes en los pacientes con cáncer, por compresión externa sobre los grandes vasos, lesión endotelial exacerbada por quimioterapia, lesión directa de los vasos o aterosclerosis acelerada.
- El tratamiento clínico del SCA en un paciente con cáncer puede ser especialmente difícil dado el mayor riesgo de trombosis y trombocitopenia, así como la necesidad de equilibrar la intervención con el tratamiento continuado de la neoplasia, sobre todo la necesidad de cirugía oncológica curativa.

SÍNDROME DE LA VENA CAVA SUPERIOR

PRINCIPIOS GENERALES

- El **síndrome de la VCS** es una secuela clínica de la **compresión directa u oclusión** de la **VCS** con las consecuentes presiones elevadas en las venas que drenan los brazos y la cabeza.
- La malignidad representa cerca de 70% de los casos de obstrucción de la VCS, de los cuales 50% son secundarios a cáncer de pulmón de células no pequeñas, 25% a cáncer de pulmón de células pequeñas y 25% a linfomas y otros problemas.[1] La trombosis debida a catéteres y dispositivos permanentes representa el resto.
- La causa de la compresión puede variar y deberse a una masa del lado derecho, a los ganglios linfáticos paratraqueales o de la carina.
- La obstrucción sin compresión puede deberse a un tumor intravascular, que es poco frecuente, o a un trombo intravascular, que es más común.

DIAGNÓSTICO

Presentación clínica y evaluación inicial

- La obstrucción de la VCS suele presentarse con **edema en la parte superior del cuerpo** que afecta a cuello, extremidades superiores, cara o tórax. La disnea por **edema laríngeo** o síntomas neurológicos es una preocupación importante. A veces, los pacientes pueden presentar cambios más sutiles junto con taquicardia sinusal y aumento de la disnea de esfuerzo y/o de los dolores de cabeza o síntomas de plenitud craneal (tabla 5-1).
- En los casos crónicos, pueden observarse **vasos colaterales visibles dilatados** sobre el tórax derecho. En los casos más graves, los síntomas neurológicos como cefaleas, mareos, confusión, embotamiento y cambios en el estado mental pueden manifestarse debido al edema cerebral y constituir una situación de emergencia.[2]
- La aparición de edema laríngeo con estridor o síntomas mentales es una emergencia que requiere la apertura rápida de la obstrucción porque el coma y la muerte son posibles.[3,4]
- La **tomografía computarizada (TC)** y la **resonancia magnética (IRM)** son las modalidades de estudios de imagen de elección para la evaluación del síndrome VCS.
- La TC con contraste es útil para distinguir el trombo y la extensión de la obstrucción venosa, así como para evaluar los pulmones en busca de cáncer y, por lo tanto, es la modalidad de tratamiento más eficaz (fig. 5-1).
- La resonancia magnética es útil para distinguir el trombo del tumor o la fibrosis, pero no suele ser necesaria si la distinción puede hacerse por otras vías.

TABLA 5-1	Puntuación de Kishi para evaluar el síndrome de la vena cava superior

Signos clínicos	Puntuación
Trastornos de la conciencia o coma	4
Trastornos visuales, dolor de cabeza, vértigo o trastornos de la memoria	3
Trastornos mentales	2
Malestar	1
Ortopnea o edema laríngeo	3
Estridor, disfagia o disnea	2
Tos o pleuresía	1
Edema labial, obstrucción nasal, epistaxis	2
Edema facial	1
Dilatación de los vasos de cuello, cara y brazo	1

En los casos más graves pueden aparecer edema laríngeo, edema facial o labial y trastornos mentales, como dolor de cabeza, problemas de memoria o atención y, en casos graves, coma por edema cerebral. La aparición de edema laríngeo y estridor o síntomas mentales puede considerarse una emergencia que requiere la apertura rápida de la obstrucción. Una puntuación de cuatro o superior es indicativa de la necesidad de un alivio urgente de los síntomas obstructivos o disminución urgente de la presión venosa.

Modificado de Kishi K, Sonomura T, Mitsuzane K, *et al*. Self-expandable metallic stent therapy for superior vena cava syndrome: clinical observations. *Radiology*. 1993;189:531-535.

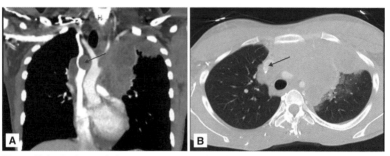

Figura 5-1. Síndrome de la vena cava superior (VCS) por compresión extrínseca y trombo. Una masa mediastínica anterior comprime la VCS con extensión de la masa, lo que ocasiona una estenosis grave (A, flecha roja). Además de la compresión extrínseca, se observa un trombo blando con un catéter venoso dentro de la VCS (B, flecha roja).

- La presencia de catéter permanente en la VCS suele ser un buen pronóstico de que el trombo puede ser la causa de la obstrucción.

MANEJO

- El **tratamiento de los síntomas emergentes** es decisivo en los pacientes con deterioro neurológico o compromiso respiratorio por edema laríngeo.
- La **intervención percutánea** con la colocación de endoprótesis o terapia trombolítica dirigida por catéter suele ser rápidamente eficaz para aliviar la obstrucción. La **trombectomía percutánea** también puede considerarse en casos favorables. Puede considerarse un tratamiento complementario con esteroides, especialmente en caso de edema laríngeo o cerebral.[2,5]
- Si se identifica una oclusión relacionada con el dispositivo, se debe retirar el cable o la línea y colocar una endoprótesis posterior para aliviar la obstrucción. Si hay una carga importante de coágulos y se teme embolización distal, debe considerarse la posibilidad de practicar trombectomía antes de retirar la línea o el cable.
- Los **tumores quimiorradiosensibles pueden responder rápidamente al tratamiento adecuado**, pero debe obtenerse una biopsia para confirmar el diagnóstico antes del tratamiento si la obstrucción no pone en peligro la vida.
- Si se coloca una endoprótesis, el paciente necesitará ácido acetilsalicílico, anticoagulación y un inhibidor de P2Y12 durante poco tiempo. Los datos que guían las decisiones sobre la duración de la anticoagulación son limitados y la práctica varía según la institución.
- El tratamiento del síndrome de la VCS suele requerir una consulta con varias especialidades; radiólogos para establecer la causa, intervencionista para colocar la endoprótesis y considerar la trombectomía, cirujanos o radiólogos intervencionistas para la toma de la biopsia y oncólogo para definir el tratamiento definitivo.

VASOESPASMO CORONARIO Y 5-FLUOROURACILO

PRINCIPIOS GENERALES

- Se ha observado vasoespasmo con la administración de 5-fluorouracilo (5-FU) con hallazgos clínicos, bioquímicos y electrocardiográficos (ECG) consistentes con isquemia miocárdica en ausencia de enfermedad coronaria obstructiva.

- La incidencia del vasoespasmo inducido por el 5-FU es variable, y los estudios han informado que los efectos adversos graves se sitúan en torno a 1 y 5%.[6]
- Se ha demostrado que la prevalencia de la isquemia silenciosa en los pacientes tratados con 5-FU es cercana a 14%, y se observa SCA en casi 5% de ellos.
- Se cree que el mecanismo del vasoespasmo tiene su origen en la disfunción endotelial, que ocasiona una **respuesta vasodilatadora anormal y vasoconstricción paradójica**. Además de la disfunción endotelial, la del músculo liso también se ha implicado de forma independiente en la causa de vasoconstricción coronaria.[7] Esto también ocurre con la administración de capecitabina, un profármaco que en el tumor se convierte por acción enzimática en 5-FU.
- La disfunción microvascular y el daño celular directo del miocardio pueden tener una función concomitante en la toxicidad cardiaca del 5-FU.[7]

DIAGNÓSTICO

Presentación clínica

- Se ha demostrado que los factores de riesgo cardiaco tradicionales tienen una función en la potenciación de la **disfunción endotelial** y del **músculo liso** en pacientes tratados con 5-FU.
- Los pacientes sometidos a infusión de 5-FU suelen presentar **angina** y pueden tener **disnea** o **palpitaciones** asociadas. Estos síntomas pueden aparecer durante el reposo o con el esfuerzo.
- A menudo el ECG puede demostrar isquemia miocárdica asintomática.
- Los síntomas suelen aparecer durante el primer ciclo de administración, manifestándose durante la infusión o dentro de las 72 horas siguientes a concluirla.
- Los síntomas suelen disminuir tras la interrupción del 5-FU.[7]

MANEJO Y SEGUIMIENTO CLÍNICO

- Antes de iniciar el tratamiento con 5-FU o capecitabina, es esencial evaluar los factores de riesgo cardiaco. **Hiperlipidemia**, **hipertensión**, **diabetes** y **tabaquismo** deben evaluarse y tratarse enérgicamente.
- Si las plaquetas lo permiten, debe considerarse la posibilidad de tomar **ácido acetilsalicílico en dosis bajas**.
- En caso de angina de pecho, es importante establecer si el paciente tiene lesión miocárdica mediante ECG y troponina de alta sensibilidad.
  - La infusión debe detenerse para evitar mayor isquemia.
  - Si preocupa que haya enfermedad coronaria subyacente, debe obtenerse una **angiografía coronaria** estándar o **mediante TC** para descartar una enfermedad arterial coronaria grave y obstructiva, y debe considerarse la revascularización antes de proceder a la quimioterapia.
  - Si el paciente tiene síntomas incluso sin hallazgos en el ECG o biomarcadores, la infusión debe continuar suspendida e iniciarse los nitratos y/o **antagonistas del calcio no dihidropiridínicos (diltiazem o verapamilo)** antes de reanudar el tratamiento. Se recomiendan las pruebas no invasivas con **angiografía por TC** o **pruebas de esfuerzo**.
  - Si hay evidencia de lesión miocárdica, se aconseja observación en una unidad de cuidados coronarios durante al menos 24 horas.
- La decisión de continuar el 5-FU depende de su importancia y de la gravedad de la respuesta coronaria.
  - Antes de tratar a los pacientes, en estos casos se recomiendan **vasodilatadores con nitratos** y **bloqueadores de los canales de calcio**, sobre todo de tipo distinto a dihidripiridina.

- Históricamente, la **recurrencia de los síntomas o de la cardiotoxicidad es tan alta como 90%, con tasa de mortalidad no significativa en pacientes a quienes se les continúa el 5-FU;**[7] esto debe considerarse a la hora de planificar el reinicio del tratamiento, aunque ha tenido cada vez más éxito con el manejo óptimo.[8]
- Si se reanuda el tratamiento, hay que considerar la administración de 5-FU en bolos, reducir la dosis o cambiar a capecitabina. La clave son la vigilancia estrecha (con ECG) y su interrupción ante los primeros signos de cardiotoxicidad. Nuestro abordaje para reanudar es **tratar previamente con un bloqueador del calcio**, normalmente diltiazem, a una dosis limitada por la frecuencia cardiaca y presión arterial antes de reanudar. También se suelen utilizar **nitratos de acción prolongada** y nitroglicerina sublingual para tratar rápidamente cualquier síntoma anginoso o isquémico. Es esencial una estrecha colaboración con el oncólogo tratante, con disponibilidad para el paciente durante la infusión.
- Estas precauciones suelen ser efectivas y permiten completar el tratamiento.

ATEROSCLEROSIS ACELERADA

PRINCIPIOS GENERALES

- Los **procesos inflamatorios** se relacionan con aterosclerosis acelerada. Por ello, los procesos y tratamientos oncológicos pronostican un mayor riesgo de aterosclerosis y sientan las bases para evaluación cardiaca cuidadosa y tratamiento de los factores de riesgo cardiaco antes de que se desarrollen los síntomas de la enfermedad.
- Los tratamientos que aumentan específicamente la inflamación incluyen **radioterapia (RT), inhibidores de la tirosina-cinasa (TKI), inhibidores del factor de crecimiento endotelial vascular (VEGF)** e **inhibidores de puntos de control inmunitario (ICI).** Los pacientes que se han sometido a **trasplante de células madre** y **desarrollan la enfermedad de injerto contra huésped (EICH)** con inflamación continua también tienden a mayor riesgo de desarrollar aterosclerosis prematura.
- Antes de la quimioterapia debe hacerse una cuidadosa evaluación de los posibles factores de riesgo, que incluyen **hiperlipidemia con colesterol de lipoproteínas de baja densidad (LDL) >100, antecedentes familiares importantes, hipertensión, diabetes** y **antecedentes de tabaquismo.** Estos factores deben reconocerse y corregirse. El objetivo del colesterol puede modificarse en función del riesgo y en los pacientes con alto riesgo **puede establecerse un objetivo de LDL menor, normalmente <70 mg/m²**. En quienes se han sometido a TC de tórax, la calcificación en las arterias coronarias específicas y en la aorta torácica y abdominal puede utilizarse para evaluar el riesgo. (A menudo esto no se incluye en el informe, por lo que el cardiooncólogo debe revisar la TC.)
- Los pacientes propensos a desarrollar aterosclerosis suelen estar asintomáticos, por lo que un alto grado de sospecha clínica es clave para identificarlos de forma temprana, y así poder iniciar la terapia óptima y, con suerte, reducir la probabilidad de progresión.

Radioterapia

- La RT se utiliza como tratamiento neoadyuvante o adyuvante para múltiples tumores malignos de pulmón, mama, cabeza y cuello en casi 40 a 50% de los pacientes sometidos a tratamiento.[9]
- Mecánicamente, la RT es responsable de **promover inflamación y acelerar la aterosclerosis y disfunción endotelial**, lo que conduce a daños micro y macrovasculares.[10]

- El efecto sobre la vasculatura coronaria se relaciona con la dosis de radiación, la duración del tratamiento y la proximidad al miocardio. Las pacientes tratadas por cáncer de mama, especialmente la izquierda, los pacientes de menor edad (<35 años) al momento de la RT, y aquellos con mayor volumen de radiación (>30-35 Gy) parecen tener mayor predisposición a promover la aterosclerosis acelerada.[11,12] Quienes son tratados por enfermedad de Hodgkin con altas dosis de radiación mediastínica tienen riesgo especialmente alto de sufrir estos efectos.[13]
- Las repercusiones de la enfermedad cardiovascular inducida por radiación no se limitan a las coronarias y pueden causar **valvulopatía grave** (por lo general, engrosamiento fibroso valvular y, en última instancia, estenosis de la válvula mitral, aórtica y tricúspide, o fibrosis de la válvula aórtica con insuficiencia), enfermedad pericárdica y afectar a la **vasculatura mediastínica** (como estenosis carotídea y subclavia). La radiación en el tórax también tiene implicaciones para la cirugía coronaria, con daños en las arterias mamarias internas, además de preocupación por la cicatrización de la herida esternal. Una posible **estenosis subclavia** silenciosa puede limitar el flujo por la arteria mamaria interna y ocasionar robo coronario si dicha arteria se utiliza para la revascularización, y la estenosis carotídea debe evaluarse antes de la cirugía (fig. 5-2).
- Los factores de riesgo tradicionales, como **obesidad, hipertensión, consumo de tabaco, diabetes mellitus** e **hiperlipidemia**, aumentan el riesgo de desarrollar aterosclerosis.

Enfermedad de injerto contra huésped

- La **EICH** es una complicación conocida del trasplante de células madre hematopoyéticas, como resultado de la activación inmunitaria de las células T del donante en los tejidos del huésped, lo que conduce a un estado proinflamatorio que ocasiona daños en los tejidos.[14] Son frecuentes la fibrosis de pulmones y piel, y el engrosamiento del intestino que conduce a estados de malabsorción.
- La afectación cardiaca incluye **bradiarritmia, miocardioipatía** e **hiperplasia de la íntima coronaria**.[15]
- Se cree que la afectación coronaria en pacientes con EICH se debe al mecanismo inflamatorio e inmunorreactivo de esta enfermedad. Se ha observado que los pacientes presentan estrechamiento luminal coronario importante con proliferación de la íntima, además de enfermedad arterial coronaria con formación de placa ateromatosa en las formas más crónicas de la EICH.[14,15]
- Los síntomas de la angina de pecho pueden no estar presentes incluso con enfermedad grave, por lo que es decisiva la evaluación enérgica de las arterias coronarias tras el desarrollo de síntomas de isquemia o nuevos hallazgos en el ECG o nueva insuficiencia cardiaca. La evaluación no invasiva con **angiografía por TC** o **prueba de esfuerzo** con ecocardiografía o de la perfusión miocárdica con TC por emisión de fotón único (SPECT, por sus siglas en inglés) es un buen abordaje en los individuos apropiados. En aquellos con síntomas de isquemia o isquemia en las pruebas no invasivas, la angiografía coronaria es más definitiva y puede establecer la necesidad y el potencial de revascularización.

Nilotinib y otros inhibidores de la tirosina-cinasa BCR-ABL

- El **nilotinib**, un TKI de segunda generación de Bcr-Abl, la tirosina-cinasa anormal creada por una anomalía del cromosoma Filadelfia en la leucemia mieloide crónica (LMC), está implicado en la alteración de la función endotelial mediante el aumento de la expresión de las moléculas de adhesión celular (CAM, por sus siglas en inglés), lo que conduce a cambios proaterogénicos en la pared del vaso.[16]
- Los primeros estudios revelaron un aumento de la incidencia de la **enfermedad arterial periférica** en los pacientes sometidos a tratamiento con nilotinib que requerían

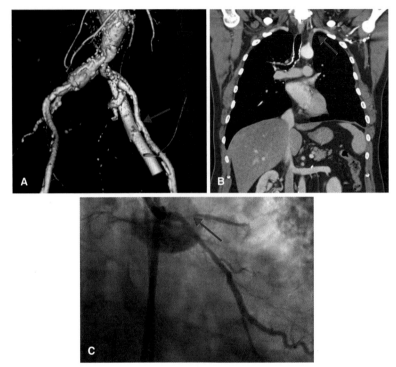

Figura 5-2. Enfermedad vascular inducida por radiación. Aterosclerosis periférica y oclusión de la vena iliaca izquierda con colocación de endoprótesis ocasionadas por radiación pélvica (A, flecha roja). Estenosis subclavia izquierda inducida por radiación torácica (B, flecha roja). Oclusión subtotal de la arteria descendente anterior izquierda en un paciente joven a causa de radiación torácica previa y enfermedad crónica de injerto contra huésped (C, flecha roja).

tratamiento invasivo temprano o amputación.[17] Además, el seguimiento a largo plazo de los tratados con nilotinib, así como con otros TKI de Bcr-Abl de segunda generación, en comparación con el imatinib, un TKI de Bcr-Abl de primera generación, reveló un riesgo significativamente mayor de eventos isquémicos arteriales.[18] Por lo tanto, en este subgrupo de pacientes es importante la estrecha vigilancia de la enfermedad vascular periférica y coronaria, así como un cuidadoso control de los factores de riesgo coronario, sobre todo colesterol.

Inhibidores de puntos de control inmunitario

- Casi 44% de los pacientes con cáncer tienen una indicación de inhibidores de puntos de control inmunitario (ICI), indicaciones que se amplían continuamente. En un estudio retrospectivo reciente se encontró un riesgo tres veces mayor de eventos cardiovasculares ateroscleróticos en los pacientes tratados con ICI respecto de sus controles. En un subestudio para diagnóstico por imagen se observó **aceleración de la aterosclerosis** por el aumento de la tasa de progresión del volumen total de la placa aórtica en los pacientes tratados con ICI en comparación con sus controles. Además, estos riesgos fueron mayores en pacientes de mayor edad y con diabetes, hipertensión y tratamiento previo con radiación.[19]

- Se ha propuesto que las implicaciones cardiovasculares de estos tratamientos se deben principalmente a la inhibición de la proteína de muerte celular programada 1 (PD-1), el ligando de muerte programada 1 (PD-L1) y la proteína asociada a los linfocitos T citotóxicos 4 (CTLA-4), que actúan como reguladores negativos de la aterosclerosis. El estado inflamatorio general promovido por este proceso conduce ocasionalmente a la miocarditis y es presumiblemente el mecanismo de aumento de los eventos coronarios. La **miocarditis** debida a ICI suele ser muy grave, con una tasa de mortalidad cercana a 50%. Esto se discutirá con más detalle.

PRESENTACIÓN CLÍNICA

- Los pacientes con antecedentes de radiación mediastínica o tratamientos que potencian la aterosclerosis tienen mayor riesgo de enfermedad coronaria, por lo que la evaluación prequirúrgica debe considerarlo y también la evaluación de la enfermedad grave silente.[20] La evaluación diagnóstica puede incluir estudios de imagen, como **angiografía coronaria por TC** o **estudios funcionales** para evaluar la isquemia.
- Los pacientes que se enfrentan a un tratamiento estresante, sobre todo cirugía de alto riesgo, requieren evaluación isquémica con imágenes de TC coronaria o pruebas de esfuerzo según su estado funcional y perfil sintomático.

  Puede requerirse angiografía coronaria si no es posible obtener imágenes no invasivas adecuadas. Si se identifica la isquemia de forma no invasiva, entonces está indicada la angiografía coronaria. Si el cáncer o el tratamiento implican trombocitopenia, debe considerarse un abordaje radial donde la hemostasia sea mejor.

MANEJO

- Es esencial la modificación enérgica de los factores de riesgo y el tratamiento de los tradicionales con reducción de **LDL <70 mg/dL**, **abandono del tabaco** y **control adecuado de la presión arterial**. Se recomienda seleccionar estatinas que no se metabolicen por la vía del CYP3A4 (es decir, rosuvastatina o pravastatina) si se prevé interacción con la quimioterapia o los anticoagulantes orales directos (ACOD).
- Está indicado el tratamiento médico con **hipolipemiantes**, **antianginosos** y **antiplaquetarios**. La angiografía coronaria con intervención percutánea es apropiada en pacientes con síntomas refractarios al tratamiento médico o con síntomas inestables. La revascularización quirúrgica es necesaria en determinadas situaciones, pero casi siempre se limita a la enfermedad isquémica grave que no puede tratarse por vía percutánea.
- La revascularización debe reservarse para pacientes con síntomas refractarios al tratamiento médico, enfermedad grave del tronco izquierdo o enfermedad en varios vasos con fracción de eyección reducida.[21,22]

SÍNDROME CORONARIO AGUDO

PRINCIPIOS GENERALES

- El **SCA** en pacientes con cáncer activo presenta retos únicos. Además de los factores de riesgo iniciales para la enfermedad arterial coronaria, varios agentes quimioterapéuticos predisponen a los pacientes a aterosclerosis acelerada y vasoespasmo.

Cisplatino y compuestos de platino

El cisplatino y otros compuestos de platino, mediante la **procoagulación y disfunción endotelial directa, han sido implicados como trombogénicos**. Múltiples estudios han identificado al cisplatino como agente que potencia la enfermedad arterial coronaria en supervivientes de cáncer.[23,24] En un amplio análisis retrospectivo, 18.1% de los pacientes tuvo un evento trombogénico y de ellos 11.3% tenía trombos arteriales.[25] Casi 2% de los pacientes de este estudio tuvieron isquemia miocárdica o cerebrovascular.

Inhibidores del factor de crecimiento endotelial vascular

- Los inhibidores del VEGF, como el bevacizumab, ocasionan disfunción endotelial y, mediante diversos mecanismos, favorecen la trombosis.[26]
- Los inhibidores del VEGF aumentan el riesgo de **isquemia cardiaca y SCA dada la mayor incidencia de trombosis arterial con estos agentes quimioterapéuticos.**
- No se observó una relación dosis-efecto con la tromboembolia arterial, como sí se observa con la hipertensión asociada a los inhibidores del VEGF.[27,28]

CONSIDERACIONES PARA EL MANEJO CLÍNICO EN PACIENTES CON SÍNDROME CORONARIO AGUDO

- Los pacientes que presentan **infarto de miocardio con elevación del segmento ST (IAMCEST)** requerirán **angiografía coronaria** inmediata e **intervención percutánea** en el vaso responsable para salvar el miocardio. El SCA de alto riesgo sin IAMCEST se trata mejor con angiografía e intervención percutánea tempranas.
- La intervención coronaria requiere que los pacientes estén anticoagulados con **heparina sistémica, heparina de bajo peso molecular** o **inhibidores directos de la trombina** durante el procedimiento; además, deberán permanecer en tratamiento antiplaquetario durante algún tiempo después de la intervención. Debido a la elevada incidencia de mortalidad y discapacidad en los pacientes con IAMCEST, la intervención debe hacerse a menos que esté contraindicada. En los pacientes con SCA sin IAMCEST, la consulta con el oncólogo puede ser útil para planificar la estrategia (fig. 5-3).

REVASCULARIZACIÓN EN EL SÍNDROME CORONARIO AGUDO CUANDO HAY TROMBOCITOPENIA

- La **trombocitopenia** supone un reto único en esta población de pacientes. Su frecuencia es de 10 a 25% en pacientes con tumores sólidos y quimioterapia, así como con leucemia aguda, linfoma, síndrome mielodisplásico y mieloma múltiple.[29] El riesgo varía según el tipo de cáncer y el tratamiento previsto.
- La estrategia de manejo varía en los pacientes según el recuento de plaquetas y el nadir esperado (tabla 5-2). Los pacientes con síndromes coronarios inestables justifican la evaluación coronaria y la consideración de intervención percutánea (fig. 5-3). El acceso de elección debe ser el radial, si es posible, para reducir el riesgo de hemorragia y las complicaciones en el lugar de acceso. Datos retrospectivos publicados recientemente en el MD Anderson Cancer Center revelan la seguridad de la angiografía coronaria y la intervención percutánea en pacientes con SCA.[30]
- Las **imágenes intravasculares con intervención percutánea** optimizan la colocación de la endoprótesis y pueden minimizar el riesgo de **trombosis de la endoprótesis** (ST, por sus siglas en inglés).[31] Además, la estructura de la endoprótesis y el recubrimiento del fármaco también pueden influir en la duración del **tratamiento antiplaquetario dual** (TAPD).
- El **tipo de endoprótesis** y la **duración del TAPD** son más controvertidos y siguen evolucionando. Recientemente, múltiples estudios han demostrado la eficacia de una duración más corta del TAPD en pacientes que reciben endoprótesis liberadoras de fármacos de

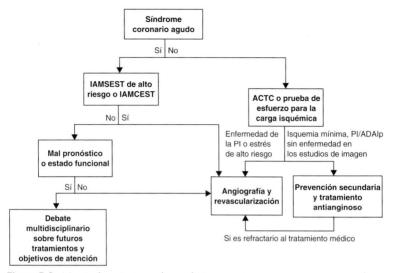

Figura 5-3. Manejo de pacientes cardiooncológicos con síntomas preocupantes para enfermedad arterial coronaria. ACTC: angiografía coronaria por tomografía computarizada; PI, arteria coronaria principal izquierda; IAMSEST, infarto de miocardio sin elevación del segmento ST; ADAIp, arteria descendente anterior izquierda proximal; IAMCEST, infarto de miocardio con elevación del segmento ST.

última generación, como Resolute, Xience, Synergy o Ultimaster, en los que puede ser adecuado un tratamiento de 1 a 3 meses con TAPD. En todos los casos se recomienda la colocación óptima de la endoprótesis mediante ecografía intravascular, lo que hace obsoleto el uso de endoprótesis metálicas desnudas (EMD).[32-34] Estas nuevas endoprótesis y nuevos estudios se desarrollaron después de que se reescribieran los lineamientos para el TAPD y no se reflejan en ellas.[35] Si **no hay preocupación por la trombocitopenia, se recomienda al menos seis meses de TAPD en caso de angina estable o 12 meses en caso de SCA**.

- El riesgo de **trombosis de la endoprótesis** y de hemorragia dictan la duración del TAPD. Los segmentos largos con la endoprótesis, la enfermedad de bifurcación, la expansión inadecuada de la endoprótesis y las disecciones en el borde son factores relacionados con la lesión y la endoprótesis para la trombosis de la endoprótesis. El uso de **imágenes intravasculares y de endoprótesis de nueva generación** reduce el riesgo de trombosis dentro de la endoprótesis o de revascularización del vaso diana y, por lo tanto, hace que la duración corta del TAPD sea segura. Es esencial discutir claramente con el cardiólogo intervencionista para determinar la duración adecuada del TAPD.

- El uso del TAPD durante un periodo de cuatro semanas puede ser razonable en pacientes con trombocitopenia o alto riesgo de hemorragia tras intervención coronaria percutánea (ICP). Estudios como los ensayos STOP-DAPT 2, ONYX One y MASTER DAPT, en los que se utilizaron las endoprótesis Xience, ONYX o Ultimate, respectivamente, demostraron que un mes de TAPD seguido de monoterapia con clopidogrel (STOP-DAPT 2) o bien ácido acetilsalicílico o clopidogrel (ONYX One, MASTER DAPT) no fueron inferiores a un tratamiento más prolongado.[34,36]

- Los **riesgos de eventos cardiacos después de cirugía no cardiaca son elevados después de la endoprótesis**, sin importar su tipo. El riesgo de estos eventos es mayor en el primer mes después de la colocación de la endoprótesis y disminuye durante seis meses cuando el

TABLA 5-2	Trombocitopenia, intervenciones coronarias y tratamiento antiplaquetario
Recuento mínimo de plaquetas	Manejo terapéutico
>10 000/µL	La monoterapia con ácido acetilsalicílico para la prevención secundaria puede administrarse mientras se controla la hemorragia
>30 000/µL	El TAPD con ácido acetilsalicílico y clopidogrel puede continuarse en caso de ICP reciente
<50 000/µL	Se justifica la discusión multidisciplinaria sobre los beneficios de la ICP y el TAPD, la heparina en dosis bajas puede utilizarse para la anticoagulación sistémica (30-50 U/kg) cuando esté clínicamente indicado
>50 000/µL	El TAPD y las intervenciones coronarias pueden practicarse utilizando estrategias para evitar las hemorragias

ICP, intervención coronaria percutánea; TAPD, tratamiento antiplaquetario dual.
Derivado de Levine GN, Bates ER, Bittl JA, *et al.* 2016 ACC/AHA guideline focused update on duration of dual antiplatelet therapy in patients with coronary artery disease: a report of the American College of Cardiology/American Heart Association Task Force on Clinical Practice Guidelines. *J Am Coll Cardiol.* 2016;68:1082-1115; McCarthy CP, Steg G, Bhatt DL. The management of antiplatelet therapy in acute coronary syndrome patients with thrombocytopenia: a clinical conundrum. *Eur Heart J.* 2017;38:3488-3492; Schiffer CA, Bohlke K, Delaney M, *et al.* Platelet transfusion for patients with cancer: American Society of Clinical Oncology clinical practice guideline update. *J Clin Oncol.* 2018;36:283-299; Iliescu CA, Grines CL, Herrmann J, *et al.* SCAI expert consensus statement: evaluation, management, and special considerations of cardio-oncology patients in the cardiac catheterization laboratory (endorsed by the Cardiological Society of India, and Sociedad Latino Americana de Cardiologia Intervencionista). *Catheter Cardiovasc Interv.* 2016;87:E202-E223.

riesgo se estabiliza, sin importar el tipo de endoprótesis (EMD o ELF). Las recomendaciones actuales consisten en retrasar la intervención quirúrgica de forma óptima durante los seis meses posteriores a la colocación de la endoprótesis. En el caso de los pacientes con cáncer, esto significa obviamente retrasar la cirugía oncológica posiblemente curativa durante seis meses si se hace la implantación de una endoprótesis. Por lo tanto, la recomendación de ICP, que requiere el retraso de la cirugía, debe equilibrarse con la recomendación del injerto de derivación de la arteria coronaria (IDAC) que tiene un retraso más corto para la cirugía curativa y puede ser tan corto como un mes después del IDAC. En la mayoría de los casos, una capacidad de ejercicio >4 equivalentes metabólicos (METS) es aceptable para la cirugía no cardiaca en pacientes con enfermedad coronaria estable.[20] Como opción, en casos seleccionados de enfermedad coronaria estable, la revascularización puede posponerse hasta después de la cirugía de cáncer o aplazarse hasta que lo indiquen los síntomas.[37] Una consulta multidisciplinaria es esencial para planificar la estrategia óptima para tratar tanto la enfermedad coronaria como el cáncer.

REFERENCIAS

1. Friedman T, Quencer KB, Kishore SA, Winokur RS, Madoff DC. Malignant venous obstruction: superior vena cava syndrome and beyond. *Semin Intervent Radiol.* 2017;34:398-408.

2. Azizi AH, Shafi I, Shah N, *et al*. Superior vena cava syndrome. *JACC Cardiovasc Interv*. 2020;13:2896-2910.
3. Yu JB, Wilson LD, Detterbeck FC. Superior vena cava syndrome-a proposed classification system and algorithm for management. *J Thorac Oncol*. 2008;3:811-814.
4. Kishi K, Sonomura T, Mitsuzane K, *et al*. Self-expandable metallic stent therapy for superior vena cava syndrome: clinical observations. *Radiology*. 1993;189:531-535.
5. Straka C, Ying J, Kong FM, Willey CD, Kaminski J, Kim DW. Review of evolving etiologies, implications and treatment strategies for the superior vena cava syndrome. *Springerplus*. 2016;5:229.
6. Polk A, Vaage-Nilsen M, Vistisen K, Nielsen DL. Cardiotoxicity in cancer patients treated with 5-fluorouracil or capecitabine: a systematic review of incidence, manifestations and predisposing factors. *Cancer Treat Rev*. 2013;39:974-984.
7. Kanduri J, More LA, Godishala A, Asnani A. Fluoropyrimidine-associated cardiotoxicity. *Cardiol Clin*. 2019;37:399-405.
8. Padegimas A, Carver JR. How to diagnose and manage patients with fluoropyrimidineinduced chest pain. *JACC CardioOncol*. 2020;2:650-654.
9. Shoukat S, Zheng D, Yusuf SW. Cardiotoxicity related to radiation therapy. *Cardiol Clin*. 2019;37:449-458.
10. Raghunathan D, Khilji MI, Hassan SA, Yusuf SW. Radiation-induced cardiovascular disease. *Curr Atheroscler Rep*. 2017;19:22.
11. McGale P, Darby SC, Hall P, *et al*. Incidence of heart disease in 35,000 women treated with radiotherapy for breast cancer in Denmark and Sweden. *Radiother Oncol*. 2011;100:167-175.
12. Darby SC, Ewertz M, McGale P, *et al*. Risk of ischemic heart disease in women after radiotherapy for breast cancer. *N Engl J Med*. 2013;368:987-998.
13. Mulrooney DA, Nunnery SE, Armstrong GT, *et al*. Coronary artery disease detected by coronary computed tomography angiography in adult survivors of childhood Hodgkin lymphoma. *Cancer*. 2014;120:3536-3544.
14. Rackley C, Schultz KR, Goldman FD, *et al*. Cardiac manifestations of graft-versus-host disease. *Biol Blood Marrow Transplant*. 2005;11:773-780.
15. Dogan A, Dogdu O, Ozdogru I, *et al*. Cardiac effects of chronic graft-versus-host disease after stem cell transplantation. *Tex Heart Inst J*. 2013;40:428-434.
16. Manouchehri A, Kanu E, Mauro MJ, Aday AW, Lindner JR, Moslehi J. Tyrosine kinase inhibitors in leukemia and cardiovascular events: from mechanism to patient care. *Arterioscler Thromb Vasc Biol*. 2020;40:301-308.
17. Le Coutre P, Rea D, Abruzzese E, *et al*. Severe peripheral arterial disease during nilotinib therapy. *J Natl Cancer Inst*. 2011;103:1347-1348.
18. Moslehi JJ, Deininger M. Tyrosine kinase inhibitor-associated cardiovascular toxicity in chronic myeloid leukemia. *J Clin Oncol*. 2015;33:4210-4218.
19. Drobni ZD, Alvi RM, Taron J, *et al*. Association between immune checkpoint inhibitors with cardiovascular events and atherosclerotic plaque. *Circulation*. 2020;142:2299-2311.
20. Patel AY, Eagle KA, Vaishnava P. Cardiac risk of noncardiac surgery. *J Am Coll Cardiol*. 2015;66:2140-2148.
21. Al-Lamee R, Thompson D, Dehbi HM, *et al*. Percutaneous coronary intervention in stable angina (ORBITA): a double-blind, randomised controlled trial. *Lancet*. 2018;391:31-40.
22. Maron DJ, Hochman JS, Reynolds HR, *et al*. Initial invasive or conservative strategy for stable coronary disease. *N Engl J Med*. 2020;382:1395-1407.
23. Haugnes HS, Wethal T, Aass N, *et al*. Cardiovascular risk factors and morbidity in long-term survivors of testicular cancer: a 20-year follow-up study. *J Clin Oncol*. 2010;28:4649-4657.
24. Huddart RA, Norman A, Shahidi M, *et al*. Cardiovascular disease as a long-term complication of treatment for testicular cancer. *J Clin Oncol*. 2003;21:1513-1523.
25. Moore RA, Adel N, Riedel E, *et al*. High incidence of thromboembolic events in patients treated with cisplatin-based chemotherapy: a large retrospective analysis. *J Clin Oncol*. 2011;29:3466-3473.
26. Economopoulou P, Kotsakis A, Kapiris I, Kentepozidis N. Cancer therapy and cardiovascular risk: focus on bevacizumab. *Cancer Manag Res*. 2015;7:133-143.

27. Scappaticci FA, Skillings JR, Holden SN, *et al*. Arterial thromboembolic events in patients with metastatic carcinoma treated with chemotherapy and bevacizumab. *J Natl Cancer Inst.* 2007;99:1232-1239.

28. Ranpura V, Hapani S, Chuang J, Wu S. Risk of cardiac ischemia and arterial thromboembolic events with the angiogenesis inhibitor bevacizumab in cancer patients: a meta-analysis of randomized controlled trials. *Acta Oncol.* 2010;49:287-297.

29. Elting LS, Rubenstein EB, Martin CG, *et al*. Incidence, cost, and outcomes of bleeding and chemotherapy dose modification among solid tumor patients with chemotherapy-induced thrombocytopenia. *J Clin Oncol.* 2001;19:1137-1146.

30. Iliescu C, Balanescu DV, Donisan T, *et al*. Safety of diagnostic and therapeutic cardiac catheterization in cancer patients with acute coronary syndrome and chronic thrombocytopenia. *Am J Cardiol.* 2018;122:1465-1470.

31. Ong DS, Jang IK. Causes, assessment, and treatment of stent thrombosis—intravascular imaging insights. *Nat Rev Cardiol.* 2015;12:325-336.

32. Watanabe H, Domei T, Morimoto T, *et al*. Effect of 1 month dual antiplatelet therapy followed by clopidogrel *vs* 12-month dual antiplatelet therapy on cardiovascular and bleeding events in patients receiving PCI: the STOPDAPT-2 Randomized Clinical Trial. *JAMA.* 2019;321:2414-2427.

33. Varenne O, Cook S, Sideris G, *et al*. Drug-eluting stents in elderly patients with coronary artery disease (SENIOR): a randomised single-blind trial. *Lancet.* 2018;391:41-50.

34. Windecker S, Latib A, Kedhi E, *et al*. Polymer-based or polymer-free stents in patients at high bleeding risk. *N Engl J Med.* 2020;382:1208-1218.

35. Levine GN, Bates ER, Bittl JA, *et al*. 2016 ACC/AHA guideline focused update on duration of dual antiplatelet therapy in patients with coronary artery disease: a report of the American College of Cardiology/American Heart Association Task Force on Clinical Practice Guidelines. *J Am Coll Cardiol.* 2016;68:1082-1115.

36. Watanabe H, Domei T, Morimoto T, *et al*. Very short dual antiplatelet therapy after drug-eluting stent implantation in patients with high bleeding risk: insight from the STOPDAPT-2 trial. *Circulation.* 2019;140:1957-1959.

37. McFalls EO, Ward HB, Moritz TE, *et al*. Coronary-artery revascularization before elective major vascular surgery. *N Engl J Med.* 2004;351:2795-2804.

38. Iliescu CA, Grines CL, Herrmann J, *et al*. SCAI Expert consensus statement: evaluation, management, and special considerations of cardio-oncology patients in the cardiac catheterization laboratory (endorsed by the Cardiological Society of India, and Sociedad Latino Americana de Cardiología Intervencionista). *Catheter Cardiovasc Interv.* 2016;87:E202-E223.

39. McCarthy CP, Steg G, Bhatt DL. The management of antiplatelet therapy in acute coronary syndrome patients with thrombocytopenia: a clinical conundrum. *Eur Heart J.* 2017;38:3488-3492.

40. Schiffer CA, Bohlke K, Delaney M, *et al*. Platelet transfusion for patients with cancer: American Society of Clinical Oncology clinical practice guideline update. *J Clin Oncol.* 2018;36:283-299.

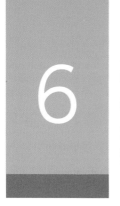

6 Evaluación de la cardiopatía isquémica en cardiooncología

Arick Park y Joshua D. Mitchell

PRINCIPIOS GENERALES

- **Los pacientes con cáncer tienen mayor riesgo de padecer enfermedad arterial coronaria (EAC) debido a los factores de riesgo compartidos y a los efectos cardiotóxicos de su tratamiento contra el cáncer.**
- Todos los pacientes con cáncer deben someterse a historia clínica y exploración física exhaustivas. Toda consideración de cardiopatía isquémica **comienza con la prevención** mediante identificación y optimización de los factores de riesgo cardiovascular e identificación de la EAC asintomática, como sucede con las **calcificaciones de las arterias coronarias (CAC)** adicionales **en la tomografía computarizada (TC).**
- Los pacientes con cáncer a menudo se someten a TC de tórax para cribado o vigilancia, lo que proporciona importantes oportunidades para detectar simultáneamente las CAC y ayudar a dirigir el tratamiento preventivo (fig. 6-1).
- La evaluación y el tratamiento de la cardiopatía isquémica deben llevarse a cabo considerando el **tratamiento del paciente** (previo, en curso y previsto), el **riesgo de supresión de la médula ósea**, la **agudeza de la presentación** y el **pronóstico de cáncer.**
- La evaluación y el tratamiento de un paciente en quien se sospecha cardiopatía isquémica o se confirma durante el tratamiento de cáncer deben ser siempre de carácter **multidisciplinario**, con estrecha **colaboración entre oncología y cardiología**. El objetivo final es mejorar la calidad de vida, lograr la supervivencia del paciente y minimizar las interrupciones del tratamiento oncológico.

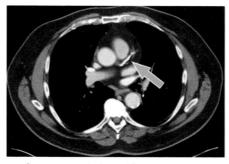

Figura 6-1. La tomografía computarizada de estadificación muestra una extensa calcificación de la arteria coronaria (flecha) en la arteria descendente anterior izquierda de un paciente con cáncer de próstata recién diagnosticado, que finalmente se sometió a cirugía de derivación coronaria en tres vasos tras luego desarrollar angina inestable.

• El diagnóstico de cardiopatía isquémica nunca debe ser en sí una contraindicación para continuar con el tratamiento del cáncer para prolongar la vida, aunque deben considerarse los regímenes oncológicos con toxicidad cardiovascular reducida y eficacia similar cuando estén disponibles.

Definición

• La cardiopatía isquémica se refiere a las afecciones derivadas de la **hipoperfusión coronaria** del tejido miocárdico.
• El síntoma de angina de pecho es ocasionado porque la **demanda de oxígeno del miocardio supera al suministro**, que ocasiona el malestar en el pecho.
• El síndrome coronario agudo (SiCA), un subconjunto de la cardiopatía isquémica, es una emergencia médica y se trata en el capítulo 5.

Clasificación

• La isquemia cardiaca en pacientes con cáncer puede clasificarse de forma similar a la que aparece en pacientes sin cáncer.
• Los pacientes con SiCA deben distinguirse de aquellos con **síndrome coronario crónico (SCC)** o estable y deben ser tratados con base en sus antecedentes oncológicos.
• Tradicionalmente, los pacientes con SiCA tienen infarto de miocardio (IM) con elevación del segmento ST, IM sin elevación del segmento ST o angina inestable. La evaluación y el tratamiento del SiCA se analiza en el capítulo 5.
• Los pacientes con síndrome coronario estable pueden tener **EAC obstructiva** o **isquemia miocárdica sin lesiones coronarias obstructivas (INOCA, por sus siglas en inglés).**
• Algunos ejemplos de INOCA son el **vasoespasmo de las arterias coronarias** y la **disfunción microvascular coronaria.**
• **La angina de pecho puede clasificarse como típica, atípica o como molestia torácica no cardiaca.** El dolor torácico típico casi siempre se caracteriza por ser subesternal, que empeora con el ejercicio y se alivia con el reposo o la nitroglicerina. El dolor no cardiaco es una molestia torácica que no presenta ninguna de las características típicas.

Epidemiología

• Alrededor de 50% de las muertes en Estados Unidos son por enfermedades del corazón o cáncer.[1]
• Entre los pacientes con cáncer, más de un tercio muere por neoplasia maligna y una décima parte por enfermedad cardiaca, y **la principal causa concurrente de morbilidad y mortalidad es la enfermedad cardiovascular.** En general, los pacientes con cáncer tienen un riesgo entre 2 y 6 veces mayor de padecer enfermedades cardiovasculares en comparación con la población general.[2]

Etiología

• Los cánceres afectan de forma desproporcionada a los pacientes de edad avanzada y, en consecuencia, esta población suele tener más factores de riesgo tradicionales para desarrollar aterosclerosis coronaria, la causa predominante de isquemia miocárdica.
• Algunos **tratamientos contra el cáncer también pueden acelerar o agravar la hipoperfusión coronaria mediante aterosclerosis, vasoespasmo, disfunción endotelial o trombogénesis** (*véase* la sección siguiente).
• La arteriosclerosis coronaria, que se presenta de forma crónica (angina estable) o aguda (SiCA), es la causa predominante de la enfermedad coronaria obstructiva. El SiCA se debe a rotura de la placa coronaria, erosión o tromboembolia coronaria. Este tema se trata con más detalle en el capítulo 5.

- La **isquemia por demanda** es un fenómeno común de desajuste entre el suministro y la demanda coronarios que conduce a isquemia subendomiocárdica y, a menudo, a la elevación de los biomarcadores de troponina.

Factores de riesgo

- Además de **los factores de riesgo cardiovascular tradicionales** (p. ej., tabaquismo, hipertensión, hiperlipidemia, diabetes mellitus), los pacientes con cáncer están expuestos a tratamientos que pueden acelerar la enfermedad aterosclerótica.
- Algunos ejemplos comunes de tratamientos conocidos contra el cáncer que pueden causar aterosclerosis son radiación torácica, **inhibidores de cinasas de moléculas pequeñas** (p. ej., nilotinib, sorafenib, ponatinib) e **inhibidores de puntos de control inmunitario.**[3,4]
- Algunos tratamientos contra el cáncer también se han asociado a **vasoespasmos** (sorafenib, 5-fluorouracilo [5-FU], paclitaxel, gemcitabina) y **trombosis coronaria** (cisplatino) en ausencia de aterosclerosis.[4] En estos casos, el paciente suele presentar un SiCA (*véase* el capítulo 5).
- Los supervivientes de un **linfoma de Hodgkin tienen 3.8 veces más probabilidades de desarrollar EAC** tras recibir solo radiación mediastínica. Los pacientes que reciben tanto radiación como tratamiento con antraciclinas tienen un riesgo 4.5 veces mayor de enfermedad coronaria. Estos pacientes también tienen mayor riesgo de miocardiopatía inducida por antraciclinas.[5]
- Las pacientes con **cáncer de mama** tratadas con **radiación en el lado izquierdo tienen un riesgo 2.7 veces mayor de sufrir enfermedad coronaria** en comparación con las que reciben radiación en el lado derecho. También tienen 2.1 veces más probabilidades de sufrir dolor torácico y 3.1 veces más probabilidades de desarrollar un IM.[6]
- Dado que los tratamientos contra el cáncer evolucionan continuamente, el clínico debe mantener un alto índice de sospecha sobre la posible toxicidad cardiovascular de los agentes nuevos y emergentes.
- Los pacientes con cáncer también son especialmente susceptibles de sufrir **desajustes en el suministro y la demanda coronarios**. Por ejemplo, quienes suelen tener **anemia** por enfermedad crónica, **supresión de la médula ósea** por quimioterapia o infiltración invasiva de la médula ósea y también tienen riesgo significativamente mayor de infecciones y **taquiarritmias** asociadas con el tratamiento del cáncer.

DIAGNÓSTICO

Historia clínica

- Los pacientes con cáncer deben ser examinados para detectar la cardiopatía isquémica mediante historia clínica y exploración física detalladas. Los pacientes asintomáticos también pueden ser identificados mediante el reconocimiento de CAC en las imágenes de TC disponibles.
- Los antecedentes de dolor torácico sintomático deben calificarse además **como dolor torácico típico, atípico o no cardiaco**. Ciertos descriptores del dolor torácico pueden aumentar o disminuir la probabilidad de tener SiCA, lo que también puede ayudar a estratificar el riesgo de los pacientes con SiCA al dolor torácico no cardiaco. El dolor torácico **típico es dolor o molestia reproducible subesternal que empeora con el esfuerzo y se alivia con el reposo**, aunque solo algunos factores pueden estar presentes en los pacientes con SiCA. Los síntomas que reducen la probabilidad de que se trate de dolor torácico cardiaco son la naturaleza pleurítica o posicional, el dolor no relacionado con el esfuerzo o el dolor reproducible con la palpitación, según un estudio de pacientes que se presentaron con SiCA (tabla 6-1).
- Los síntomas **anginosos o isquémicos equivalentes** incluyen disnea y fatiga progresivas.
- La disnea por esfuerzo, el edema de las extremidades inferiores, la ortopnea y la disnea paroxística nocturna son **síntomas** que sugieren **insuficiencia cardiaca**. Los pacientes

TABLA 6-1	Antecedentes de dolor torácico y síndrome coronario agudo

La asociación disminuye la probabilidad

Descriptor de dolor torácico	LR
Pleurítico	0.2
Posicional	0.3
Agudo	0.3
Reproducible con la palpación	0.3
Ubicación submamaria	0.8
Sin esfuerzo	0.8

LR, razón de verosimilitud (por sus siglas en inglés). Reproducido de Swap CJ, Nagurney JT. Value and limitations of chest pain history in the evaluation of patients with suspected acute coronary syndromes. *JAMA*. 2005;294:2623-2629.

con cáncer tienen mayor riesgo de sufrir miocardiopatías tanto isquémicas como no isquémicas, aunque es conveniente hacer una evaluación adecuada de la posible EAC obstructiva subyacente en todos los pacientes con cáncer que presenten miocardiopatía (angiografía frente a pruebas no invasivas).
* La clasificación del dolor torácico isquémico suele basarse en la recopilación de la historia clínica y sintomatología precisas. Sin embargo, la evaluación de los síntomas de cardiopatía isquémica en pacientes con cáncer puede ser un reto y **requiere la recopilación de una historia clínica oncológica detallada**. Los síntomas relacionados con el cáncer a menudo pueden enmascarar o imitar los cardiacos, como dolor óseo metastásico, enfermedad pulmonar y fatiga relacionada con el cáncer o su tratamiento.

Evaluación de laboratorio

Síndrome coronario crónico
* **Panel de lípidos**
* **Hemoglobina A1c**
* La **proteína C reactiva** se utiliza con más frecuencia en Europa y cuenta con datos limitados en pacientes con cáncer, que fueron excluidos del ensayo JUPITER por ser más propensos a biomarcadores proinflamatorios elevados al inicio.
* El **péptido natriurético cerebral (BNP, por sus siglas en inglés)** o el NT-proBNP pueden ser útiles en el cribado de la miocardiopatía isquémica subyacente.
* Las **troponinas** pueden estar elevadas tanto en la isquemia como en las miocardiopatías infiltrativas.
* Cribado de enfermedades crónicas (p. ej., el virus de la inmunodeficiencia humana [VIH]) que aumentan el riesgo de enfermedad coronaria.
* **Anticuerpos antifosfolípidos**, **anticoagulante lúpico** y **factor V Leiden** si se sospecha enfermedad coronaria tromboembólica.

Enfoque de las pruebas de diagnóstico

* Además de la angiografía coronaria invasiva (ACI), existen múltiples modalidades no invasivas para evaluar la isquemia cardiaca y la EAC. La **elección de la prueba óptima dependerá de la probabilidad general de enfermedad del paciente antes de la prueba** (factores de riesgo, síntomas), de la información adicional útil que pueda obtenerse con

la prueba (como la función ventricular izquierda), de las indicaciones o contraindicaciones para la revascularización si se diagnostica una EAC obstructiva, y del tratamiento del cáncer y el pronóstico del paciente.

- **En los pacientes con SiCA, la ACI es el patrón de referencia** y generalmente la opción deseada en ausencia de contraindicaciones absolutas.
- La ACI también puede ser apropiada en pacientes con miocardiopatía o muy sintomáticos con alta probabilidad previa de EAC para los que la revascularización sería una opción viable.
- A menudo, en otros pacientes, primero son preferibles las pruebas no invasivas.
- En los supervivientes asintomáticos de la **radioterapia mediastínica**, se recomienda la detección de EAC o isquemia subyacentes a partir de los cinco años después de la finalización del tratamiento y cada 3 a 5 años a partir de entonces.[7]
- La **prueba de esfuerzo funcional** (electrocardiograma y ecocardiograma de esfuerzo, imagen de perfusión miocárdica [IPM]) proporciona información adicional sobre la importancia clínica y la posible naturaleza limitante del flujo de cualquier EAC subyacente, pero no puede, por su diseño, diagnosticar la EAC no obstructiva. Las **pruebas anatómicas** (CAC, angiografía coronaria por TC [ACTC]) permiten identificar la EAC no obstructiva para orientar el tratamiento preventivo.
- Siempre que se haga una prueba de esfuerzo diagnóstica, **se prefiere la de esfuerzo con ejercicio a la de esfuerzo inducida por fármacos cuando sea posible**.
  - La prueba de esfuerzo con ejercicio permite (a) evaluar la isquemia en condiciones más fisiológicas, (b) correlacionar los síntomas de isquemia con ciertas métricas de esfuerzo, (c) evaluar la funcional de la salud cardiovascular, y (d) evaluar la incompetencia cronotrópica en pacientes seleccionados.
  - Los pacientes con cáncer pueden ser particularmente frágiles o tener otras limitaciones físicas relacionadas con la enfermedad, en los que **la prueba de esfuerzo puede no ser factible y el estrés farmacológico sería más apropiado**.
- La inclusión de estudios de imagen, ya sea ecocardiograma o perfusión nuclear, al electrocardiograma (ECG) de esfuerzo mejora la sensibilidad para detectar la enfermedad coronaria.
- Los ECG de esfuerzo también tienen una utilidad limitada en los pacientes con bloqueo de la rama izquierda (BRI) en reposo o con **anomalías del ST-T** importantes, y deben hacerse pruebas adicionales con ecocardiograma de esfuerzo o estudios de imagen de perfusión nuclear. **En los pacientes con BRI subyacente que se someten a estudios de imagen de perfusión nuclear, se prefiere el estrés inducido por fármacos con agentes como la adenosina o el regadenosón** sobre el ejercicio y la dobutamina, los cuales se han asociado a pruebas falsas positivas.
- La anatomía del paciente, incluidos los hábitos corporales, la enfermedad pulmonar o las neoplasias torácicas, puede limitar ciertas modalidades de imagen, incluidas la ecocardiografía e imagen de perfusión nuclear.
- En última instancia, **el diagnóstico de EAC y/o isquemia cardiaca inducida por estrés no requiere en sí intervención coronaria percutánea (ICP) ni retraso en los tratamientos oncológicos**. Una estrategia inicial de ICP y tratamiento médico comparada con el tratamiento médico solo no mejora la supervivencia del paciente ni previene el IM en la población general.[8] (Estos estudios no impidieron, en particular, el paso a la ICP si los pacientes no respondían plenamente al tratamiento médico, y en general se excluyeron aquellos con enfermedad del tronco izquierdo.)
- La revascularización debe considerarse en pacientes en quienes preocupa la **enfermedad del tronco izquierdo de alto grado, la enfermedad coronaria de varios vasos grave, la miocardiopatía isquémica con disfunción sistólica** o la enfermedad coronaria estable refractaria al tratamiento médico óptimo.

Abordaje en los pacientes antes de la cirugía no cardiaca

- Principios similares se aplican a los pacientes antes de la **cirugía no cardiaca**, incluida la resección del cáncer.
- **La prueba de esfuerzo puede ser útil para ayudar a estratificar el riesgo de los pacientes** en la cirugía, pero la presencia de isquemia **no requiere la revascularización** en aquellos con síntomas coronarios estables.
- El **ensayo** *Coronary Artery Revascularization Prophylaxis* **(CARP)** incluyó a pacientes con EAC estable sometidos a cirugía vascular electiva y comparó la revascularización coronaria profiláctica (mediante ICP o injerto de derivación de la arteria coronaria [IDAC]) con la no revascularización. La revascularización coronaria profiláctica no aportó ningún beneficio en cuanto a la mortalidad.[9]
- La revascularización sigue siendo opción en pacientes con lesiones de alto riesgo y depende de la evolución global prevista del tratamiento. Estas decisiones se toman mejor de forma **multidisciplinaria**.

Estudios de imagen no invasivos

Calcificación de la arteria coronaria

Principios básicos

- Los pacientes con cáncer a menudo cuentan con estudios de imagen torácicos por TC previos que pueden haberse hecho para la detección o estadificación del cáncer, la planificación de la radioterapia u otra indicación (como la preocupación previa de embolia pulmonar).
- La **evaluación de los estudios de imagen torácicos por TC, con o sin contraste para detectar la presencia de CAC**, ofrece una oportunidad de fácil acceso para pronosticar con mayor precisión el riesgo de enfermedad cardiovascular aterosclerótica (ECVAE) en un paciente. La presencia de CAC aumenta la probabilidad previa a la prueba de que el dolor torácico pueda ser de naturaleza cardiaca.
- En las supervivientes a cáncer de mama, la **presencia y gravedad de CAC en la TC de vigilancia, pero no la puntuación de riesgo de Framingham, se asoció con un criterio de valoración compuesto de mortalidad por todas las causas y eventos cardiacos.**[10]
- En particular, las **TC no solicitadas por hallazgos en el ECG** (es decir, las TC practicadas por razones distintas de la evaluación coronaria) tienen una tasa importante de falsos negativos de 9% y no pueden descartar por completo la presencia de CAC. Aunque la ausencia de calcificación coronaria en una TC no solicitadas por hallazgos en el ECG disminuye la probabilidad previa a la prueba de EAC en un paciente, no puede descartarla.
- En comparación con las radiografías de tórax sin contraste, la evaluación formal de CAC ofrece una mayor resolución gracias al grosor de los cortes de imagen y a la sincronización con el ECG, lo que aumenta la sensibilidad de la detección del calcio.[11]
- La evaluación y puntuación formal de CAC puede considerarse en pacientes sin EAC conocida en los que el diagnóstico de CAC cambiaría el tratamiento (es decir, pacientes que no están recibiendo tratamiento preventivo).

Indicaciones

- En todos los pacientes que dispongan de una TC de tórax debe revisarse el estudio para detectar la presencia y gravedad de CAC, para ayudar a estimar el riesgo cardiovascular y orientar el tratamiento preventivo.
- De acuerdo con los lineamientos del American College of Cardiology/American Heart Association (ACC/AHA), la puntuación formal de CAC en pacientes asintomáticos sin EAC conocida que tienen riesgo de EAC entre limítrofe e intermedio **puede ayudar a guiar el inicio del tratamiento con estatinas.**[12]

- Tradicionalmente, la puntuación de CAC tiene una utilidad reducida en los pacientes con un riesgo bajo (<5% a 10 años), quienes tienen menos probabilidades de beneficiarse del tratamiento con estatinas o con una probabilidad alta (>20% de riesgo a 10 años) de EAC, que en general deberían ser tratados con estatinas sin importar la evaluación de CAC. Sin embargo, debe tenerse en cuenta que las puntuaciones de riesgo a 10 años subestiman notablemente el riesgo cardiovascular en los supervivientes a la radiación,[13] y **los pacientes con cáncer también tienen riesgo significativamente mayor de desarrollar enfermedad coronaria en comparación con la población general.**[2]
- La presencia y gravedad de CAC están directamente relacionadas con la carga aterosclerótica subyacente de un paciente y pueden utilizarse para reclasificar esencialmente el riesgo de eventos cardiovasculares de los pacientes cuyos diagnósticos de cáncer habrían quedado excluidos de las puntuaciones tradicionales de riesgo a 10 años.
- En pacientes con dolor torácico sintomático, la puntuación de CAC puede ayudar a determinar la probabilidad previa a la prueba de una causa cardiaca del dolor. Sin embargo, no debe utilizarse como modalidad de cribado rutinario en pacientes sintomáticos debido a la tasa de falsos negativos y a la incapacidad de descartar placas no calcificadas.

Interpretación

- **CAC es altamente sensible (91%)** y moderadamente específico (49%) para la estenosis arterial coronaria >50%.[14]
- En los pacientes asintomáticos, una **puntuación de CAC de cero confiere poco riesgo futuro de sufrir un evento cardiaco adverso mayor (MACE, por sus siglas en inglés), y es poco probable que el tratamiento con estatinas aporte beneficios en esta población de bajo riesgo.**[15]
- Los tratamientos **a largo plazo basados en estatinas** han demostrado ser eficaces para reducir los MACE en pacientes con **puntuaciones de CAC >100** (tabla 6-2) en la población general.[15]
- Dada la naturaleza de predisposición aterogénica de muchos pacientes con cáncer, no está claro si un umbral menor de CAC para el inicio del tratamiento con estatinas en esta población sería más apropiado.

Angiografía coronaria por tomografía computarizada

Principios básicos

- La ACTC constituye una de las modalidades de **diagnóstico** por imagen **no invasivas más precisas** para detectar la obstrucción coronaria, >50% de estenosis, con **sensibilidad >95% y especificidad de 60 a 80%.**[16,17] La ACTC tiene la ventaja sobre el CAC de poder evaluar tanto la placa calcificada como la no calcificada.

TABLA 6-2	Interpretación de la puntuación de calcio en las arterias coronarias			
Unidades Agatston	**Carga de la enfermedad coronaria**	**aSHR**	**NNT**	**Valor P**
0	Ninguno identificado	1.01	–	–
1-100	Leve	0.75	100	0.095
100+	Moderado a grave	0.38	12	<0.0001

aSHR (por sus siglas en inglés), razón de subriesgo ajustado; NNT, número necesario para tratar. Adaptado de Mitchell JD, Fergerstrom N, Gage BF, *et al.* Impact of statins on cardiovascular outcomes following coronary artery calcium scoring. *J Am Coll Cardiol.* 2018;72:3233-3242.

- La ACTC es, por lo general, un procedimiento de diagnóstico seguro y rápido. Los pacientes deben ser capaces de seguir las instrucciones, incluida la contención de la respiración.
- La ACTC es una modalidad de imagen guiada por el ECG, que funciona mejor en pacientes con **ritmo sinusal normal**. Las taquiarritmias y la fibrilación auricular afectan al rendimiento de la prueba, aunque las evaluaciones diagnósticas son posibles con la fibrilación auricular de ritmo controlado.
- Las contraindicaciones incluyen a pacientes con graves **alergias a los contrastes y disfunción renal** grave, por lo regular una tasa de filtración glomerular estimada (TFGe) <30. En los pacientes con cáncer debe prestarse especial atención la enfermedad renal preexistente, ya que un mayor deterioro podría impedir los tratamientos contra el cáncer.
- La ACTC es una herramienta útil para **descartar una enfermedad importante** en aquellos pacientes con dolor torácico que, por lo demás, tienen riesgo bajo o intermedio de ECVA.
- En el ensayo SCOT-HEART, el uso de la ACTC en pacientes con síndromes estables de dolor torácico dio lugar a una menor incidencia de muerte cardiaca o IM no mortal a los cinco años.[18] Dado que los pacientes con dolor torácico no cardiaco obtuvieron un beneficio similar, la detección de EAC no obstructiva y el aumento en el uso del tratamiento preventivo fueron quizá los principales impulsores de la mejora en los resultados clínicos.

Indicación

- En pacientes con **riesgo intermedio** de ECVA, la ACTC es una potente modalidad diagnóstica para descartar enfermedad coronaria importante debido a su alta sensibilidad y excepcional **valor predictivo negativo, que se aproxima a 100%**.
- Debido a su moderada especificidad, la ACTC puede ser **menos útil en pacientes de alto riesgo**. Algunos pacientes con lesiones obstructivas en la ACTC tendrán EAC no obstructiva en la angiografía invasiva. Si son clínicamente útiles, las pruebas funcionales (eco de estrés, estudios de imagen de perfusión, reserva de flujo fraccional [FFR, por sus siglas en inglés]) pueden evaluar la importancia clínica de la EAC.
- Los pacientes con cáncer, que por lo demás son asintomáticos, pueden tener un IPM falsamente anormal. Los pacientes con IPM anormal y alto riesgo de complicaciones o contraindicaciones para la ACI deben considerarse para ACTC. **Casi la mitad de los pacientes con IPM anormal tienen enfermedad no obstructiva en la ACTC**.[19]
- Al igual que con las imágenes formales de CAC, la **ACTC puede proporcionar información pronóstica valiosa**, así como ayudar a guiar el tratamiento médico de prevención primaria.

Interpretación

- La ACTC en pacientes de riesgo intermedio con **enfermedad coronaria no detectada proporciona al menos un periodo de garantía de dos años** en quienes tienen dolor torácico agudo y mayor en aquellos con síntomas torácicos estables.[20]
- Los pacientes con **estenosis** superior **a 50% deben considerarse para evaluación isquémica adicional**, que puede incluir IPM o ACI. La elección de la siguiente evaluación diagnóstica debe adaptarse a cada paciente y al estado de su tumor (fig. 6-2).

Estudios de imagen de perfusión miocárdica

Principios básicos

- La captación miocárdica de los trazadores de radionúclidos en reposo y estrés permite evaluar el **desajuste de la perfusión (isquemia)** y también la **viabilidad o el infarto** (fig. 6-3).
- En comparación con la ATC y la ACTC, la imagen de perfusión es una evaluación operativa de la función miocárdica. Puede evaluar la importancia clínica de la EAC obstructiva subyacente, pero **no puede evaluar la EAC no obstructiva**.

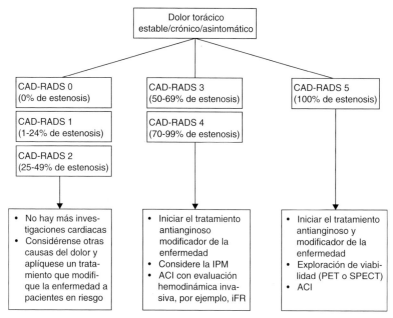

Figura 6-2. Interpretación de los resultados de la angiografía coronaria por tomografía computarizada en pacientes con síntomas estables. CAD-RADS: sistema de información y datos sobre la enfermedad arterial coronaria (por sus siglas en inglés); ACI: angiografía coronaria invasiva; iFR: relación instantánea sin onda (por sus siglas en inglés); IPM: imagen de perfusión miocárdica; PET: tomografía por emisión de positrones (por sus siglas en inglés); SPECT: tomografía computarizada por emisión de fotón único (por sus siglas en inglés). (Modificado de Cury RC, Abbara S, Achenbach S, *et al.* CAD-RADS: coronary artery disease-reporting and data system: an expert consensus document of the Society of Cardiovascular Computed Tomography (SCCT), the American College of Radiology (ACR) and the North American Society for Cardiovascular Imaging (NASCI). Endorsed by the American College of Cardiology. *J Am Coll Radiol.* 2016;13:1458-1466.e1459.)

- Existen múltiples modalidades para inducir el estrés, que incluyen dobutamina, regadenosón, adenosina y ejercicio, cada una con ventajas y desventajas. La prueba de esfuerzo proporciona la información más valiosa, ya que se parece más al estrés fisiológico. Sin embargo, muchos pacientes con cáncer a menudo son frágiles, lo que limita su capacidad para alcanzar la frecuencia cardiaca ideal.
- La utilidad de los estudios de imagen de perfusión puede ser limitada en pacientes con tumores malignos del tórax, que pueden ser hipermetabólicos y crear un artefacto de atenuación que suprime la señal miocárdica relativa.
- La sensibilidad de IPM con SPECT (tomografía computarizada por emisión de fotón único) es de casi 80% y la especificidad de 70% en la población general.[21]

Indicación

- La imagen de perfusión nuclear es una modalidad relativamente segura para evaluar la isquemia coronaria en pacientes con **riesgo intermedio** de ECVA.

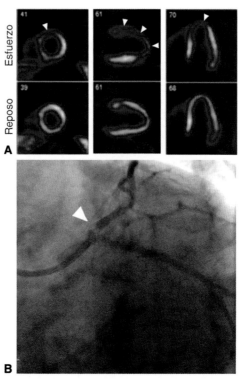

Figura 6-3. Imagen de perfusión miocárdica con regadenosón que muestra una disminución de la captación del radiotrazador con el estrés en comparación con el reposo en las paredes anterior y apical, lo que sugiere isquemia (A) en la distribución de la descendente anterior (DDA). Luego el paciente fue sometido a angiografía coronaria y se descubrió que tenía reestenosis de 90% en una endoprótesis ostial de la DAI (punta de flecha, B).

- En los pacientes con características de alto riesgo de ECVA o con EAC obstructiva conocida, los estudios de imágenes de perfusión pueden ayudar a determinar el área y la gravedad de la isquemia, así como a identificar las áreas de viabilidad.
- La prueba está contraindicada en pacientes con SiCA.

Interpretación

- **Los pacientes con cáncer y estudios de imagen de perfusión nuclear positivos para la isquemia o viabilidad (en el caso de enfermedad coronaria conocida) deben ser evaluados por un cardiólogo** para establecer el alcance de la isquemia, los síntomas y la función cardiaca sistólica y ayudar a determinar el curso clínico apropiado, ya sea la optimización médica, la revascularización o las pruebas adicionales.
- La IPM anormal es bastante frecuente en las pacientes con cáncer de mama tratadas con radioterapia, con incidencia de casi 50 a 70% tras el tratamiento,[22] y puede ser consecuencia de la progresión de la EAC o del daño miocárdico directo. Como ya se dijo, casi la mitad de las pacientes con IPM anormal tienen una enfermedad no obstructiva según la ACTC.[19]

Ecocardiograma de estrés

Principios básicos

- El ecocardiograma de estrés es una modalidad de imagen no invasiva que permite evaluar las **anomalías regionales del movimiento de la pared** en reposo y en estrés.
- La prueba proporciona información adicional de utilidad clínica, como la cuantificación de la **función ventricular izquierda, la evaluación de la cardiopatía estructural (valvular, pericárdica, etc.) y la respuesta cronotrópica al ejercicio**.
- En comparación con la imagen de perfusión SPECT nuclear, el ecocardiograma de esfuerzo proporciona precisión similar con mayor especificidad a costa de menor sensibilidad.
- **La evaluación** ecocardiográfica **de las anomalías del movimiento de la pared puede mejorarse con el uso de contraste.**
- El ejercicio es la modalidad de esfuerzo preferida. La dobutamina, o un agente similar, puede utilizarse en pacientes con contraindicación o incapacidad para el ejercicio.

Indicaciones

- El ecocardiograma de estrés es un procedimiento generalmente bien tolerado para evaluar las anomalías del movimiento de la pared en la detección de isquemia e infarto. No requiere el uso de radiación o contraste yodado.
- La presencia de BRI se ha considerado históricamente como una contraindicación relativa al ecocardiograma de estrés debido a la dificultad para evaluar el septo. Sin embargo, otros estudios han demostrado que el ecocardiograma de esfuerzo y el farmacológico tienen una buena especificidad y valor pronóstico en pacientes con BRI (https://www.asecho.org/wp-content/uploads/2019/11/Stress2019.pdf, página 22e).
- El **tratamiento con bloqueadores β** puede limitar la sensibilidad de la prueba y **a menudo se suspende entre 24 y 48 horas antes de la prueba.**
- El ecocardiograma de estrés está contraindicado en pacientes con SiCA.

Interpretación

- Los resultados de la disfunción regional de la pared (**hipocinesia, acinesia o aneurisma**) y las decisiones de manejo subsiguientes deben implicar la toma de decisiones compartida entre paciente, oncólogo y cardiólogo.
- El aumento de las concentraciones de estrés o dobutamina puede ayudar a determinar la causa de la disfunción regional de la pared (tabla 6-3).
- La disfunción regional de la pared también puede producirse en caso de isquemia por demanda debida a una respuesta hipertensiva al ejercicio. Estos pacientes se beneficiarán de la optimización del control de su presión arterial.

TABLA 6-3	Anomalías regionales del movimiento de la pared en respuesta a la dobutamina		
Causa de la acinesia	**Dosis bajas de dobutamina**	**Dosis máxima de dobutamina**	**Miocardio viable**
Infarto	No △	No △	No
Miocardio hibernante	⇑	⇓	Yes
Miocardiopatía no isquémica	⇑	⇓	Yes

Modificado de Quader N, Makan M, Perez J. *The Washington Manual of Echocardiography.* 2nd ed. Wolters Kluwer; 2017.

ESTUDIOS DE IMAGEN INVASIVOS Y TERAPÉUTICOS

Angiografía coronaria invasiva

- La ACI es el **estudio de referencia** para detectar la cardiopatía isquémica.
- Muchos pacientes con cáncer tienen mayor **riesgo de hemorragia debido a trombocito-penia**. Estos pacientes deben someterse a angiografía coronaria con operadores experimentados, quienes deben considerar el **acceso radial para reducir los riesgos de hemorragia**.
- Se puede preferir el acceso femoral sobre el radial en pacientes con diálisis (para preservar los posibles sitios de fístula) y con cáncer de mama bilateral (debido al linfedema).
- Las causas de **INOCA** también pueden evaluarse más a fondo mediante ACI. Por ejemplo, puede detectarse o inducirse el vasoespasmo coronario y evaluarse la enfermedad microvascular por la **reserva de flujo sanguíneo coronario (RFC)**.
- La **FFR** permite la evaluación hemodinámica de las lesiones coronarias. Esto puede evitar la revascularización injustificada en los casos en que las lesiones por ACTC o ACI parezcan más graves que lo establecido por la FFR.
- La **ACI utiliza menos contraste yodado** en comparación con la ACTC y puede considerarse en pacientes con disfunción renal importante.

Tratamiento médico para la enfermedad coronaria

- Todos los pacientes diagnosticados con enfermedad coronaria deben recibir un **tratamiento médico óptimo que incluya considerar 81 mg de ácido acetilsalicílico y estatinas**. En los pacientes con IM previo o disfunción ventricular izquierda, también pueden indicarse los bloqueadores β y los inhibidores de la enzima convertidora de angiotensina (IECA)/antagonistas de los receptores de angiotensina (ARA)/inhibidores de la neprilisina de los receptores de angiotensina (IRA).
- Incluso los pacientes con **enfermedad subclínica o asintomática deberían beneficiarse del tratamiento con estatinas para la prevención primaria de los eventos cardiovasculares**.[15]
- El diagnóstico de **enfermedad coronaria estable con o sin isquemia inducida por el estrés no requiere la prohibición o el retraso de los tratamientos oncológicos modificadores y prolongadores de la enfermedad**. Los pacientes tratados inicialmente con ICP más terapia médica en comparación con la terapia médica sola no presentaron diferencias importantes en los resultados de mortalidad.

Intervención coronaria percutánea

- En los pacientes sometidos a tratamiento oncológico, las discusiones sobre la **revascularización coronaria y su momento deben involucrar al equipo de atención multidisciplinario** (cardiólogo, oncólogo, etc.) y al paciente.
- En pacientes con síntomas de angina estable, **la ICP no mejora necesariamente la angina en comparación con el tratamiento médico solo**.[23] Además, en pacientes con angina estable y hallazgos de isquemia de moderada a grave, una estrategia inicial de ICP no redujo los MACE a los tres años.[24]
- Sin embargo, los estudios previos que comparan la ICP con el tratamiento médico óptimo permiten la transición a ICP en pacientes con síntomas refractarios. Por tanto, la ICP puede considerarse más fácilmente en quienes tienen **angina refractaria al tratamiento médico**. Aquellos con obstrucción coronaria más importante según la **FFR** también tienen más probabilidades de beneficiarse de la ICP.
- Los pacientes con enfermedad coronaria isquémica y **función sistólica ventricular izquierda ≤35% deben considerarse para IDAC si el pronóstico de cáncer del paciente es al menos ≥5 años**. El IDAC con tratamiento médico en comparación con el tratamiento médico solo no tiene efecto sobre la mortalidad por todas las causas a los cinco años.[25]

- La colocación de una endoprótesis coronaria requiere de **tratamiento antiplaquetario dual (TAPD)** y, por lo tanto, considerar colocarla supone el estudio específico del riesgo de trombocitopenia y sangrado futuros con el tratamiento del cáncer, cirugías planificadas o previstas, y la urgencia de dichas intervenciones en relación con la urgencia de la revascularización. En general, los pacientes requieren **al menos un mes de TAPD luego de endoprótesis metálica desnuda (BMS, por sus siglas en inglés) y al menos tres meses de TAPD luego de endoprótesis liberadora de fármacos (DES, por sus siglas en inglés).** Los estudios siguen investigando intervalos de TAPD más cortos en los nuevos DES.
- En los pacientes con trombocitopenia, la Society for Cardiovascular Angiography and Interventions recomendó los siguientes lineamientos para el uso de antiplaquetarios:
  - Ácido acetilsalicílico: recuento de plaquetas >10 000.
  - TAPD con clopidogrel: recuento de plaquetas de 30 000 a 50 000 (no utilizar prasugrel, ticagrelor o inhibidores IIB-IIIA).
- En los pacientes que también requieren anticoagulación, la práctica común es tratar con triple terapia durante un mes (anticoagulante, ácido acetilsalicílico y clopidogrel) y luego con clopidogrel y el anticoagulante durante un año. El paciente continuaría con el ácido acetilsalicílico y el anticoagulante después de un año de la colocación de la endoprótesis.

REFERENCIAS

1. Xu J, Murphy SL, Kockanek KD, Arias E. Mortality in the United States, 2018. *NCHS Data Brief*. 2020;(355):1-8. https://www.ncbi.nlm.nih.gov/pubmed/32487294
2. Sturgeon KM, Deng L, Bluethmann SM, *et al*. A population-based study of cardiovascular disease mortality risk in US cancer patient. *Eur Heart J*. 2019;40(48):3889-3897. doi:10.1093/eurheartj/ehz766
3. Drobni ZD, Alvi RM, Taron J, *et al*. Association between immune checkpoint inhibitors with cardiovascular events and atherosclerotic plaque. *Circulation*. 2020;142(24):2299-2311. doi:10.1161/CIRCULATIONAHA.120.049981
4. Herrmann J, Yang EH, Iliescu CA, *et al*. Vascular toxicities of cancer therapies: the old and the new-an evolving avenue. *Circulation*. 2016;133(13):1272-1289. doi:10.1161/CIRCULATIONAHA.115.018347
5. van Nimwegen FA, Schaapveld M, Janus CP, *et al*. Cardiovascular disease after Hodgkin lymphoma treatment: 40-year disease risk. *JAMA Intern Med*. 2015;175(6):1007-1017. doi:10.1001/jamainternmed.2015.1180
6. Harris EE, Correa C, Hwang WT, *et al*. Late cardiac mortality and morbidity in early-stage breast cancer patients after breast-conservation treatment. *J Clin Oncol*. 2006;24(25):4100-4106. doi:10.1200/JCO.2005.05.1037
7. Curigliano G, Lenihan D, Fradley M, *et al*. Management of cardiac disease in cancer patients throughout oncological treatment: ESMO consensus recommendations. *Ann Oncol*. 2020;31(2):171-190. doi:10.1016/j.annonc.2019.10.023
8. Mitchell JD, Brown DL. Harmonizing the paradigm with the data in stable coronary artery disease: a review and viewpoint. *J Am Heart Assoc*. 2017;6(11). doi:10.1161/JAHA.117.007006
9. McFalls EO, Ward HB, Moritz TE, *et al*. Coronary-artery revascularization before elective major vascular surgery. *N Engl J Med*. 2004;351(27):2795-2804. doi:10.1056/NEJMoa041905
10. Phillips WJ, Johnson C, Law A, *et al*. Comparison of Framingham risk score and chest-CT identified coronary artery calcification in breast cancer patients to predict cardiovascular events . Int J Cardiol. 2019;289:138-143. doi:10.1016/j.ijcard.2019.01.056
11. Hecht HS, Cronin P, Blaha MJ, *et al*. Erratum to "2016 SCCT/STR guidelines for coronary artery calcium scoring of noncontrast noncardiac chest CT scans a report of the society of Cardiovascular Computed Tomography and Society of Thoracic Radiology"

[*J Cardiovasc Comput Tomogr.* 11 (2017) 74-84]. *J Cardiovasc Comput Tomogr.* 2017;11(2):170. doi:10.1016/j.jcct.2017.02.011

12. Arnett DK, Blumenthal RS, Albert MA, *et al.* 2019 ACC/AHA guideline on the primary prevention of cardiovascular disease: a report of the American College of Cardiology/American Heart Association Task Force on clinical practice guidelines. *Circulation.* 2019;140(11):e596-e646. doi:10.1161/CIR.0000000000000678

13. Addison D, Spahillari A, Rokicki A, *et al.* The pooled cohort risk equation markedly under-estimates the risk of atherosclerotic cardiovascular events after radiation therapy. *J Am Coll Cardiol.* 2018;71(suppl 11):A1862.

14. O'Rourke RA, Brundage BH, Froelicher VF, *et al.* American College of Cardiology/American Heart Association Expert Consensus Document on electron-beam computed tomography for the diagnosis and prognosis of coronary artery disease. *J Am Coll Cardiol.* 2000;36(1):326-340. doi:10.1016/s0735-1097(00)00831-7

15. Mitchell JD, Fergestrom N, Gage BF, *et al.* Impact of statins on cardiovascular outcomes following coronary artery calcium scoring. *J Am Coll Cardiol.* 2018;72(25):3233-3242. doi:10.1016/j.jacc.2018.09.051

16. Budoff MJ, Dowe D, Jollis JG, *et al.* Diagnostic performance of 64-multidetector row coronary computed tomographic angiography for evaluation of coronary artery stenosis in individuals without known coronary artery disease: results from the prospective multicenter ACCURACY (Assessment by Coronary Computed Tomographic Angiography of Individuals Undergoing Invasive Coronary Angiography) trial. *J Am Coll Cardiol.* 2008;52(21):1724-1732. doi:10.1016/j.jacc.2008.07.031

17. Meijboom WB, Meijs MF, Schuijf JD, *et al.* Diagnostic accuracy of 64-slice computed tomography coronary angiography: a prospective, multicenter, multivendor study. *J Am Coll Cardiol.* 2008;52(25):2135-2144. doi:10.1016/j.jacc.2008.08.058

18. Newby DE, Adamson PD, Berry C, *et al.* Coronary CT angiography and 5-year risk of myocardial infarction. *N Engl J Med.* 2018;379(10):924-933. doi:10.1056/NEJMoa1805971

19. Meinel FG, Schoepf UJ, Townsend JC, *et al.* Townsend JC, *et al.* Diagnostic yield and accuracy of coronary CT angiography after abnormal nuclear myocardial perfusion imaging. *Sci Rep.* 2018;8(1):9228. doi:10.1038/s41598-018-27347-8

20. Schlett CL, Banerji D, Siegel E, *et al.* Prognostic value of CT angiography for major adverse cardiac events in patients with acute chest pain from the emergency department: 2-year outcomes of the ROMICAT trial. *JACC Cardiovasc Imaging.* 2011;4(5):481-491. doi:10.1016/j.jcmg.2010.12.008

21. Loong CY, Anagnostopoulos C. Diagnosis of coronary artery disease by radionuclide myocardial perfusion imaging. *Heart.* 2004;90(suppl 5):v2-v9. doi:10.1136/hrt.2003.013581

22. Prosnitz RG, Hubbs JL, Evans ES, *et al.* Prospective assessment of radiotherapy-associated cardiac toxicity in breast cancer patients: analysis of data 3 to 6 years after treatment. *Cancer.* 2007;110(8):1840-1850. doi:10.1002/cncr.22965

23. Al-Lamee R, Thompson D, Dehbi HM, *et al.* Percutaneous coronary intervention in stable angina (ORBITA): a double-blind, randomised controlled trial. *Lancet.* 2018;391(10115):31-40. doi:10.1016/S0140-6736(17)32714-9

24. Maron DJ, Hochman JS, Reynolds HR, *et al.* Initial invasive or conservative strategy for stable coronary disease. *N Engl J Med.* 2020;382(15):1395-1407. doi:10.1056/NEJMoa1915922

25. Petrie MC, Jhund PS, She L, *et al.* Ten-year outcomes after coronary artery bypass grafting according to age in patients with heart failure and left ventricular systolic dysfunction: an analysis of the extended follow-up of the STICH Trial (Surgical Treatment for Ischemic Heart Failure). *Circulation.* 2016;134(18):1314-1324. doi:10.1161/ CIRCULATIONAHA.116.024800

7 Enfermedades del pericardio en la neoplasia maligna

Rahul A. Chhana y Joshua D. Mitchell

PRINCIPIOS GENERALES

- **La enfermedad pericárdica es muy frecuente en pacientes con neoplasia maligna.**
- La enfermedad pericárdica en pacientes con cáncer puede estar directamente relacionada con el tumor primario o las metástasis, con el tratamiento del cáncer del paciente o ser de naturaleza idiopática.
- Las complicaciones de la enfermedad pericárdica, especialmente el taponamiento pericárdico, pueden ser mortales; el reconocimiento y tratamiento oportunos son importantes.
- Casi nunca se requiere cambiar el tratamiento del cáncer, especialmente en caso de derrame pericárdico incidental de leve a moderado.
- Se pueden considerar los tratamientos alternativos en el caso de enfermedad pericárdica clínicamente importante en un paciente sometido a tratamiento contra el cáncer que se sabe que está asociado con efectos adversos secundarios en el pericardio.

ANATOMÍA DEL PERICARDIO

- El pericardio es un saco fibroso elástico que rodea el corazón.
- El espacio pericárdico es el espacio entre el pericardio y el miocardio y contiene de 10 a 50 mL de líquido pericárdico fisiológico que funciona como lubricante.
- **La elasticidad del pericardio le permite expandirse y contraerse con los ciclos cardiacos.**

PERICARDITIS AGUDA

Definición

- **La pericarditis se define en términos generales como la inflamación del pericardio.**

Etiología

- Como en la mayoría de los procesos inflamatorios, la causa de la pericarditis puede ser infecciosa o no infecciosa (tabla 7-1).[1]
- Infecciosa:
  - Infecciones virales y bacterianas (incluida la tuberculosis)
- No infecciosa:
  - Idiopática
  - Enfermedad autoinmunitaria
  - Enfermedades sistémicas como uremia, sobrecarga de volumen e hipotiroidismo grave
  - Lesión cardiaca por intervenciones en el corazón (cirugía cardiaca, intervenciones coronarias), infarto de miocardio (síndrome de Dressler) o traumatismo directo

TABLA 7-1	Causas de enfermedad pericárdica en la neoplasia maligna

Quimioterapia y radiación

Inhibidores del punto de control (nivolumab e ipilimumab)

Ciclofosfamida

Docetaxel

Dasatinib

Antraciclinas (doxorrubicina y daunorubicina)

Radioterapia

Neoplasia maligna

Metástasis (mama, pulmón, linfoma de Hodgkin y mesotelioma son los más comunes)

Tumor primario del corazón (rabdomiosarcomas, fibromas, lipomas, angiomas, leiomiomas y teratomas)

Prácticamente cualquier tumor puede causar derrames pericárdicos.

- Específicos de oncología:
  - Inhibidores del punto de control.[2,3]
    - **La enfermedad pericárdica puede observarse entre 7 y 13% de los pacientes sometidos a tratamiento con inhibidores de puntos de control.**
    - **La incidencia es mayor en pacientes que utilizan la terapia combinada (nivolumab con ipilimumab).**
  - Pueden observarse neoplasias metastásicas e invasión tumoral pericárdica. El cáncer de mama, el cáncer de pulmón, el linfoma de Hodgkin y el mesotelioma son los tumores malignos más comunes que afectan al pericardio.
  - Lesión por radioterapia.
  - Otras quimioterapias que pueden afectar al pericardio son la ciclofosfamida, el docetaxel, el dasatinib y las antraciclinas.[4]

Diagnóstico

Signos y síntomas clínicos

- **Los pacientes suelen presentar dolor torácico, generalmente descrito como de naturaleza pleurítica.**
- A menudo se presentan signos y síntomas inflamatorios inespecíficos como fiebre, escalofríos y leucocitosis.
- La exploración física puede demostrar un frote pericárdico.
- La pericarditis asintomática está a veces implícita en los estudios de imagen en ausencia de síntomas (engrosamiento del pericardio y derrame en la tomografía computarizada [TC]). El tratamiento de estos pacientes no está bien definido.

Pruebas de diagnóstico

- Estudios de laboratorio
- Los biomarcadores inflamatorios, concretamente la velocidad de sedimentación globular (VSG) y la proteína C reactiva (PCR), suelen encontrarse elevados.
- Los marcadores de daño miocárdico, como los niveles de troponina, pueden estar elevados (lo que sugiere miopericarditis frente a infarto de miocardio concomitante).
- **Evaluación de infecciones virales y bacterianas (incluida la evaluación de infecciones tuberculosas) si se sospecha de causas infecciosas.**

- Los estudios de laboratorio reumatológicos, como los anticuerpos antinucleares (ANA), pueden ser útiles.
- El electrocardiograma (ECG) puede mostrar una elevación difusa del segmento ST con depresiones del segmento PR (fig. 7-1).
  - Los pacientes con dolor torácico y elevaciones del segmento ST deben ser evaluados cuidadosa y rápidamente para detectar un infarto de miocardio.
  - **Todos los pacientes que presentan dolor torácico deben ser evaluados para detectar otras causas potencialmente mortales (embolia pulmonar, infarto agudo de miocardio, neumotórax y disección aórtica).**

Imagenología
- La resonancia magnética (IRM) o la TC pueden ser útiles en determinados casos.
- Pueden observarse realces pericárdicos, que son diagnóstico de inflamación pericárdica.
- La linfadenopatía, los signos de **neoplasia maligna**, el engrosamiento de la pleura y los granulomas son hallazgos que podrían ayudar a orientar sobre la causa.

Biopsia del pericardio
- Extremadamente invasiva y raramente indicada como parte de la evaluación diagnóstica inicial.
- Si se practica una pericardiectomía quirúrgica con fines terapéuticos, generalmente se envían muestras de tejido para su análisis patológico.

Manejo

- Tratar la causa subyacente según lo indicado (como los antibióticos para las infecciones bacterianas, la eliminación de volumen para la sobrecarga de volumen).
- El propósito del tratamiento es disminuir las molestias del paciente y minimizar la inflamación. No existen ensayos clínicos que respalden el tratamiento en el caso de pericarditis asintomática, aunque los expertos han recomendado que se considere el tratamiento basándose en la evidencia de ciencias básicas.
- **La colchicina y los antiinflamatorios no esteroideos (AINE) a dosis elevadas son la base del tratamiento, a menos que estén contraindicados.**

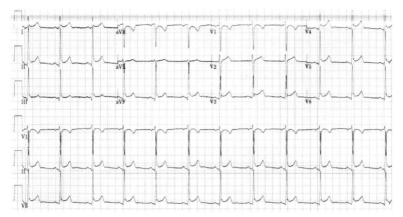

Figura 7-1. Hallazgos del ECG en la pericarditis aguda. Elevación difusa del segmento ST con depresión del segmento PR. ECG, electrocardiograma.

- Los esteroides se reservan para pacientes que no pueden tolerar la colchicina o los AINE (p. ej., debido a disfunción renal).
- La mayoría de los pacientes con perfil de bajo riesgo pueden ser tratados de forma ambulatoria.
- **Los pacientes inmunodeprimidos, con hallazgos de alto riesgo (como niveles elevados de troponina), que se cree que tienen infecciones bacterianas o tienen grandes derrames pericárdicos deben ser hospitalizados para una estrecha vigilancia.**
- La duración del tratamiento se guía por la resolución de los síntomas o la normalización de los marcadores inflamatorios (PCR).
- Los AINE suelen reducirse gradualmente.

Consecuencias

- Pueden desarrollarse derrames pericárdicos y, dependiendo del volumen y la velocidad de acumulación, pueden causar síntomas de insuficiencia o taponamiento cardiacos que podrían ser mortales (*véase* la sección Derrames pericárdicos).
- La inflamación crónica puede conducir a fibrosis del pericardio, lo que ocasionaría pericarditis constrictiva (*véase* la sección Pericarditis constrictiva).

DERRAMES PERICÁRDICOS

- Cualquier proceso que afecte al pericardio puede ocasionar acumulación de líquido pericárdico.
- Un exceso de volumen pericárdico puede causar independencia ventricular, en la que la hemodinámica de un ventrículo se ve afectada por cambios en el otro.
- Los derrames hemodinámicamente insignificantes suelen encontrarse de forma incidental mediante ecocardiograma u otras modalidades de estudios de imagen.
- Los pacientes pueden presentar signos de insuficiencia cardiaca, como el empeoramiento de la disnea o la sobrecarga de volumen.
- El ECG puede mostrar complejos QRS de bajo voltaje o alternancia eléctrica (variación latido a latido de la amplitud del complejo QRS por el balanceo mecánico del corazón en el líquido pericárdico).

Etiología

- Cualquier causa que pueda ocasionar pericarditis puede dar lugar a derrames pericárdicos (*véase* la sección Pericarditis aguda) (tabla 7-1).
  - **Las enfermedades virales, idiopáticas, relacionadas con la autoinmunidad, las infecciones bacterianas, la pericarditis, la uremia, la sobrecarga de volumen, las enfermedades posquirúrgicas, las yatrógenas y los medicamentos son otras causas comunes de derrames pericárdicos.[5,6]**
- Causas oncológicas
  - Tumores metastásicos
    - El cáncer de mama, el cáncer de pulmón, los linfomas de Hodgkin y el mesotelioma son las neoplasias malignas más comunes que causan derrames pericárdicos. Sin embargo, cualquier neoplasia puede estar asociada a derrames pericárdicos.
    - En los pacientes con cáncer, los derrames pericárdicos pueden estar directamente relacionados con la metástasis del cáncer (citología positiva en la pericardiocentesis) o ser idiopáticos. Los derrames idiopáticos en pacientes con cáncer siguen siendo más frecuentes en aquellos con metástasis.
    - La invasión directa del tumor en el pericardio puede observarse en las neoplasias primarias o en las lesiones metastásicas.
  - Tumores primarios
    - Aunque es muy raro, los tumores primarios del corazón pueden asociarse a derrames pericárdicos.

- ○ Entre ellos se encuentran rabdomiosarcomas, fibromas, lipomas, angiomas, leiomiomas y teratomas (*véase* el capítulo 9).
- • Radiación y quimioterapia
  - ○ **La pericarditis aguda puede producirse poco después de radioterapia, especialmente en dosis más altas. En una revisión, más de 50% de los pacientes que recibieron más de 30 Gy desarrollaron pericarditis.**
  - ○ Las dosis altas de ciclofosfamida se han asociado con una incidencia de hasta 33% de derrame pericárdico, pero las tasas de incidencia son menores con el tratamiento moderno. Desde el punto de vista patognomónico, la ciclofosfamida puede causar miopericarditis hemorrágica que puede ser mortal. Suele producirse <10 días después de la administración.
  - ○ Las antraciclinas, como doxorrubicina y daunorubicina, también se han asociado a derrames pericárdicos.
  - ○ El dasatinib puede causar derrame pericárdico grave en <1% de los pacientes.
- • Derrames hemorrágicos
  - ○ Los derrames pericárdicos con mezcla de fibrina y productos sanguíneos suelen diagnosticarse con pericardiocentesis.
  - ○ Las causas más comunes son yatrógenas por procedimientos cardiacos invasivos, tuberculosas y neoplasias.
  - ○ En los pacientes con derrames hemorrágicos la sospecha de neoplasia oculta es alta.
  - ○ En el caso de pacientes con enfermedad metastásica conocida se pueden considerar los estudios de imágenes avanzados, como IRM y TC, para evaluar los tumores que invaden el pericardio.[7]

Diagnóstico

Ecocardiograma

- • El ecocardiograma transtorácico (ETT) es la modalidad de estudio de imagen inicial de elección para determinar el tamaño y la localización del derrame y determinar su importancia hemodinámica (fig. 7-2).
- • Todos los pacientes en quienes se sospecha enfermedad pericárdica deben someterse a ETT.[8]
- • Los derrames se establecen como pequeños si son <1 cm; moderados, si son de 1 a 2 cm, y grandes si son >2 cm.
- • *Véase* la sección Taponamiento pericárdico para conocer los criterios ecocardiográficos del taponamiento.

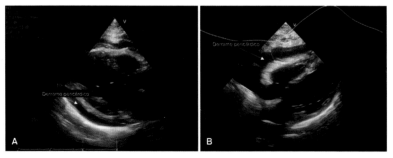

Figura 7-2. Derrame pleural como se observa en el ecocardiograma en la vista paraesternal de eje largo (A) y en la vista subcostal (B).

Estudios de laboratorio
- Los estudios de laboratorio deben practicarse para buscar causas secundarias de derrames pericárdicos.
- Los biomarcadores inflamatorios (autoinmunitarios, inflamatorios), el nivel de troponina (miopericarditis), los niveles de hormonas tiroideas, el nitrógeno ureico en sangre (uremia), los hemocultivos (infecciones bacterianas, fúngicas) y los paneles virales (pericarditis) pueden ayudar a diagnosticar la causa en función del escenario clínico.

Imagenología
- La radiografía de tórax puede mostrar una silueta cardiaca agrandada en derrames grandes.
- Los derrames se observan fácilmente en IRM y TC, y pueden detectarse durante el diagnóstico con estudio de imagen por otros motivos. Pueden ser útiles si la ETT o la ecocardiografía transesofágica (ETE) no son diagnósticos y el índice de sospecha es alto.
- **La IRM y TC pueden ser útiles en pacientes con neoplasias conocidas para evaluar la invasión tumoral pericárdica y la estadificación, según proceda.**

Pericardiocentesis
- La pericardiocentesis es una intervención percutánea con catéter que consiste en la obtención de líquido pericárdico generalmente con guía ecocardiográfica o fluoroscópica bajo sedación consciente.
- Las complicaciones son perforación cardiaca, hemorragia, dolor e infección.
- **La pericardiocentesis diagnóstica también puede considerarse cuando se desconoce la causa. Sin embargo, rara vez se requiere y solo debe reservarse para pacientes en los que se sospechan derrames infecciosos o cancerosos y el diagnóstico afectará al tratamiento.[9]**
- El líquido pericárdico puede enviarse para cultivo bacteriano, reacción en cadena de la polimerasa (PCR) viral y citología.

Manejo

Manejo médico
- La pericardiocentesis o ventana pericárdica están indicadas en caso de taponamiento pericárdico.
- **Los pacientes con derrames grandes que son asintomáticos y sin evidencia de taponamiento pueden ser controlados, aunque aquellos con derrames importantes grandes, incluso en ausencia de taponamiento claro, pueden reducir los síntomas con el drenaje.**
- Se debe hacer un ecocardiograma de vigilancia para asegurar la estabilidad.
- Evitar el exceso de diuréticos y la disminución de volumen.
- Tratar la causa subyacente.

Tratamiento definitivo
- El pronóstico a largo plazo debe tenerse en cuenta en los pacientes con neoplasias antes de practicar procedimientos pericárdicos invasivos.
- Si el pronóstico del paciente es malo, pueden ser más apropiados los cuidados paliativos con control sintomático y manejo médico, como ya se describió.

Pericardiocentesis
- Los pacientes hemodinámicamente estables no necesitan drenaje, salvo con fines diagnósticos si está indicado.
- La pericardiocentesis se indica en el tratamiento inmediato de todos los pacientes con taponamiento.

- Por lo regular se deja un drenaje en el espacio pericárdico hasta que el líquido drenado sea insignificante (24-48 horas). Puede hacerse un ecocardiograma de seguimiento limitado para descartar la reacumulación de líquido.
- Aunque la pericardiocentesis mejora la hemodinámica cardiaca y puede aliviar los síntomas, la recurrencia del derrame pericárdico después de la pericardiocentesis en pacientes con cáncer es muy alta.[10]
- Otras intervenciones, como las que se listan más adelante, pueden asociarse a menor probabilidad de recidiva.

Ventana pericárdica quirúrgica
- La incisión quirúrgica del pericardio o pericardiectomía pueden considerarse para los pacientes con derrames hemodinámicos o sintomáticos recurrentes a pesar de la pericardiocentesis y el tratamiento del proceso subyacente.
- También puede considerarse la cirugía para los derrames que se consideran poco seguros para el drenaje pericárdico percutáneo.
- Aunque en la mayoría de los centros esta no es la opción inicial de drenaje debido a lo invasivo del procedimiento, algunos estudios han demostrado que la cirugía a través de un abordaje subxifoideo es una opción de tratamiento razonable para los derrames pericárdicos cancerosos.[10,11]
- El abordaje subxifoideo se asoció con mortalidad y morbilidad mínimas y a menor probabilidad de recurrencia del derrame pericárdico.

Tratamiento de infusión
- Debido a la alta tasa de recurrencia de los derrames pericárdicos cancerosos, se puede considerar la infusión intrapericárdica alternativa de agentes esclerosantes o citotóxicos para ayudar a controlar la recurrencia en pacientes con cáncer avanzado como abordaje paliativo.[12]
- Entre ellos se encuentran mitomicina, tetraciclina, bleomicina, cisplatino y carboplatino (uso no autorizado).
- Nuestro centro utiliza mitomicina C 2 mg/20 mL en solución salina normal administrada como dosis única a través de catéter pericárdico.
- Antes de aplicar este tratamiento se debe hacer una cuidadosa selección de los pacientes y un adecuado asesoramiento, por la preocupación y el riesgo de desarrollar pericarditis constrictiva.

TAPONAMIENTO PERICÁRDICO

Fisiopatología
- El taponamiento es un síndrome de bajo gasto cardiaco ocasionado por presiones intrapericárdicas que superan la presión intraventricular causada por un gran derrame pericárdico.[13]
- La acumulación de líquido más lenta permite al pericardio tener tiempo para acomodarse, mientras que la acumulación más rápida de derrame pericárdico patológico permite al pericardio tener menos tiempo para acomodarse.
- **Cuando la presión intrapericárdica supera a la intraventricular puede haber compromiso hemodinámico porque el ventrículo izquierdo no puede llenarse adecuadamente debido a la independencia intraventricular.**
- El pericardio que ha tenido tiempo de acomodarse tardará más y a veces requerirá mayores volúmenes de líquido para desarrollar el taponamiento que el pericardio que no ha tenido tiempo de acomodarse.
- El taponamiento pericárdico, por definición, se produce cuando la función cardiaca está deteriorada y hay signos clínicos de insuficiencia cardiaca o choque.

Diagnóstico

- El taponamiento es un diagnóstico clínico que suele consistir en hipotensión, ruidos cardiacos distantes y presión venosa yugular elevada (tabla 7-2).
- **Los pacientes casi siempre tienen alguna evidencia de dificultad respiratoria (nuevos requerimientos de oxígeno, taquipnea o edema pulmonar).**
- La medición del pulso paradójico (disminución de la presión arterial sistólica durante la inspiración >10 mm Hg) es importante para establecer el diagnóstico de sospecha de taponamiento.
- Los signos de taponamiento en la ETT incluyen:[8]
  - Colapso de la aurícula y el ventrículo derechos.
  - Aumento del flujo de entrada tricuspídeo de 40% en el primer latido de inspiración y caída en la velocidad de entrada de la válvula mitral de 25% en el primer latido de inspiración (variación respiratoria).
  - La variación tricuspídea también puede verse con enfermedades pulmonares no cardiacas.
  - La vena cava inferior dilatada con <50% de colapso inspiratorio es altamente sensible (fig. 7-3).
- **El rebote septal sugiere independencia ventricular (peor pronóstico).**

PERICARDITIS CONSTRICTIVA

- Las propiedades elásticas del pericardio normal permiten al corazón expandirse y contraerse.
- **La fibrosis reduce la elasticidad del pericardio, lo que perjudica el llenado diastólico, ya que los ventrículos no pueden expandirse.**
- Esto conduce a la interdependencia ventricular, que podría ocasionar reducción del gasto cardiaco.

Etiología

- Causas similares a las de la pericarditis aguda y los derrames pleurales (tabla 7-1)
- Entre ellas hay infecciosas (virales y bacterianas), idiopáticas, neoplásicas, debido a fármacos y toxinas, y posteriores a procedimientos.

TABLA 7-2	Exactitud de los signos y síntomas clínicos del taponamiento	
Resultados del ecocardiograma		**Historia clínica y examen físico**
Colapso de la aurícula derecha (55% de sensibilidad; 68% de especificidad)		DVY (61% de sensibilidad)
Plétora de la VCI (92-97% de sensibilidad; 40% de especificidad)		Pulso paradójico (98% de sensibilidad; 83% de especificidad)
Colapso ventricular derecho (48 y 84%)		Disnea (88% de sensibilidad)

VCI, vena cava inferior; DVY, distensión venosa yugular.

De Himelman RB, Kircher B, Rockey DC, Schiller NB. Inferior vena cava plethora with blunted respiratory response: a sensitive echocardiographic sign of cardiac tamponade. *J Am Coll Cardiol.* 1988;12(6):1470-1477. doi:10.1016/s0735-1097(88)80011-1; Roy CL, Minor MA, Brookhart MA, Choudhry NK. Does this patient with a pericardial effusion have cardiac tamponade? *JAMA.* 2007;297(16):1810-1818. doi:10.1001/jama.297.16.1810

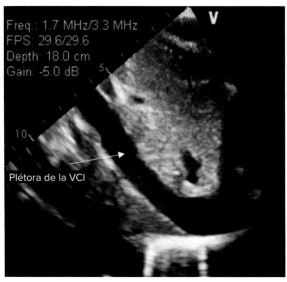

Plétora de la VCI

Figura 7-3. Plétora de la VCI. VCI dilatada en un paciente con taponamiento. VCI, vena cava inferior.

Diagnóstico

Signos y síntomas clínicos
- **Los pacientes suelen presentar signos y síntomas de insuficiencia cardiaca (sobrecarga de volumen y disnea).**
- **Los síntomas de gasto bajo, como el retraso en el desarrollo y la fatiga, pueden estar presentes en pacientes con dependencia intraventricular importante.**
- La cirrosis cardiaca podría ser una manifestación de congestión hepática de larga duración (ictericia, anasarca y várices).
- La exploración física puede mostrar edema, presión venosa yugular elevada, golpe pericárdico, pulso paradójico, caquexia y hepatomegalia.

Estudios de laboratorio
- El diagnóstico es similar al de la pericarditis aguda y los derrames pericárdicos.
- En los pacientes con insuficiencia cardiaca puede observarse elevación de la bilirrubina, las enzimas hepáticas y el péptido natriurético tipo B (BNP).

Ecocardiografía
- La ETT debe practicarse en todos los pacientes en quienes se sospeche pericarditis constrictiva.
- Los hallazgos incluyen dilatación de la vena cava inferior (VCI) con mínima variación respiratoria, rebote septal y evidencia de llenado diastólico anormal en el Doppler.
- La variación respiratoria de las velocidades de entrada de las válvulas tricúspide y mitral es similar a las observadas en el taponamiento pericárdico cuando existe interdependencia ventricular.

Imagenología
* Se debe hacer TC o IRM para obtener más detalles anatómicos.
* **La calcificación pericárdica sugiere pericarditis constrictiva, pero no siempre está presente.**
* Otros hallazgos incluyen engrosamiento y fibrosis pericárdicos.

Cateterismo cardiaco
* La evaluación hemodinámica invasiva es apropiada cuando se sospecha de constricción para determinar los siguientes pasos apropiados en el tratamiento.
* La pericarditis constrictiva suele ser difícil de distinguir de las miocardiopatías restrictivas y el tratamiento de ambas difiere.

Manejo

Manejo médico
* Un curso prolongado de AINE y colchicina está indicado en pacientes con evidencia de inflamación (incluidos los síntomas de pericarditis).[14]
* **Se puede hacer una reevaluación de la pericarditis constrictiva en los pacientes para determinar la duración del tratamiento y el momento de suspender los medicamentos antiinflamatorios.**

Manejo quirúrgico
* Los pacientes con pericarditis constrictiva crónica y evidencia de insuficiencia cardiaca pueden beneficiarse de la pericardiectomía.
* La pericardiectomía supone un alto riesgo de mortalidad quirúrgica y debe reservarse a los pacientes con síntomas importantes que no puedan tratarse médicamente de otro modo.
* Establecer el diagnóstico correcto con estudios hemodinámicos invasivos es importante a la hora de considerar una intervención quirúrgica, ya que los pacientes con miocardiopatía restrictiva no se benefician de la pericardiectomía.

Paliación

* **Los cuidados paliativos son adecuados en los pacientes con pericarditis constrictiva terminal que no se consideran candidatos a cirugía.**
* El tratamiento de los síntomas con diuréticos puede aliviar los signos de sobrecarga de volumen.

Complicaciones

* **La congestión hepática prolongada por insuficiencia cardiaca derecha puede causar cirrosis cardiaca y sus complicaciones asociadas.**
* **La pericarditis constrictiva con derrame se define como pericarditis constrictiva con derrame asociado.**
  * **Por lo general, el derrame no se tolera bien, pues los ventrículos ya están deteriorados hemodinámicamente por la pericarditis constrictiva.**

REFERENCIAS

1. Imazio M, Gaita F, LeWinter M. Evaluation and treatment of pericarditis: a systematic review. *JAMA*. 2015;314(14):1498-1506. doi:10.1001/jama.2015.12763. Fe de erratas en: *JAMA*. 2015;314(18):1978. Fe de erratas en: *JAMA*. 2016;315(1):90. Error de dosificación en el texto del artículo.

2. Michot JM, Bigenwald C, Champiat S, *et al*. Immune-related adverse events with immune checkpoint blockade: a comprehensive review. *Eur J Cancer*. 2016;54:139-148. doi:10.1016/j. ejca.2015.11.016

3. Ala CK, Klein AL, Moslehi JJ. Cancer treatment-associated pericardial disease: epidemiology, clinical presentation, diagnosis, and management. *Curr Cardiol Rep*. 2019;21(12):156. doi:10.1007/s11886-019-1225-6

4. Chang HM, Okwuosa TM, Scarabelli T, Moudgil R, Yeh ETH. Cardiovascular complications of cancer therapy: best practices in diagnosis, prevention, and management: part 2. *J Am Coll Cardiol*. 2017;70(20):2552-2565. doi:10.1016/j.jacc.2017.09.1095

5. Levy PY, Corey R, Berger P, *et al*. Etiologic diagnosis of 204 pericardial effusions. *Medicine* (Baltimore). 2003;82(6):385-391. doi:10.1097/01.md.0000101574.54295.73

6. Corey GR, Campbell PT, Van Trigt P, *et al*. Etiology of large pericardial effusions. *Am J Med*. 1993;95(2):209-213. doi:10.1016/0002-9343(93)90262-n

7. Atar S, Chiu J, Forrester JS, Siegel RJ. Bloody pericardial effusion in patients with cardiac tamponade: is the cause cancerous, tuberculous, or iatrogenic in the 1990s? *Chest*. 1999;116(6):1564-1569. doi:10.1378/chest.116.6.1564

8. Klein AL, Abbara S, Agler DA, *et al*. American Society of Echocardiography clinical recommendations for multimodality cardiovascular imaging of patients with pericardial disease: endorsed by the Society for Cardiovascular Magnetic Resonance and Society of Cardiovascular Computed Tomography. *J Am Soc Echocardiogr*. 2013;26(9):965-1012.e15. doi:10.1016/j.echo.2013.06.023

9. Adler Y, Charron P, Imazio M, *et al*. 2015 ESC Guidelines for the diagnosis and management of pericardial diseases: The Task Force for the Diagnosis and Management of Pericardial Diseases of the European Society of Cardiology (ESC). Endorsed by: The European Association for Cardio-Thoracic Surgery (EACTS). *Eur Heart J*. 2015;36(42):2921-2964. doi:10.1093/eurheartj/ehv318

10. Virk SA, Chandrakumar D, Villanueva C, Wolfenden H, Liou K, Cao C. Systematic review of percutaneous interventions for malignant pericardial effusion. *Heart*. 2015;101(20):1619-1626. doi:10.1136/heartjnl-2015-307907

11. Hankins JR, Satterfield JR, Aisner J, Wiernik PH, McLaughlin JS. Pericardial window for malignant pericardial effusion. Ann Thorac Surg. 1980;30(5):465-471. doi:10.1016/s0003-4975(10)61298-2

12. Kaira K, Takise A, Kobayashi G, *et al*. Management of malignant pericardial effusion with instillation of mitomycin C in non-small cell lung cancer. *Jpn J Clin Oncol*. 2005;35(2):57-60. doi:10.1093/jjco/hyi019

13. Strobbe A, Adriaenssens T, Bennett J, *et al*. Etiology and long-term outcome of patients undergoing pericardiocentesis. *J Am Heart Assoc*. 2017;6(12):e007598. doi:10.1161/JAHA.117.007598

14. Welch TD. Constrictive pericarditis: diagnosis, management and clinical outcomes. *Heart*. 2018;104(9):725-731. doi:10.1136/heartjnl-2017-311683

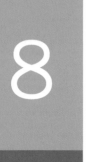

8 Trombosis y embolias asociadas al cáncer

Fahrettin Covut, Daniel J. Lenihan y Kristen Sanfilippo

PRINCIPIOS GENERALES

Definición

- **La trombosis asociada al cáncer (TAC) se define como un evento tromboembólico arterial o venoso que ocurre en un paciente con cáncer activo**, excluyendo el carcinoma de células escamosas o basales de la piel.
- Se considera que el cáncer está activo si al paciente se le ha diagnosticado o ha recibido tratamiento para él en los seis meses anteriores a la trombosis, o tiene una enfermedad recurrente o metastásica.

Epidemiología

- **Los pacientes con cáncer tienen riesgo de tromboembolia venosa (TEV) de 4 a 7 veces mayor** e incidencia anual de TEV de 0.5%, y **representan entre 17 y 29% de todos los casos de TEV.**[1] En un estudio de base poblacional, la **incidencia** acumulada a los seis meses de **tromboembolia arterial (TEA) fue de 4.7% en los pacientes con cáncer**, en comparación con 2.2% en su cohorte de control.[2] La aparición de TEV y TEA se asocia con riesgo de mortalidad de hasta 2 y 5 veces mayor en pacientes con cáncer, respectivamente.[3] **En general, la tromboembolia es la segunda causa de muerte en pacientes con cáncer, después de la neoplasia subyacente.**[4]
- El riesgo de trombosis en cáncer varía dependiendo de los **factores de riesgo específicos del paciente, la enfermedad y el tratamiento** (tabla 8-1). Dichos factores específicos incluyen edad avanzada, sexo femenino, raza afroamericana, antecedentes de tromboembolia, trombofilia heredada, inmovilización prolongada, cirugía reciente, infección sistémica y otras comorbilidades como enfermedad renal y pulmonar. Los factores de riesgo específicos de la enfermedad incluyen determinados sitios primarios y características histológicas, metástasis a distancia y tiempo transcurrido desde el diagnóstico, dado que la incidencia de trombosis disminuye con el tiempo.[5] Los cánceres primarios de cerebro, páncreas, estómago, ovario, riñón y pulmón y los pacientes con mieloma múltiple (MM) tienen un mayor riesgo de trombosis en comparación con otros cánceres.[5,6] Los adenocarcinomas productores de mucina y los tumores de mayor grado se asocian con mayor riesgo de TEV en determinados cánceres.[5] En un estudio basado en la población, los riesgos relativos ajustados de TEV para pacientes con cáncer en estadios I, II, III y IV fueron de 2.9, 2.9, 7.5 y 17.1, respectivamente.[7]
- **La incidencia de TAC ha ido aumentando a lo largo de los años, en parte debido al desarrollo de nuevos tratamientos con efectos trombogénicos.** Estos fármacos se analizan en la siguiente sección. Otros factores de riesgo específicos del tratamiento para TAC incluyen el uso de catéteres venosos centrales, esteroides y agentes estimulantes de la eritropoyetina.[6]

TABLA 8-1	Factores de riesgo de trombosis en pacientes con cáncer	
Relacionados con el paciente	**Relacionados con la enfermedad**	**Relacionados con el tratamiento**
• TEV Previa	• Sitio primario de la neoplasia	• Medicamentos inmunomoduladores
• Edad avanzada	- Cerebro	• Inhibidores de la tirosina-cinasa
• Obesidad	- Páncreas	• Inhibidores del VEGF
• Cirugía	- Estómago	• Inhibidores del EGFR
• Inmovilización	- Ovario	• Quimioterapia
• Marcapasos	- Riñón	• Eritropoyetina
• Trombofilia heredada	- Mieloma múltiple	• Esteroides
• Comorbilidades	• Características histológicas	• Catéter venoso central
- Cardiopatía	- Adenocarcinoma mucinoso	
- Nefropatía	- Alto grado	
- Hipertensión	• Carga del cáncer	
- Diabetes mellitus	• Diagnóstico reciente	
- Infección aguda		

EGFR, receptor del factor de crecimiento endotelial; VEGF, factor de crecimiento endotelial vascular, TEV, tromboembolia venosa.

MEDICAMENTOS/TRATAMIENTOS ASOCIADOS

La tabla 8-2 resume el aumento absoluto de la incidencia de TEV y TEA con diferentes agentes terapéuticos en pacientes con cáncer.

Fármacos inmunomoduladores

• Talidomida, lenalidomida y pomalidomida son fármacos inmunomoduladores (IMiD, por sus siglas en inglés) de primera, segunda y tercera generación, respectivamente. Los IMiD tienen efectos antitumorales directos, estimulan las células T e interfieren en el microambiente tumoral con sus propiedades antiangiogénicas y antiinflamatorias. Todos los IMiD han sido aprobados por la Food and Drug Administration (FDA) y se utilizan habitualmente para el tratamiento del MM. Además, la talidomida está aprobada por la FDA para el eritema nodoso leproso y la lenalidomida, para un subconjunto de pacientes con síndromes mielodisplásicos y linfoma de células del manto.
• **Los IMiD aumentan significativamente el riesgo de tromboembolia**, quizá mediante los siguientes mecanismos subyacentes:
  • Disminución transitoria de la trombomodulina, que inhibe las funciones procoagulantes de trombina.

TABLA 8-2	El aumento absoluto de la incidencia de TEV y TEA con diferentes agentes terapéuticos en pacientes con cáncer

Fármaco	TEV	TEA
IMiD		
Talidomida, lenalidomida, pomalidomida	↑↑	↑↑
Combinación con otros agentes	↑↑↑	↑↑↑
TKI dirigidos a BCR-ABL		
Ponatinib	↑↑↑	↑↑↑
Nilotinib	↑	↑↑↑
Dasatinib, bosutinib, imatinib	No ha aumentado	No ha aumentado
TKI dirigidos al VEGFR		
Cabozantinib	No ha aumentado	↑↑↑
Sunitinib, pazopanib, axitinib	No ha aumentado	↑↑
Sorafenib	No ha aumentado	↑
TKI dirigidos a BRAF y MEK		
Dabrafenib más trametinib	↑↑	No ha aumentado
Vemurafenib más cobimetinib	↑↑	No ha aumentado
Encorafenib más binimetinib	↑↑	No ha aumentado
TKI dirigidos a CDK 4/6		
Abemaciclib	↑↑	No ha aumentado
Palbociclib, ribociclib	No ha aumentado	No ha aumentado
TKI dirigidos al EGFR		
Erlotinib, gefitinib	No ha aumentado	No ha aumentado
Inhibidores del VEGF		
Bevacizumab	↑	↑
Aflibercept	↑	↑
Ramucirumab	No ha aumentado	No ha aumentado
Inhibidores del EGFR		
Cetuximab, panitumumab, necitumumab	↑	No ha aumentado
Quimioterapia	↑↑↑	↑↑↑

↑: <2% de aumento, ↑↑: 2%-5% de aumento, ↑↑↑: >5% de aumento

TEA, tromboembolia arterial; EGFR, receptor del factor de crecimiento endotelial; IMiD, fármaco inmunomodulador; TKI, inhibidor de la tirosina-cinasa; VEGFR, receptor del factor de crecimiento endotelial vascular; TEV, tromboemolia venosa.

- Aumento de los niveles del antígeno del factor von Willebrand y del factor VIII.
- Aumento de la expresión del factor tisular.
- Resistencia adquirida a la proteína C activada.
- Altos niveles de catepsina G, un agonista de la función plaquetaria.[8]
- **Los IMiD se asocian con tasas de TEV más elevadas en el MM recién diagnosticado**, en comparación con el MM refractario recidivante, **y cuando se combinan con otros agentes trombogénicos como dexametasona y quimioterapia citotóxica** (tabla 8-3). La incidencia de TEV sin tromboprofilaxis rutinaria en el MM recién diagnosticado fue de 3 a 4% con talidomida sola, de 14 a 26% con talidomida más dexametasona, de 8 a 75% con lenalidomida más dexametasona, de 10 a 20% con talidomida más melfalán, de 10 a 27% con talidomida más doxorrubicina y de 16 a 34% con talidomida más quimioterapias multiagentes.[9] **La pomalidomida parece ser menos trombogénica en comparación con la lenalidomida, en parte debido a la profilaxis obligatoria del TEV en los ensayos clínicos de pomalidomida.** La incidencia de TEV con profilaxis de ácido acetilsalicílico en el MM refractario recidivante fue de 4% con pomalidomida más dexametasona.[10] La incidencia de trombosis venosa profunda (TVP) y embolia pulmonar (EP) en el MM refractario recidivante fue de 8.4 y 6.6% con carfilzomib, lenalidomida y dexametasona, en comparación con 4.9 y 4.6% con lenalidomida y dexametasona en un ensayo clínico aleatorio, respectivamente.[11]
- **La gran mayoría de los episodios de TEV se producen en los seis meses posteriores al tratamiento en los casos de MM recién diagnosticados**. Los anteriores lineamientos de profilaxis de la TEV, publicadas por el Grupo de Trabajo Internacional sobre Mieloma (IMWG, por sus siglas en inglés) en 2008, se basaban en la opinión de los expertos.[9] Sin embargo, solo 55% de los pacientes con MM que participaron en un ensayo clínico aleatorizado y habían sido identificados como de alto riesgo por los lineamientos del IMWG desarrollaron TEV, y la tasa de TEV en el ensayo superó el 10% a los seis meses.[12] **Más recientemente, se han desarrollado y validado dos nuevos modelos de predicción de riesgo, el IMPEDE TEV y la puntuación SAVED, de TEV en pacientes con MM recién diagnosticado que inician el tratamiento**.[6,13,14] Los estudios futuros determinarán las estrategias de profilaxis óptimas para los pacientes identificados con alto riesgo de TEV mediante estas puntuaciones validadas.
- Aunque son menos frecuentes en comparación con la TEV, los IMiD también se asocian a un mayor riesgo de TEA, cuya tasa en pacientes con MM tratados mediante lenalidomida más dexametasona fue de 5.4% sin tromboprofilaxis y de 2.9% con profilaxis de ácido acetilsalicílico.[15]

TABLA 8-3	Incidencia de tromboembolia venosa sin tromboprofilaxis de rutina en ensayos clínicos de mieloma múltiple recién diagnosticado	
Tratamiento	**Incidencia de tromboembolia venosa (%)**	
Talidomida	3-4	
Talidomida + dexametasona	14-26	
Talidomida + melfalán	10-20	
Talidomida + doxorrubicina	10-27	
Talidomida + quimioterapias multiagentes	16-34	
Lenalidomida + dexametasona	8-75	

Inhibidores de la tirosina-cinasa

- Ponatinib y nilotinib son inhibidores de la tirosina-cinasa (TKI) BCR-ABL de tercera y segunda generación que se asocian con una probabilidad 1.4 y 1.3 veces mayor de tromboembolia según el análisis de la base de datos del sistema de notificación de acontecimientos adversos de la FDA.[16] Otros TKI de segunda (dasatinib y bosutinib) y primera (imatinib) generaciones de BCR-ABL no aumentan significativamente el riesgo de tromboembolia. **En un estudio de fase 2 de pacientes con leucemia mieloide crónica y linfoblástica aguda tratados con ponatinib, las tasas de TEA y TEV fueron de 25 y 6% tras cinco años de seguimiento,** respectivamente.[16] La actualización a cinco años de un ensayo clínico aleatorizado mostró tasas de TEA de 13% frente a 2% y tasas de TEV de 1.8% frente a 0% en el brazo de nilotinib frente a imatinib, respectivamente.[17]
- **Los TKI del receptor del factor de crecimiento endotelial vascular (VEGFR, por sus siglas en inglés) se asocian a riesgo significativamente mayor de TEA, pero no de TEV.**[18] La incidencia de TEA en pacientes con carcinoma de células renales tratados con TKI del VEGFR fue de alrededor de 2.9% en los ensayos clínicos de fases II y III.[19] **Las tasas de TEA fueron de 11.5% con cabozantinib, de 2.6% con sunitinib y pazopanib, de 2.1% con axitinib y de 0.8% con tivozanib.**[19] Sorafenib como agente único y sunitinib se asociaron a un riesgo tres veces mayor de TEA (1.4% de incidencia), sin aumento del riesgo de TEV, en comparación con los brazos de control en un metaanálisis de ensayos clínicos.[20]
- Un metaanálisis de ensayos clínicos aleatorizados mostró que el uso de los TKI de fibrosarcoma de aceleración rápida B (BRAF) (vemurafenib, encorafenib y dabrafenib) y los TKI de MEK (binimetinib, cobimetinib y trametinib) en el melanoma se asociaron con riesgo 4.4 veces mayor de EP (embolismo pulmonar).[21] Las tasas de EP fueron de 2.2 y 0.4% con la combinación de BRAF TKI más MEK TKI y BRAF TKI solos, respectivamente.[21]
- En un metaanálisis de ensayos clínicos de TKI CDK 4/6, **abemaciclib se asoció con aumento de seis veces el riesgo de TEV en comparación con la cohorte de control,** con incidencia de 3.3% frente a 0.5%, respectivamente. Otros TKI CDK 4/6, como palbociclib y ribociclib, no aumentaron el riesgo de TEV en comparación con el brazo de control.[22] El reordenamiento de la cinasa del linfoma anaplásico (ALK, por sus siglas en inglés) resultó ser factor de riesgo independiente de TEA (riesgo tres veces mayor) y TEV (riesgo cuatro veces mayor) en el cáncer de pulmón, pero la contribución de los TKI ALK al aumento del riesgo de tromboembolia es menos clara.[23]

Inhibidores del factor de crecimiento endotelial vascular

- El bevacizumab, un anticuerpo monoclonal contra el factor de crecimiento endotelial vascular (VEGF), se asoció a riesgo 1.2 y 1.6 veces mayor de TEV y TEA, en comparación con el brazo de control en un metaanálisis de 22 ensayos clínicos de cáncer colorrectal, respectivamente. La adición de bevacizumab a la quimioterapia aumentó la tasa de TEV de 6.5 a 8% y la tasa de TEA de 1.1 a 2.3% en este análisis, con una duración de seguimiento que osciló entre 12 y 60 meses en los ensayos clínicos.[24] **Otros múltiples metaanálisis que incluyen diferentes tumores avanzados también mostraron mayor riesgo de TEA con bevacizumab,** pero riesgo similar de TEV, en comparación con el brazo de control.[25]
- El aflibercept es una proteína de fusión recombinante que presenta mayor inhibición de la vía del VEGF al unirse a los VEGF circulantes. Un metaanálisis de tres ensayos clínicos controlados con placebo en diferentes tipos de cáncer no mostró aumento alguno del riesgo de TEV de grado 3 o 4 con aflibercept en comparación con el brazo de control. La adición de aflibercept a un régimen de quimioterapia en un ensayo clínico de fase 3 se asoció con aumento de 0.5 a 1.8% de todos los grados de TEV y de 6.3 a 7.9% de todos los grados de TEV en pacientes con cáncer colorrectal metastásico.[25]

• El ramucirumab es un anticuerpo monoclonal contra el VEGFR-2. En un metaanálisis de seis ensayos clínicos de fase 3, este fármaco no se asoció con mayor riesgo de TEA o TEV en comparación con el brazo de control. En particular, los pacientes del brazo de ramucirumab presentaron menores tasas de TEV en comparación con el brazo de control en cuatro de estos ensayos clínicos.[25]

Inhibidores del receptor del factor de crecimiento epidérmico

• Cetuximab y panitumumab son anticuerpos monoclonales contra el receptor del factor de crecimiento endotelial (EGFR) y se utilizan en el tratamiento de los cánceres colorrectal y de cabeza y cuello.
• En un metaanálisis de ensayos clínicos, cetuximab y panitumumab se asociaron con **riesgo 1.3 veces mayor de TEV sin que aumentara el riesgo de TEA**.[26] El necitumumab es un anticuerpo monoclonal recombinante contra el sitio de unión al ligando del EGFR y se asoció a riesgo de TEV entre 1.6 y 1.7 veces mayor en los ensayos clínicos aleatorizados, en comparación con el brazo de control.[25]

Quimioterapia

• En un estudio basado en la población, la quimioterapia se asoció con **riesgo 6.5 veces mayor de TEV en comparación con los pacientes sin cáncer**.[27] Los mecanismos subyacentes de la trombosis inducida por quimioterapia incluyen daño endotelial, aumento de la expresión y actividad del factor tisular y disminución de las proteínas anticoagulantes naturales por hepatotoxicidad directa.[5] **La puntuación de Khorana se ha desarrollado y validado ampliamente como herramienta de predicción del riesgo de tromboembolia asociado a quimioterapia.[28] El riesgo de trombosis varía con los distintos agentes quimioterapéuticos**.
• En un metaanálisis de 38 ensayos clínicos, los **regímenes basados en cisplatino se asociaron con riesgo 1.7 veces mayor de TEV** en comparación con los regímenes no basados en cisplatino de tumores sólidos. El riesgo de TEV llegó a ser 2.7 veces mayor cuando se utilizó una dosis semanal equivalente de cisplatino de >30 mg/m^2.[29] En el ensayo PROTECHT, el riesgo de tromboembolia sintomática fue mayor con el cisplatino (7%), en comparación con otros agentes de platino como carboplatino (5%) y oxaliplatino (1%) sin tromboprofilaxis.[27]
• La gemcitabina es un fármaco antimetabolito que se utiliza en diferentes tumores sólidos. Aunque no fue estadísticamente significativo, el tratamiento basado en la gemcitabina tendió a aumentar el riesgo de tromboembolia en comparación con el tratamiento no basado en gemcitabina en un metaanálisis de ensayos clínicos. Las tasas de TEV y TEA en las cohortes de gemcitabina fueron de 2.1 y 2.2%, respectivamente.[25]
• **Las quimioterapias basadas en antraciclinas aumentan el riesgo de tromboembolia y se asocian con riesgo 3.5 veces mayor de TEV en pacientes con linfoma y con tasa de tromboembolia de 7% en pacientes con cáncer de mama**.[25] Los estudios retrospectivos también observaron mayor riesgo de tromboembolia en los pacientes tratados con fluorouracilo e irinotecán.[25]

DIAGNÓSTICO

Presentación clínica

Los signos y síntomas de la trombosis son inespecíficos. **La TVP de las extremidades suele manifestarse con hinchazón unilateral, sensibilidad, eritema o calor**. La presentación de la TVP visceral varía en función del órgano afectado. Los síntomas clásicos de **EP son dolor torácico agudo e inexplicable y disnea**.

Diagnóstico

- El enfoque inicial ante la sospecha de TVP o EP depende de la probabilidad clínica previa a la prueba.
- **La ecografía dúplex compresiva y la angiografía pulmonar por tomografía computarizada son los estudios imagenológicos iniciales de elección para diagnosticar la TVP de las extremidades y la EP, respectivamente.**
- La puntuación de Wells es una de las herramientas de predicción mejor estudiada para estratificar a los pacientes en baja, moderada y alta probabilidad.
- En los pacientes con probabilidad prepueba baja o moderada y dímero D de <500 ng/mL, no es necesario hacer más pruebas.
- El dímero D de >500 ng/mL requiere evaluación adicional con estudios imagenológicos en estos pacientes.
- El dímero D no debe pedirse si se espera que sea alto por otra condición médica como neoplasia, sepsis, insuficiencia renal o cirugía reciente.
- **Los pacientes con alta probabilidad prepueba requieren un estudio de imagen, dado que el dímero D no puede excluir de forma fiable la TVP o EP en este caso.**

TRATAMIENTO

La tabla 8-4 resume los agentes anticoagulantes utilizados para el tratamiento ambulatorio de la tromboembolia.

Tratamiento inicial del TAC

- Las Guías de práctica clínica de la American Society of Clinical Oncology (ASCO) para el tratamiento del TAC recomiendan la anticoagulación inicial con **heparina no fraccionada (HNF) por goteo, heparina de bajo peso molecular (HBPM), fondaparinux o rivaroxabán.**[30]
- Dada la facilidad de uso y capacidad de administración en el ámbito ambulatorio, la **HBPM puede preferirse a la HNF.**
- Un análisis de subgrupos de pacientes con cáncer inscritos en un estudio que comparaba el tratamiento inicial con enoxaparina una vez al día (1.5 mg/kg) frente a dos veces al día (1 mg/kg) encontró mayores tasas de TEV recurrente en el brazo de una vez al día (12.2 frente a 6.4%, respectivamente).[31]
- Aunque existen pocos datos en pacientes con cáncer, el fondaparinux puede considerarse en circunstancias especiales, como casos de trombocitopenia inducida por heparina.
- En la siguiente sección se analiza el uso de rivaroxabán en el tratamiento de la TAC.

Tratamiento a largo plazo de la TAC

- En comparación con los pacientes sin cáncer, **quienes presentan TAC tienen riesgo cuatro veces mayor de recurrencia de TEV y riesgo dos veces mayor de hemorragia importante asociada a los anticoagulantes con antagonistas orales de la vitamina K (AVK).**[32] Esto puede deberse, en parte, a las numerosas interacciones alimentarias y medicamentosas asociadas a los AVK, así como a la lentitud de su acción. El ensayo CLOT, controlado y aleatorizado, comparó el tratamiento a largo plazo con AVK frente a dalteparina (HBPM) tras el diagnóstico de un primer TAC sintomático.[33] **La HBPM se asoció con reducción de 52% del riesgo de TEV recurrente a los seis meses, sin aumento importante del riesgo de hemorragia grave.** Una revisión sistemática y metaanálisis posteriores, que incluyeron a 1,908 pacientes con TAC, encontraron una reducción significativa del riesgo de TAC recurrente (cociente de riesgos [HR] 0.47; intervalo de confianza [IC] de 95%: 0.32-0.71) con HBPM frente a AVK, y ninguna diferencia en las

TABLA 8-4 Agentes anticoagulantes para el tratamiento ambulatorio de la tromboembolia

Anticoagulantes	Vía	Necesita un puente	Dosificación a largo plazo	Vida media	Costo	Riesgo de hemorragia importante en comparación con la warfarina
Antagonista de la vitamina K						
Warfarina	Oral	Sí	Variable por INR	40 h	$	—
Heparina de bajo peso molecular						Menor riesgo
Enoxaparina	SC	No	Fijo, dos veces al día	3-5 h	$$$	
Fondaparinux	SC	No	Fijo, una vez al día	17-21 h	$$$$$	
Inhibidores directos del factor Xa						Menor riesgo[a]
Apixabán	Oral	No	Fijo, dos veces al día	12 h	$$$	
Rivaroxabán	Oral	No	Fijo, una vez al día	5-9 h	$$$	
Edoxabán	Oral	Sí	Fijo, una vez al día	10-14 h	$$$	
Inhibidor directo de la trombina						Riesgo similar
Dabigatran	Oral	Sí	Fijo, dos veces al día	12-14 h	$$$	

INR, índice internacional normalizado (por sus siglas en inglés); SC., subcutáneo.

[a]Rivaroxabán y edoxabán podrían asociarse a mayor riesgo de hemorragia gastrointestinal en comparación con la heparina de bajo peso molecular.

tasas de hemorragias mayores (riesgo relativo [RR] 1.05; IC de 95%: 0.53-2.10). **Estos resultados cambiaron las recomendaciones a favor de la HBPM para el tratamiento a largo plazo de la TEV en pacientes con cáncer.**

- Sin embargo, con la introducción de los anticoagulantes orales directos (ACOD) y la morbilidad asociada a la HBPM (inyecciones subcutáneas, costo), los ensayos aleatorios recientes se han centrado en los ACOD como tratamiento a largo plazo para el TAC. **Las ventajas de los ACOD en pacientes con TAC incluyen administración oral, limitadas interacciones farmacológicas, corta vida media y sin necesidad de monitorización. Recientemente, tres ensayos controlados aleatorizados han comparado los ACOD con la HBPM en pacientes con TAC.**

- En el ensayo Hokusai VTE Cancer, se comparó edoxabán (luego de tratamiento inicial con HBPM durante al menos cinco días) con dalteparina en 1,050 pacientes con TAC.[34] El resultado primario compuesto de eficacia (TEV recurrente o hemorragia mayor) a los 12 meses de seguimiento reveló que edoxabán no era inferior a dalteparina (12.8% frente a 13.5%; $p <$ 0.001 no inferior). Sin embargo, **edoxabán se asoció con riesgo significativamente mayor de hemorragia importante (6.9% frente a 4%, $p = 0.04$). El mayor riesgo de hemorragia importante se observó sobre todo en pacientes con tumores gastrointestinales.**

- El ensayo Select-D, un estudio piloto en 406 pacientes con TAC, comparó el tratamiento inicial con rivaroxabán (15 mg dos veces al día durante 21 días, seguido de tratamiento a largo plazo con 20 mg diarios) frente a la dalteparina durante seis meses.[35] El resultado primario de TEV recurrente a los seis meses se redujo significativamente con rivaroxabán en comparación con dalteparina (4% frente a 11%, HR 0.43; IC de 95%: 0.19-0.99). **Aunque no hubo diferencias significativas en la tasa de hemorragias graves con rivaroxabán frente a dalteparina (HR 1.83; IC de 95%: 0.68-4.96), hubo mayor tasa de hemorragias no graves clínicamente y relevantes asociadas a rivaroxabán (HR 3.76; IC de 95%: 1.63-8.69).** Al igual que en el ensayo sobre el cáncer de Hokusai, se observaron mayores tasas de hemorragia en los pacientes con neoplasias gastrointestinales.

- CARAVAGGIO aleatorizó a 1,155 pacientes con TVP proximal aguda o EP asociada al cáncer con tratamiento mediante apixabán (10 mg dos veces al día durante 7 días, seguido de tratamiento a largo plazo con 5 mg dos veces al día) frente a dalteparina durante un total de seis meses.[36] El resultado objetivo primario de TEV recurrente se produjo en 5.6% de los pacientes que recibieron apixabán en comparación con 7.9% que recibieron dalteparina (HR 0.63; IC de 95%: 0.37-1.07; $p <$ 0.001 para no inferior). No hubo diferencias significativas en el riesgo de hemorragia mayor con apixabán en comparación con dalteparina (HR 0.82; IC de 95%: 0.40-1.69).

- Posteriormente, estos resultados se analizaron en una revisión sistemática y un metaanálisis que incluyó cuatro estudios aleatorizados que comparaban los ACOD frente a la HBPM para el tratamiento de TAC.[37] El resultado primario de eficacia fue la TEV recurrente y el resultado primario de seguridad, la hemorragia mayor. De los 2,607 pacientes incluidos en el metaanálisis, el **riesgo de TEV recurrente fue menor con los ACOD en comparación con la HBPM; sin embargo, este resultado no fue significativo (RR 0.68; IC de 95%: 0.39-1.17). El riesgo de hemorragia grave fue mayor con los ACOD en comparación con la HBPM; sin embargo, este hallazgo tampoco fue estadísticamente significativo (RR 1.36; IC de 95%: 0.55-3.35).**

- Aunque aún no se han actualizado los lineamientos para incluir los análisis de apixabán para el tratamiento del TAC, la ASCO y la International Society for Thrombosis and Haemostasis recomiendan el uso de HBPM o ACOD en lugar de AVK para el tratamiento de la TVE en pacientes con cáncer, tras considerar especialmente los riesgos individuales de hemorragia.[30,38] Cuando se tiene en cuenta el tratamiento a largo plazo con un ACOD, se recomienda tener precaución en los pacientes con riesgo estimado de hemorragia elevado, tumores gastrointestinales o genitourinarios.

REFERENCIAS

1. Timp JF, Braekkan SK, Versteeg HH, Cannegieter SC. Epidemiology of cancer-associated venous thrombosis. *Blood*. 2013;122(10):1712-1723.
2. Navi BB, Reiner AS, Kamel H, *et al*. Risk of arterial thromboembolism in patients with cancer. *J Am Coll Cardiol*. 2017;70(8):926-938.
3. Khorana AA, Francis CW, Culakova E, Fisher RI, Kuderer NM, Lyman GH. Thromboembolism in hospitalized neutropenic cancer patients. *J Clin Oncol*. 2006;24(3):484-490.
4. Khorana AA, Francis CW, Culakova E, Kuderer NM, Lyman GH. Thromboembolism is a leading cause of death in cancer patients receiving outpatient chemotherapy. *J Thromb Haemost*. 2007;5(3):632-634.
5. Abdol Razak NB, Jones G, Bhandari M, Berndt MC, Metharom P. Cancer-associated thrombosis: an overview of mechanisms, risk factors, and treatment. *Cancers (Basel)*. 2018; 10(10):380.
6. Sanfilippo KM, Luo S, Wang TF, *et al*. Predicting venous thromboembolism in multiple myeloma: development and validation of the IMPEDE VTE score. *Am J Hematol*. 2019;94(11):1176-1184.
7. Cronin-Fenton DP, Sondergaard F, Pedersen LA, *et al*. Hospitalisation for venous thromboembolism in cancer patients and the general population: a population-based cohort study in Denmark, 1997-2006. *Br J Cancer*. 2010;103(7):947-953.
8. Palumbo A, Palladino C. Venous and arterial thrombotic risks with thalidomide: evidence and practical guidance. *Ther Adv Drug Saf*. 2012;3(5):255-266.
9. Palumbo A, Rajkumar SV, Dimopoulos MA, *et al*. Prevention of thalidomide and lenalidomide-associated thrombosis in myeloma. *Leukemia*. 2008;22(2):414-423.
10. Leleu X, Attal M, Arnulf B, *et al*. Pomalidomide plus low-dose dexamethasone is active and well tolerated in bortezomib and lenalidomide-refractory multiple myeloma: Intergroupe Francophone du Myelome 2009-02. *Blood*. 2013;121(11):1968-1975.
11. Stewart AK, Rajkumar SV, Dimopoulos MA, *et al*. Carfilzomib, lenalidomide, and dexamethasone for relapsed multiple myeloma. *N Engl J Med*. 2015;372(2):142-152.
12. Bradbury CA, Craig Z, Cook G, *et al*. Thrombosis in patients with myeloma treated in the Myeloma IX and Myeloma XI phase 3 randomized controlled trials. *Blood*. 2020;136(9):1091-1104.
13. Covut F, Ahmed R, Chawla S, *et al*. Validation of the IMPEDE VTE score for prediction of venous thromboembolism in multiple myeloma: a retrospective cohort study. *Br J Haematol*. 2021;193(6):1213-1219.
14. Li A, Wu Q, Luo S, *et al*. Derivation and validation of a risk assessment model for immunomodulatory drug-associated thrombosis among patients with multiple myeloma. *J Natl Compr Canc Netw*. 2019;17(7):840-847.
15. Maharaj S, Chang S, Seegobin K, Serrano-Santiago I, Zuberi L. Increased risk of arterial thromboembolic events with combination lenalidomide/dexamethasone therapy for multiple myeloma. *Expert Rev Anticancer Ther*. 2017;17(7):585-591.
16. Zeng P, Schmaier A. Ponatinib and other CML tyrosine kinase inhibitors in thrombosis. *Int J Mol Sci*. 2020;21(18):6556.
17. Hochhaus A, Saglio G, Hughes TP, *et al*. Long-term benefits and risks of frontline nilotinib vs imatinib for chronic myeloid leukemia in chronic phase: 5-year update of the randomized ENESTnd trial. *Leukemia*. 2016;30(5):1044-1054.
18. Qi WX, Min DL, Shen Z, *et al*. Risk of venous thromboembolic events associated with VEGFR-TKIs: a systematic review and meta-analysis. *Int J Cancer*. 2013;132(12):2967-2974.
19. Farooq MZ, Mathew J, Malik S, *et al*. Risk of arterial thromboembolic events (ATEs) with tyrosine kinase inhibitors (TKIs) used in renal cell carcinoma: a systematic review and meta-analysis. *J Clin Oncol*. 2019;37(suppl 15):e13119-e13119.
20. Sonpavde G, Bellmunt J, Schutz F, Choueiri TK. The double-edged sword of bleeding and clotting from VEGF inhibition in renal cancer patients. *Curr Oncol Rep*. 2012;14(4):295-306.
21. Mincu RI, Mahabadi AA, Michel L, *et al*. Cardiovascular adverse events associated with BRAF and MEK inhibitors: a systematic review and meta-analysis. *JAMA Networking Open*. 2019;2(8):e198890.

22. Thein K, Ball S, Zaw M, *et al*. Abstract P1-16-04: Risk of venous thromboembolism with abemaciclib based regimen versus other CDK 4/6 inhibitor containing regimens in patients with hormone receptor-positive HER2-negative metastatic breast cancer. *Cancer Res.* 2019;79(suppl 4):P1-16-04-P11-16-04.

23. Al-Samkari H, Leiva O, Dagogo-Jack I, *et al*. Impact of ALK rearrangement on venous and arterial thrombotic risk in NSCLC. *J Thorac Oncol.* 2020;15(9):1497-1506.

24. Alahmari AK, Almalki ZS, Alahmari AK, Guo JJ. Thromboembolic events associated with bevacizumab plus chemotherapy for patients with colorectal cancer: a meta-analysis of randomized controlled trials. *Am Health Drug Benefits.* 2016;9(4):221-232.

25. Munoz Martin AJ, Ramirez SP, Moran LO, *et al*. Pharmacological cancer treatment and venous thromboembolism risk. *Eur Heart J Suppl.* 2020;22(suppl C):C2-C14.

26. Petrelli F, Cabiddu M, Borgonovo K, Barni S. Risk of venous and arterial thromboembolic events associated with anti-EGFR agents: a meta-analysis of randomized clinical trials. *Ann Oncol.* 2012;23(7):1672-1679.

27. Barni S, Labianca R, Agnelli G, *et al*. Chemotherapy-associated thromboembolic risk in cancer outpatients and effect of nadroparin thromboprophylaxis: results of a retrospective analysis of the PROTECHT study. *J Transl Med.* 2011;9:179.

28. Khorana AA, Kuderer NM, Culakova E, Lyman GH, Francis CW. Development and validation of a predictive model for chemotherapy-associated thrombosis. *Blood.* 2008;111(10):4902-4907.

29. Seng S, Liu Z, Chiu SK, et al. Risk of venous thromboembolism in patients with cancer treated with Cisplatin: a systematic review and meta-analysis. *J Clin Oncol.* 2012;30(35):4416-4426.

30. Key NS, Khorana AA, Kuderer NM, *et al*. Venous thromboembolism prophylaxis and treatment in patients with cancer: ASCO clinical practice guideline update. *J Clin Oncol.* 2020;38(5):496-520.

31. Merli G, Spiro TE, Olsson CG, *et al*. Subcutaneous enoxaparin once or twice daily compared with intravenous unfractionated heparin for treatment of venous thromboembolic disease. *Ann Intern Med.* 2001;134(3):191-202.

32. Prandoni P, Lensing AW, Piccioli A, *et al*. Recurrent venous thromboembolism and bleeding complications during anticoagulant treatment in patients with cancer and venous thrombosis. *Blood.* 2002;100(10):3484-3488.

33. Lee AY, Levine MN, Baker RI, *et al*. Low-molecular-weight heparin versus a coumarin for the prevention of recurrent venous thromboembolism in patients with cancer. *N Engl J Med.* 2003;349(2):146-153.

34. Raskob GE, van Es N, Verhamme P, *et al*. Edoxaban for the treatment of cancer-associated venous thromboembolism. *N Engl J Med.* 2018;378(7):615-624.

35. Young AM, Marshall A, Thirlwall J, *et al*. Comparison of an oral factor Xa inhibitor with low molecular weight heparin in patients with cancer with venous thromboembolism: results of a randomized trial (SELECT-D). *J Clin Oncol.* 2018;36(20):2017-2023.

36. Agnelli G, Becattini C, Meyer G, *et al*. Apixaban for the treatment of venous thromboembolism associated with cancer. *N Engl J Med.* 2020;382(17):1599-1607.

37. Mulder FI, Bosch FTM, Young AM, *et al*. Direct oral anticoagulants for cancer-associated venous thromboembolism: a systematic review and meta-analysis. *Blood.* 2020;136(12):1433-1441.

38. Khorana AA, Noble S, Lee AYY, *et al*. Role of direct oral anticoagulants in the treatment of cancer-associated venous thromboembolism: guidance from the SSC of the ISTH. *J Thromb Haemost.* 2018;16(9):1891-1894.

Masas cardiacas

Jonathan D. Wolfe y Daniel J. Lenihan

PRINCIPIOS GENERALES

- Las masas cardiacas, por fortuna raras, suelen presentar importantes retos diagnósticos y terapéuticos.
- Las masas cardiacas pueden ser neoplásicas o no neoplásicas. Las primeras son relativamente infrecuentes en comparación con las segundas.[1]
- Este capítulo ofrece una amplia visión general sobre las masas cardiacas con un enfoque más detallado en las neoplasias.

CLASIFICACIÓN DE LAS MASAS CARDIACAS

- **Variantes anatómicas:**
  - Las variantes anatómicas normales o patológicas pueden clasificarse erróneamente como masas cardiacas, sobre todo en ecocardiografías (tabla 9-1).
- **Dispositivos implantados:**
  - Cables de marcapasos y desfibriladores, dispositivos de asistencia ventricular, catéteres en la parte derecha del corazón, dispositivos oclusores, válvulas y clips protésicos, cuerpos extraños.
- **Trombo:**
  - Masa intracardiaca más común.
  - Suele ocurrir en zonas de bajo flujo (p. ej., junto a un segmento miocárdico del ventrículo izquierdo acinético).
- **Vegetaciones:**
  - Infecciosas y no infecciosas (Libman-Sacks/verrucosas).
  - Las vegetaciones infecciosas suelen presentarse como masas móviles y oscilantes en el lado de baja presión de los tejidos de la válvula.
  - Las vegetaciones no infecciosas suelen presentarse como masas pequeñas, nodulares y relativamente inmóviles en las puntas de las valvas.[2]
- **Artefactos:**
  - Son lo más relevante para las masas observadas en ecocardiografía.[3]
  - Artefactos de lóbulos laterales y de difracción, de reverberación, de ancho de haz, de imagen doble, de imagen en espejo.
- **Neoplasia:**
  - Primaria: se origina en las estructuras cardiacas.
  - Secundaria: se origina en estructuras no cardiacas con metástasis hacia estructuras del corazón.

TABLA 9-1	Variantes anatómicas confundidas con masas cardiacas
Ubicación	**Hallazgos**
Aurícula izquierda	Músculos pectíneos, signo de Q-tip (cresta de coumadín)
Aurícula derecha	Crista terminalis, válvula de Eustaquio, red de Chiari
Ventrículos	Bandas falsas, banda moderadora, hipertrofia, músculos papilares, no compactación
Pericardio	Quistes pericárdicos, grasa epicárdica
Válvulas	Excrecencias laminares, calcificación del anillo mitral
Otros	Hipertrofia lipomatosa del tabique interauricular, aneurisma del tabique interauricular, hernia hiatal, grasa en el surco auriculoventricular o seno transverso, aneurisma de la arteria coronaria

NEOPLASIAS CARDIACAS

Presentación clínica

- **Las neoplasias cardiacas se descubren a menudo de forma incidental en exámenes de imagen practicados por indicación no relacionada.**[1]
- Los síntomas pueden variar mucho en función de la neoplasia subyacente y su localización, pero pueden incluir:[4]
  - Cardiovasculares: embolia cerebral o periférica, arritmias, insuficiencia cardiaca, palpitaciones, dolor torácico, disnea, síncope
  - Sistémicos: fiebre, artralgias, fatiga, pérdida de peso, síndromes paraneoplásicos
  - Obstrucción: cameral, valvular, venosa
  - Compresión cardiaca externa
  - Asintomáticas

Pruebas diagnósticas

- El **contexto clínico es un componente decisivo en la evaluación de las masas cardiacas** dada su amplia variabilidad.[5]
- Ejemplo 1: paciente con insuficiencia cardiaca de nueva aparición y disfunción ventricular izquierda grave y segmentaria tras una infección miocárdica anterior que se presenta con evidencia ecocardiográfica de masa apical. En este contexto, es mucho más probable que la masa sea un trombo que una neoplasia.
- Ejemplo 2: paciente con antecedentes de melanoma metastásico que presenta una masa móvil y sólida en la válvula tricúspide en una prueba de imagen cardiaca rutinaria. En ausencia de signos y síntomas clínicos que sugieran endocarditis infecciosa, la masa conduce a pensar en una lesión metastásica cardiaca.
- La ecocardiografía transtorácica (ETT) bidimensional suele ser la modalidad de imagen inicial de elección en la evaluación de las masas cardiacas, ya que no es invasiva y está ampliamente disponible.
- Dependiendo de las características de la masa y las comorbilidades conocidas del paciente, a menudo se hacen estudios de imagen adicionales para proporcionar datos complementarios sobre la extensión del tumor, metástasis, vascularidad y caracterización del tejido.[4]
- Modalidades de prueba adicionales:
  - Electrocardiograma (ECG)

- Ecocardiografía tridimensional (3D) con o sin contraste
- Resonancia magnética cardiaca (IRMC) con contraste de gadolinio
- Angiografía coronaria (para caracterizar el flujo sanguíneo coronario e identificar el "rubor tumoral")
- Tomografía por emisión de positrones (PET) para la estadificación del cáncer
- Tomografía computarizada (TC), incluida angiografía por TC, para aclarar las estructuras intratorácicas
- La ecocardiografía transesofágica (ETE) a menudo puede proporcionar información anatómica detallada.
- **La evidencia de perfusión, a menudo basada en el realce del contraste, es una característica de imagen decisiva que puede distinguir las neoplasias de otras causas de masas cardiacas.**
- La tabla 9-2 resume las características comunes de los estudios de imagen de algunas neoplasias cardiacas.

Clasificación de las neoplasias cardiacas

- Primaria: muy rara, con incidencia en las autopsias de 1:2000[1]
  - Benignas: de 80 a 94% de los tumores cardiacos primarios
  - Malignas: entre 6 y 20% de los tumores cardiacos primarios y suelen describirse patológicamente como sarcomas
  - La localización del tumor suele ser fundamental para identificar el tipo de neoplasia
- Secundarias: de 20 a 40 veces más frecuentes que las neoplasias cardiacas primarias[4,6]
- La tabla 9-3 resume la patología de las neoplasias cardiacas.

Neoplasias cardiacas primarias benignas

- A pesar de su naturaleza benigna, **las neoplasias cardiacas benignas suelen requerir tratamiento quirúrgico**.
- Los **mixomas** son la neoplasia cardiaca primaria más común en adultos y constituyen alrededor de 50% de todos los casos en adultos.
- Los rabdomiomas son las neoplasias primarias benignas más comunes en niños y representan entre 40 y 60% de los casos pediátricos.
- Las neoplasias cardiacas primarias benignas incluyen:
  - Mixoma
  - Rabdomioma
  - Fibroelastoma papilar
  - Fibromas
  - Lipomas
  - Hemangiomas
  - Paragangliomas

Mixoma

- El tumor cardiaco benigno más común en adultos (fig. 9-1).[7]
- Se encuentra más comúnmente en la aurícula izquierda (>80%) y con menos frecuencia en la aurícula derecha, ventrículo derecho y ventrículo izquierdo.
- Su ubicación típica es pegada a la fosa oval.
- La incidencia del mixoma cardiaco alcanza su punto máximo entre los 40 y 60 años de edad.
- Proporción de mujeres a varones de 3:1.
- La mayoría de los mixomas son solitarios y se producen de forma esporádica, pero rara vez pueden ser genéticamente mediados:
  - Complejo de Carney: síndrome genético asociado al desarrollo de múltiples mixomas en localizaciones atípicas, incluidos piel, superficies mucosas y corazón[8,9]

TABLA 9-2	Características imagenológicas de las neoplasias cardiacas			
Neoplasia cardiaca	Ubicación típica	Ecocardiografía	TC cardiaca	IRM cardiaca
Mixoma	AI > AD > ventrículo	Masa móvil, **a menudo unida por un pedúnculo a la fosa oval**, isoecogénica	Pedunculados, móviles, **heterogéneos**, de baja atenuación, ~10% están calcificados	Isointenso a hipointenso en T1, hiperintenso en T2, realce heterogéneo con contraste
Fibroelastoma papilar	Válvulas (VA > VM > VT)	Pequeño (<10 mm), **muy móvil, borde "brillante"**, unido por un tallo	Pequeño, pedunculado, móvil, de baja atenuación	De isointenso a hipointenso en T1 y T2, la **caracterización adicional a menudo no es factible** por el **tamaño**
Rabdomioma	VI > VD	**Masa ecogénica brillante** que sobresale en la cámara o está completamente incrustada en la pared	**Suave**, múltiple, de baja atenuación o atenuación similar a la del miocardio	Isointenso en T1, isointenso a hiperintenso en T2, realce de contraste nulo o mínimo
Lipoma	Variable	Base ancha, **inmóvil**, homogénea, hipoecoica en el espacio pericárdico, los lipomas intracavitarios son hiperecogénicos	Suave, encapsulado, **atenuación de la grasa**, sin realce	Señal brillante hiperintensa en T1 y T2, **reducida con técnica de supresión de grasa**, sin realce de contraste
Paraganglioma	AI	Base ancha, masa ecogénica	**Heterogéneo**, de baja atenuación con marcado realce del contraste	Hiperintenso en T2

Fibroma	VI > VD	**Homogéneo**, parece más brillante que el miocardio circundante, puede tener áreas hiperintensas de calcio	**Homogéneo**, baja atenuación, mínimo realce de contraste, **calcificación central**	Hipointenso en todo el T1, T2 en estado estacionario de procesión libre, mínimo hiperrealce de contraste tardío
Angiosarcoma	AD > VD, pericardio	**Masa densa e irregular, a menudo no móvil**, de base ancha con extensión endocárdica a miocárdica, derrame pericárdico	Áreas de necrosis amplias, irregulares, heterogéneas, de baja atenuación, infiltrativas, derrame pericárdico	Heterogéneo en T1 y T2, realce de contraste heterogéneo con **"apariencia de rayos de sol"**
Linfoma cardiaco primario	AD, VD, puede afectar al surco auriculoventricular o al pericardio	**Masas** homogéneas e **infiltrantes asociadas a una fisiología restrictiva**	Masa grande y focal, infiltración difusa de tejidos blandos, realce heterogéneo del contraste	Isointenso en T1, hiperintenso en T2 con áreas dispersas de necrosis hipointensa
Mesotelioma	Pericardio	Derrame pericárdico, **tumor que envuelve el corazón**	Múltiples masas pericárdicas que realzan el contraste	Múltiples masas pericárdicas que realzan el contraste

IRM: resonancia magnética; TC: tomografía computarizada; AI: aurícula izquierda; AD: aurícula derecha; VA: válvula aórtica; VM: válvula mitral; VT: válvula tricúspide; VI: ventrículo izquierdo; VD: ventrículo derecho.

TABLA 9-3	Patología de las neoplasias cardiacas
Benignas	Mixoma
	Fibroelastoma papilar
	Rabdomioma
	Lipoma
	Paraganglioma/feocromocitoma
	Fibroma
	Otros: hemangioma, neurofibroma, teratoma, leiomioma, linfangioma
Malignas	Sarcomas (múltiples tipos)
	Mesotelioma
	Linfoma
Metastásicas	Cáncer de pulmón
	Cáncer de esófago
	Leucemia
	Linfoma
	Sarcoma
	Cáncer de mama
	Carcinoma de células renales
	Cáncer de cuello uterino
	Melanoma

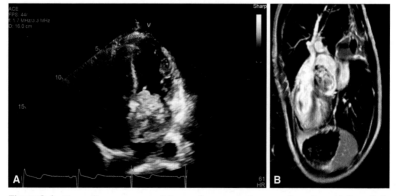

Figura 9-1. Ecocardiograma transtorácico: se observa un mixoma cardiaco dentro de la aurícula izquierda en la vista apical de cuatro cámaras de una mujer de 55 años (A). Resonancia magnética cardiaca: mixoma cardiaco visto en la aurícula izquierda con realce heterogéneo del contraste en una mujer de 55 años (B).

- Normalmente se hereda de forma autosómica dominante y a menudo se asocia con el gen PRKAR1A del cromosoma 17 (3-5% de los pacientes con mixoma).
- Se asocia con otras características sistémicas como lentigos, nevos azules, anomalías endocrinas, cáncer o nódulos de tiroides, adenomas de mama y tumores testiculares.[9]
- Considérese el complejo de Carney en individuos jóvenes con mixomas en ubicaciones atípicas.

Etiología y fisiopatología

- El origen exacto de las células del mixoma sigue siendo incierto, pero se cree que surgen de restos de células subendocárdicas o mesenquimatosas multipotentes en la región de la fosa oval.[1]
- Histológicamente, los mixomas se componen de células fusiformes y estrelladas con un estroma mixoide que también puede contener células endoteliales, musculares lisas o calcificación, todo ello rodeado de una capa de mucopolisacáridos ácidos.
- **Los mixomas suelen formar una masa pedunculada con una base corta y ancha (85%)**, pero también pueden darse formas sésiles.
- A grandes rasgos, los mixomas tienen un aspecto amarillento, blanco o pardo con superficie friable.
- La mayoría de los mixomas son generalmente lisos, pero se ha informado de formas vellosas o papilares.
- El tamaño de los mixomas varía entre uno y más de 10 cm.

Manifestaciones clínicas

- Los pacientes suelen ser asintomáticos y el tumor se encuentra incidentalmente en los estudios de imagen cardiacos.
- Cuando los síntomas se presentan, es común la disnea (especialmente posicional en el lado izquierdo).
- Las presentaciones clínicas pueden ser consecuencia de la obstrucción de la válvula (síncope, disnea, edema pulmonar) y las manifestaciones embólicas (ictus, embolización periférica, síndrome coronario agudo). Pueden aparecer síntomas y signos sistémicos inespecíficos como fatiga, fiebre baja, artralgia, mialgia, pérdida de peso y erupción eritematosa.
- La exploración física puede revelar soplos sistólicos (destrucción valvular) o diastólicos (estenosis valvular) y, potencialmente, un plop tumoral (sonido diastólico grave que se escucha cuando el tumor prolapsa en el ventrículo).

Investigaciones útiles

- Las pruebas de laboratorio, como la biometría hemática completa (BHC) o hemograma completo, la electroforesis sérica, la velocidad de sedimentación globular (VSG) y la proteína C reactiva (PCR), pueden revelar anemia, elevación de la gammaglobulina y elevación de los marcadores inflamatorios.[1]
- Los mixomas no causan hallazgos específicos en el ECG.
- Los hallazgos de la radiografía de tórax son inespecíficos, pero pueden incluir hallazgos de cardiomegalia, edema pulmonar o crecimiento de la aurícula izquierda. En raras ocasiones el propio tumor es visible por su calcificación.
- La ecocardiografía suele mostrar una **masa en la aurícula (localización más común) unida al tabique interauricular por un tallo**. La ETE puede proporcionar más detalles sobre el tamaño y el origen del tumor.
- La TC e IRM cardiacas pueden proporcionar una mejor delimitación de la masa cardiaca e información sobre la extensión del tumor en relación con las estructuras extracardiacas.

Tratamiento

- El único tratamiento definitivo es la **extirpación quirúrgica**.
- Generalmente, los mixomas se extirpan mediante auriculotomía derecha, izquierda o combinada y suelen requerir derivación cardiopulmonar y paro cardiopléjico.

- La elección de la técnica depende de las condiciones asociadas que requieren intervención, incluidos reparación o sustitución de la válvula e injerto de derivación coronaria cuando sea apropiado.
- Es necesario un seguimiento de por vida, ya que los mixomas pueden recurrir. Sin embargo, las pruebas son limitadas y sugieren que las tasas de recurrencia pueden ser <1%.

Fibroelastoma papilar

- **Típicamente adherido a las estructuras valvulares (>80%)**, aunque puede encontrarse en cualquier parte del endocardio (fig. 9-2). Las válvulas del lado izquierdo son las más comúnmente afectadas.[10]
- Generalmente son solitarios (>90%), aunque se han descrito múltiples fibroelastomas papilares en el mismo paciente.
- Aparecen cubiertos de frondas y se asemejan a una anémona marina.
- Histológicamente, los fibroelastomas papilares son avasculares y tienen un núcleo central de colágeno que está rodeado por una capa de mucopolisacáridos ácidos y cubierto por células endoteliales.[11]
- Su tamaño oscila entre 2 y 70 mm, con una media de 9 milímetros.

Manifestaciones clínicas

- **La embolia es la manifestación clínica más frecuente** (ictus, embolia periférica, infarto de miocardio), seguida de dolor torácico.
- El origen de la embolia puede ser el propio tumor o el trombo que se acumula en las frondas.

Investigaciones útiles

- El presunto diagnóstico de fibroelastoma papilar casi siempre puede hacerse mediante ecocardiografía (a menudo ETE) debido a su aspecto característico.[12]

Tratamiento

- **Se recomienda cirugía para los pacientes con síntomas** o aquellos con tumores muy móviles, grandes (>1 cm) o del lado izquierdo.
- En el caso de los pacientes que no requieren cirugía o no son candidatos a ella, a menudo se utilizan agentes antiplaquetarios con escasa evidencia de apoyo.[13]
- Los fibroelastomas papilares pueden reaparecer tras la resección quirúrgica, aunque las tasas son bajas (1-2%).

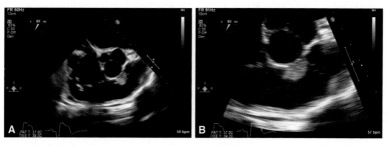

Figura 9-2. Ecocardiograma transesofágico: se observa fibroelastoma papilar en la válvula pulmonar en vista medio-esofágica del tracto de entrada-salida del ventrículo derecho en una mujer de 57 años (A). Ecocardiograma transesofágico: vista ampliada de un fibroelastoma papilar que se observa en la válvula pulmonar en vista medio-esofágica del tracto de entrada-salida del ventrículo derecho en una mujer de 57 años (B).

Rabdomioma

- El tumor cardiaco benigno más frecuente en los niños.[14]
- A menudo se produce múltiples en los ventrículos.
- Comúnmente se encuentra en pacientes con signos o antecedentes familiares de esclerosis tuberosa.
- Puede presentarse clínicamente con arritmias o insuficiencia cardiaca.
- Los tumores pueden remitir espontáneamente con la edad.
- Por su tendencia a la regresión, a menudo se puede evitar la cirugía a menos que los pacientes tengan arritmias intratables o insuficiencia cardiaca.

Lipoma

- Se considera la segunda neoplasia cardiaca primaria más común (8-12%).[15]
- Suele ocurrir en el ventrículo izquierdo o en la aurícula derecha, pero puede ocurrir en cualquier parte del corazón, incluido el pericardio.
- Es clásicamente benigno y de crecimiento lento.
- Con frecuencia es asintomático; sin embargo, si crece lo suficiente, puede ocasionar síntomas de obstrucción, incluida la vena cava (aurícula derecha) o las arterias coronarias (pericardio), lo que depende de la ubicación.
- El tratamiento no es necesario a menos que causen síntomas, en cuyo caso está indicada la extirpación quirúrgica.

Paraganglioma

- Neoplasia excepcionalmente rara compuesta por células productoras de cromafines **que surgen del tejido de la cresta neural en las cadenas del sistema nervioso simpático y parasimpático** (fig. 9-3).[16]
- Puede ser hormonalmente secretor o no secretor.
- Desde el punto de vista histológico, puede ser difícil determinar si los tumores son benignos. Hasta 10% de ellos recurrirán después de la resección con enfermedad metastásica asociada.
- **A menudo se localiza alrededor del techo de la aurícula izquierda y la raíz aórtica**, pero puede ocurrir en cualquier parte del corazón, incluido el espacio pericárdico.
- **A menudo se asocia a grandes vasos de alimentación, que pueden visualizarse mediante angiografía por TC o cateterismo cardiaco.**

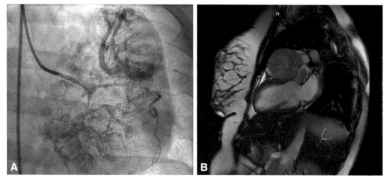

Figura 9-3. Cateterismo cardiaco izquierdo: se observa un importante "rubor tumoral" tras la inyección de contraste en la arteria coronaria izquierda de una mujer de 26 años con paraganglioma cardiaco primario (A). Resonancia magnética cardiaca: gran paraganglioma cardiaco primario visto en el espacio pericárdico de una mujer de 26 años (B).

- La presentación clínica puede incluir hipertensión y dolor en el pecho.
- La **escisión quirúrgica radical es el tratamiento de elección**, pero a menudo es difícil debido a su hipervascularidad. El autotransplante cardiaco (extirpación completa del corazón con resección y reconstrucción en mesa de respaldo) se ha utilizado con éxito en casos con amplia afectación cardiaca adyacente.[16-18]

Fibroma

- Histológicamente compuesto por fibroblastos o colágeno a menudo con calcificación central.
- Suele ocurrir en la infancia, a menudo en los bebés.
- Con frecuencia se localiza en la pared libre del ventrículo o en el tabique interventricular y puede simular miocardiopatía hipertrófica.[7]
- La presentación clínica puede incluir dolor torácico, derrame pericárdico, insuficiencia cardiaca, arritmia.
- En las radiografías puede observarse cardiomegalia y calcificaciones tumorales.
- Debido a su riesgo de arritmia, suele estar indicada la resección quirúrgica. Los fibromas tienden a no recurrir.

Otros tumores cardiacos benignos poco frecuentes

- Hemangioma
- Neurofibroma
- Teratoma
- Leiomioma
- Linfangioma
- Tumor quístico del nodo auriculoventricular
- Debido a su escasez, hay pocos datos que ayuden a definir los resultados esperados, por lo que a menudo se diagnostican después de la resección.
- La resección completa es posible en la mayoría de los tumores cardiacos primarios benignos.

Neoplasia cardiaca primaria maligna

- Los sarcomas son el tipo histológico más común de neoplasia cardiaca primaria maligna.
- Las neoplasias cardiacas primarias malignas incluyen:
  - Sarcoma
  - Mesotelioma
  - Linfoma

Sarcomas

- Los sarcomas cardiacos primarios, aunque son extremadamente raros, representan entre 60 y 75% de las neoplasias cardiacas primarias malignas, con una incidencia en la autopsia de 0.015% (fig. 9-4).
- La edad media de presentación es 40 años.
- **Aproximadamente 29% de los sarcomas cardiacos tienen enfermedad metastásica asociada** al momento de la presentación, y el pulmón es el lugar más comúnmente afectado.
- A diferencia de los sarcomas de otras áreas, los cardiacos tienen en general un pronóstico muy malo, con supervivencia media de seis a 25 meses tras el diagnóstico.
- **La presencia de necrosis tumoral, metástasis y sarcomas del lado derecho se asocia con un pronóstico particularmente malo.**
- Existen numerosos subtipos histológicos de sarcoma que pueden aparecer en el corazón:
  - Angiosarcoma: el sarcoma cardiaco más común en adultos, suele originarse en la aurícula derecha.
  - Leiomiosarcoma: segundo sarcoma cardiaco más común en adultos, suele originarse en la aurícula izquierda.
  - Rabdomiosarcoma: el sarcoma cardiaco pediátrico más común, suele afectar a las válvulas.
  - Sarcoma sinovial

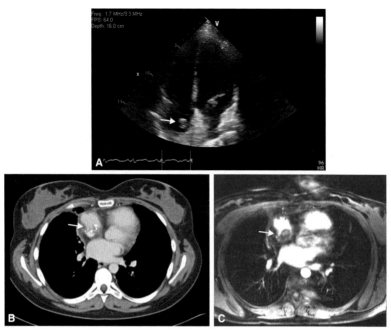

Figura 9-4. Ecocardiograma transtorácico: angiosarcoma cardiaco primario visto dentro de la aurícula derecha (flecha) en la vista apical de cuatro cámaras de una mujer de 19 años (A). Tomografía computarizada cardiaca: angiosarcoma cardiaco primario visto dentro de la aurícula derecha (flecha) con áreas heterogéneas de necrosis en una mujer de 19 años (B). Resonancia magnética cardiaca: angiosarcoma cardiaco primario visto dentro de la aurícula derecha (flecha) con realce de contraste heterogéneo ("apariencia de rayos de sol") en una mujer de 19 años (C).

- Osteosarcoma: normalmente se encuentra en la aurícula izquierda
- Fibrosarcoma
- Sarcoma mixoide
- Liposarcoma
- Sarcoma mesenquimatoso
- Sarcoma indiferenciado

Manifestaciones clínicas

- Los síntomas suelen ser causados por tres mecanismos: obstrucción, embolización y arritmias.
- Puede haber invasión pericárdica con derrame pericárdico asociado. En raras ocasiones el taponamiento cardiaco puede ser la primera manifestación de la enfermedad.
- Los síntomas obstructivos incluyen síncope, dolor de pecho, disnea o insuficiencia cardiaca.
- La embolia se asocia con mayor frecuencia a los sarcomas del lado izquierdo.
- **La invasión del tumor a través de los límites o planos del tejido** puede precipitar arritmias, y si se aprecia en las imágenes puede sugerir ciertos subtipos histológicos.

Estudios adicionales
- Los cambios en el ECG suelen ser inespecíficos y pueden incluir bloqueo cardiaco, hipertrofia ventricular, bloqueo de rama y arritmia auricular o ventricular.
- La cardiomegalia es un hallazgo común aunque inespecífico de los sarcomas cardiacos en la radiografía de tórax.
- La ETT se utiliza habitualmente en el diagnóstico inicial.
- La ETE puede proporcionar estudios de imagen más específicos y detallados que la ETT, sobre todo para las estructuras más posteriores, como la aurícula izquierda.
- La TC y la IRM cardiacas tienen una importante función en la evaluación y valoración de tumores cardiacos malignos, sobre todo para la invasión miocárdica, la afectación de estructuras mediastínicas, la caracterización del tejido y la vascularidad.
- El **diagnóstico histológico de la sospecha de sarcomas debe realizarse** siempre que sea posible y suele ser extremadamente útil, ya que permite a los médicos iniciar la quimioterapia neoadyuvante.

Tratamiento
- La resección quirúrgica completa es el objetivo óptimo del tratamiento quirúrgico.
  - A pesar de ser temprana, casi nunca es posible la resección completa.
  - En el caso de los tumores del lado izquierdo que afectan a la aurícula izquierda situada en la parte posterior, puede ser difícil obtener una exposición adecuada para lograr la resección completa. La técnica de explantación cardiaca, resección tumoral *ex vivo* y reconstrucción cardiaca con reimplante del corazón, denominada autotrasplante cardiaco, se desarrolló para hacer frente a este reto y ha demostrado ser exitosa.[17]
  - Los sarcomas de la arteria pulmonar a menudo se expanden a la arteria pulmonar sin crecer a través de los planos de tejido, lo que permite su eliminación mediante endarterectomía.[19]
- El tratamiento neoadyuvante con adriamicina e ifosfamida ha demostrado mejorar la supervivencia en algunos sarcomas, pero sigue siendo controvertido.[20]
- Se ha demostrado que la quimioterapia adyuvante mejora la supervivencia respecto de la cirugía sola.
- El régimen quimioterapéutico adyuvante más utilizado para los sarcomas cardiacos es la doxorrubicina y la ifosfamida.[21]
- Otras opciones de quimioterapia adyuvante incluyen una combinación de docetaxel y gemcitabina, y ciclofosfamida, vincristina, doxorrubicina y dacarbazina (CyVADIC, por sus siglas en inglés).
- Debido a la complejidad asociada a la atención de los pacientes con **sarcomas cardiacos, suele ser mejor en centros de excelencia dedicados a ello, con un equipo quirúrgico, oncológico y cardiooncológico experimentado.**

Linfoma
- Linfomas de células B predominantemente agresivos con predilección por el lado derecho del corazón.[22]
- **Las metástasis cardiacas de formas extracardiacas de linfoma son mucho más frecuentes que el linfoma cardiaco primario.**
- A menudo se observa en individuos inmunocomprometidos.
- Los síntomas suelen ser inespecíficos o sistémicos (fiebre, pérdida de peso) pero pueden incluir arritmia e insuficiencia cardiaca.
- El tratamiento puede incluir quimioterapia, inmunoterapia y trasplante de células madre autólogas.

Mesotelioma
- Neoplasia muy rara que surge de la capa celular mesotelial pericárdica.[23]
- Se supone que existe una asociación con la exposición al amianto; sin embargo, debido a su rareza, no se ha establecido una relación definitiva.

- Típicamente se encuentra en el pericardio y se presenta con derrame pericárdico.
- Neoplasia muy agresiva con mal pronóstico y sin estrategia de tratamiento estandarizado. Aunque el tratamiento puede incluir cirugía y quimioterapia.

Tumores cardiacos secundarios (malignos)

- Mucho más comunes que los tumores cardiacos primarios, con incidencia en la autopsia de 10 a 12% en pacientes con cáncer y de 0.7 a 3.5% en la población general.[24]
- Las metástasis cardiacas pueden deberse a extensión directa, a través del torrente sanguíneo, linfático, o propagación venosa a través de las venas cavas.
  - Extensión directa: pulmón, mama, esófago, mediastino.
  - Hematógena: melanoma, mama, pulmón, tracto genitourinario, tracto gastrointestinal
  - Linfático: leucemia, linfoma.
  - Venoso: renal, suprarrenal, hepatoma, tiroideo, leiomiosarcoma, pulmonar.
- **El pericardio es la localización más común de las metástasis cardiacas (69%)** (fig. 9-5), seguido de las metástasis epicárdicas (34%), miocárdicas (32%) y endocárdicas (5%).
- Las causas más comunes de metástasis cardiacas incluyen cáncer de pulmón, de esófago y neoplasias hematológicas (tabla 9-3).
- Los tumores abdominales y pélvicos pueden extenderse a la aurícula derecha a través de la vena cava inferior. El tumor más común que muestra esta tendencia es el carcinoma de células renales (fig. 9-6).
- Los signos y síntomas de las metástasis cardiacas son muy variables en función de la localización del tumor.
- Deben considerarse los síndromes paraneoplásicos.

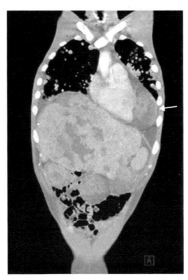

Figura 9-5. Tomografía computarizada de tórax, abdomen y pelvis: gran metástasis pericárdica (flecha) con derrame pericárdico asociado, en un varón de 31 años con leiomiosarcoma metastásico.

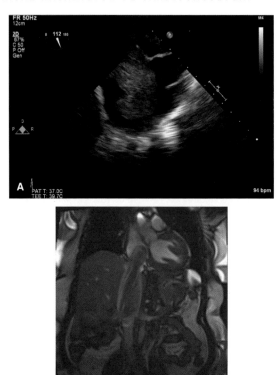

Figura 9-6. Ecocardiograma transesofágico: carcinoma de células renales que sobresale de la vena cava inferior hacia la aurícula derecha en una vista bicava media del esófago de una mujer de 48 años (A). Resonancia magnética cardiaca: carcinoma de células renales que sobresale por la vena cava inferior hacia la aurícula derecha en una mujer de 48 años (B).

Tratamiento

- El tratamiento de las neoplasias cardiacas metastásicas suele ser paliativo debido a su mal pronóstico.[25]
- Más de 50% de los pacientes con neoplasias cardiacas metastásicas muere en el plazo de un año.
- Se recomienda la radioterapia y quimioterapia paliativas en los tumores quimiosensibles.
- Se puede intentar el abordaje quirúrgico en casos muy seleccionados, pero se trata de una opción infrecuente.
- El tratamiento del derrame pericárdico maligno suele ser individualizado con estrecha colaboración entre oncología y cardiología, y puede incluir quimioterapia intrapericárdica en casos seleccionados.
- Los cuidados al final de la vida deben ser discutidos con los pacientes que tienen enfermedades metastásicas cardiacas.

REFERENCIAS

1. Lenihan DJ, Wusuf SW, Shah A. Tumors affecting the cardiovascular system. En: Zipes DP, Libby P, Bonow RO, Mann DL, Tomaselli GF, Braunwald E, eds. *Braunwald's Heart Disease: A Textbook of Cardiovascular Medicine*. 11ª ed. Elsevier; 2019:1866-1878.
2. Basso C, Rizzo S, Valente M, Thiene G. Cardiac masses and tumours. *Heart*. 2016;102(15):1230-1245.
3. Sadhu JS. Cardiac masses. En: Quader N, Makan M, Pérez J, eds. *The Washington Manual of Echocardiography*. 2a ed. Wolters Kluwer; 2017:269-281.
4. Tyebally S, Chen D, Bhattacharyya S, *et al*. Cardiac tumors. *JACC: CardioOncol*. 2020;2(2):293-311.
5. Mankad R, Herrmann J. Cardiac tumors: echo assessment. *Echo Res Pract*. 2016;3(4):R65-R77.
6. Butany J, Nair V, Naseemuddin A, Nair GM, Catton C, Yau T. Cardiac tumours: diagnosis and management. *Lancet Oncol*. 2005;6(4):219-228.
7. Ekmektzoglou KA, Samelis GF, Xanthos T. Heart and tumors: location, metastasis, clinical manifestations, diagnostic approaches and therapeutic considerations. *J Cardiovasc Med (Hagerstown)*. 2008;9(8):769-777.
8. Bussani R, Castrichini M, Restivo L, *et al*. Cardiac tumors: diagnosis, prognosis, and treatment. *Curr Cardiol Rep*. 2020;22(12):169.
9. Carney JA, Hruska LS, Beauchamp GD, Gordon H. Dominant inheritance of the complex of myxomas, spotty pigmentation, and endocrine overactivity. *Mayo Clin Proc*. 1986;61(3):165-172.
10. Habertheuer A, Laufer G, Wiedemann D, *et al*. Primary cardiac tumors on the verge of oblivion: a European experience over 15 years. *J Cardiothorac Surg*. 2015;10:56.
11. Sydow K, Willems S, Reichenspurner H, Meinertz T. Papillary fibroelastomas of the heart. *Thorac Cardiovasc Surg*. 2008;56(1):9-13.
12. Cianciulli TF, Soumoulou JB, Lax JA, *et al*. Papillary fibroelastoma: clinical and echocardiographic features and initial approach in 54 cases. *Echocardiography*. 2016;33(12):1811-1817.
13. Tamin SS, Maleszewski JJ, Scott CG, *et al*. Prognostic and bioepidemiologic implications of papillary fibroelastomas. *J Am Coll Cardiol*. 2015;65(22):2420-2429.
14. Burke A, Virmani R. Pediatric heart tumors. *Cardiovasc Pathol*. 2008;17(4):193-198.
15. Kassop D, Donovan MS, Cheezum MK, *et al*. Cardiac masses on cardiac CT: a review. *Curr Cardiovasc Imaging Rep*. 2014;7(8):9281-9281.
16. Ramlawi B, David EA, Kim MP, *et al*. Contemporary surgical management of cardiac paragangliomas. *Ann Thorac Surg*. 2012;93(6):1972-1976.
17. Reardon MJ, Walkes JC, Defelice CA, Wojciechowski Z. Cardiac autotransplantation for surgical resection of a primary malignant left ventricular tumor. *Tex Heart Inst J*. 2006;33(4):495-497.
18. Chan EY, Ali A, Umana JP, *et al*. Management of primary cardiac paraganglioma. *J Thorac Cardiovasc Surg*. 2020. doi:10.1016/j.jtcvs.2020.09.100
19. Chan EY, Reardon MJ. Endarterectomy for pulmonary artery sarcoma: too much, too little, or just right? *J Thorac Cardiovasc Surg*. 2018;155(3):1116-1117.
20. McGowan JV, Chung R, Maulik A, Piotrowska I, Walker JM, Yellon DM. Anthracycline chemotherapy and cardiotoxicity. *Cardiovasc Drugs Ther*. 2017;31(1):63-75.
21. Yusuf SW, Bathina JD, Qureshi S, et al. Cardiac tumors in a tertiary care cancer hospital: clinical features, echocardiographic findings, treatment and outcomes. *Heart* Int. 2012;7(1):e4.
22. Gowda RM, Khan IA. Clinical perspectives of primary cardiac lymphoma. *Angiology*. 2003;54(5):599-604.
23. Eren NT, Akar AR. Primary pericardial mesothelioma. *Curr Treat Options Oncol*. 2002;3(5):369-373.
24. Lichtenberger JPI, Dulberger AR, Gonzales PE, Bueno J, Carter BW. MR imaging of cardiac masses. *Top Magn Reson Imaging*. 2018;27(2):103-111.
25. Goldberg AD, Blankstein R, Padera RF. Tumors metastatic to the heart. *Circulation*. 2013;128(16):1790-1794.

10 Hipertensión

Tarun Ramayya y Kathleen W. Zhang

PRINCIPIOS GENERALES

- La hipertensión es un efecto adverso conocido de múltiples tratamientos contra el cáncer, como los inhibidores de la vía de señalización del factor de crecimiento endotelial vascular (VEGF), inhibidores de la tirosina-cinasa, inhibidores del proteasoma, inhibidores del eje androgénico y quimioterápicos basados en el platino.
- El descontrol de la presión arterial durante el tratamiento del cáncer puede conducir a su interrupción o incluso suspensión. Por lo tanto, el control cuidadoso de la presión arterial es fundamental para garantizar un tratamiento óptimo.
- Las estrategias para el manejo de la hipertensión relacionada con el tratamiento del cáncer siguen en gran medida las guías establecidas.
- La hipertensión es más frecuente entre los supervivientes de cáncer en comparación con la población general. Por lo tanto, el control adecuado de la presión arterial es un componente importante de la supervivencia al cáncer.[1]

DIAGNÓSTICO

Definición

- Los ensayos clínicos oncológicos y las agencias reguladoras federales utilizan los Criterios Terminológicos Comunes para Eventos Adversos (CTCAE, por sus siglas en inglés) como terminología estandarizada y un sistema de clasificación para la notificación de eventos adversos en pacientes con cáncer (tabla 10-1).[2]
- En la práctica clínica, el manejo de la presión arterial debe orientarse por las guías de práctica estándar publicadas por la Sociedad Internacional de Hipertensión (tabla 10-1).[3]

Historia clínica, exploración física y pruebas diagnósticas

Historia clínica

- **Todos los pacientes con cáncer deben someterse a pruebas de detección de factores de riesgo cardiovascular como hipertensión, diabetes mellitus, enfermedad renal crónica, tabaquismo, obesidad, inactividad física y antecedentes familiares de enfermedad cardiovascular prematura.**
- Los pacientes también deben ser examinados en busca de antecedentes de enfermedades cardiovasculares equivalentes, como enfermedad arterial coronaria, enfermedad vascular periférica, enfermedad cerebrovascular y disfunción ventricular izquierda.
- Es necesario revisar a fondo la historia clínica de cáncer del paciente, incluido el tipo de cáncer, los órganos implicados y todos los tratamientos anteriores contra el cáncer.

TABLA 10-1	Comparación de los Criterios Terminológicos Comunes para Eventos Adversos y el Sistema de Clasificación de la Sociedad Internacional de Hipertensión

Criterios Terminológicos Comunes para Eventos Adversos

- Grado 1
  - PAS 120-139 mm Hg o PAD 80-89 mm Hg
- Grado 2
  - PAS 140-159 mm Hg o PAD 90-99 mm Hg si antes era normal; intervención médica indicada; recurrente o persistente ($\geq$24 horas)
- Grado 3
  - PAS $\geq$160 mm Hg o PAD $\geq$100 mm Hg; intervención médica indicada
- Grado 4
  - Consecuencias que amenazan la vida (es decir, hipertensión maligna, déficit neurológico transitorio o permanente, crisis hipertensiva); se indica una intervención urgente
- Grado 5
  - Muerte

Sociedad Internacional de Hipertensión

- Presión arterial normal
  - PAS <130 mm Hg y PAD <85 mm Hg
- Presión arterial normal-alta
  - PAS 130-139 mm Hg y/o PAD 85-89 mm Hg
- Hipertensión de grado 1
  - PAS 140-159 mm Hg y/o PAD 90-99 mm Hg
- Hipertensión de grado 2
  - PAS $\geq$160 mm Hg y/o PAD $\geq$100 mm Hg

PAD: presión arterial diastólica; PAS: presión arterial sistólica.
Derivado del Programa NCICTE: criterios terminológicos comunes para eventos adversos. 5.0 ed. 2017. https://ctep.cancer.gov/protocolDevelopment/electronic_applications/ctc.htm#ctc_50; Unger T, Borghi C, Charchar F, et al. 2020 international society of hypertension global hypertension practice guidelines. *Hypertension*. 2020;75(6):1334-1357.

- Deben investigarse las causas secundarias de la hipertensión, incluido el uso de antiinflamatorios no esteroideos (AINE), corticosteroides y alcohol, así como la presencia de apnea obstructiva del sueño, enfermedad tiroidea y dolor no controlado.
- Si la presión arterial está muy elevada, los pacientes pueden presentar síntomas de dolor torácico, disnea, edema periférico, cambios en la visión o dolores de cabeza.

Examen físico
- Es esencial prestar atención cuidadosa a la técnica adecuada de medición de la presión arterial en la consulta (tabla 10-2). Se recomienda que el médico tratante confirme manualmente la medición de la presión arterial.[3]
- Los hallazgos cardiovasculares en la exploración física pueden ser normales, especialmente en los pacientes con hipertensión de nueva aparición debido al tratamiento del cáncer.

TABLA 10-2	**Evaluación previa al inicio de tratamientos contra el cáncer asociada la hipertensión**

Historia clínica

• Factores de riesgo cardio-vascular	• Tabaquismo, hipertensión, diabetes, enfermedad renal crónica, obesidad, inactividad física, antecedentes familiares de enfermedad cardiovascular prematura (familiar de primer grado <55 años [varón] o <65 años [mujer])
• Enfermeda-des cardio-vasculares	• Enfermedad arterial coronaria, enfermedad vascular periférica, enfermedad cerebrovascular, disfunción ventricular izquierda
• Historia clíni-ca de cáncer	• Tratamiento previo del cáncer, órganos implicados
• Causas se-cundarias de hipertensión	• Medicamentos (AINE, corticosteroides), alcohol, apnea obstructiva del sueño, enfermedad tiroidea, dolor no controlado
• Síntomas	• Dolor de pecho, dolor de cabeza, disnea, edema periférico, cambios en la visión

Examen físico

• Medición de la presión arterial	• El paciente debe permanecer sentado y relajado durante 3-5 minutos y abstenerse de hablar antes de la medición. • El paciente debe estar sentado con la mitad del brazo a la altura del corazón, la espalda apoyada en una silla, las piernas sin cruzar y los pies apoyados en el suelo. • El manguito de presión arterial debe tener el tamaño adecuado para la circunferencia del brazo del paciente. • Para los dispositivos manuales, la vejiga inflable del manguito debe cubrir entre 75 y 100% de la circunferencia del brazo. • Para los dispositivos electrónicos, consulte las instrucciones del dispositivo. • Si la primera lectura es ≥130/85 mm Hg, se pueden tomar hasta dos mediciones adicionales con un minuto de diferencia y promediarlas para determinar la presión arterial en el consultorio. • Una presión arterial de ≥140/90 mm Hg en dos visitas o más al consultorio indica el diagnóstico de hipertensión.
• Examen cardio-vascular	• El PMI desplazado y el galope S4 sugieren hipertensión de larga duración. • El galope S3, la distensión venosa yugular, los esterto-res y el edema periférico sugieren insuficiencia cardiaca descompensada. • Los soplos carotídeos, abdominales o femorales indican la presencia de enfermedad aterosclerótica.

Pruebas de diagnóstico

	• Electrocardiografía • Panel metabólico básico, hemoglobina A1c, NT-proBNP o BNP • Si el BNP está elevado, considérese la ecocardiografía transtorácica

BNP: péptido natriurético cerebral; AINE: antiinflamatorios no esteroideos; NT-proBNP: por-ción N-terminal del pro-péptido natriurético tipo B; PMI: punto de máximo impulso.
Adaptado de Unger T, Borghi C, Charchar F, *et al.* 2020 international society of hypertension global hypertension practice guidelines. *Hypertension.* 2020;75(6):1334-1357.

Pruebas de diagnóstico

- Se recomienda hacer un electrocardiograma para detectar enfermedades cardiacas subyacentes.
- El panel metabólico básico, la hemoglobina A1c y el péptido natriurético cerebral son estudios de laboratorio útiles para identificar comorbilidades cardiovasculares que pueden guiar la selección del tratamiento antihipertensivo.[3]
- Un péptido natriurético cerebral anormal requiere la evaluación de la disfunción sistólica ventricular con ecocardiografía transtorácica.

EPIDEMIOLOGÍA

- La hipertensión es común en la población general de los Estados Unidos, con prevalencia a lo largo de la vida de >80% para los caucásicos y >90% para los afroamericanos e hispanos.
- La edad, el consumo de tabaco y la obesidad son factores de riesgo comunes para el cáncer y la hipertensión.
- **Los factores de riesgo cardiovascular estándar aumentan el riesgo de consecuencias adversas de la presión arterial elevada (tabla 10-3).**
- La hipertensión es más prevalente entre los supervivientes de cáncer (40%) en comparación con las poblaciones de control (25%), y la prevalencia aumenta significativamente con la edad.[4]

TABLA 10-3	Factores de riesgo para eventos cardiovasculares adversos por hipertensión asociada al tratamiento del cáncer
Factores de riesgo	**Definición**
• Presión arterial elevada desde el inicio	• Presión arterial ≥140/90
• Enfermedad cardiovascular establecida	• Enfermedad arterial coronaria, enfermedad vascular periférica, enfermedad cerebrovascular, disfunción ventricular izquierda
• Diabetes mellitus	• Hemoglobina A1c ≥6.5
• Enfermedad renal crónica	• Proteinuria, tasa de filtración glomerular <60 mL/min/1.73 m^2
• Obesidad	• Índice de masa corporal ≥30 kg/m^2
• Múltiples (≥3) factores de riesgo cardiovascular	• Edad (varones >55 años, mujeres >65 años), consumo de tabaco, hiperlipidemia, antecedentes familiares de enfermedades cardiovasculares prematuras (familiar de primer grado <55 años [varón] o <65 años [mujer])

Adaptado de Mancia G, De Backer G, Dominiczak A, *et al.* 2007 Guidelines for the management of arterial hypertension: the Task Force for the Management of Arterial Hypertension of the European Society of Hypertension (ESH) and of the European Society of Cardiology (ESC). *Eur Heart J.* 2007;28(12):1462-1536. doi:10.1093/eurheartj/ehm236

TRATAMIENTOS CONTRA EL CÁNCER ASOCIADOS A LA HIPERTENSIÓN

- Varias clases de tratamiento contra el cáncer se han asociado con mayor riesgo de hipertensión. Entre ellas se encuentran inhibidores del VSP (vía de señalización del factor de crecimiento endotelial vascular, por sus siglas en inglés), inhibidores de la tirosina-cinasa no VSP, inhibidores del proteasoma, inhibidores del eje de andrógenos y agentes basados en el platino (tabla 10-4).
- Varios tratamientos complementarios utilizados habitualmente en pacientes con cáncer, como corticosteroides, inmunosupresores, eritropoyetina y AINE, también se asocian con hipertensión.

Inhibidores de la vía de señalización del factor de crecimiento endotelial vascular

- Los inhibidores del VSP son los que más se asocian con la hipertensión.
- La familia de proteínas de señalización del VEGF estimula la angiogénesis (crecimiento de los vasos sanguíneos a partir de la vasculatura preexistente) y desempeña una importante función en el mantenimiento de la homeostasis fisiológica. La angiogénesis es esencial para el desarrollo y crecimiento del cáncer.
- Por lo tanto, la inhibición del VSP es una estrategia eficaz para el tratamiento del cáncer; sin embargo, la inhibición de la angiogénesis se asocia con toxicidades cardiovasculares, como hipertensión e insuficiencia cardiaca.[5-7]

TABLA 10-4	Tratamientos contra el cáncer asociadas con hipertensión		
Tratamiento contra el cáncer	Ejemplos	Mecanismo de la presión arterial elevada	Indicaciones comunes
Inhibidores de la vía de señalización del VEGF	• Bevacizumab • Axitinib • Cabozantinib • Regorafenib • Sorafenib • Sunitinib	• Disminución de la producción de ON • Reducción de la angiogénesis • Alteración de la natriuresis • Vasoconstricción mediada por la endotelina 1	• Carcinoma de células renales • Adenocarcinoma de colon • Carcinoma hepatocelular • Cáncer de pulmón de células no pequeñas • Adenocarcinoma del endometrio
Tirosina-cinasa inhibidores (vía de señalización no-VEGF)	*Tirosina-cinasa Bruton* • Ibrutinib *BCR-ABL cinasa* • Nilotinib • Ponatinib	• Disminución de la producción de ON • Remodelación vascular y fibrosis • Disfunción de las células endoteliales • Disminución de la producción de ON	• Leucemia linfocítica crónica • Linfoma de células del manto • Macroglobulinemia de Waldenström • Leucemia mielógena crónica

(continúa)

TABLA 10-4	Tratamientos contra el cáncer asociadas con hipertensión *(continuación)*		
Tratamiento contra el cáncer	**Ejemplos**	**Mecanismo de la presión arterial elevada**	**Indicaciones comunes**
	BRAF y MEK • Dabrafenib • Trametinib	• Disminución de la producción de ON • Desregulación del SRAA • Inhibición de la proliferación de células endoteliales	• Melanoma • Carcinomas tiroideos
Inhibidores del proteasoma	• Bortezomib • Carfilzomib	• Aumento de la angiotensina II	• Mieloma múltiple
Inhibidores del eje de andrógenos	• Enzalutamida • Abiraterona	• Exceso de mineralocorticoides • Síndrome metabólico	• Cáncer de próstata
Agentes a base de platino	• Cisplatino	• Toxicidad directa para las células endoteliales • Nefrotoxicidad	• Sarcomas • Cáncer de pulmón de células pequeñas • Cáncer testicular
Inmunosupresores	• Ciclosporina • Tacrolimús • Micofenolato mofetilo	• Vasoconstricción sistémica y renal	• Trasplante de células madre alogénicas

ON, óxido nítrico; SRAA, sistema renina-angiotensina-aldosterona; VEGF, factor de crecimiento endotelial vascular.

- **Los inhibidores del VSP utilizados en la práctica clínica incluyen axitinib, bevacizumab, cabozantinib, regorafenib, sorafenib y sunitinib. La incidencia de la hipertensión en los tratamientos con inhibidores del VSP oscila entre 20 y 40%.[8]**

Inhibidores de tirosina-cinasa de las vías de señalización para factores de crecimiento distintos al endotelial vascular (VEGF)

- Ibrutinib inhibe la tirosina-cinasa de Bruton, una molécula de señalización temprana dentro de la cascada de señalización del receptor de antígeno de células B, y se asocia con aumento de tres veces la incidencia de hipertensión de grados 3 o 4.[9] Ibrutinib se utiliza para tratar la leucemia linfocítica crónica, el linfoma de células del manto y la macroglobulinemia de Waldenström.

- **Nilotinib y ponatinib inhiben la cinasa BCR-ABL que se activa patológicamente en la leucemia mielógena crónica.** La hipertensión es el evento cardiovascular adverso más frecuentemente notificado con nilotinib y ponatinib.[10]
- Dabrafenib, vemurafenib (inhibidores de BRAF) y trametinib (inhibidor de MEK) bloquean las vías de señalización que se activan patológicamente en el melanoma con mutación de BRAF. El tratamiento combinado de inhibidores de BRAF y MEK tiene un riesgo relativo significativamente mayor de hipertensión de alto grado en comparación con la monoterapia para BRAF.[11]

Inhibidores del proteasoma

- Bortezomib y carfilzomib son componentes esenciales del tratamiento del mieloma múltiple que inhiben la función celular esencial de la degradación de las proteínas.
- **Carfilzomib, en particular, se relaciona con hipertensión, con incidencia de hasta 25% en los ensayos clínicos. El riesgo de cardiotoxicidad con carfilzomib es mayor en pacientes con enfermedades cardiovasculares establecidas.**[1,12,13]

Agentes quimioterapéuticos con base en platino

- Cisplatino es un agente basado en el platino que interfiere con la reparación y síntesis del ADN y es eficaz contra varios tipos de cáncer, como sarcomas, cáncer de testículo y cáncer de pulmón de células pequeñas.
- En cambio, la deposición de platino por el uso de cisplatino es directamente tóxica para los riñones y las células endoteliales y se asocia con una mayor incidencia de hipertensión en comparación con los controles en los supervivientes de cáncer.[1,14]

Inhibidores del eje de andrógenos

- Enzalutamida y abiraterona inhiben la síntesis de andrógenos y se utilizan para tratar el cáncer de próstata resistente a la castración.
- La abiraterona inhibe la enzima citocromo P450 17A1, lo que ocasiona una supresión selectiva de la producción de andrógenos y cortisol, que aumenta los niveles de la hormona adrenocorticotrópica (ACTH, por sus siglas en inglés) y da lugar a una sobreproducción de mineralocorticoides. Esto conduce a un aumento de la retención de sodio y líquidos, lo que eleva la presión arterial media.
- **La incidencia de la hipertensión observada en un metaanálisis de varios ensayos controlados aleatorios fue de 14 y 21.9% para enzalutamida y abiraterona, respectivamente.**[15]
- La inhibición de la producción de andrógenos también se asocia al síndrome metabólico, que es un importante factor de riesgo para el desarrollo de la hipertensión y otras complicaciones cardiovasculares.[15,16]

Inmunosupresores

- Los inmunosupresores, como ciclosporina A, tacrolimús y micofenolato mofetilo, se utilizan para prevenir la enfermedad aguda de injerto contra huésped tras el trasplante alogénico de células madre.
- Los mecanismos de desregulación de la presión arterial con estos agentes incluyen la nefrotoxicidad, desregulación del sistema renina-aldosterona-angiotensina y disminución de la producción de prostaglandinas vasodilatadoras.[1,17]
- Los estudios aleatorios han demostrado una incidencia significativamente mayor de hipertensión en los pacientes trasplantados tratados con ciclosporina (57%) en comparación con los pacientes tratados con metotrexato (4%).[17]

TRATAMIENTO DE LA HIPERTENSIÓN ASOCIADA CON EL TRATAMIENTO DEL CÁNCER

- Los pacientes que se espera comiencen el tratamiento contra el cáncer asociado con la hipertensión, especialmente los inhibidores del VSP, requieren la optimización de la presión arterial antes y después del inicio del tratamiento.
- Aunque la modificación del estilo de vida es un componente importante del control de la presión arterial, la mayoría de los pacientes que reciben tratamientos contra el cáncer asociados a la hipertensión requieren un tratamiento farmacológico antihipertensivo.
- La referencia a un cardiooncólogo puede facilitar la vigilancia y el control de la presión arterial.

Evaluación antes del tratamiento

- Antes de iniciar el tratamiento contra el cáncer debe evaluarse exhaustivamente el riesgo cardiovascular (*véase* la sección "Historia clínica, examen físico y pruebas diagnósticas"). Esto orienta a la intensidad del monitoreo posterior de la presión arterial y el control de sus elevaciones.
- **En los pacientes con hipertensión preexistente, debe lograrse un control estricto de la presión arterial (<140/90 en general; <130/80 en pacientes con comorbilidades cardiovasculares específicas según las guías de práctica clínica estándar) antes de iniciar el tratamiento del cáncer.[3,5]**

Control de la presión arterial durante el tratamiento

- La presión arterial debe controlarse estrechamente durante todo el tratamiento. En el caso de los pacientes que reciben inhibidores del VSP, la vigilancia estrecha es especialmente importante durante el primer ciclo, cuando se espera que se produzca la mayor parte de la elevación de la presión arterial.
- Se anima a los pacientes a controlar la presión arterial en casa. Se debe proporcionar instrucción sobre la técnica adecuada de control de la presión arterial (tabla 10-2).[5]
- La frecuencia de los controles de la presión arterial en la consulta debe individualizarse en función de las comorbilidades cardiovasculares del paciente, la gravedad de la elevación de la presión arterial y la fiabilidad del seguimiento de la presión arterial en casa.
- **En general, durante el tratamiento del cáncer debe fijarse un objetivo de presión arterial de ≤140/90. Un objetivo de presión arterial menor, de ≤130/80, puede ser apropiado para los pacientes con factores de riesgo cardiovascular específicos (es decir, diabetes mellitus, enfermedad renal crónica o accidente cerebrovascular) y en los supervivientes de cáncer.[3]**

Selección de medicamentos antihipertensivos

- **En general, la selección de los agentes antihipertensivos debe seguir las pautas de la práctica clínica estándar y a menudo se guía por las comorbilidades médicas coexistentes(tabla 10-5).[18]**
- Los fármacos antihipertensivos más utilizados son los inhibidores de la enzima convertidora de la angiotensina (IECA), antagonistas de los receptores de la angiotensina II (ARA), antagonistas del calcio dihidropiridínicos, bloqueadores β y diuréticos.
- Los datos observacionales sugieren que IECA, ARA y antagonistas del calcio dihidropiridínico pueden ser más eficaces para el tratamiento de la hipertensión asociada a los inhibidores del VSP. Es necesario un estrecho seguimiento de la función renal con estos agentes, especialmente cuando se combinan con quimioterapia nefrotóxica y/o enfermedad renal subyacente.[8]

TABLA 10-5	Fármacos antihipertensivos para el tratamiento de la hipertensión asociada con el tratamiento del cáncer		
Clase de medicamento	Ejemplos	Indicaciones específicas	Efectos adversos
Inhibidor de la enzima convertidora de angiotensina	• Lisinopril • Ramipril • Captopril	• Disfunción del VI • Nefropatía crónica • Diabetes mellitus • Afroamericanos	• Hiperpotasemia • Angioedema • Tos • Aumento de la creatinina sérica
Bloqueador de los receptores de la angiotensina II	• Losartán • Valsartán • Olmesartán • Candesartán	• Disfunción del VI • Nefropatía crónica • Diabetes mellitus	• Hiperpotasemia • Aumento de la creatinina sérica
Bloqueadores de calcio de tipo dihidropiridina	• Amlodipino • Nifedipino	• Afroamericanos	• Edema periférico
Diurético tiazídico	• Clortalidona • Hidroclorotiazida	• Afroamericanos	• Hiponatremia
Diurético de asa	• Furosemida • Bumetanida • Torsemida	• Hipervolemia	• Hipovolemia • Hipopotasemia
Antagonista del receptor de mineralocorticoides	• Espironolactona • Eplerenona	• Disfunción del VI • Hipervolemia	• Hiperpotasemia • Ginecomastia • Precaución cuando la TFG es <45 mL/min/1.73 m^2 o K es >4.5 mmol/L
Bloqueador β	• Carvedilol • Bisoprolol • Propranolol • Tartrato de metoprolol, succinato de metoprolol	• Disfunción del VI • Enfermedad de la arteria coronaria • Taquiarritmias	• Bradicardia • Fatiga • Broncoespasmo (metoprolol, propranolol)

TFG, tasa de filtración glomerular; VI, ventrículo izquierdo.

REFERENCIAS

1. Cohen JB, Geara AS, Hogan JJ, et al. Hypertension in cancer patients and survivors: epidemiology, diagnostics, and management. *JACC: CardioOncology.* 2019;1(2):238-251
2. Program NCICTE. Common terminology criteria for adverse events. 5.0 ed. 2017. https://ctep.cancer.gov/protocolDevelopment/electronic_applications/ctc.htm#ctc_50

3. Unger T, Borghi C, Charchar F, *et al*. 2020 international society of hypertension global hypertension practice guidelines. *Hypertension*. 2020;75(6):1334-1357. doi:10.1161/HYPERTENSIONAHA.120.15026

4. Armstrong GT, Oeffinger KC, Chen Y, *et al*. Modifiable risk factors and major cardiac events among adult survivors of childhood cancer. *J Clin Oncol*. 2013;31(29):3673-3680. doi:10.1200/JCO.2013.49.3205

5. Maitland ML, Bakris GL, Black HR, *et al*. Initial assessment, surveillance, and management of blood pressure in patients receiving vascular endothelial growth factor signaling pathway inhibitors. *J Natl Cancer Inst*. 2010;102(9):596-604. doi:10.1093/jnci/djq091

6. Totzek M, Mincu R, Mrotzek S. Cardiovascular diseases in patients receiving small molecules with anti-vascular endothelial growth factor activity: a meta-analysis of approximately 29,000 cancer patients. *Eur J Prev Cardiol*. 2018;25(5):482-494. doi:10.1177/2047487318755193

7. Eskens F, Verweij J. The clinical toxicity profile of vascular endothelial growth factor (VEGF) and vascular endothelial growth factor receptor (VEGFR) targeting angiogenesis inhibitors: a review. *Eur J Cancer*. 2006;42:3127-3139. doi:10.1016/j.ejca.2006.09.015

8. Brinda BJ, Viganego F, Vo T, et al. Anti-VEGF induced hypertension: a review of pathophysiology and treatment options. *Curr Treat Options Cardiovasc Med*. 2016;18:33. doi:10.1007/s11936-016-0452-z

9. Dickerson T, Wiczer T, Waller A, *et al*. Hypertension and incident cardiovascular events following ibrutinib initiation. *Blood*. 2019;134(22):1919-1928. doi:10.1182/ blood.2019000840

10. Moslehi JJ, Deininger M. Tyrosine kinase inhibitor-associated cardiovascular toxicity in chronic myeloid leukemia. *J Clin Oncol*. 2015;33(35):4210-4218. doi:10.1200/ JCO.2015.62.4718

11. Mincu RI, Mahabadi AA, Michel L, *et al*. Cardiovascular adverse events associated with BRAF and MEK inhibitors: a systematic review and meta-analysis. *JAMA Netwold Open*. 2019;2(8):e198890. doi:10.1001/jamanetworkopen.2019.8890

12. Tini G, Sarocchi M, Tocci G, *et al*. Arterial hypertension in cancer: the elephant in the room. *Int J Cardiol*. 2019;281:133-139. doi:10.1016/j.ijcard.2019.01.082

13. Cornell RF, Ky B, Weiss BM, *et al*. Prospective study of events during proteasome inhibitor therapy for relapsed multiple myeloma. *J Clin Oncol*. 2019;37(22):1946-1955. doi:10.1200/ JCO.19.00231

14. Sagstuen H, Aass N, Fossa SD, *et al*. Blood pressure and body mass index in long-term survivors of testicular cancer. *J Clin Oncol*. 2005;23(22):4980-4990. doi:10.1200/ JCO.2005.06.882

15. Zhu X, Wu S. Risk of hypertension in cancer patients treated with abiraterone: a meta-analysis. *Clin Hypertens*. 2019;25(5):1-9. doi:10.1186/s40885-019-0110-3

16. Bhatia N, Santos, M, Jones LW, *et al*. Cardiovascular effects of androgen deprivation therapy for the treatment of prostate cancer: ABCDE steps to reduce cardiovascular disease in patients with prostate cancer. *Circulation*. 2016;133(5):537-541. doi:10.1161/CIRCULATIONAHA.115.012519

17. Aad SA, Pierce M, Barmaimon G, *et al*. Hypertension induced by chemotherapeutic and immunosuppressive agents: a new challenge. *Crit Rev Oncol Hematol*. 2015;93(1):28-35. doi:10.1016/j.critrevonc.2014.08.004

18. Mancia G, De Backer G, Dominiczak A, *et al*. 2007 Guidelines for the management of arterial hypertension: the Task Force for the Management of Arterial Hypertension of the European Society of Hypertension (ESH) and of the European Society of Cardiology (ESC). *Eur Heart J*. 2007;28(12):1462-1536. doi:10.1093/eurheartj/ehm236

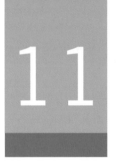

11 Arritmias

Krasimira M. Mikhova y Phillip S. Cuculich

PRINCIPIOS GENERALES

- La incidencia de las **arritmias inducidas por el tratamiento del cáncer (AITC)** está aumentando en los casos de nuevos tratamientos contra el cáncer y aumento de la supervivencia. Este capítulo se centrará en el diagnóstico y tratamiento de las arritmias encontradas en cardiooncología, en especial las asociaciones con **agentes quimioterapéuticos convencionales** y **nuevos tratamientos dirigidos**.
- Aunque no se tratan en este capítulo, las neoplasias cardiacas primarias y metastásicas y la irradiación torácica también se asocian con arritmias.[1,2]
- La alteración del ritmo más frecuente en cardiooncología es la **fibrilación auricular (FA)**; sin embargo, la arritmia que más directamente pone en peligro la vida es la fibrilación ventricular (FV), que suele ir precedida de **prolongación del intervalo QTc**.
- Existen excelentes revisiones de las AITC.[3,4]

Definición

- Los **criterios terminológicos comunes para eventos adversos (CTCAE**, por sus siglas en inglés) desarrollados por el Instituto Nacional del Cáncer enumeran una serie de eventos adversos arrítmicos como cardiotoxicidades que pueden notificarse durante los ensayos oncológicos.
- La importancia clínica y pronóstica de las alteraciones del ritmo incluidas en esta lista es muy variable, pues abarca desde la taquicardia sinusal (sin riesgo para la vida) hasta la fibrilación ventricular (que de inmediato pone en riesgo la vida). Los informes son a veces incompletos o inexactos,[5] lo que hace que la verdadera incidencia de arritmias específicas asociadas sea difícil de cuantificar.

Clasificación

- Las AITC pueden clasificarse como **primarias** (por los efectos fuera del objetivo del tratamiento en las vías moleculares que dan lugar a la arritmia) o **secundarias** (por la cardiotoxicidad inducida por el tratamiento, como miocardiopatía o vasculopatía, que luego predisponen a las arritmias).[3]
- La mayoría de los datos publicados sobre la incidencia de arritmias en los tratamientos del cáncer se describen mejor como **relaciones de asociación que causales**, debido a los factores de confusión que no pueden controlarse en los ensayos clínicos oncológicos. Además, aunque las asociaciones listadas se atribuyen a tratamientos individuales, aquellos contra el cáncer se utilizan a menudo en combinación.

ALTERACIONES DEL RITMO

FIBRILACIÓN AURICULAR

Definición

- La FA se caracteriza por una rápida activación auricular desorganizada, con conducción ventricular variable.

- La carga de FA se clasifica como **paroxística**, **persistente** (>7 días de duración), **de larga duración** (>12 meses) o **permanente** (ya no se intenta controlar el ritmo).
- Diferenciar la FA causada por el tratamiento del cáncer de la incidental por otros factores de riesgo en pacientes con cáncer (inflamación, depleción de volumen, neumonía y embolia pulmonar) es difícil.

Fármacos/tratamientos asociados

- En la tabla 11-1 encontrará una lista completa de agentes asociados a riesgo elevado de FA.
- **Ibrutinib**, un inhibidor de la tirosina-cinasa (TKI, por sus siglas en inglés) utilizado en las neoplasias hematológicas, está fuertemente asociado a la FA.

TABLA 11-1	Tratamientos asociados a FA y su respectiva incidencia de trombocitopenia grave			
Clase	Agente específico	Incidencia de FA[3]	Trombo-citopenia esperada	Grado 3-4 (<50,000)[a]
Agentes alquilantes	Ciclofosfamida	++	−	
	Melfalán	+++	+++	>50%
Antraciclinas	Doxorubicina	+++	+	<1%
Antimetabolitos	Capecitabina	++	+	2%
	Clofarabina	+++	+++	80%
	5-Fluorouracilo[b]	++	+++	[b]
	Gemcitabina	++	++	5%
Agentes antimi-crotúbulos	Paclitaxel	+	+	<1%
Interleucina-2		++	++	39%
Fármacos inmu-nomodula-dores	Lenalidomida	++	+++	80%
	Talidomida	++	−	
Compuestos de platino	Cisplatino	+++	+++	25%-30%
Inhibidores del proteasoma	Carfilzomib	++	+++	45%-64%
Rituximab		++	+	2%
Romidepsina		++	+++	24%-36%
TKI de moléculas pequeñas	Ibrutinib	++	++	5%-17%

(continúa)

TABLA 11-1	Tratamientos asociados a FA y su respectiva incidencia de trombocitopenia grave (*continuación*)			
Clase	Agente específico	Incidencia de FA[3]	Trombo-citopenia esperada	Grado 3-4 (<50,000)[a]
	Ponatinib	++	+++	36%-57%
Inhibidores de la vía del VEGF	Sorafenib	++	+	4%
	Vemurafenib	++	−	

−, raro; +, poco común (<1%); ++, común (1-10%); +++, muy común (>10%); FA, fibrilación auricular; TKI, inhibidor de la tirosina-cinasa; VEGF, factor de crecimiento endotelial vascular.

[a]Incidencia de la trombocitopenia obtenida de los prospectos de la Food and Drug Administration (FDA), consultados el 29 de noviembre de 2020.

[b]El 5-Fluorouracilo se utiliza generalmente en tratamiento combinado, y no se dispone de la incidencia de trombocitopenia para un solo agente.

- Se cree que el mecanismo de la FA inducida por ibrutinib es la inhibición fuera de objetivo de la cinasa Src terminal-C.[6]
- El tratamiento de la FA en el caso de ibrutinib se complica por las **interacciones** con los medicamentos comúnmente utilizados para la FA, incluidos los agentes de bloqueo nodal auriculoventricular (bloqueadores de los canales de calcio, digoxina) y los anticoagulantes (pueden aumentar los niveles de warfarina y dabigatrán; apixabán y rivaroxabán también tienen potencial de interacción).[7]
- La FA también está sólidamente asociada con el melfalán, un régimen de acondicionamiento previo al trasplante de células madre.[8] *Véase* el capítulo 18 para obtener más información sobre el melfalán.
- La FA puede ser manifestación de la miocardiopatía asociada al tratamiento del cáncer, como en el caso de doxorrubicina, bortezomib y carfilzomib.[3]

Diagnóstico

- El **electrocardiograma** (ECG) muestra ausencia de ritmo auricular organizado con ondas P sustituidas por ondas fibrilatorias con ritmo ventricular irregular.
- La **ecocardiografía transtorácica** (ETT) es importante para evaluar la fracción de eyección del ventrículo izquierdo, la presencia o ausencia de estenosis de la válvula mitral y el tamaño de la aurícula izquierda, ya que son características que cambiarían el pronóstico/manejo.

Manejo

Manejo de casos agudos

- En general, la FA no es un ritmo que ponga en peligro la vida, aunque las frecuencias ventriculares rápidas pueden ocasionar hipotensión e inestabilidad hemodinámica en pacientes con cardiopatía estructural importante. La hipotensión en un paciente con FA puede ser signo de sepsis subyacente u otros procesos patológicos (la arritmia es más un síntoma del proceso patológico subyacente que una causa de hipotensión).
  - En el caso de inestabilidad hemodinámica atribuida a FA de conducción rápida, la **cardioversión eléctrica** con 120 a 200 J bifásica o 200 J monofásica es apropiada.

- Los **bloqueadores β** o **antagonistas del calcio no dihidropiridínicos** (diltiazem, vera-pamilo) pueden utilizarse para el **control agudo de la frecuencia** cardiaca con el objetivo de <110 lpm. Los antagonistas del calcio deben evitarse en la insuficiencia cardiaca con fracción de eyección reducida y en el amiloide cardiaco.[9] Además, los antagonistas del calcio no dihidropiridínicos tienen importantes interacciones farmacológicas que deben tenerse en cuenta, lo que a menudo **hace que los bloqueadores β sean el agente inicial preferido**.

- La **digoxina** puede ser útil para el control de la frecuencia en pacientes cuya presión arterial limita el uso de agentes de primera línea. Se ha evitado a menudo en el caso del amiloide cardiaco debido a la preocupación por la unión con las fibrillas amiloides y su toxicidad aso-ciada;[10] sin embargo, las pruebas más recientes sugieren que puede utilizarse con seguridad si se selecciona adecuadamente a los pacientes y se instrumenta una estrecha vigilancia.[11]

- Si a los pacientes no les agrada cómo les hace sentir la FA, puede emplearse una **estrate-gia de control del ritmo**. En los pacientes en quienes la duración de la FA es conocida y <48 horas, la cardioversión eléctrica o química (con un agente como la amiodarona) es apropiada. De lo contrario, puede restablecerse el ritmo sinusal si el paciente ha recibido **anticoagulación ininterrumpida** durante tres semanas antes de la cardioversión, o si el **ecocardiograma transesofágico (ETE)** previo a la cardioversión descarta la existencia de trombo en la orejuela izquierda.[12]

- En pacientes sin síntomas manifiestos durante la FA, a menudo se desconoce la duración.

- Si se emplea un **fármaco antiarrítmico**, como la amiodarona, para la estrategia de con-trol del ritmo en el caso de desencadenante posiblemente reversible (como enfermedad aguda en el hospital, intervención quirúrgica o inicio de quimioterapia), es razonable continuar su uso durante 30 días luego del alta. A partir de entonces, la decisión de conti-nuar con el tratamiento antiarrítmico y la anticoagulación puede basarse en el **monitor de eventos de 30 días** y **la discusión del análisis riesgo/beneficio para el paciente**, siempre que se haya abordado el factor que se sospechó fue el desencadenante.

- La cardioversión eléctrica o química de la FA **requiere cuatro semanas posteriores** de **anticoagulación ininterrumpida** para minimizar los riesgos de tromboembolia.[12] Existe riesgo elevado de hemorragia en los pacientes con trombocitopenia grave (plaquetas <50,000) que toman anticoagulantes orales, por lo que las decisiones sobre la cardiover-sión pueden verse afectadas.

Anticoagulación

- La **FA predispone a ictus embólico**, por lo que la anticoagulación es parte fundamental de su tratamiento. En los casos de tratamiento del cáncer, la anticoagulación se complica por las trombocitopenias e interacciones entre medicamentos.

- La decisión de recomendar anticoagulación terapéutica se guía por la **puntuación CHA2DS2-VASc** (para estimar el riesgo de ictus isquémico; no es aplicable a la FA en casos de estenosis mitral o miocardiopatía hipertrófica) y la **puntuación HAS-BLED** (para estimar el riesgo de hemorragia mayor e ictus hemorrágico), al tiempo que se consideran las trombocitopenias y los procedimientos previstos.

- Se recomienda la anticoagulación terapéutica para CHA2DS2-VASc de ≥2 en varones y ≥3 en mujeres, y puede considerarse para CHA2DS2-VASc de 1 en varones o 2 en mujeres.[12]

- Consulte la tabla 11-1 para conocer las trombocitopenias anticipadas con terapias contra el cáncer.

- Los riesgos (incluida la hemorragia intracraneal) generalmente superan los beneficios de la anticoagulación terapéutica en pacientes con recuento de plaquetas <50,000.

TAQUIARRITMIAS SUPRAVENTRICULARES (TSV)

Definición

- Ritmo de conducción rápida originado en la aurícula.
- Taquicardia sinusal: ritmo originado en el **nódulo sinusal** con frecuencia superior a 100 lpm que suele ser la respuesta fisiológica a un proceso subyacente.
- FA: véase la sección "Fibrilación auricular".
- Taquicardias auriculares
  - Focal: despolarización impulsada desde un foco automático en las aurículas, fuera del nodo sinusal.
- Multifocal (TAM): despolarización impulsada por numerosos focos de actividad automática dentro de las aurículas.
- Macroreentrada: despolarización por un circuito de reentrada en las aurículas. El **aleteo auricular** es la TSV macroreentrante más común.
- Taquicardia por reentrada nodal AV (TRNAV): taquicardia reentrante en la que el circuito está dentro de un nodo AV que tiene dos vías **(lenta y rápida)**.
- Taquicardia por reentrada AV (TRAV): taquicardia reentrante en la que una rama pasa por el nodo AV y la otra por una **conexión accesoria** entre las aurículas y los ventrículos.

Fármacos/tratamientos asociados

- La arritmia supraventricular más frecuente en cardiooncología es la FA, con las asociaciones descritas en el apartado anterior.
- Los ensayos clínicos de agentes quimioterapéuticos no informan de las TSV con la suficiente granularidad como para clasificarlas por tipos específicos.
- Se han notificado casos de TSV con la mayoría de las clases de tratamientos convencionales y con muchos tratamientos dirigidos.[3]

Diagnóstico

- El ECG durante la taquicardia puede diagnosticar el mecanismo.
- Los mecanismos y la apariencia del ECG varían, como se representa en la figura 11-1.
- Taquicardia sinusal: taquicardia (frecuencia >100 lpm) con **onda P vertical en derivación II y bifásica en V1 sugieren el origen en el nodo sinusal**.
- FA: véase la sección "Fibrilación auricular".
- Taquicardias auriculares
  - Morfología de la onda P focal durante la taquicardia que no es consistente con la localización del nodo sinusal.
  - Taquicardia auricular multifocal: tres morfologías distintas de la onda P durante la taquicardia.
  - Aleteo auricular: patrón regular recurrente de activación auricular, descrito como "diente de sierra" en el aleteo auricular típico.
- TRNAV: taquicardia de complejo estrecho regular, típicamente asociada a una activación auricular retrógrada poco después del segmento QRS en la TRNAV típica.
- TRAV: taquicardia compleja estrecha cuando el frente de onda de la activación desciende por el nodo AV y asciende por la vía accesoria (ortodrómica). Taquicardia compleja amplia si el circuito desciende primero por la vía accesoria y sube retrógrado por el nodo AV (antidrómico).
- Cuando existe una conducción aberrante (QRS ancho), puede ser difícil distinguir una taquicardia supraventricular de una ventricular (TV). Existen algoritmos que ayudan al diagnóstico.[13]
- La administración de **adenosina** intravenosa (IV) puede utilizarse para retardar temporalmente la conducción AV y desenmascarar el ritmo auricular subyacente.

ILUSTRACIÓN RESUMIDA

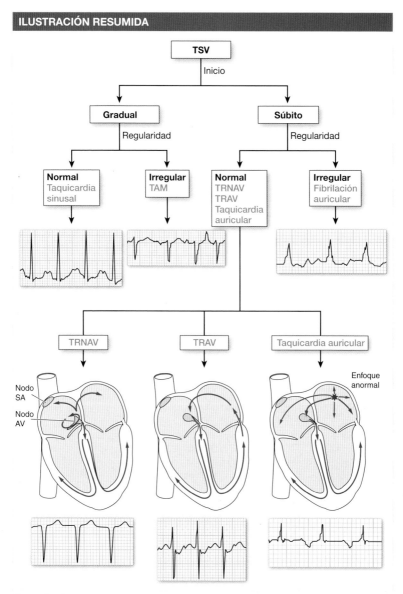

Figura 11-1. Arritmias auriculares. AV, auriculoventricular; TRNAV, taquicardia por reentrada del nódulo AV; TRAV, taquicardia por reentrada AV; TAM, taquicardia multifocal; SA, sinoauricular; TSV, taquiarritmias supraventriculares. Reproducido con permiso de Jackson KP, Daubert JP. Supraventricular tachyarrhythmias. En: Strauss DG, Schocken DD, eds. *Marriott's Practical Electrocardiography.* 13ª ed. Wolters Kluwer; 2022:321-344. Ilustración resumida 15-1.

- No se recomienda en pacientes con enfermedad reactiva importante de las vías respiratorias, receptores de trasplantes, o si hay preocupación por la enfermedad del sistema de conducción de alto grado.
- ECG en ritmo sinusal
  - El ECG de ritmo sinusal puede compararse con el de taquicardia para identificar las **ondas P retrógradas en la TRNAV**.
- La **preexcitación** sugiere una vía accesoria, lo que hace más probable la TRAV.

Manejo

- La taquicardia sinusal suele ser la respuesta secundaria a una causa fisiológica subyacente (como fiebre, hipovolemia, anemia, choque, embolia pulmonar, hipertiroidismo, abstinencia de alcohol y drogas o medicamentos ilícitos). El tratamiento se basa en la identificación y el tratamiento de la causa subyacente.
  - La taquicardia sinusal inapropiada es un diagnóstico de exclusión. Si la frecuencia cardiaca es inapropiadamente elevada en reposo o con un mínimo esfuerzo a pesar de abordar las causas reversibles, se puede considerar la posibilidad de probar los bloqueadores β o la ivabradina.
- FA: véase la sección "Fibrilación auricular".
- Taquicardias auriculares
  - Taquicardia auricular focal: los agentes de bloqueo nodal pueden reducir la frecuencia ventricular; también puede considerarse la medicación antiarrítmica o la ablación.
  - Taquicardia auricular multifocal: a menudo asociada a la **enfermedad pulmonar obstructiva crónica** y a la **insuficiencia cardiaca congestiva**. El tratamiento de la causa subyacente es fundamental, ya que los agentes de control de la frecuencia suelen ser ineficaces.
  - El aleteo auricular se trata como la FA (en términos de un enfoque de control de la frecuencia o del ritmo y anticoagulación). En comparación con la FA, el aleteo auricular puede ser más difícil de controlar o cardiovertir químicamente. El aleteo auricular suele ser sensible a la cardioversión eléctrica, y la ablación puede ser muy eficaz (como en el aleteo auricular típico).
- La TRNAV puede interrumpirse mediante **maniobras vagales**. Pueden utilizarse bloqueadores β y de los canales de calcio para prevenir la recurrencia. El tratamiento antiarrítmico es una opción en los casos refractarios en los que no se desea la ablación. La ablación con catéter puede ser curativa.
- TRAV: dado que el nodo AV forma parte del circuito, la TRAV ortodrómica se trata de forma similar a la TRNAV. La TRAV antidrómica se presenta como taquicardia de complejo amplio y puede ser difícil de distinguir de la TV. La FA que se conduce rápidamente por una vía accesoria puede verse exacerbada por los agentes de bloqueo nodal, lo que da lugar a **fibrilación ventricular** y, si se sospecha de ello, debe consultarse a un experto. La ablación con catéter puede ser curativa en TRAV.

DISFUNCIÓN DEL NÓDULO SINUSAL

Definición

- Bradicardia sinusal: ritmo originado en el nodo sinoauricular (SA) con una frecuencia <60 lpm.
- Pausas sinusales: periodos sin actividad del nodo SA.

Fármacos/tratamientos asociados

- Un estudio relacionó al **crizotinib**, que se utiliza en el cáncer de pulmón de células no pequeñas, con bradicardia sinusal y disminución media de la frecuencia cardiaca de 26 lpm.[14] Lo que raramente fue sintomático y se correlacionó con mejor respuesta clínica del tumor.

- La **talidomida** se relaciona con la bradicardia, que a veces requiere colocación de un marcapasos. En un estudio de 200 pacientes (94 de los cuales fueron asignados aleatoriamente a talidomida y 106 a placebo), cinco requirieron marcapasos por bradicardia sintomática.[15]
- Las antraciclinas, la capecitabina, el 5-fluorouracilo [5-FU], el paclitaxel y los TKI (alectinib, ceritinib, crizotinib) se relacionan con bradicardia.

Diagnóstico

- El ECG muestra ondas P sinusales conducidas con tasa <60 lpm.
- Las pausas sinusales suelen identificarse en la telemetría como periodos sin actividad auricular, con o sin ritmo de escape nodal o ventricular.
- En la figura 11-2 pueden verse ejemplos de arritmias de origen sinusal en una sola derivación.

Manejo

- El manejo se guía por los **síntomas**. No hay frecuencia cardiaca o duración de la pausa que requiera intervención.
- La observación sola es suficiente para los pacientes sin síntomas o con síntomas mínimos.
- Reducir al mínimo los medicamentos que pueden retardar la conducción (se implica a múltiples antihipertensivos, antiarrítmicos y medicamentos psicoactivos).[16]
- Detectar la **apnea del sueño** en pacientes con evidencia de disfunción del nodo sinusal relacionada con el sueño.[16]
- Una vez excluidas las causas reversibles, los pacientes con bradicardia sintomática o pausas sinusales se beneficiarían de la **consulta electrofisiológica (EF)** para considerar el estudio de EF o tratamiento con marcapasos.

BLOQUEO AURICULOVENTRICULAR

Definición

- El bloqueo AV de primer grado es un **retraso** entre la activación auricular y ventricular.
- Bloqueo AV de segundo grado.
  - Mobitz tipo 1 (Wenckebach): conducción auricular intermitente hacia el ventrículo, con **prolongación del intervalo PR** antes del latido no conducido.
  - Mobitz tipo 2: conducción auricular intermitente hacia el ventrículo, sin prolongación importante del intervalo PR antes del bloqueo.
- Bloqueo AV de alto grado: más de dos ondas P consecutivas no conducidas, pero sin cumplir los criterios de bloqueo cardiaco completo.
- Bloqueo AV de tercer grado (completo): no hay conducción auricular a los ventrículos, con disociación AV completa.

Fármacos/tratamientos asociados

- Los **inhibidores del punto de control inmunitario (ICI)** se asocian con miocarditis que pueden ocasionar disfunción sistólica y arritmias, como bloqueo cardiaco, FA y TV.[17] En una serie de casos de 30 pacientes en quienes se sospecha cardiotoxicidad relacionada con ICI se observó que la mortalidad cardiovascular estaba muy asociada a las anomalías de la conducción.[18]
- Aunque el **paclitaxel** se relaciona más a menudo con la bradicardia asintomática, un estudio en 47 pacientes que tomaban paclitaxel observó un caso de Mobitz tipo 1 (Wenckebach) que se resolvió cuatro horas después de la infusión cada vez, y otro paciente con bloqueo AV de grado alto que requirió la colocación de un marcapasos permanente.[19]

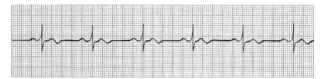

Ritmo sinusal normal

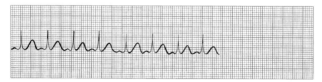

Taquicardia sinusal

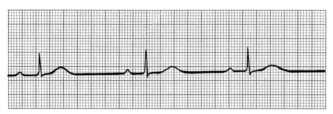

Bradicardia sinusal

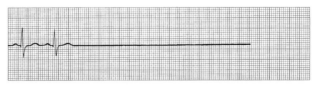

Paro sinusal o bloqueo de salida

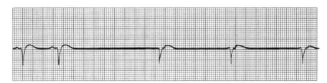

Paro sinusal o bloqueo de salida con escape de unión

Figura 11-2. Arritmias de origen sinusal. Reimpreso con autorización de Thaler M. Arrhythmias. En: *The Only EKG Book You'll Ever Need.* 9th ed. Wolters Kluwer; 2019:103-174. Figura 3-15.

- Existen informes de casos de bloqueo AV completo con ciclofosfamida, busulfán, antraciclinas, capecitabina, 5-FU, trióxido de arsénico, ácido transretinoico (ATRA), interleucina (IL)-2, interferones, cisplatino, inhibidores del proteasoma, nilotinib, ponatinib, cetuximab, rituximab, sorafenib y varios inhibidores de la vía del factor de crecimiento endotelial vascular (VEGF).[3]

Diagnóstico

• *Véase* "Características del ECG", en la sección "Definiciones".
• En la figura 11-3 se pueden ver ejemplos de bloqueo AV en una sola derivación.

Manejo

• Bloqueo AV de primer grado (retraso AV) y de segundo grado Mobitz tipo 1 (Wenckebach)
  • Suele reflejar retraso en la conducción o bloqueo en el nodo AV, y es un hallazgo en general benigno, especialmente en el caso de segmento QRS estrecho. La vigilancia de los síntomas es apropiada.
• Bloqueo de segundo grado Mobitz tipo 2, bloqueo cardiaco completo, bloqueo AV de alto grado y bloqueo AV completo.
  • El tipo 2 de Mobitz refleja bloqueo por debajo del nivel del nodo AV y es un precursor del bloqueo AV de alto grado.
  • Se recomienda el marcapasos independientemente de los síntomas, siempre que no se identifique una causa reversible.[16]
• En los casos agudos:

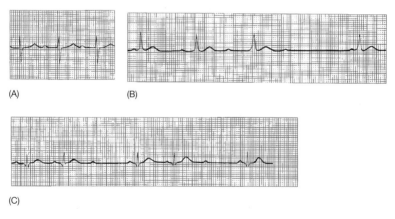

(A)   (B)

(C)

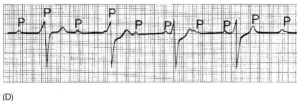

(D)

Figura 11-3. Bloqueo auriculoventricular (AV). (A) Bloqueo AV de primer grado. (B) Bloqueo AV de segundo grado Mobitz tipo 1 (bloqueo de Wenckebach). (C) Bloqueo AV de segundo grado Mobitz tipo 2. (D) Bloqueo AV de tercer grado. Reimpreso con permiso de Thaler M. Putting it all together. En: *The Only EKG Book You'll Ever Need.* 9ª ed. Wolters Kluwer; 2019:325-350. Figura 8-12.

- ○ La estimulación temporal de emergencia puede ser necesaria para pacientes hemodinámicamente inestables o sintomáticos.
- ○ Para los pacientes hemodinámicamente estables y asintomáticos con bloqueos de alto grado o cardiaco completo y ritmo de escape estrecho, puede ser suficiente el monitoreo telemétrico en el hospital (con almohadillas de marcapasos físicamente en el paciente y atropina disponible a la cabecera) mientras se espera el tratamiento con el dispositivo definitivo. La estabilidad del **ritmo de escape ventricular** es impredecible: considérese la posibilidad de colocar un marcapasos transvenoso temporal o prepárese para colocarlo de forma urgente, a la espera de colocar el dispositivo definitivo.

PROLONGACIÓN DEL INTERVALO QT

Definition

- En un ECG, el intervalo QT se mide desde el comienzo de la onda Q y el final de la onda T, y refleja la despolarización y repolarización ventricular. Su prolongación suele deberse a un retraso en la repolarización.
- La **repolarización prolongada es un factor de riesgo de torsade de pointes (TdP)**, una arritmia ventricular (AV) rara pero potencialmente mortal (Fig. 11-4).
- La **bradicardia o las pausas sinusales** en caso de prolongación del intervalo QT elevan aún más el riesgo de TdP.

Fármacos/tratamientos asociados

- El **trióxido de arsénico**, un agente que ha mejorado significativamente la supervivencia en la leucemia promielocítica aguda, tiene alta incidencia de prolongación del intervalo QTc. En un estudio, 40% de los participantes experimentaron al menos un ECG con QTc >500 ms y uno de cada 40 experimentó TdP.[20]
- Los **TKI** se relacionan con la prolongación del intervalo QT.[21] En un estudio, nilotinib, dasatinib y sunitinib (pero no imatinib) aumentaron la duración del potencial de acción mediante la inhibición de la señalización de la fosfatidilinositol-3–cinasa en los miocitos cardiacos caninos, afectando a múltiples canales iónicos.[22]

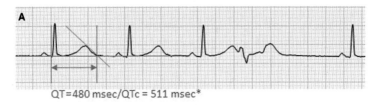

QT=480 msec/QTc = 511 msec*

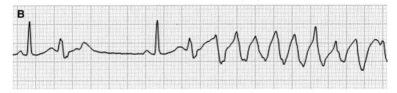

FigurA 11-4. Ejemplo de prolongación del intervalo QT (A) con torsade de pointes posteriores (B) en un paciente en quien se sospecha metástasis cardiaca de rabdomiosarcoma que ocasionó CVP monomórficas. Asterisco, QTc calculado mediante la corrección de QT con la fórmula de Bazett para una frecuencia cardiaca promedio de 68 lpm.

- En la tabla 11-2 encontrará una lista completa de agentes con elevado riesgo de prolongar el intervalo QTc.

TABLA 11-2	**Tratamientos relacionados con la prolongación del intervalo QTc y su respectiva incidencia de arritmias/MCS**			
Clase	Agente específico	Incidencia de la prolongación del intervalo QTc[a]	Incidencia de la prolongación del intervalo QTc de grado 3[b]	Arritmias/ MSC (total de pacientes estudiados)
	Trióxido de arsénico	+++	++	24/1 (533)
Antimetabolitos	Capecitabina	+++	-	0/0 (52)
	5-Fluorouracilo	-	-	0/0 (102)
Agentes antimicrotúbulos	Paclitaxel	++	-	0/0 (290)
Antiangiogénico	Combretastatina	+++	+	0/0 (110)
	Vadimezan	+++	++	0/0 (77)
Inhibidor de la cinasa BRAF	Vemurafenib	++	++	2/0 (3597)
Inhibidores de la histona desacetilasa	Belinostat	++	++	1/0 (195)
	Panobinostat	++	+	0/0 (654)
	Romidepsina	++	−	0/0 (112)
	Vorinostat	+++	++	0/0 (189)
Inhibidor de la proteasa	Bortezomib	++	++	0/0 (22)
Inhibidor de la proteína cinasa C	Enzastaurina	+++	++	0/0 (135)
TKI de moléculas pequeñas	Aflibercept	++	−	0/0 (43)
	Bosutinib	++	−	0/0 (87)
	Ceritinib	+	+	0/0 (130)
	Crizotinib	+	+	0/0 (101)
	Dasatinib	++	+	1/0 (611)
	Dovitinib	++	++	0/0 (49)

(continúa)

TABLE 11-2	Tratamientos relacionados con la prolongación del intervalo QTc y su respectiva incidencia de arritmias/MCS (*continuación*)		

Clase	Agente específico	Incidencia de la prolongación del intervalo QTc[a]	Incidencia de la prolongación del intervalo QTc de grado 3[b]	Arritmias/ MSC (total de pacientes estudiados)
	Imatinib	++	−	0/0 (897)
	Lapatinib	++	++	0/0 (117)
	Lenvatinib	++	++	0/0 (319)
	Nilotinib	++	+	0/5 (3076)
	Nintedanib	++	++	0/0 (94)
	Pazopanib	+	−	0/1 (99)
	Ponatinib	++	++	0/0 (120)
Inhibidores de la vía VEGF	Cedinarib	+++	++	0/0 (127)
	Sorafenib/ sunitinib	++	++	0/0 (290)
	Vandetanib	++	++	1/0 (2567)

−; +, poco común (<1%); ++, común (1 a 10%); +++, muy común (>10%); MSC, muerte súbita cardiaca; TKI, inhibidor de la tirosina cinasa; VEGF, factor de crecimiento endotelial vascular.

[a]Prolongación del intervalo QTc definida en los CTCAE como grado 1 o superior (el grado 1 es un QTc medio de 450-480 ms). CTCAE son los **Criterios Terminológicos Comunes para Eventos Adversos** (por sus siglas en inglés).

[b]La prolongación del intervalo QTc de grado 3 se define en el CTCAE como intervalo QTc medio ≥501 ms o cambio de >60 ms respecto del valor inicial.

Adaptado de Porta-Sánchez A, Gilbert C, Spears D, *et al*. Incidence, diagnosis, and management of QT prolongation induced by cancer therapies: a systematic review. *J Am Heart Assoc.* 2017;6(12).e007724.

Diagnóstico

- El intervalo QT se mide manualmente en una sola derivación del ECG de 12 derivaciones en la que es **más largo** y en la que no hay una onda U prominente; cuando se informa a partir de un algoritmo de ECG automatizado, suele ser la media de los complejos QT.
- La duración de un intervalo QT normal depende de la frecuencia ventricular, denominada QTc (QT corregido).
  - Existen muchas fórmulas de corrección derivadas de la población:
    ○ Corrección de Bazett: $QTc = QT/RR^{0.5}$
    ○ Ampliamente utilizado en clínica, pero tiende a sobreestimar el QT a altas frecuencias cardiacas (>90) y lo subestima en las menores (<60).
    ○ Corrección de Fridericia: $QTc = QT/RR^{0.33}$
    ○ También se ha informado en los ensayos de medicamentos

- Existen fórmulas de regresión lineal que son más precisas a frecuencias cardiacas mayores.
- El intervalo QTc normal se considera **<460 ms en mujeres** y **<450 ms en varones. El intervalo QTc >500 ms refleja una prolongación significativa**.
- Un intervalo QRS amplio refleja despolarización prolongada (como en la configuración del bloqueo de la rama del haz) y prolonga intrínsecamente el intervalo QT, aunque puede no afectar al tiempo de repolarización (y por tanto al riesgo de TdP).
- Existen muchos métodos de corrección a considerar. Uno sugerido consiste en normalizar la duración del QRS a 100 o 110 ms y restar la diferencia del intervalo QT antes de corregir la frecuencia cardiaca.[23]

Manejo

- En los pacientes sometidos a tratamiento con alta incidencia de prolongación del intervalo QT, a menudo existe un prospecto de la **FDA** para el monitoreo del ECG. Por ejemplo, el prospecto de vandetanib indica que los ECG deben obtenerse al inicio, a las 2 o 4 semanas, a las 8 o 12 semanas y a los tres meses.
- Si se identifica una prolongación del intervalo QT, es importante corregir las **anomalías electrolíticas** predisponentes (hipopotasemia, hipomagnesemia e hipocalcemia) y **reducir al mínimo otros medicamentos que lo prolonguen**. Para una lista completa de medicamentos que prolongan el intervalo QT, consúltese www.crediblemeds.org/.
- Los medicamentos más comunes encontrados en una población oncológica con riesgo conocido o posible de TdP incluyen ondansetrón, tramadol, levofloxacina y azitromicina.
- Los medicamentos con riesgo de TdP en el caso de factores de riesgo predisponentes incluyen fármacos que alivian los síntomas como difenhidramina, famotidina, hidroxizina, loperamida, omeprazol y trazodona.
- Si el intervalo QTc permanece prolongado a pesar de estas intervenciones, deben evaluarse los riesgos y beneficios de continuar con el tratamiento. **Aunque la prolongación del intervalo QTc se relaciona con muchos tratamientos contra el cáncer, la TdP sigue siendo un evento poco frecuente**.[21]

ARRITMIAS VENTRICULARES

Definición

- La TV y la FV son arritmias potencialmente mortales que requieren el reconocimiento y la intervención tempranos.

Fármacos/tratamientos asociados

- El **5-FU** se asocia con angina transitoria y cambios en el ECG atribuidos al vasoespasmo coronario.[24] Esto puede ocasionar raramente TV, aunque la telemetría rutinaria con la administración, incluso cuando se selecciona a los pacientes de alto riesgo, parece ser de bajo rendimiento.[25]
- Las **antraciclinas** se relacionan con TV secundaria a miocardiopatía por antraciclinas, en tasas similares a las de la miocardiopatía no isquémica.[4]
- El **ibrutinib** se asocia con AV, incluso en pacientes sin enfermedad cardiovascular. Un estudio mostró riesgo relativo de AV de 12.4 en comparación con la población general (aunque el estudio fue retrospectivo, no se controló la presencia de malignidad hematológica y su definición de AV fue más amplia que la de TV y FV sostenidas).[26]
- Las **ICI** se asocian con AV en caso de miocarditis.[18]
- Los tratamientos asociados con la prolongación del intervalo QT pueden ocasionar TdP, como ya se comentó.

Diagnóstico

- Para el diagnóstico se puede utilizar ECG, telemetría o desfibrilador (como en el caso de paro cardiaco).
- TV monomórfica: taquicardia regular de complejo ancho con disociación AV.
- TV polimórfica: TV con contorno irregular. La TdP es un tipo específico de TV polimórfica en caso de prolongación del intervalo QT.
- FV: ondulaciones irregulares de amplitud variable.
- En la figura 11-5 se pueden ver ejemplos de arritmias de origen ventricular en una sola derivación.

Manejo

- Siga las guías de **soporte vital cardiovascular avanzado (ACLS**, por sus siglas en inglés). La cardioversión externa urgente es fundamental para los pacientes hemodinámicamente inestables.
- Para terminar la TV monomórfica en ausencia de inestabilidad hemodinámica puede emplearse amiodarona IV y/o lidocaína IV.
- Investíguese la existencia de cardiopatía estructural con un ecocardiograma. Evalúese la presencia de **causas secundarias** como isquemia, desequilibrio electrolítico, anemia y toxicidad por fármacos.
- A menos que se identifique una causa reversible, se recomienda el uso de desfibrilador para la **prevención secundaria**, uso que debe orientarse por la preferencia del paciente y la esperanza de vida.

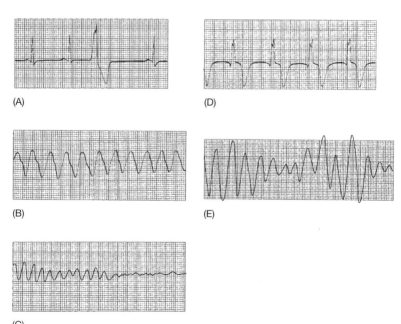

Figura 11-5. Arritmias ventriculares. (A) Contracción ventricular prematura. (B) Taquicardia ventricular. (C) Fibrilación ventricular. (D) Ritmo idioventricular acelerado. (E) Torsade de pointes. Reproducido con permiso de Thaler M. Putting it all together. En: *The Only EKG Book You'll Ever Need*. 9a ed. Wolters Kluwer; 2019:325-350. Figura 8-11.

Pruebas de diagnóstico

- **ECG**: clave para el diagnóstico y la localización de las arritmias.
- **Monitor Holter**: como registra continuamente durante 24 a 48 horas, puede cuantificar la carga de arritmia y **ayudar a correlacionar los síntomas ocasionados por el paciente** con los hallazgos del monitor.
- **Monitor de eventos**: monitor portátil capaz de registrar la telemetría durante largos periodos (se utiliza cuando los síntomas no son diarios). Registra los eventos desencadenados automáticamente y los desencadenados por el paciente.
- **Grabador de bucle**: pequeño dispositivo de monitoreo implantado subcutáneamente que puede grabar durante más de tres años. Útil para identificar síntomas raros. Se emplea con mayor frecuencia en la evaluación del síncope y para buscar FA paroxística en caso de accidente cerebrovascular.
- **Prueba de esfuerzo**: además de su uso en la estratificación del riesgo de enfermedad coronaria obstructiva, puede emplearse para evaluar la **incompetencia cronotrópica** y las arritmias inducidas por ejercicio.

REFERENCIAS

1. Tyebally S, Chen D, Bhattacharyya S, *et al.* Cardiac tumors: *JACC CardioOncology state-of-the-art review. J Am Coll Cardiol CardioOnc.* 2020;2(2):293-311.
2. Gaya AM, Ashford RFU. Cardiac complications of radiation therapy. *Clin Oncol.* 2005; 17(3):153-159.
3. Buza V, Rajagopalan B, Curtis AB. Cancer treatment–induced arrhythmias: focus on chemotherapy and targeted therapies. *Circ Arrhythm Electrophysiol.* 2017;10(8):e005443.
4. Rhea I, Burgos PH, Fradley MG. Arrhythmogenic anticancer drugs in cardio-oncology. *Cardiol Clin.* 2019;37(4):459-468.
5. Zhang S, Chen Q, Wang Q. The use of and adherence to CTCAE v3.0 in cancer clinical trial publications. *Oncotarget.* 2016;7(40):65577-65588.
6. Xiao, Ling, Salem, Joe-Elie, Clauss, Sebastian, *et al.* Ibrutinib-mediated atrial fibrillation due to inhibition of CSK. *Circulation.* 2020;(25):2443-2455.
7. Ganatra S, Sharma A, Shah S, *et al.* Ibrutinib-associated atrial fibrillation. *JACC Clin Electrophysiol.* 2018;4(12):1491-1500.
8. Feliz V, Saiyad S, Ramarao SM, Khan H, Leonelli F, Guglin M. Melphalan-induced supraventricular tachycardia: incidence and risk factors. *Clin Cardiol.* 2011;34(6):356-359.
9. Pollak A, Falk RH. Left ventricular systolic dysfunction precipitated by verapamil in cardiac amyloidosis. *Chest.* 1993;104(2):618-620.
10. Rubinow A, Skinner M, Cohen AS. Digoxin sensitivity in amyloid cardiomyopathy. *Circulation.* 1981;63(6):1285-1288.
11. Donnelly JP, Sperry BW, Gabrovsek A, *et al.* Digoxin use in cardiac amyloidosis. *Am J Cardiol.* 2020;133:134-138.
12. January CT, Wann LS, Calkins H, *et al.* 2019 AHA/ACC/HRS focused update of the 2014 AHA/ACC/HRS guideline for the management of patients with atrial fibrillation: a report of the American College of Cardiology/American Heart Association Task Force on Clinical Practice Guidelines and the Heart Rhythm Society in Collaboration With the Society of Thoracic Surgeons. *Circulation.* 2019;140(2):e125-e151.
13. Vereckei A, Duray G, Szénási G, Altemose GT, Miller JM. New algorithm using only lead aVR for differential diagnosis of wide QRS complex tachycardia. *Heart Rhythm.* 2008;5(1):89-98.
14. Ou S-HI, Tong WP, Azada M, Siwak-Tapp C, Dy J, Stiber JA. Heart rate decrease during crizotinib treatment and potential correlation to clinical response. *Cancer.* 2013;119(11):1969-1975.
15. Fahdi IE, Gaddam V, Saucedo JF, *et al.* Bradycardia during therapy for multiple myeloma with thalidomide. *Am J Cardiol.* 2004;93(8):1052-1055.

16. Kusumoto FM, Schoenfeld MH, Barrett C, *et al*. 2018 ACC/AHA/HRS guideline on the evaluation and management of patients with bradycardia and cardiac conduction delay: a report of the American College of Cardiology/American Heart Association Task Force on Clinical Practice Guidelines and the Heart Rhythm Society. *Circulation*. 2019;140(8):e382-e482.

17. Ball S, Ghosh RK, Wongsaengsak S, *et al*. Cardiovascular toxicities of immune checkpoint inhibitors. *J Am Coll Cardiol*. 2019;74(13):1714-1727.

18. Escudier, Marion, Cautela, Jennifer, Malissen, Nausicaa, *et al*. Clinical features, management, and outcomes of immune checkpoint inhibitor-related cardiotoxicity. *Circulation*. 2017;136(21):2085-2087.

19. McGuire WP, Rowinsky EK, Rosenshein NB, *et al*. Taxol: a unique antineoplastic agent with significant activity in advanced ovarian epithelial neoplasms. *Ann Intern Med*. 1989;111(4):273-279.

20. Soignet SL, Frankel SR, Douer D, *et al*. United States multicenter study of arsenic trioxide in relapsed acute promyelocytic leukemia. *J Clin Oncol*. 2001;19(18):3852-3860.

21. Porta-Sánchez A, Gilbert C, Spears D, *et al*. Incidence, diagnosis, and management of QT prolongation induced by cancer therapies: a systematic review. *J Am Heart Assoc*. 2017;6(12):e007724.

22. Lu Z, Wu C-YC, Jiang Y-P, *et al*. Suppression of phosphoinositide 3-kinase signaling and alteration of multiple ion currents in drug-induced long QT syndrome. *Sci Transl Med*. 2012;4(131):131ra50.

23. Zimetbaum P, Buxton A, Josephson M. Practical clinical electrophysiology. En: *Practical Clinical Electrophysiology*. 2a ed. Wolters Kluwer; 2018:325-333.

24. Jensen SA, Hasbak P, Mortensen J, Sørensen JB. Fluorouracil induces myocardial ischemia with increases of plasma brain natriuretic peptide and lactic acid but without dysfunction of left ventricle. *J Clin Oncol*. 2010;28(36):5280-5286.

25. Pizzolato JF, Baum MS, Steingart RM, Gonan M, Minsky BD, Saltz LB. Cardiac toxicity of 5FU: does prophylactic telemetry monitoring of patients at increased risk for cardiac toxicity improve safety? A 10-year experience. *J Clin Oncol*. 2004;22(14, suppl):8107-8107.

26. Guha A, Derbala MH, Zhao Q, *et al*. Ventricular arrhythmias following ibrutinib initiation for cancer immunotherapy. *J Am Coll Cardiol*. 2018;72(6):697-698.

12 Dispositivos intravasculares y complicaciones trombóticas

Douglas A. Kyrouac, J. Westley Ohman
y Joshua D. Mitchell

MARCAPASOS (MP) Y DESFIBRILADOR CARDIOVERSOR IMPLANTABLE (DCI)

PRINCIPIOS GENERALES

- Dada la importante intersección entre pacientes con cáncer y con enfermedades cardiovasculares, no es raro que los primeros tengan MP/DCI previamente implantado o se les indique implantar uno durante o después del tratamiento.
- El MP/DCI en un paciente que recibe tratamiento contra el cáncer afecta a la **planificación de la radiación** y puede suponer mayor riesgo de **infección**.
- En los pacientes a los que se les indica implantar DCI de prevención primaria, los futuros **tratamientos del cáncer previstos y su pronóstico son consideraciones importantes**. Los DCI de prevención primaria suelen reservarse para pacientes con esperanza de vida superior a un año, aunque algunos que reúnen los requisitos necesarios pueden optar por renunciar al DCI en función de su pronóstico y sus objetivos de atención.
- En los pacientes con DCI y con quienes se tienen **discusiones sobre el final de la vida**, es importante plantear las opciones de apagar el DCI durante la toma de decisiones compartida.
- Los pacientes con MP pueden clasificarse en categorías que se basan en su uso: (a) **dependiente del MP**; (b) bradicárdico pero asintomático sin el MP, y (c) no dependiente del MP.

Indicaciones

- Las **guías de 2018 del American College of Cardiology/American Heart Association/Heart Rhythm Society (ACC/AHA/HRS) para la implantación de MP** proporcionan un esquema de los pacientes que pueden beneficiarse de la implantación de MP. Estas guías se caracterizan por la solidez de la indicación (es decir, clases I, II o III).[1]
- Las **guías de la AHA/ACC/HRS de 2017 para el tratamiento de pacientes con arritmias ventriculares y la prevención de la muerte súbita cardiaca** proporcionan generalidades sobre los pacientes que pueden beneficiarse del tratamiento con DCI.[20]

Consideraciones sobre la radiación en pacientes con MP o DCI

- En los pacientes sometidos a radioterapia, la **planificación y administración de radiación deben considerar la localización del cáncer, la ubicación de un MP o DIC preexistente, así como si el paciente es dependiente del MP**.
- **Las radiaciones pueden ocasionar el mal funcionamiento o fallo del MP** o sus componentes, ya sea por efecto ionizante o interferencia electromagnética.
  - El metal-óxido-semiconductor complementario tiene transistores sensibles, como los de silicio, que pueden dañarse irreversiblemente.

TABLA 12-1 Indicaciones de marcapasos y DCI

Marcapasos		DCI	
Indicaciones de clase 1	**Indicaciones de clase 2**	**Prevención primaria**	**Prevención secundaria**
Bradicardia sinusal sintomática o incompetencia cronotrópica sintomática	Bradicardia sinusal con posibles síntomas resultantes	Clase 1: cardiopatía isquémica con FEVI ≤30% a pesar del tratamiento médico orientado por las guías	Clase 1: paro cardiaco súbito por taquicardia o fibrilación ventriculares
Bloqueo AV completo	Disfunción del nódulo sinusal con síncope inexplicable	FEVI ≤35% con insuficiencia cardiaca de clases II o III a pesar del tratamiento médico orientado por las guías	TV hemodinámicamente inestable no debida a causa reversible
Bloqueo AV de segundo grado avanzado, con bloqueo de dos o más ondas p consecutivas	Frecuencia cardiaca <40 lpm con síntomas mínimos	Pacientes con síndrome de QT largo sintomático cuando el bloqueador β no puede ser aumentado	TV estable no debida a causa reversible
Bloqueo AV de segundo grado tipo II con QRS ancho o bloqueo bifascicular crónico, sin importar los síntomas	Bloqueo AV de segundo grado asintomático con QRS estrecho	Pacientes con miocardiopatía arritmógena del VD con riesgo alto de muerte súbita cardiaca	Síncope inexplicable con una TV monomorfa sostenida inducible en el estudio EF
Bloqueo AV de segundo grado sintomático de tipo I	Bloqueo AV de primer grado con compromiso hemodinámico relacionado con intervalo PR alargado	Clase 2: pacientes con sarcoma cardiaco y FEVI >35% que tuvieron síncope o cicatriz observada en IRMC o PET. O con indicación de estimulación permanente	

(*continúa*)

TABLA 12-1	Indicaciones de marcapasos y DCI (*continuación*)		
Marcapasos			**DCI**
Indicaciones de clase 1	Indicaciones de clase 2	Prevención primaria	Prevención secundaria
Bloqueo AV de segundo o tercer grados inducido por el ejercicio, no relacionado con isquemia	Bloqueo bifascicular o trifascicular asociado a síncope	Pacientes con riesgo alto de taquicardia ventricular/fibrilación ventricular (MCH con factores de riesgo, CI, etc.)	

AV: auriculoventricular; VD: ventrículo derecho; IRMC: resonancia magnética cardiaca; DCI: desfibrilador cardioversor implantable; CI: cardiopatía isquémica; EF: electrofisiológico; MCH: miocardiopatía hipertrófica; FEVI: fracción de eyección del ventrículo izquierdo; PET: tomografía por emisión de positrones; TV: taquicardia ventricular.

De Kusumoto FM, Schoenfeld MH, Barrett C, *et al.* 2018 ACC/AHA/HRS guideline on the evaluation and management of patients with bradycardia and cardiac conduction delay: a report of the American College of Cardiology/American Heart Association Task Force on Clinical Practice Guidelines and the Heart Rhythm Society. *J Am Coll Cardiol.* 2019;74(7):932-987. doi:10.1016/j.jacc.2018.10.043; Al-Khatib SM, Stevenson WG, Ackerman MJ, *et al.* 2017 AHA/ACC/HRS guideline for management of patients with ventricular arrhythmias and the prevention of sudden cardiac death: a report of the American College of Cardiology/American Heart Association Task Force on Clinical Practice Guidelines and the Heart Rhythm Society. *J Am Coll Cardiol.* 2018;72(14):e91-e220. doi:10.1016/j.jacc.2017.10.054. Fe de erratas en: *J Am Coll Cardiol.* 2018;72(14):1760.

- Puede haber efectos en la RAM secundarios a la radiación de dispersión o a la irradiación electromagnética.
- En el aislante de dióxido de silicio pueden formarse vías eléctricas aberrantes que ocasionen cambios transitorios o permanentes en la función del MP.
- Los estudios *in vitro* observaron que una tasa de dosis máxima de solo 20 cGy/min se consideraba "segura". Por ello, **es importante evitar la irradiación directa en el lugar del MP.**
- Los pacientes dependientes de MP pueden requerir el movimiento del dispositivo fuera del campo de radiación antes de iniciar la radioterapia.

GUÍAS/RECOMENDACIONES PARA LOS MP Y LA IRRADIACIÓN

- Se puede estratificar el riesgo de los pacientes en función de la necesidad del MP y la dosis de radiación acumulada en él:
  - Para los pacientes no dependientes de MP, <2 Gy es de *riesgo bajo*, de 2 a 5 Gy es de *riesgo medio*, y >5 Gy o el uso de neutrones es de *riesgo alto*.
  - **Para los pacientes dependientes de MP, <2 Gy se convierten en *riesgo medio*, de 2 a 5 Gy sigue siendo *riesgo medio*, y >5 Gy o el uso de neutrones es *riesgo alto*.**[3,4]
- Si el paciente tiene DCI, debe determinarse si puede desactivarse la **estimulación antitaquicardia** (ATP, por sus siglas en inglés).[4]
- **El monitoreo y seguimiento deben basarse en la estratificación del riesgo ya mencionada**, como se describe en la tabla 12-2.[3,21]

TABLA 12-2	Seguimiento a los dispositivos cardiacos basado en la estratificación del riesgo	
<2 Gy (riesgo bajo)	2–5 Gy (riesgo medio)	>5 Gy o neutrones (riesgo alto)
• El paciente debe informar de cualquier síntoma cardiaco durante el tratamiento • Debe disponerse de un imán de marcapasos, oximetría de pulso y DEA *in situ* • Debe practicarse monitoreo visual y auditivo del paciente durante el tratamiento • Debe haber comunicación bidireccional entre radiooncólogo y cardiólogo • En el caso de los pacientes con DCI, desactívese la estimulación antitaquicardia o utilícese un imán cuando sea posible • Evaluación del dispositivo antes de la primera radioterapia y después del último tratamiento	Seguimiento de riesgo bajo MÁS: • El departamento de cardiología debe participar formalmente en la atención al paciente • Puede considerarse el monitoreo estrecho de los pacientes dependientes de marcapasos con imán y oxímetro de pulso cuando sea apropiado • Dispóngase de apoyo cardiaco para posibles complicaciones (carro de paro, ECG, imán, oxímetro de pulso, DEA, estimulación transcutánea con personal capacitado) • Evaluación del dispositivo a mitad del tratamiento	Seguimiento de riesgo medio MÁS: • ECG semanal interpretado por personal capacitado • Disponibilidad inmediata de un cardiólogo o tecnólogo de marcapasos • Evaluación semanal del dispositivo una vez que ha recibido >5 Gy

Un imán desactiva temporalmente los DCI y hace que los marcapasos se disparen de forma asíncrona.

DEA: desfibrilador externo automático; ECG: electrocardiograma; DCI: desfibrilador cardioversor implantable.

Datos de Hurkmans CW, Knegjens JL, Oei BS, *et al*. Management of radiation oncology patients with a pacemaker or ICD: a new comprehensive practical guideline in The Netherlands. Sociedad Holandesa de Radioterapia y Oncología (NVRO). *Radiat Oncol*. 2012;7:198. doi:10.1186/1748-717X-7-198; Miften M, Mihailidis D, Kry SF, *et al*. Management of radiotherapy patients with implanted cardiac pacemakers and defibrillators: a report of the AAPM TG-203.[†] *Med Phys*. 2019;46(12):e757-e788.

• Los fabricantes también proporcionan especificaciones y guías específicas para los MP.
• Es importante que se **utilice la radiación más baja posible**.
  • Si hay necesidad de irradiación directa debido a la masa mediastínica, el clínico debe considerar primero la necesidad del MP (es decir, el uso del MP como ya se discutió).

- **Si el MP es necesario y se requiere irradiación mediastínica, puede ser razonable considerar el cambio a MP sin cables**.

FUNCIÓN DEL MP SIN CABLES

- Los MP sin cables pueden evitar el problema de un generador de impulsos implantable voluminoso en la pared torácica, en caso de riesgo de infección o necesidad de radiación mediastínica (fig. 12-1).

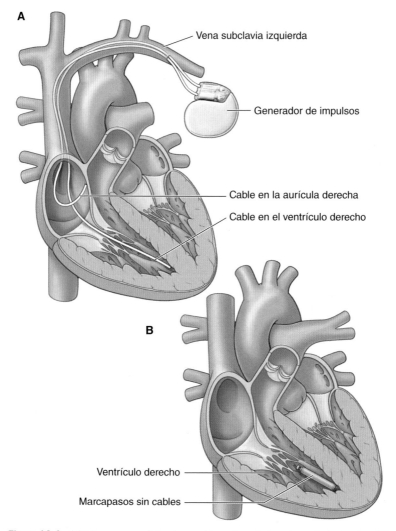

A

Vena subclavia izquierda

Generador de impulsos

Cable en la aurícula derecha
Cable en el ventrículo derecho

B

Ventrículo derecho

Marcapasos sin cables

Figura 12-1. (A) Marcapasos tradicional con cables en la aurícula y el ventrículo derechos. (B) Marcapasos unicameral sin cables incrustado en el ventrículo derecho.

- Los pacientes con enfermedad renal terminal (ERT) también son los principales candidatos a implantación de MP sin cables, porque suponen menos riesgo de infección y no ocupan espacio dentro de los vasos.[5]
- Existen **dos grandes categorías de MP sin cables**, y los que actualmente predominan con más datos son los sistemas de un solo componente:
  - Un **sistema de un solo componente** contiene una batería, un sistema electrónico, electrodos de estimulación y sensores adaptables al ritmo dentro de un solo dispositivo.
  - Un **sistema multicomponente** integra dos o más componentes, incluido un transductor de energía dentro de la cámara cardiaca además de un dispositivo subcutáneo, que genera un pulso de estimulación que comunica al componente intracardiaco mediante energía externa de ultrasonido u ondas de radio.
- Hoy los sistemas de MP sin cables de un solo componente solo pueden estimular un ventrículo. Por ello, las indicaciones de estos MP son más limitadas que las generales ya comentadas: fibrilación auricular crónica con bloqueo auriculoventricular (AV) o pausas importantes, ritmo sinusal con bloqueo AV de grado alto y nivel bajo de actividad, bradicardia sinusal con pausas poco frecuentes y síncope inexplicable con hallazgos electrofisiológicos (EF) anormales, como un intervalo HV prolongado.[5]
- Aunque no se recomienda someter un MP sin cables a radiación directa, ha habido casos en los que la radioterapia fue inevitable por la proximidad de la masa al MP. Un paciente recibió dosis máximas de protones de 30 Gy en 15 sesiones sobre una masa mediastínica; a pesar de estar dentro del campo de radiación, el MP sin cables no se afectó. Si el MP está dentro del campo de radiación, se recomienda hacer un seguimiento estrecho y evaluaciones del dispositivo para garantizar su correcto funcionamiento.[6]
- Un MP convencional fuera del campo de radiación puede ser más ventajoso que un MP sin cables dentro del campo.

PUERTOS

PRINCIPIOS GENERALES

- Los puertos se utilizan habitualmente en pacientes que reciben tratamiento contra el cáncer. Son adecuados para quienes requieren acceso venoso intermitente a largo plazo para la **administración de quimioterapia, infusiones frecuentes o de larga duración, o extracciones de sangre frecuentes**.
- Es importante destacar que los agentes quimioterapéuticos comunes son vesicantes o irritantes que requieren un acceso venoso estable, como un puerto, para evitar la complicación potencial de la infiltración subcutánea, que es mucho más probable que ocurra con un acceso venoso temporal.[7]
- Los puertos **pueden mejorar la calidad de vida** al proporcionar un acceso venoso central a largo plazo y minimizar los pinchazos. **Los pacientes pueden bañarse, nadar o hacer ejercicio después de la colocación del puerto**.

CONSIDERACIONES

- En el caso de pacientes con **cáncer de mama**, el puerto debe **colocarse en el lado contralateral** para no interferir con el tratamiento quirúrgico.[8]
- Si es posible, los puertos deben **colocarse dos semanas antes de la quimioterapia** para permitir la curación antes del tratamiento.[8]

COMPLICACIONES

- Se ha informado que los puertos tienen una **tasa general de complicaciones de hasta 27%**.[9] Estas complicaciones pueden dividirse en tempranas y tardías de la colocación del puerto.

Complicaciones tempranas

- Entre las **complicaciones tempranas** se encuentran colocación inadecuada, arritmia, perforación (que puede ocasionar hemotórax o taponamiento cardiaco), colocación errónea arterial, neumotórax, lesión del conducto torácico o embolia aérea.

Complicaciones tardías

- Las **complicaciones tardías** incluyen infección, embolia trombótica venosa (ETV)/embolia pulmonar (EP), estenosis venosa, pinzamiento del catéter, fractura y migración, embolización del catéter o embolia aérea.[9]
- La **TEV sintomático** puede afectar a los pacientes con cáncer y puertos, con una incidencia cercana a 5%; sin embargo, casi la mitad de los puertos puede complicarse con algún grado de formación de trombos.
  - La mayoría de estos trombos es subclínica, se forman gradualmente y pueden ser tratados de forma conservadora.[8,10]
  - El uso de anticoagulantes o antiagregantes plaquetarios se asoció con menor riesgo de TEV en un análisis retrospectivo,[7] pero los estudios prospectivos no han confirmado este hallazgo.[8] Hay que sopesar los beneficios frente a los posibles riesgos del tratamiento.
  - Las guías actuales recomiendan el **tratamiento médico con anticoagulación**, en lugar de retirar el catéter, para el tratamiento de **TEV no complicado asociado con el catéter**.
  - Un metaanálisis sobre los **trombos auriculares relacionados con el catéter de diálisis recomendó retirar el catéter cuando fuera posible**.[11] Los pacientes con un trombo pequeño (<6 cm), sin complicación mayor, como EP en anticoagulación o compromiso hemodinámico, sin contraindicaciones para la anticoagulación, pueden recibirla sola durante seis meses.
- La **complicación mecánica del catéter puede identificarse durante la infusión**: tiempo de infusión prolongado, incapacidad para inyectar solución salina, extravasación subcutánea de la quimioterapia, hinchazón del brazo, dolor de cuello o espalda con la infusión o incapacidad para perforar el puerto.[9]
- **La infección del torrente sanguíneo es una complicación rara pero clínicamente importante**.
  - Los puertos asociados con bacteriemia deben retirarse si hay complicaciones graves: sepsis grave, tromboflebitis supurativa, endocarditis o bacteriemia persistente a pesar de 72 horas de tratamiento antimicrobiano adecuado.
  - Dada la proximidad al corazón y el riesgo de endocarditis, **las infecciones de riesgo alto debidas a *Staphylococcus aureus*, *Pseudomonas aeruginosa*, hongos o micobacterias requieren retirar el puerto**.[12]
  - **De lo contrario, la bacteriemia puede tratarse con 7 a 14 días de tratamiento antibiótico** y el puerto puede dejarse colocado si el microorganismo es de riesgo bajo (*estafilococo* coagulasa-negativo, *enterococo* o bacilos gramnegativos no *pseudomonas*), susceptible a los antibióticos y no hay evidencia de endocarditis.[12]

COMPLICACIONES TROMBÓTICAS: FILTRO DE VENA CAVA INFERIOR (FVCI), SISTEMAS DE TROMBECTOMÍA PERCUTÁNEA POR ASPIRACIÓN, COLOCACIÓN DE ENDOPRÓTESIS

PRINCIPIOS GENERALES

- **El cáncer es un importante factor de riesgo de TEV, con riesgo relativo de 4 a 7 veces superior al de la población general**. De hecho, los eventos trombóticos son una de las principales fuentes de morbilidad y mortalidad para los pacientes con cáncer. Además de los factores de riesgo comunes, el riesgo de TEV puede estar relacionado con el estadio del cáncer, el régimen de quimioterapia y la presencia de dispositivos intravasculares.[13]

COMPLICACIONES CARDIACAS

- Los pacientes pueden desarrollar **complicaciones cardiacas del TEV** por medio de émbolos pulmonares o formación directa de coágulos en las cámaras cardiacas.
- Los pacientes que experimentan **EP** corren el riesgo de desarrollar **hipertensión pulmonar**.
- Los émbolos pulmonares pueden clasificarse en función de su efecto sobre el corazón en riesgo bajo, riesgo intermedio-bajo, riesgo intermedio-alto o riesgo alto.
- **Los pacientes con hipotensión/choque son de riesgo alto.**[14]
- En el caso de los pacientes que no son de riesgo alto, la **puntuación del índice de gravedad de la embolia pulmonar (PESI,** por sus siglas en inglés) puede ayudar a estratificar el riesgo de los pacientes en función de sus datos demográficos, su historial clínico y su presentación.
- Las **clases PESI I a II significan EP de riesgo bajo** y no causa hipotensión, tensión del ventrículo derecho (VD) o lesión miocárdica.[15]
- Las **clases PESI III a IV significan EP de riesgo intermedio**. Estos pacientes son capaces de mantener la presión arterial normal, pero pueden presentar indicios de tensión en el corazón, como demuestran las anomalías en el electrocardiograma (ECG), los estudios de imagen con ecocardiograma o tomografía computarizada (TC), o los análisis de sangre con elevación del péptido natriurético o la troponina.[15,16]
- **Si la función del VD está comprometida y las pruebas de laboratorio son positivas, el paciente tiene riesgo intermedio-alto.**[16]
- Si ninguno o uno de ellos es positivo, el paciente tiene riesgo intermedio-bajo.[16]
- **La anticoagulación es el tratamiento de referencia para el TEV cuando es posible**. Impide la formación de nuevos trombos pero no tiene efectos trombolíticos. Esto ha llevado al desarrollo de tratamientos alternativos dirigidos a el TEV de riesgo alto y a la prevención del síndrome postrombótico, como se comenta más adelante.[15]

TRATAMIENTOS ALTERNATIVOS

- A menudo, la anticoagulación por sí sola está contraindicada o se considera un tratamiento insuficiente para el TEV de gran tamaño, especialmente la EP de riesgo alto. Otras opciones de tratamiento son trombólisis dirigida por catéter, colocación de filtro en la vena cava, dilatación con balón y colocación de endoprótesis venosa, y trombectomía por aspiración.[15]

Trombolíticos y trombólisis dirigida por catéter

- A diferencia de la anticoagulación, el tratamiento trombolítico puede restablecer el flujo sanguíneo al disminuir la carga de coágulos. Este beneficio no es gratuito, ya que existe un riesgo mucho mayor de hemorragia asociado con el tratamiento trombolítico.
- Según las evidencias actuales, **la trombólisis debe reservarse para los pacientes con EP de riesgo alto o con trombosis venosa profunda (TVP) de gran tamaño y riesgo de pérdida de la extremidad** debido al compromiso arterial sin intervención.[17]
- Las **contraindicaciones para el tratamiento trombolítico** incluyen ictus isquémico en los tres meses anteriores (>3 meses es contraindicación relativa), hemorragia intracraneal previa, masa intracraneal, malformación vascular, cirugía mayor reciente, úlcera gástrica o hemorragia activa.[14]
- La **trombólisis dirigida por catéter** se desarrolló para aliviar el riesgo de hemorragia sistémica asociado con el tratamiento trombolítico y garantizar que el tratamiento llegue a la localización del trombo. (1) Se coloca una vaina introductora de 5 a 6 French en una vena central. (2) Se hace avanzar un catéter de cola de cochino hasta la arteria pulmonar. (3) Se miden las presiones de la arteria pulmonar antes del tratamiento como referencia. (4) Se puede hacer una angiografía para identificar la ubicación del trombo. (5) Se utiliza una combinación de guía metálica y catéter para atravesar el trombo. (6) Se cambia el catéter por uno de infusión con orificio lateral múltiple de 5 French y se administra el tratamiento fibrinolítico.[14]

- **La trombólisis con catéter debe considerarse en pacientes con EP de riesgos intermedio-alto y alto que no tienen contraindicaciones para el tratamiento trombolítico, pero siguen teniendo riesgo alto de hemorragia con el tratamiento sistémico.**[14]
- La prótesis o vegetación de la válvula tricúspide o pulmonar, el infarto de miocardio reciente y el bloqueo de rama izquierda son **contraindicaciones para el tratamiento trombolítico dirigido por catéter.**[14]

Filtro de VCI

- Los **filtros de VCI** son pequeños dispositivos metálicos diseñados para evitar que la TVP evolucione a EP clínicamente importante. **No están diseñados para detener todos los émbolos.**
- Los filtros de VCI son objetos extraños en el sistema vascular, y existe el **riesgo de favorecer la trombosis.**
- Dado que los riesgos y beneficios de colocar los filtros de VCI están equilibrados, varias sociedades, como el American College of Chest Physicians (ACCP), la AHA, el American College of Radiology Appropriateness Criteria (ACR) y la Society for Interventional Radiology (SIR), han ofrecido recomendaciones, a veces contradictorias, sobre cuándo ofrecer el filtro de VCI a los pacientes. Por ello, el **ACC publicó en 2016 un análisis de expertos en el que se describen las indicaciones para la colocación del filtro de VCI.**[18]

Lineamientos

- Hay consenso en que a los pacientes que han tenido **TEV con contraindicación a la anticoagulación se les debe colocar un filtro de VCI.**[18]
- Los pacientes a los que les ha fallado la anticoagulación deben ser considerados para la colocación del filtro de VCI.[18]
- Debe considerarse la colocación de un filtro de VCI en los pacientes **hemodinámicamente inestables como complemento de la anticoagulación** para evitar una mayor descompensación. Esta recomendación se basa en un análisis retrospectivo de una base de datos que demostró menor mortalidad entre los pacientes a los que se les colocó un filtro de VCI. No hay datos prospectivos que apoyen esta recomendación.[18]
- La ACCP, SIR y ACR recomiendan que se considere la colocación de un filtro en los pacientes con EP de riesgo alto tratados con trombólisis o trombectomía. Sin embargo, la AHA no está de acuerdo con esta recomendación.[18]
- Tanto SIR como ACR recomiendan el filtro de VCI como profilaxis en poblaciones de riesgo alto; sin embargo, la ACCP no está de acuerdo con esta recomendación.[18] Nosotros no recomendamos el filtro de VCI en estos casos.

Complicaciones del filtro de VCI

- Pueden ocasionarse **complicaciones durante la colocación**, como hematomas o basculaciones, que pueden reducir su eficacia.[18]
- Mientras está colocado, el filtro de VCI **corre el riesgo de favorecer la formación de trombos**. Las versiones más recientes de los filtros de VCI suelen ser **recuperables**; sin embargo, sus tasas de recuperación en los Estados Unidos pueden bajar hasta 30% debido a las complicaciones de seguimiento.[18] Cuando el filtro permanece en su lugar, el riesgo de coágulos se perpetúa.
- También existe riesgo de **extrusión vascular subclínica de las púas**, con estudios de imagen axiales que identifican la afectación de estructuras retroperitoneales. La importancia clínica de estos hallazgos debe evaluarse caso por caso.
- **Durante la extracción, existe el riesgo de perforación del filtro de VCI.**[18]

Sistemas de trombectomía percutánea por aspiración

- **La EP con trombos en el corazón derecho ("coágulo en tránsito") se asocia con elevada mortalidad** si no se trata.[19] La embolectomía o trombólisis son tratamientos posibles; sin embargo, muchos pacientes tienen contraindicaciones absolutas o relativas para la trombólisis, como ya se comentó, y muchos son malos candidatos quirúrgicos para embolectomía.

- **Se ha informado que la mortalidad con heparina sola es de casi 25%. La mortalidad de los pacientes que se someten a trombólisis se reduce a 11%** y la de los que se someten a embolectomía es de 24 por ciento.
- El **sistema de aspiración AngioVac** se desarrolló como alternativa a la trombólisis o trombectomía y su uso fue aprobado por la FDA en 2009. Este sistema utiliza un **circuito de derivación extracorpórea veno-venosa con un filtro en línea** para eliminar trombos, cuerpos extraños, tumores o vegetaciones. La configuración utiliza una cánula de succión de 22 French para aspirar el cuerpo extraño; el aspirado se filtra a través de un circuito extracorpóreo y se reinfunde a través de un segundo catéter para el retorno de la sangre. Puede evitar los cambios hemodinámicos asociados con trombectomía quirúrgica o el mayor riesgo de hemorragia asociado con trombólisis. Un estudio encontró mortalidad intrahospitalaria de 12.5% en los pacientes que se sometieron a extracción de coágulos con AngioVac.[19]
- **En ausencia de enfermedad metastásica, debe evitarse el uso de AngioVac si hay riesgo de maceración del tumor y diseminación venosa.**
- El mismo sistema AngioVac puede utilizarse como método de último recurso para eliminar las **vegetaciones de la endocarditis de la válvula tricúspide** en pacientes con riesgo quirúrgico elevado.[19,20]
- El efecto secundario más común es la disminución de la hemoglobina, ya que la sangre circula por un circuito externo. Las hemorragias, la perforación de la pared libre del VD y la embolización de las arterias pulmonares que ocasiona colapso cardiovascular son complicaciones potenciales menos frecuentes pero más graves.[19]
- *Véase* la figura 12-2.

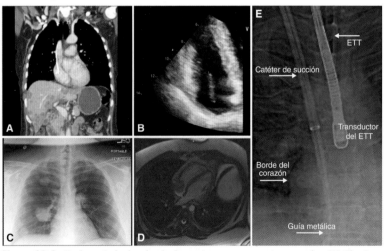

Figura 12-2. En la aurícula derecha de dos pacientes se encontró un trombo. (A) El primer paciente tiene un puerto que termina en la aurícula derecha como se observa en la tomografía computarizada. (B) Se observó una masa móvil en la aurícula derecha de 0.4 × 2.5 cm. Este paciente fue tratado solo con anticoagulación. (C) El segundo paciente tenía un catéter central de inserción periférica (PICC, por sus siglas en inglés) que terminaba en la aurícula derecha. (D) Tras la retirada del PICC, en la resonancia magnética se descubrió que tenía un trombo auricular derecho en el lugar del PICC anterior. Tenía hipotensión ortostática sintomática, por lo que el trombo se extrajo mediante catéter de succión. (E) Imagen durante el procedimiento con el dispositivo AngioVac al eliminar un trombo auricular derecho. El catéter de succión se introduce a través de la vena yugular interna derecha para extraer el trombo. Durante el procedimiento se utilizan imágenes de ETT para visualizar la eliminación del trombo. TET, tubo endotraqueal, ETT, ecocardiograma transtorácico.

- Los sistemas endovasculares de aspiración de trombos venosos han sido replicados por diferentes empresas con mecanismos de acción similares.[14]

Colocación de endoprótesis

- **Se puede colocar una endoprótesis para mantener la permeabilidad del vaso tras la trombectomía, pero las pruebas que describen su eficacia son limitadas.**[15] Esta es un área de oportunidad para futuros estudios.
- La colocación de una endoprótesis rara vez se hace o necesita después de la trombectomía para los trombos agudos, pero se **utiliza mucho para los subagudos y crónicos**.
- Los pacientes con **síndrome de May-Thurner**, en el que la vena iliaca izquierda está comprimida por una arteria iliaca derecha superpuesta, pueden beneficiarse de la colocación de una endoprótesis cuando desarrollan complicaciones trombóticas, ya que pueden formar una extensa TEV del lado izquierdo debido a la estenosis de la vena iliaca común.[15] Sin embargo, la compresión subclínica de la vena iliaca izquierda no requiere intervención enérgica.
- Asimismo, la **colocación de endoprótesis puede utilizarse en pacientes con compresión extrínseca de la vena cava debida a tumores retroperitoneales o metástasis.**

REFERENCIAS

1. Kusumoto FM, Schoenfeld MH, Barrett C, *et al*. 2018 ACC/AHA/HRS Guideline on the evaluation and management of patients with bradycardia and cardiac conduction delay: a report of the American College of Cardiology/American Heart Association Task Force on Clinical Practice Guidelines and the Heart Rhythm Society. *J Am Coll Cardiol*. 2019;74(7):932-987. doi:10.1016/j.jacc.2018.10.043
2. Al-Khatib SM, Stevenson WG, Ackerman MJ, *et al*. 2017 AHA/ACC/HRS guideline for management of patients with ventricular arrhythmias and the prevention of sudden cardiac death: a report of the American College of Cardiology/American Heart Association Task Force on Clinical Practice Guidelines and the Heart Rhythm Society. *J Am Coll Cardiol*. 2018;72(14):e91-e220. doi:10.1016/j.jacc.2017.10.054. Errata en: *J Am Coll Cardiol*. 2018;72(14):1760.
3. Hurkmans CW, Knegjens JL, Oei BS, et al. Management of radiation oncology patients with a pacemaker or ICD: a new comprehensive practical guideline in the Netherlands. Dutch society of radiotherapy and oncology (NVRO). *Radiat Oncol*. 2012;7:198. doi:10.1186/1748-717X-7-198
4. Miften M, Mihailidis D, Kry SF, *et al*. Management of radiotherapy patients with implanted cardiac pacemakers and defibrillators: a report of the AAPM TG-203.[†] *Med Phys*. 2019;46(12):e757-e788. doi:10.1002/mp.13838
5. Lee JZ, Mulpuru SK, Shen WK. Leadless pacemaker: performance and complications. *Trends Cardiovasc Med*. 2018;28(2):130-141. doi:10.1016/j.tcm.2017.08.001
6. Martínez-Sande JL, García-Seara J, Rodríguez-Mañero M. Radiotherapy in a leadless pacemaker. *EP Europace*. 2018;20(1):81. doi:10.1093/europace/eux067
7. Skelton WP, 4th, Franke AJ, Welniak S, *et al*. Investigation of complications following port insertion in a cancer patient population: a retrospective analysis. *Clin Med Insights Oncol*. 2019;13:1179554919844770. doi:10.1177/1179554919844770
8. Walser, E.M. Venous access ports: indications, implantation technique, follow-up, and complications. *Cardiovasc Intervent Radiol*. 2012;35:751-764. doi:10.1007/s00270-011-0271-2
9. Machat S, Eisenhuber E, Pfarl G, *et al*. Complications of central venous port systems: a pictorial review. *Insights Imaging*. 2019;10(1):86. doi:10.1186/s13244-019-0770-2
10. Shivakumar SP, Anderson DR, Couban S. Catheter-associated thrombosis in patients with malignancy. *J Clin Oncol*. 2009;27(29):4858-4864. doi:10.1200/JCO.2009.22.6126
11. Stavroulopoulos A, Aresti V, Zounis C. Right atrial thrombi complicating haemodialysis catheters. A meta-analysis of reported cases and a proposal of a management algorithm. *Nephrol Dial Transplant*. 2012;27:2936-2944. doi:10.1093/ndt/gfr739

12. Mermel LA, Allon M, Bouza E, *et al.* Clinical practice guidelines for the diagnosis and management of intravascular catheter-related infection: 2009 update by the Infectious Diseases Society of America. *Clin Infect Dis.* 2009;49(1):1-45. doi:10.1086/599376

13. Kyrouac D, Lenihan DJ, Kates AM, *et al.* A unique case of orthostasis in a patient with testicular choriocarcinoma. *JACC CardioOncol.* 2019;1(2):326-330. doi:10.1016/j.jaccao.2019.08.015

14. Xue X, Sista AK. Catheter-directed thrombolysis for pulmonary embolism: the state of practice. *Tech Vasc Interv Radiol.* 2018;21(2):78-84. doi:10.1053/j.tvir.2018.03.003

15. Goktay AY, Senturk C. Endovascular treatment of thrombosis and embolism. In: Islam M, ed., *Thrombosis and Embolism: From Research to Clinical Practice. Advances in Experimental Medicine and Biology.* Vol. 906. Springer. 2017:195-213. doi:10.1007/5584_2016_116

16. Konstantinides SV, Torbicki A, Agnelli G, *et al.* Task force for the diagnosis and management of acute pulmonary embolism of the European Society of Cardiology (ESC). 2014 ESC guidelines on the diagnosis and management of acute pulmonary embolism. *Eur Heart J.* 2014;35(43):3033-3069, 3069a-3069k. doi:10.1093/eurheartj/ehu283. Errata en: *Eur Heart J.* 2015;36(39):2666. Errata en: *Eur Heart J.* 2015;36(39):2642.

17. Tritschler T, Kraaijpoel N, Le Gal G, Wells PS. Venous thromboembolism: advances in diagnosis and treatment. *JAMA.* 2018;320(15):1583-1594. doi:10.1001/jama.2018.14346

18. Weinberg I. Appropriate use of inferior vena cava filters. https://www.acc.org/latest-in-cardiology/articles/2016/10/31/09/28/appropriate-use-of-inferior-vena-cava-filters

19. Rajput FA, Du L, Woods M, Jacobson K. Percutaneous vacuum-assisted thrombectomy using angioVac aspiration system. *Cardiovasc Revasc Med.* 2020;21(4):489-493. doi:10.1016/j. carrev.2019.12.020

20. Starck CT, Dreizler T, Falk V. The angioVac system as a bail-out option in infective valve endocarditis. *Ann Cardiothorac Surg.* 2019;8(6):675-677. doi:10.21037/acs.2019.11.04

21. Munshi A, Agarwal JP, Pandey KC. Cancer patients with cardiac pacemakers needing radiation treatment: a systematic review. *J Cancer Res Ther.* 2013;9(2):193-198. doi:10.4103/0973-1482.113348

13 Disfunción autonómica

Walter B. Schiffer y Daniel J. Lenihan

PRINCIPIOS GENERALES

Definición

- **La disfunción autonómica (DA)** se caracteriza por **un desequilibrio entre los sistemas nerviosos simpático y parasimpático**, y puede afectar a múltiples órganos, como corazón, tracto gastrointestinal, tracto urinario, piel y órganos sexuales.
- Los tonos simpático y parasimpático mantienen continuamente la homeostasis en el sistema cardiovascular, **regulando la frecuencia cardiaca, la contractilidad ventricular y las resistencias vasculares**.
- *Véase* la tabla 13.1.

Clasificación

- La DA puede dividirse en causas **neurogénicas, no neurogénicas y yatrógenas**.
- Las causas neurogénicas abarcan enfermedades neurodegenerativas, como enfermedad de Parkinson, insuficiencia autonómica pura, demencia por cuerpos de Lewy, esclerosis lateral amiotrófica y enfermedades neuro-infiltrativas, como amiloidosis.
- Las causas no neurogénicas incluyen insuficiencia cardiaca, síncope vasovagal, depleción de volumen, insuficiencia suprarrenal y diabetes mellitus.
- Entre las causas yatrógenas se encuentran medicamentos antihipertensivos y, especialmente en la población de pacientes cardiooncológicos, toxicidad de la quimioterapia y radioterapia.

Antecedentes y epidemiología

- La prevalencia de la DA en la población de pacientes cardiooncológicos varía mucho en función de las exposiciones específicas, como cantidad y duración de la **quimioterapia**, ubicación y cantidad de **radioterapia**, o tipo específico de proteína precursora de amiloide en aquellos con **amiloidosis**.
- Los pacientes de edad avanzada son especialmente susceptibles a padecer DA debido a los cambios relacionados con la edad en el reflejo barorreceptor, la rigidez de la vasculatura y la disminución de la capacidad de respuesta del receptor α-1 a los estímulos simpáticos. En un estudio de pacientes en residencias de ancianos, 18% de los mayores de 65 años tenían ortostatismo.[1]

Quimioterapias antineoplásicas

- La **neuropatía sensorial** simétrica periférica con frecuencia es ocasionada por las quimioterapias basadas en **platino y taxanos**. La concurrencia de DA está bien definida, pero su frecuencia no tanto.
- Las quimioterapias alquilantes **con base en platino**, incluidos cisplatino, oxaliplatino y carboplatino, se asocian principalmente a neuropatías sensoriales periféricas que dependen de la dosis. En el caso de los pacientes sometidos a quimioterapia con

TABLA 13-1 Causas de la disfunción autonómica y hallazgos clínicos asociados

Enfermedad o quimioterapia asociada con la disfunción autonómica		Umbral de dosis acumulada	Hallazgos neurológicos asociados	Hallazgos cardiovasculares asociados
Quimioterapias antineoplásicas	**Con base en platino (cisplatino, oxaliplatino)**	Cisplatino >350 mg/m^2 Oxaliplatino >550 mg/m^2	Distribución progresiva de las medias de las extremidades distales y de los guantes de la neuropatía sensorial +/– afectación autonómica	Hipotensión ortostática Arritmias Insuficiencia cardiaca
	Taxanos (paclitaxel, docetaxel)	Paclitaxel 1000 mg/m^2 Docetaxel 400 mg/m^2		Hipertensión con talidomida
	Talidomida	>20 g	Los síntomas motrices rara vez se producen a dosis más altas	
	Inhibidores del proteasoma (bortezomib)	Bortezomib >16 mg/m^2	Neuropatía sensorial distal dolorosa +/– afectación autonómica	Hipotensión ortostática Isquemia miocárdica (poco frecuente)
Amiloidosis sistémica	**AL**	N/A	Neuropatías sensoriales y motoras distales	Orthostatic hypotension Hipotensión ortostática
	ATTR	N/A	Disfunción autonómica	Insuficiencia cardiaca y arritmias (comunes)
Radioterapia		>60 Gy en los nervios craneales o el seno carotídeo	Disfunción del nervio craneal	Presión arterial lábil Arritmias Calcificación valvular y vascular
Cirugía de cabeza y cuello		N/A	Disfunción del nervio craneal y del seno carotídeo	Tensión arterial lábil Taquicardia
Síndromes paraneoplásicos (anti-Hu)		N/A	Encefalomielitis Neuropatía sensorial	Hipotensión ortostática

AL, amiloidosis de cadena ligera; ATTR, amiloidosis de transtiretina.

cisplatino, por ejemplo, con una dosis acumulada de 500 a 600 mg por m^2 más de 90% experimentan síntomas neuropáticos.[2] Se puede ocasionar DA, especialmente en aquellos con afectación sensorial más grave.

- **Los taxanos**, incluidos paclitaxel y docetaxel, se asocian de forma similar a la neuropatía sensorial periférica, que puede ir acompañada de DA.[3] Los síntomas neuropáticos suelen estar relacionados con la dosis y son más frecuentes en los pacientes que reciben dosis acumuladas de 1 000 mg por m^2 de paclitaxel y 400 mg por m^2 de docetaxel. La prevalencia notificada de síntomas neuropáticos en quienes reciben taxanos varía ampliamente, desde 21 hasta 83%,[4] aunque el paclitaxel supone sistemáticamente mayor riesgo de efectos secundarios neuropáticos que el docetaxel. La DA se considera un efecto secundario poco frecuente y casi siempre coincide con la neuropatía sensorial.

- **Los inhibidores del proteasoma**, **especialmente el bortezomib intravenoso**, pueden causar alteraciones sensoriales y autonómicas. Entre 60 y 75% de los pacientes que reciben bortezomib informan de algún tipo de neuropatía, y la DA se produce en cerca de 10 a 15% de los pacientes.[5] Los efectos secundarios autónomos específicos incluyen síntomas gastrointestinales e hipotensión ortostática.[5,6] Otros inhibidores del proteasoma, como carfilzomib e ixazomib, están implicados con menor frecuencia en la aparición de síntomas neuropáticos y DA, y con menor gravedad.

- La **talidomida** causa neuropatía en casi la mitad de los pacientes que la reciben como tratamiento de primera línea, que puede manifestarse como neuropatía sensorial, motora o autonómica. Los síntomas autónomos incluyen ortostatismo, disfunción eréctil y dismotilidad gastrointestinal.[7] Otros análogos de la talidomida, como **lenalidomida y pomalidomida**, se asocian a tasas mucho menores de **neuropatía y DA**, aunque pueden aparecer o exacerbar los síntomas neuropáticos existentes.

Amiloidosis

- **Tanto la amiloidosis de cadena ligera (AL) como la amiloidosis de transtiretina (ATTR) causan frecuentemente neuropatías autonómicas y sensoriales.** La DA se produce con mayor frecuencia en la amiloidosis ATTR, especialmente en ciertas formas hereditarias, como la mutación V3OM, en la que se ha informado que entre 50 y 75% de los pacientes experimentan ortostasis.[8] La neuropatía también tiende a producirse en una fase más temprana del proceso de la enfermedad en la ATTR. En comparación, entre 17 y 35% de los pacientes con AL experimentan neuropatía. A diferencia de las neuropatías debidas a terapias antineoplásicas, la gravedad de la afectación sensorial no siempre se correlaciona con la DA en la amiloidosis, y la ortostasis **puede ser el síntoma de presentación**.[9] También son frecuentes otros síntomas autónomos, especialmente en la ATTR hereditaria, como dismotilidad gastrointestinal, disfunción eréctil y disfunción vesical. Las variantes hereditarias de la ATTR pueden presentar diferentes fenotipos respecto de los síntomas cardiacos y neuropáticos. La mutación más común en los Estados Unidos es la V122L, que es de predominio miocardiopático y se observa comúnmente en pacientes de herencia afroamericana o caribeña.[8,10]

Radioterapia y cirugía

- La **radioterapia en el mediastino y cuello** se asocia con DA, cuya aparición puede retrasarse muchos años. En un estudio de pacientes con linfoma de Hodgkin, los que recibían radiación torácica tenían más probabilidades de presentar recuperación anormal de la frecuencia cardiaca y respuesta de la presión arterial al ejercicio en comparación con los controles.[11] Alrededor de 4% de los pacientes que reciben radioterapia de cabeza y cuello experimentan déficits de los nervios craneales (NC),[12] que pueden conducir a DA, aunque no se definió la frecuencia de los pacientes que experimentan síntomas.

- El **tratamiento quirúrgico del cáncer de cabeza y cuello** también puede causar daños directos en los NC IX y X, lo que perjudica la coordinación aferente del reflejo barorreceptor carotídeo. La frecuencia de la DA después de cirugía no está bien establecida, aunque un estudio en 889 pacientes con cáncer orofaríngeo encontró evidencia de parálisis de los NC inferiores (incluidos los NC IX y X) en 5% de los tratados con radioterapia o cirugía.[13]

Disfunción autonómica paraneoplásica

- Los anticuerpos anti-Hu son causa rara de DA que se ha descrito en series de casos de pacientes con cáncer de pulmón de células pequeñas.

ANATOMÍA Y FISIOPATOLOGÍA

Sistema nervioso autónomo

- Un amplio conocimiento de la organización del Sistema Nervioso Autónomo (SNA) es esencial para interpretar los síntomas clínicos de la DA e identificar sus posibles causas.
- El SNA controla el flujo sanguíneo en todos los órganos del cuerpo a través de los miembros aferentes (sensoriales) y eferentes (de salida).
- Las neuronas sensoriales aferentes incluyen los nervios glosofaríngeo y vago, que controlan los cambios hemodinámicos en los barorreceptores del seno carotídeo y del arco aórtico, respectivamente. Esta información se comunica al núcleo solitario del bulbo raquídeo, que coordina la salida simpática y parasimpática al corazón, al músculo liso vascular y a los riñones (fig. 13-1).
- La innervación parasimpática predomina en el estado de reposo y ayuda a restablecer la homeostasis después del ejercicio reduciendo la frecuencia cardiaca y la contractilidad del corazón.
- La actividad simpática permite aumentar las resistencias vasculares sistémicas y el gasto cardiaco en respuesta a los cambios de posición y al ejercicio.
- Al ponerse de pie, se acumulan entre 500 y 800 ml de volumen intravascular en las extremidades inferiores, lo que requiere una respuesta compensatoria coordinada por el SNA.[14] El aumento de actividad del simpático y la inhibición parasimpática permiten minimizar el descenso de la presión arterial y el aumento de la frecuencia cardiaca hasta 5-10 mm Hg y 10-25 latidos por minuto, respectivamente.

Mecanismos de neurotoxicidad

- La patogénesis y las manifestaciones resultantes de la DA difieren en función de la toxina subyacente o el proceso de la enfermedad.

Agentes antineoplásicos

- Se han propuesto múltiples mecanismos para la neuropatía resultante de las quimioterapias antineoplásicas.
- **Se cree que las quimioterapias basadas en el platino causan directamente daños neuropáticos a través de la disfunción mitocondrial** y el estrés oxidativo, y también pueden inducir la apoptosis celular al alterar la estructura del ADN nuclear y mitocondrial. También pueden dañar indirectamente las neuronas a través de la disfunción **capilar y la alteración del suministro de sangre**. Estos cambios adversos afectan principalmente a las neuronas periféricas y a las de los ganglios de la raíz dorsal.[15]
- Los taxanos interrumpen la formación de microtúbulos y se cree que causan neuropatía al interferir en el transporte de los axones tanto en los ganglios de la raíz dorsal como en las células nerviosas periféricas, además de causar **inflamación neuronal** mediada por el sistema inmunitario.[16,17]
- Los inhibidores del proteasoma ejercen sus efectos antiproliferativos a través de la **degradación proteasomal de las proteínas ubicuitinadas**. El mecanismo por el que inducen la neuropatía sigue sin estar claro, pero puede deberse a la acumulación de agregados ubicuitinados en las células de los ganglios de la raíz dorsal.

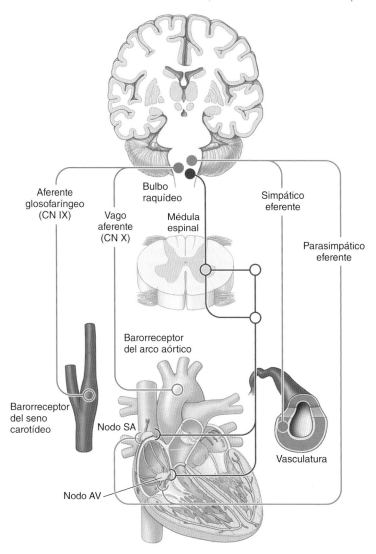

Figura 13.1. Anatomía del sistema nervioso autónomo. El sistema nervioso autónomo se basa en líneas aferentes (azules) y eferentes (negras y verdes) para mantener el equilibrio homeostático de la presión arterial y la frecuencia cardiaca. El nervio glosofaríngeo comunica la información del barorreceptor carotídeo al núcleo solitario del bulbo raquídeo. Asimismo, el barorreceptor del arco aórtico transmite información sobre la presión arterial al bulbo raquídeo, que coordina la salida eferente a través de la señalización parasimpática (líneas verdes) y simpática (líneas negras). La vía eferente simpática discurre por la cadena simpática paraespinal, que comienza en T1. La vía eferente parasimpática discurre por el nervio vago e inerva el corazón, incluidos los nodos sinusales y auriculoventricular, y el músculo liso de la vasculatura. Las neuronas simpáticas también afectan a la excreción de renina desde el riñón (no se muestra), lo que contribuye a aumentar el tono vascular sistémico.

- La talidomida inhibe la angiogénesis, induce la apoptosis y aumenta la respuesta de las células T a las células cancerosas. La desregulación de las citocinas puede causar la **desmielinización de las neuronas** que conduce a neuropatía, pero el mecanismo preciso sigue siendo desconocido.[18]

AMILOIDOSIS

- Tanto la amiloidosis AL como la ATTR ocasionan depósitos extracelulares de agregados proteicos insolubles en las fibras nerviosas periféricas, que afectan con mayor frecuencia a la salida simpática eferente. Se cree que estos depósitos de proteínas causan una compresión mecánica del nervio e inducen una reacción inflamatoria que conduce a la fibrosis. También hay pruebas de que los depósitos amiloides promueven la glicosilación de las membranas basales, de forma similar a la diabetes mellitus.

Radiación y cirugía

- La radiación externa utiliza haces de fotones que crean roturas en el ADN de doble cadena y ocasionan la detención del ciclo celular, lo que afecta predominantemente a las células cancerosas que se dividen rápidamente. Se cree que la neuropatía está mediada por la **fibrosis** inducida por la radiación **que causa la compresión de los nervios**, la disfunción perivascular que conduce a la isquemia nerviosa **y el daño directo a los nervios** a través de la lesión axonal y la desmielinización.[19] El daño directo a los nervios aferentes también puede deberse a la cirugía, incluidas endarterectomía y angioplastia.[12]

SÍNDROMES PARANEOPLÁSICOS

- El anticuerpo anti-Hu se dirige a las proteínas asociadas al ARN en las neuronas y puede causar encefalitis, neuropatía sensorial y DA.

DIAGNÓSTICO

Diagnóstico diferencial de la ortostasis

- La ortostasis es un síntoma común de la DA, pero no es específico. En cualquier paciente que **presente síntomas posturales de hipotensión ortostática, mareo y/o presíncope**, debe considerarse un amplio diferencial para la ortostasis, incluyendo etiologías neurogénicas, no neurogénicas e yatrógenas (fig. 13-2).
- Otra consideración importante en la población cardiooncológica es que las terapias antineoplásicas y la amiloidosis pueden causar de forma independiente insuficiencia cardiaca, que también puede contribuir a los síntomas ortostáticos.

Historia clínica

- Debe obtenerse una historia completa de los síntomas del paciente, haciendo hincapié en el inicio, la duración y los síntomas cardiacos o neurológicos asociados.
- Se debe preguntar a los pacientes específicamente sobre los síntomas posturales, incluidos **síncope y presíncope, visión borrosa, deterioro cognitivo, dolor de cuello y hombros, dolor torácico y disnea**.
- La historia clínica también debe aclarar las posibles fuentes de depleción de volumen, como vómitos, hemorragias recientes o diarrea.
- En el caso de la amiloidosis, el curso natural de la neuropatía y la DA es indolente y progresivo.

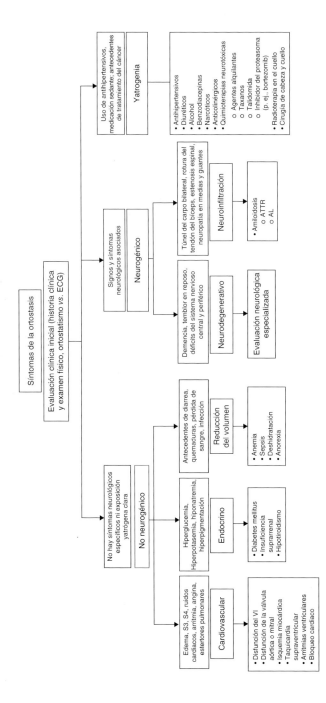

Figura 13.2. Diagnóstico diferencial de la ortostasis en el paciente cardiooncológico. AL, amiloidosis de cadena ligera; ATTR, amiloidosis de transtiretina; ECG, electrocardiograma; VI, ventrículo izquierdo.

- Las quimioterapias antineoplásicas suelen ocasionar síntomas neuropáticos lentamente progresivos que se correlacionan con la dosis de tratamiento acumulada.
- Una excepción es el paclitaxel, que puede causar polineuropatía desmielinizante aguda durante o inmediatamente después de la infusión.[15]
- La neuropatía causada por radioterapia puede no aparecer hasta meses o años después de la última radioterapia.
- En los pacientes con diagnóstico de cáncer debe obtenerse un historial clínico oncológico detallado y de los tratamientos recibidos. Esto debe incluir el tipo y las cantidades de quimioterapia, así como las dosis y los campos de tratamiento de cualquier radioterapia.
- Los antecedentes familiares también deben ser examinados para evaluar cualquier miocardiopatía o neuropatía familiar, como puede ocurrir con la ATTR hereditaria.
- También debe revisarse de forma detallada la medicación, con especial atención a los antihipertensivos, incluidos **bloqueadores α, diuréticos, agentes de bloqueo nodal auriculoventricular**, antihiperglucémicos y sedantes.
- Debe obtenerse la historia clínica social y nutricional, que considerará el consumo de alcohol y la ingestión adecuada de vitaminas.

Exploración física y maniobras de cabecera

- En el caso de los pacientes con síntomas de DA, deben hacerse exámenes cardiovasculares y neurológicos exhaustivos a pie de cama.
- La exploración cardiaca y pulmonar debe centrarse en frecuencia cardiaca, ritmo, presencia de ruidos cardiacos adicionales, soplos carotídeos, crepitantes o estertores pulmonares, presión venosa yugular y edema de las extremidades inferiores.
- La exploración neurológica debe comprobar la función sensorial, incluidos tacto fino, dolor y vibración, así como vías cerebelosas y motoras.
  - La amiloidosis suele causar neuropatía sensorial ascendente, bilateral y simétrica, similar a la encontrada en la diabetes mellitus.
  - Las quimioterapias antineoplásicas también suelen causar neuropatía que afecta a las extremidades distales en un patrón simétrico de "medias y guantes".
- Los **signos vitales ortostáticos** también deben obtenerse de la siguiente manera: regístrese la presión arterial después de estar acostado durante cinco minutos, y luego repítase la medición de la presión arterial después de estar de pie durante tres minutos. Un descenso de la presión arterial sistólica de al menos 20 mm Hg o un descenso de la presión arterial diastólica de al menos 10 mm Hg se considera hipotensión ortostática.
  - Los pacientes con DA neurógena tendrán una respuesta alterada de la presión arterial, así como respuesta embotada de la frecuencia cardiaca a la bipedestación, que puede cuantificarse por la relación entre el aumento de la frecuencia cardiaca y la disminución de la presión arterial sistólica. Una relación inferior a 0.5 es sensible y específica para la disfunción barorrefleja neurógena.[20]
- La evaluación de los cambios en la presión arterial tras la maniobra de Valsalva también puede ayudar a identificar la DA. En un estudio, la mediana de la disminución de la presión arterial sistólica tras una maniobra de Valsalva de 15 segundos (fase dos) fue de 37 mm Hg en las personas con DA, en comparación con 5 mm Hg en los controles.[21]

Pruebas de diagnóstico

Pruebas de diagnóstico cardiovasculares

- La electrocardiografía es importante para evaluar posibles arritmias que puedan causar episodios de presíncope y mareos similares a la ortostasis. También puede ayudar a detectar una cardiopatía estructural subyacente y debe considerarse el monitoreo

ambulatorio en función de la frecuencia de los síntomas y si los síntomas ortostáticos no están claramente correlacionados con los movimientos posicionales.
- El monitoreo ambulatorio de la presión arterial durante 24 horas puede ayudar a definir la variabilidad de la presión arterial y la frecuencia cardiaca, que puede esclarecer la DA subyacente, así como los factores de predicción clínicos de la DA futura, como hipotensión postprandial. Además, la variabilidad de la presión arterial informa como marcador pronóstico, ya que identifica a quienes tienen mayor riesgo de sufrir eventos cardiovasculares.[11,22]
- El ecocardiograma transtorácico ayudará a diferenciar la DA de la disfunción cardiaca primaria, especialmente la insuficiencia cardiaca de bajo gasto y la estenosis aórtica.

Pruebas de diagnóstico neurológicas
- La prueba de la mesa basculante proporciona otra forma de medir el cambio de presión arterial posicional en pacientes que no pueden estar de pie con seguridad o cuyos síntomas no se manifiestan pronto después de ponerse de pie. La prueba de la mesa basculante con la cabeza levantada suele colocar al paciente a 60 o 70 grados de la posición supina durante 10 minutos o más mientras se miden en serie la presión arterial y la frecuencia cardiaca.
- La prueba cuantitativa del reflejo axónico sudomotor (QSART, por sus siglas en inglés) proporciona una medida de la función simpática mediante la valoración de los volúmenes de sudor tras la aplicación de acetilcolina, pero rara vez se utiliza en la práctica clínica.
- Los **estudios de conducción nerviosa** se utilizan para definir la extensión y el tipo de afectación de las fibras nerviosas.

Evaluación mediante estudios de laboratorio
- El panel metabólico básico puede revelar evidencias de depleción de volumen intravascular mediante elevaciones en la relación entre el nitrógeno ureico en sangre (BUN, por sus siglas en inglés) y la creatinina. También puede indicar un desequilibrio electrolítico por diarrea o emesis y puede identificar una alteración del potasio en caso de insuficiencia suprarrenal.
- Debe obtenerse una **biometría hemática completa** para descartar la anemia.
- Puede extraerse la porción N-terminal del pro-péptido natriurético tipo B (**NT-proBNP**) para detectar indicios de insuficiencia cardiaca.
- La **troponina** debe obtenerse si se sospecha isquemia cardiaca.
- Debe obtenerse la glucosa en sangre y hemoglobina A1c para detectar la diabetes mellitus.
- Cuando se sospecha de amiloidosis, deben hacerse estudios de laboratorio para evaluar la presencia de **cadenas ligeras**, incluidas la proporción de cadenas ligeras libres en suero, la electroforesis de proteínas en suero y orina y la inmunofijación.
- La vitamina sérica B_{12} puede obtenerse en pacientes con historia clínica consistente con degeneración combinada subaguda.
- El **nivel de cortisol en AM** puede evaluar una posible insuficiencia suprarrenal subyacente.

TRATAMIENTO

- Un objetivo primordial en el tratamiento de la DA es mantener la presión arterial y prevenir el daño isquémico de los órganos finales. Para ello, a menudo se utilizan medicamentos simpaticomiméticos orales para elevar la presión arterial media y prevenir los episodios hipotensivos (tabla 13-2). Sin embargo, estos fármacos también pueden ocasionar hipertensión supina y taquicardia en reposo, y el uso a largo plazo de algunos agentes puede causar efectos cardiovasculares adversos.

TABLA 13-2 Manipulación farmacológica

Fármaco	Dosis	Mecanismo	Efectos secundarios
Midodrina	2.5-15 mg VO 2-3 veces al día	Agonista del receptor α-1; aumenta la resistencia vascular sistémica	Hipertensión supina
Droxidopa	100-600 mg VO 2-3 veces al día	Convertido enzimáticamente en norepinefrina	Cefalea, hipertensión supina
Fludrocortisona (en pacientes sin insuficiencia suprarrenal)	0.05-0.2 mg VO una vez al día	Agonista del receptor de mineralocorticoides; respuesta presora después de 3-5 días	Hipopotasemia, hipertensión supina; a largo plazo puede causar insuficiencia cardiaca y renal, muerte súbita durante el sueño
Yohimbina	10-18 mg, VO 2 veces al día	Antagonista α-2	Hipertensión supina, cefalea
Atomoxetina	30-60 mg, VO 2-3 veces al día	Inhibidor de la recaptura de norepinefrina	Insomnio, disminución del apetito
Piridostigmina	30–60 mg, VO 2–3 times daily	Inhibidor reversible de la acetilcolinesterasa	Diarrea, frecuencia urinaria, bradicardia
Eritropoyetina recombinante	50 mg/kg SC, 2-3 veces por semana	Aumenta la producción de glóbulos rojos y el volumen intravascular	Hipertensión
Octreotida	100 µg SC, 2-3 veces al día	Análogo de la somatostatina, aumenta el tono vascular esplácnico	Náuseas, hiperglucemia
Desmopresina	0.05 mg aerosol intranasal, por la noche	Agonista de la vasopresina	Hiponatremia
Ivabradina	2.5-7.5 mg VO 2 veces al día	Antagonista del canal f del nodo sinoauricular	Bradicardia, hipertensión, fibrilación auricular

VO, por vía oral; SC, subcutánea. (Adaptada de: Grubb BP, Vesga BE, Guzmán JC, *et al.* Síndromes de disfunción autonómica asociados con intolerancia ortostática. *Biomédica*. 2003;23(1):103-14)

- Las **estrategias no farmacológicas** se centran en la expansión del volumen intravascular y la eliminación de los factores agravantes, como temperaturas ambientales cálidas, baños calientes, comidas copiosas y permanencia prolongada de pie.[14] La **ingestión rápida de 500 mL de agua** puede aliviar los síntomas ortostáticos, al igual que el uso de fajas abdominales, medias de compresión y maniobras físicas para contrarrestarlos, como el cruce de piernas y la contracción muscular isotónica (tabla 13-3).[23] También debe revisarse cuidadosamente la medicación para suspender los antihipertensivos y sedantes, incluidas las benzodiacepinas.

- En el caso de la DA relacionada con quimioterapias neurotóxicas, es importante la colaboración con el oncólogo del paciente para determinar si se puede utilizar una quimioterapia alternativa o si la terapia actual puede administrarse con menos frecuencia.

- El tratamiento de la DA asociada a la amiloidosis se basa en parte en el tratamiento de la paraproteinemia de cadena ligera subyacente o del depósito de fibrillas ATTR. En este caso, el objetivo es reducir la carga de la infiltración amiloide en los nervios periféricos y detener la progresión de los síntomas (*véanse* los capítulos sobre el tratamiento de la amiloidosis).

- La dismotilidad gastrointestinal y los síntomas urinarios de la DA también se tratan sintomáticamente con medicamentos que mitigan la diarrea o el estreñimiento, así como la retención urinaria o incontinencia por rebosamiento. Téngase en cuenta que el sildenafilo y otros inhibidores de la fosfodiesterasa deben evitarse en pacientes con disfunción eréctil relacionada con la DA, ya que pueden exacerbar la **hipotensión ortostática**.

TABLA 13-3	Intervenciones no farmacológicas para el tratamiento de la hipotensión ortostática

Se presentan estrategias no farmacológicas para mejorar la hipotensión ortostática. Todos los pacientes deben evitar los factores desencadenantes que puedan exacerbar la ortostasis, como baños calientes, comidas copiosas y permanencia prolongada de pie. El bolo de agua se definió como la ingestión de 480 mL de agua potable en cinco minutos. La contramaniobra física consistió en la contracción isométrica de los miembros inferiores, incluido el cruce de piernas. La compresión abdominal incluye el uso de un cinturón elástico o una faja abdominal.

Intervención	Aumento de la PAS en pie	Eficacia (descenso de la PAS atenuado en $\geq$ 10mm Hg)
Bolo de agua	12 mm Hg (IC: 4–12)	56%
Medias de soporte de las extremidades inferiores	7.5 mm Hg (IC: −1–13)	32%
Compresión abdominal	10 mm Hg (IC: 2–18)	52%
Contramaniobra física	7 mm Hg (IC: −1–16)	44%

IC: intervalo de confianza; PAS, presión arterial sistólica. (Modificado de Newton JL, Frith J. The efficacy of nonpharmacologic intervention for orthostatic hypotension associated with aging. *Neurology.* 2018;91(7):e652–e656.)

PRONÓSTICO

- La DA es un factor de riesgo independiente para los eventos cardiovasculares y la mortalidad, sin importar la causa subyacente.[24]
- Los síntomas de las neuropatías asociadas a las quimioterapias antineoplásicas pueden reducirse con el cese o la disminución de la frecuencia de las dosis del agente agresor, pero muchos pacientes quedan con síntomas permanentes.
- Los síntomas autonómicos debidos a la amiloidosis pueden reducirse con el tratamiento del proceso de la enfermedad subyacente. En un ensayo que examinó a sujetos con amiloide ATTR que fueron tratados con patisirán (silenciador de ARN), los pacientes informaron reducción de los síntomas autonómicos.[25]
- A pesar de las mejoras en la administración de agentes antineoplásicos, mayor concienciación y reconocimiento más temprano de la amiloidosis, las secuelas neuropáticas y la DA siguen siendo muy mórbidas y difíciles de tratar. La compleja evaluación y el manejo de estos pacientes pone de manifiesto la necesidad de una colaboración interdisciplinaria para avanzar en el diagnóstico y las estrategias de tratamiento.

REFERENCIAS

1. Rutan GH, Hermanson B, Bild DE, Kittner SJ, Labaw F, Tell GS. Orthostatic Hypotension in Older Adults. The Cardiovascular Health Study. *Hypertension*. 1992;19:508-519.
2. Park SB, Goldstein D, Krishnan AV, *et al*. Chemotherapy-induced peripheral neurotoxicity: a critical analysis. *CA: A Cancer Journal for Clinicians*. 2013;63(6):419-437. Doi: 10.3322/caac.21204.
3. Dermitzakis EV, Kimiskidis VK, Lazaridis G, *et al*. The impact of paclitaxel and carboplatin chemotherapy on the autonomous nervous system of patients with ovarian cancer. *BMC Neurology*. 2016;16(1):190. Doi: 10.1186/s12883-016-0710-4.
4. Rivera E, Cianfrocca M. Overview of neuropathy associated with taxanes for the treatment of metastatic breast cancer. *Cancer Chemotherapy and Pharmacology*. 2015;75(4):659-670. Doi: 10.1007/s00280-014-2607-5.
5. Stratogianni A, Tosch M, Schlemmer H, *et al*. Bortezomib-Induced severe autonomic neuropathy. *Clinical Autonomic Research*. 2012;22(4):199-202. Doi: 10.1007/s10286-012-0164-8.
6. Meregalli C. An overview of bortezomib-induced neurotoxicity. *Toxics*. 2015;3(3):294-303. Doi: 10.3390/toxics3030294.
7. Waage A, Gimsing P, Fayers P, *et al*. Melphalan and prednisone plus thalidomide or placebo in elderly patients with multiple myeloma. *Blood*. 2010;116(9):1405-1412. Doi: 10.1182/blood-2009-08-237974.
8. Maurer MS, Hanna M, Grogan M, *et al*. Genotype and phenotype of transthyretin cardiac amyloidosis. *Journal of the American College of Cardiology*. 2016;68(2):161-172. Doi: 10.1016/j.jacc.2016.03.596.
9. Gertz MA, Dispenzieri A. Systemic amyloidosis recognition, prognosis, and therapy: a systematic review. *JAMA—Journal of the American Medical Association*. 2020;324(1):79-89. Doi: 10.1001/jama.2020.5493.
10. Loavenbruck AJ, Singer W, Mauermann ML, *et al*. Transthyretin amyloid neuropathy has earlier neural involvement but better prognosis than primary amyloid counterpart: an answer to the paradox? *Annals of Neurology*. 2016;80(3):401-411. Doi: 10.1002/ana.24725.
11. Groarke JD, Tanguturi VK, Hainer J, *et al*. Abnormal exercise response in long-term survivors of Hodgkin lymphoma treated with thoracic irradiation: evidence of cardiac autonomic dysfunction and impact on outcomes. *Journal of the American College of Cardiology*. 2015;65(6):573-583. Doi: 10.1016/j.jacc.2014.11.035.
12. Norcliffe-Kaufmann L., Palma JA. Blood pressure instability in head and neck cancer survivors. *Clinical Autonomic Research*. 2020;30(4):291-293. Doi: 10.1007/s10286-020-00711-3.

13. Aggarwal P, Zaveri JS, Goepfert RP, *et al.* Symptom burden associated with late lower cranial europathy in long-term oropharyngeal cancer survivors. *JAMA Otolaryngology—Head and Neck Surgery.* 2018;144(11):1066-1076.

14. Freeman R, Abuzinadah AR, Gibbons C, Jones P, Miglis MG, Sinn DI. Orthostatic Hypotension: JACC State-of-the-Art review. *Journal of the American College of Cardiology.* 2018;72(11):1294-1309. Doi: 10.1016/j.jacc.2018.05.079.

15. Zajaczkowską R, Kocot-Kępska M, Leppert W, Wrzosek A, Mika J, Wordliczek J. Mechanisms of chemotherapy-induced peripheral neuropathy. *International Journal of Molecular Sciences.* 2019;20(6):1451. Doi: 10.3390/ijms20061451.

16. LaPointe NE, Morfini G, Brady ST, Feinstein SC, Wilson L, Jordan MA. Effects of eribulin, vincristine, paclitaxel and ixabepilone on fast axonal transport and kinesin-1 driven microtubule gliding: implications for chemotherapy-induced peripheral neuropathy. *NeuroToxicology.* 2013;37:231-239. Doi: 10.1016/j.neuro.2013.05.008.

17. Peters CM, Jimenez-Andrade JM, Kuskowski MA, Ghilardi JR, Mantyh PW. An evolving cellular pathology occurs in dorsal root ganglia, peripheral nerve and spinal cord following intravenous administration of paclitaxel in the rat. *Brain Research.* 2007;1168(1):46-59. Doi: 10.1016/j.brainres.2007.06.066.

18. Richardson PG, Delforge M, Beksac M, *et al.* Management of treatment-emergent peripheral neuropathy in multiple myeloma. *Leukemia.* 2012;26(4):595-608. Doi: 10.1038/leu.2011.346.

19. Delanian S, Lefaix J-L, Pradat P-F. Radiation-induced neuropathy in cancer survivors. *Radiotherapy and Oncology.* 2012;105(3):273-282. Doi: 10.1016/j.radonc.2012.10.012.

20. Kaufmann H, Norcliffe-Kaufmann L, Palma JA. Baroreflex dysfunction. *New England Journal of Medicine.* 2020;382(2):163-178. Doi: 10.1056/nejmra1509723.

21. Novak P. Assessment of sympathetic index from the Valsalva maneuver. *Neurology.* 2011;76(23):2010-2016. Doi: 10.1212/WNL.0b013e31821e5563.

22. Lakoski SG, Jones LW, Krone RJ, Stein PK, Scott JM. Autonomic dysfunction in early breast cancer: incidence, clinical importance, and underlying mechanisms. *American Heart Journal.* 2015;170(2):231-241. Doi: 10.1016/j.ahj.2015.05.014.

23. Newton JL, Frith J. The efficacy of nonpharmacologic intervention for orthostatic hypotension associated with aging. *Neurology.* 2018;91(7):e652-e656. Doi: 10.1212/WNL.0000000000005994.

24. Curtis BM, O'Keefe J. Autonomic tone as a cardiovascular risk factor: the dangers of chronic fight or flight. *Mayo Clinic Proceedings.* 2002;77(1):45-54. Doi: 10.4065/77.1.45.

25. Palma JA, Gonzalez-Duarte A, Kaufmann H. Orthostatic hypotension in hereditary transthyretin amyloidosis: epidemiology, diagnosis and management. *Clinical Autonomic Research.* 2019;29(1):33-44. Doi: 10.1007/s10286-019-00623-x.

14 Técnicas de ecografía para la seguridad cardiaca durante y después del tratamiento del cáncer

Christopher Fine y Joshua D. Mitchell

- Con las importantes mejoras en el tratamiento del cáncer y la supervivencia asociada, se ha hecho más evidente la posible toxicidad cardiovascular (CV) a largo plazo del tratamiento contra el cáncer, y su importante efecto en la morbilidad y mortalidad de los supervivientes.
- Las evaluaciones y el cribado CV continuos en pacientes con cáncer y mayor riesgo CV –antes, durante y después del tratamiento del cáncer– han demostrado su importancia para **evaluar los efectos adversos CV subclínicos, ayudar a dirigir el tratamiento temprano y mitigar la toxicidad posterior.**
- **La ecocardiografía sigue siendo la piedra angular** de la monitorización previa al tratamiento y la vigilancia en el paciente con cáncer, por su amplia disponibilidad, reproducibilidad, perfil de seguridad inigualable, ausencia de exposición a la radiación y naturaleza integral de la evaluación de las manifestaciones cardiacas de la toxicidad.[1-3]

PRINCIPIOS GENERALES

Función de la ecocardiografía en la vigilancia

- Los supervivientes de cáncer tienen riesgo muy elevado de padecer enfermedades CV, la principal causa concurrente de morbilidad y mortalidad en estos pacientes.
- El **objetivo del cribado es identificar cualquier cardiotoxicidad en una fase temprana de su curso para ayudar a dirigir el tratamiento y mitigar una progresión más grave.** En última instancia, el objetivo es **maximizar la administración del tratamiento contra el cáncer** y limitar la toxicidad asociada (fig. 14-1).
- Los estudios han demostrado que el inicio de los **medicamentos cardioprotectores,** como inhibidores de la enzima convertidora de la angiotensina (IECA), bloqueadores de los receptores de la angiotensina o bloqueadores β, después de los primeros signos de cardiotoxicidad (elevación de la troponina, descenso de la distensión longitudinal global [GLS, por sus siglas en inglés]), puede reducir el riesgo de una futura disfunción del ventrículo izquierdo (VI) (*véase* el capítulo 20, tabla 20-1).[4,5]
- En 2014, la American Society of Echocardiography (ASE) y la European Association of Cardiovascular Imaging (EACVI) elaboraron la primera declaración de consenso de expertos en la que se detallan las recomendaciones para la obtención de imágenes CV de los pacientes durante y después del tratamiento del cáncer.[6]
- Desde entonces, otros comités de lineamientos de diversos centros clínicos también han reforzado la importancia de la vigilancia rutinaria en esta población de pacientes. El objetivo unificado es identificar a quienes están en alto riesgo y quienes desarrollan signos de cardiotoxicidad subclínica para una intervención clínica temprana (tabla 14-1).[3,7]
- Los **intervalos de cribado** recomendados se basan en la **opinión de los expertos,** derivada de los estudios de cohortes disponibles, y tienen en cuenta la incidencia esperada de la disfunción cardiaca dados los **factores de riesgo del paciente y el tratamiento del cáncer.**

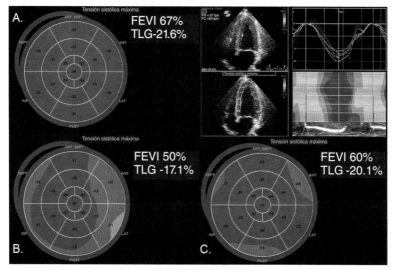

Figura 14-1. Una mujer de 41 años en tratamiento por carcinoma ductal invasivo en estadio IIB de cáncer de mama. A. La ETT inicial muestra una función sistólica del VI normal (FEVI del 67%, TLG –21,6%). B. En la ecocardiografía de detección, luego de cinco ciclos de paclitaxel, carboplatino y trastuzumab, la paciente tiene caída asintomática de su FEVI hasta 50% con reducción de TLG hasta –17.1%. Se suspende el trastuzumab y se la deriva a cardiooncología. Se inicia carvedilol y lisinopril, y se reanuda el tratamiento oncológico con trastuzumab. C. Tres meses más tarde, su FEVI se ha normalizado a 60% con TLG de –20.1%. TLG, tensión longitudinal global; FEVI: fracción de eyección del ventrículo izquierdo; ETT: ecocardiografía transtorácica.

- Si bien los protocolos de detección en general se han derivado sobre todo para detectar signos tempranos de disfunción sistólica del VI, la ecocardiografía también proporciona información completa para otras formas de cardiotoxicidad (hipertensión pulmonar, disfunción del ventrículo derecho [VD], disfunción valvular, etcétera).
- Aunque el diagnóstico de cardiotoxicidad debe dar lugar a una revisión multidisciplinaria oportuna de la atención al paciente, no debe desencadenar automáticamente la interrupción o modificación del tratamiento oncológico (*véase* el capítulo 20).

DEFINICIONES

Cardiotoxicidad

- Ha habido cierta **heterogeneidad en la definición específica de "cardiotoxicidad",** tanto en los estudios clínicos como en los lineamientos y declaraciones de consenso.
- Clásicamente, el término "cardiotoxicidad" se ha referido sobre todo a la **reducción de la fracción de eyección del ventrículo izquierdo (FEVI)** y se ha definido más comúnmente como una **caída de la FEVI de ≥5% en pacientes sintomáticos o una caída de ≥10% a una FEVI de <53% en pacientes asintomáticos** (tabla 14-2).[2,8,9]
- Algunos grandes registros cardiooncológicos de pacientes han adoptado definiciones similares, pero las han ampliado para incluir la gravedad de la reducción de la FEVI

TABLA 14-1 Estrategias de vigilancia ecocardiográfica transtorácica en el paciente con cáncer

Tratamiento contra el cáncer	Evaluación de referencia[a]	Durante el tratamiento[a]	Después del tratamiento[a]
Antraciclinas	Recomendado	• Después de >240 mg/m^2 de doxorrubicina equivalente • Cada 100-150 mg/m^2 adicionales de doxorrubicina equivalente o cada 2 ciclos	6-12 meses después del último ciclo Considérese anualmente durante 2-3 años en pacientes de alto riesgo, de lo contrario, revisión cada 5 años
Antagonistas del receptor HER2	Recomendado	• Cada 3 meses hasta la conclusión del tratamiento	6-12 meses después del tratamiento en pacientes que recibieron antraciclinas o tienen un alto riesgo CV
Agentes alquilantes	Considérese	Si hay cambio en el estado clínico	[b]
Antimetabolitos	Considérese	Si hay cambio en el estado clínico	[b]
Inhibidores del proteasoma	Considérese, sobre todo con carfilzomib y para evaluar la AL en pacientes con MM	Si hay cambio en el estado clínico	[b]
ICI	Considérese	Considérese en pacientes con alto riesgo (combinación de ICI, otros tratamientos cardiotóxicos, alto riesgo CV de base)	[b]

Tratamiento			
TKI anti-VEGF	Recomendado	• Considérese la posibilidad de hacer una ETT 6-12 veces al mes a partir de entonces • Considérese cada 4 meses durante el primer año de tratamiento	[b]
BCR-ABL TKI (segunda y tercera generación)		• Considérese la posibilidad de ETT de 6 a 12 meses	[b]
Dasatinib	Recomendado para evaluar la HTN pulmonar de base	• Umbral bajo si se desarrollan síntomas cardiacos	[b]
RT	Considérese, sobre todo si el riesgo CV es alto o en combinación con otros tratamientos cardiotóxicos	El monitoreo durante la RT no suele ser necesario debido a la brevedad del tratamiento	En pacientes con quimioterapia AC, 6-12 meses después del tratamiento Más ETT con base en el riesgo CV: Alta: cada 5 años Moderado/bajo: 10 años después de la conclusión del tratamiento, luego cada 5 años

Estrategias sugeridas de vigilancia ecocardiográfica transtorácica derivadas de las declaraciones de consenso de los expertos y de la incidencia conocida de eventos cardiovasculares asociados al tratamiento.

AL: amiloidosis de cadena ligera; CV: cardiovascular; HER2: factor de crecimiento epitelial humano; HTA: hipertensión arterial; ICI: inhibidores del punto de control inmunitario; MM: mieloma múltiple; TKI: inhibidores de la tirosina-cinasa; RT: radiación.

[a] Considérese el riesgo acumulativo del paciente en función de la enfermedad CV existente y el tratamiento del cáncer, tanto planificado como aplicado.

[b] No se requiere si es asintomático y la función del VI es normal durante el tratamiento.

Adaptado de Onishi T, Fukuda Y, Miyazaki S, *et al.* Practical guidance for echocardiography for cancer therapeutics-related cardiac dysfunction. *J Echocardiogr.* 2021;19(1):1-20. doi:10.1007/s12574-020-00502-9

TABLA 14-2 Criterios de clasificación de la cardiotoxicidad para la detección en pacientes con cáncer

	Gravedad		
	Leve	**Moderada**	**Grave**
Comité de revisión y evaluación cardiaca; definición de cardiotoxicidad inducida por quimioterapia[32]	Cualquiera de los siguientes: 1. Reducción de la FEVI, general o específica, en el septo interventricular; 2. síntomas de IC congestiva; 3. signos asociados a la IC, como el galope S3, la taquicardia o ambos; 4. reducción de la FEVI ≥10% desde el inicio ≥5% a <55% en presencia de signos o síntomas de IC o reducción de la FEVI ≥10% a <55% sin signos o síntomas de IC.		
CTCAE v5.0 Fracción de eyección disminuida	**Grado 2** Fracción de eyección en reposo (FE) de 50-40%; descenso de 10-19% respecto del valor inicial	**Grado 3** Fracción de eyección en reposo (FE) de 39 a 20%; caída de ≥20% respecto del valor inicial	**Grado 4** Fracción de eyección en reposo (EF) <20%.
Lineamientos para suspender el tratamiento contra el cáncer debido a la disfunción del VI	**Trastuzumab** Disminución absoluta de ≥16% de la FEVI o caída de ≥10% por debajo de los límites instituidos como normales	**Pertuzumab** Descenso de ≥10% de la FEVI a <50% en el caso de cáncer de mama precoz, ≥10% de descenso de la FEVI a 40-45% en el caso de cáncer de mama metastásico, o descenso a <40%.	
Guías de ecografía de la ASE/EACI de 2014 para la disfunción subclínica del VI[6]	**Disfunción subclínica del VI** >15% de disminución relativa de la TLG con respecto a la línea de base	**CTRCD** Caída de la FEVI de >10 puntos porcentuales a un nivel <53%. Debe confirmarse mediante la repetición de las pruebas.	
Declaración de posición del CES de 2016	**Leve (asintomática)** FEVI <50% o reducción de la FEVI >10% respecto al valor inicial, debe repetirse en 3-4 semanas	**Moderado (sintomático de IC)** FEVI <50%	

	Leve (asintomática)	Todos los tratamientos contra el cáncer / Relacionado con antraciclina o trastuzumab	Moderada	Grave
Guía de la ESMO 2020[3]	**Leve (asintomática)** FEVI >15% desde el punto de partida si FEVI >50%		IC sintomática **moderada** independentemente de la FEVI FEVI **moderada** ≥10% respecto del valor inicial, o cualquier caída de la FEVI a <50% pero ≥40%.	FEVI **grave** <40%
2021 Definición universal de ICOS para CTRCD asintomático (con o sin biomarcadores adicionales)	**Leve** Nueva reducción de la FEVI a ≥50% Y nueva caída de la TLG en >15% ±Nuevo aumento de los biomarcadores cardíacos[a]		**Moderada** Nueva reducción de la FEVI a >10% y a 40-49% Nueva reducción de la FEVI en <10% y hasta 40-49%. Y nueva caída de la TLG en >15% ±Nuevo aumento de los biomarcadores cardíacos[a]	**Grave** Nueva FEVI <40%

Varias definiciones de cardiotoxicidad para pacientes asintomáticos sometidos a detección, con algunas definiciones selectas en pacientes sintomáticos incluidas cuando es importante para la claridad. *Véase* la tabla 1-1 para obtener definiciones más completas en pacientes sintomáticos.

ASE: American Society of Echocardiography; CTCAE: Criterios Terminológicos Comunes para Eventos Adversos (por sus siglas en inglés); CTRCD: disfunción cardiaca relacionada con el tratamiento del cáncer; EACI: European Association of Cardiovascular Imaging; TLG: tensión longitudinal global; IC: insuficiencia cardiaca; FEVI: fracción de eyección del ventrículo izquierdo; NYHA: New York Heart Association.

[a]Troponina cardiaca I/T >percentil 99, BNP ≥35 pg/mL, NT-proBNP ≥125 pg/mL.

y han añadido otros parámetros como la tensión longitudinal global (TLG), la disfunción diastólica y los biomarcadores cardiacos séricos.[9]
- Aunque las definiciones de cardiotoxicidad se han centrado principalmente en la disfunción del VI, la **cardiotoxicidad del tratamiento del cáncer puede adoptar muchas formas, como la disfunción diastólica, el daño valvular, la enfermedad pericárdica, la hipertensión pulmonar, la tromboembolia arterial y la disfunción del VD**. La ecocardiografía puede ser útil en todos estos procesos patológicos.

HISTORIAL DE MONITOREO DE SEGURIDAD

- No pasó mucho tiempo desde el descubrimiento inicial de las antraciclinas, a principios del decenio de 1960, cuando también se reconoció su potencial para la disfunción del VI y el desarrollo de insuficiencia cardiaca (IC) clínica.[10]

Modalidades tempranas de evaluación cardiaca

- Los radionúclidos en forma de angiografía de equilibrio con radionúclidos (AER), la angiografía de adquisición por puerta múltiple (MUGA, por sus siglas en inglés) y la tomografía computarizada por emisión de fotón único (SPECT, por sus siglas en inglés)-AER se utilizaron de forma temprana y amplia para evaluar la función del VI (tanto sistólica como diastólica) debido a su disponibilidad, precisión y reproducibilidad.[1]
- Se ha observado que la MUGA mediante glóbulos rojos marcados con tecnecio-99m, sobre todo antes de que la tecnología ecográfica se volviera más sofisticada, reduce la variabilidad inter e intraobservador en comparación con la primera ecocardiografía bidimensional (2D).

La evolución de la ecocardiografía

- A medida que las capacidades de la ecografía han ido avanzando en los últimos 70 años (fig. 14-2), la fiabilidad ha mejorado significativamente y la ecocardiografía se ha convertido en la prueba de detección de elección por su amplia disponibilidad, perfil de seguridad, ausencia de dosis de radiación adicionales y amplias capacidades para evaluar la diastología, la función del VD, las válvulas cardiacas, la aorta y el pericardio.[2]
- A Edler y Hertz se les atribuye el desarrollo de la primera tecnología del modo M (*motion-mode*) a mediados del decenio de 1950 como medio para diagnosticar la estenosis mitral en pacientes que a menudo se encuentran al final de su vida.[11] Casi al mismo tiempo, los investigadores japoneses desarrollaron las primeras aplicaciones Doppler en ecografía.

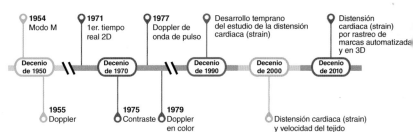

Figura 14-2. Cronología histórica de las técnicas ecocardiográficas. Una línea de tiempo abreviada que destaca los hitos ecocardiográficos en el avance de la tecnología que proporciona la base para una evaluación cardiaca completa. Aunque a Edler y Hertz se les atribuye la máquina de ecografía original con aplicabilidad clínica, ha habido innumerables colaboradores en los últimos 70 años que han convertido esta modalidad de imagen en lo que es hoy.

- En el decenio de 1970 se produjeron avances importantes con el desarrollo de las primeras imágenes 2D en tiempo real, los agentes de contraste ecográfico (descritos inicialmente en la identificación de derivaciones intracardiacas), el Doppler de onda de pulso para la evaluación hemodinámica de la gravedad de la estenosis valvular y los desarrollos del Doppler en color.
- En el decenio de 1990 se hicieron los primeros intentos de evaluación de la distensión miocárdica, que luego se perfeccionaron e hicieron más reproducibles con la incorporación de las velocidades del tejido miocárdico en el decenio de 2000 y, más adelante, con el rastreo de marcas del decenio de 2010.
- Las adquisiciones automatizadas en 3D y de volumen completo se generalizaron entre los distintos proveedores más o menos al mismo tiempo que los distintos paquetes de estudio de la distensión miocárdica.

TÉCNICAS ECOCARDIOGRÁFICAS DE SEGUIMIENTO

Imágenes bidimensionales

- El método de evaluación cardiaca más utilizado en ecocardiografía es la imagen 2D, aunque es importante considerar sus limitaciones para maximizar su utilidad.
- Al calcular la FEVI, el método elegido debe limitar al máximo los supuestos geométricos, lo que se consigue más fácilmente (aunque no perfectamente) con el método biplano de Simpson de los discos de las vistas apicales de 4 y 2 cámaras.
- A pesar de que este método de evaluación 2D ha mejorado significativamente en comparación con los cálculos más complejos del pasado, se **ha observado que** el **método de Simpson sigue teniendo una variabilidad inter e intraobservador de casi 10%.**[7]
- La evaluación de la FEVI en 2D puede verse afectada negativamente por el **escorzo** y la mala **definición endocárdica**; **el realce de contraste** puede ayudar a mitigar estas limitaciones (*véase* más adelante).
- El 10% de variabilidad inter e intraobservador en las mediciones de la FEVI puede afectar significativamente, dado el punto de corte de 10% para muchas definiciones de cardiotoxicidad. **Cuando se evalúa la cardiotoxicidad,** especialmente cuando se consideran los cambios en el tratamiento del cáncer, es vital **comparar las imágenes anteriores una al lado de la otra** y considerar otra información disponible, como la distensión miocárdica, cuando está disponible (fig. 14-3).
- Otras aplicaciones de la ecografía 2D incluyen tamaño de la cámara, engrosamiento pericárdico, calcificación valvular, aumento del engrosamiento miocárdico y presencia de un derrame pericárdico con o sin colapso de la cámara en el caso de taponamiento cardiaco clínico (tabla 14-3).[3,12]

Doppler

- El Doppler en todas sus formas (onda de pulso, onda continua, color y velocidad tisular) es una parte integral del examen ecográfico completo.
- La evaluación de la función diastólica, sobre todo en los supervivientes de cáncer infantil y de mama que han recibido regímenes basados en antraciclinas, se ha correlacionado con el pronóstico y se practica recogiendo la velocidad máxima del flujo mitral (E), la velocidad diastólica temprana (e′) septal y lateral mitral, E/e′, y la velocidad de regurgitación de la válvula tricúspide (junto con el volumen de la AI).[13,14]
- En particular, los **supervivientes de la RT torácica** también tienen un **riesgo 17 veces mayor de sufrir insuficiencia cardiaca diastólica** en los primeros seis años de seguimiento debido al daño a la célula muscular y la fibrosis inducidos por la radiación.[15]

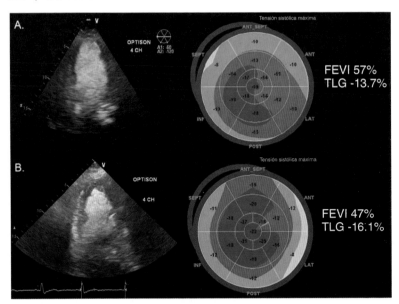

Figura 14-3. Mujer de 71 años con leiomiosarcoma metastásico que recibe doxorrubicina con dexrazoxano concurrente en ensayo, está en el 16° ciclo de terapia basada en antraciclinas (dosis acumulada de doxorrubicina 1200 mg/m²). A. Su más reciente ETT, hecho hace seis semanas, mostró una FEVI de 57% con una TLG de –13.7%. B. Su ETT hecha hoy se lee de forma clínica estándar con una FEVI de 47%, y luego se le retira del estudio por temor a la cardiotoxicidad. Sin embargo, su tensión del VI, una medida con variabilidad reducida, es estable, si no mejorada, en comparación con las medidas anteriores (TLG –16.1%). El análisis ciego posterior de sus ecocardiografías del laboratorio central de investigación mostró que su FEVI no había cambiado (la FEVI anterior era de 60.7% y la actual de 57.4%). Por lo tanto, la paciente fue eliminada erróneamente del ensayo clínico, y su tratamiento del cáncer se alteró debido a una interpretación incompleta de su función del VI. TLG: tensión longitudinal global. FEVI: fracción de eyección del ventrículo izquierdo; ETT: ecocardiografía transtorácica.

TABLA 14-3	Técnicas ecocardiográficas para la evaluación cardíaca en el paciente con cáncer	
	Aplicación clínica	**Rango de referencia normal**
2D[33]	• Tamaños de las cámaras • Función del VI (método Simpson biplano de discos) • Espesor del miocardio • Evaluación valvular • Presencia de derrame pericárdico	**FEVI (biplano)** • 52-72% (M), 54-74% (F) **VDFVI** • 62-150 mL (M), 46-106 mL (F) **VSFVI** • 21-61 mL (M), 14-42 mL (F) **Volumen indexado de la AI** • 16-34 mL/m² (M/F) **Masa del VI** • 96-200 g (M), 66-150 g (F) **ERP** • 0,22-0,42 (M/F)

(continúa)

TABLA 14-3	**Técnicas ecocardiográficas para la evaluación cardiaca en el paciente con cáncer (*continuación*)**	
	Aplicación clínica	**Rango de referencia normal**
Doppler (Color, OP, OC, IDT)[34]	• Función diastólica • Función RV • Presiones pulmonares • Evaluación valvular	• Relación E/A (0.8-2.0) • Relación E/e' (<14) • e' lateral (>10 cm/s) • e' septal (>7 cm/s) • Velocidad del chorro TR (<2.8 m/s)
3D[33]	• Tamaño de la cámara/ función • Evaluación valvular • Evaluación de la masa cardiaca	*No existe un consenso actual sobre los lineamientos de cuantificación de cámaras específicas para 3D*
Distensión miocárdica[3]	• Disfunción ventricular subclínica	• 18-22% (específico del proveedor)
Agentes de contraste	• Imágenes 2D técnicamente difíciles con mala definición del borde miocárdico • Evaluación del vértice del VI en busca de trombos	N/A

2D: bidimensional; 3D: tridimensional; A: velocidad de llenado diastólico tardío; OC: onda continua; E: velocidad de llenado diastólico temprano; e': velocidad de relajación temprana del tejido; F: femenino; g: gramos; AI: aurícula izquierda; VI: ventrículo izquierdo; VDFVI: volumen diastólico final del ventrículo izquierdo; VSFVI: volumen sistólico final del ventrículo izquierdo; M: hombres; mL: mililitros; OP: onda de pulso; ERP: espesor relativo de la pared; IDT: imagen Doppler tisular.

Imágenes tridimensionales

- Se ha observado que los supuestos geométricos del VI, el escorzo del ápice del VI y la habilidad del operador, son factores limitantes para una evaluación precisa por medio de la ecografía, que se atenúan con las imágenes en 3D.
- Se ha demostrado que la **utilización de 3D reduce la variabilidad temporal** de las imágenes seriadas en los pacientes (sobre todo cuando se consideran las imágenes obtenidas por múltiples ecografistas, que luego son interpretadas por múltiples lectores) del típico 10% citado en la evaluación 2D a **solo 5%**.[16]
- Otras ventajas potenciales de la ecocardiografía 3D incluyen **menor variabilidad en la cuantificación del tamaño de la cámara** en comparación con la evaluación 2D sola.[17]
- El uso del 3D también puede permitir una evaluación más refinada de la **calcificación** y las **vegetaciones valvulares**, así como de los **trombos** valvulares o camerales.
- También se está acumulando un número creciente de publicaciones sobre el uso clínico de la **ecocardiografía de rastreo de marcas (ERM) derivada de 3D**, sobre todo en pacientes con cáncer de mama que recibieron regímenes de tratamiento basados en antraciclinas, lo que sugiere la viabilidad en la evaluación de la disfunción subclínica del miocardio en comparación con los datos derivados de 2D, así como MUGA y resonancia magnética (IRM).[18,19]
- A pesar de lo prometedor de la ecografía 3D, es importante señalar que la 2D con agentes que aumentan el contraste ha sido más confiable que la evaluación 3D sin contraste, en al menos una serie.[20] Cabe esperar cierta variación en la confiabilidad de la ecografía 3D entre los laboratorios no dedicados a la investigación en función de los paquetes de software utilizados, así como de la experiencia y formación de los ecografistas. El control de calidad en cada centro es vital para cualquier técnica.

Distensión miocárdica y detección temprana de la disfunción ventricular izquierda

- Dado que un descenso de la FEVI puede ser un hallazgo tardío, cuando ya se ha producido una cardiotoxicidad importante, otras medidas de disfunción miocárdica subclínica pueden ser importantes signos tempranos de cardiotoxicidad.
- **El GLS se ha convertido en la principal medida de la disfunción miocárdica subclínica** y ha demostrado su utilidad en múltiples poblaciones de pacientes con cáncer y tratamientos oncológicos para predecir posteriores reducciones de la FEVI y resultados adversos.[10,21,22]
- La **distensión se define como** un cambio en la longitud del miocardio dividido por su longitud original (lo que genera un valor negativo) y es una medida más cercana de la **contractilidad miocárdica** que la FEVI.
- El análisis de la distensión miocárdica, que originalmente se medía con la evaluación de las velocidades del tejido miocárdico de cada segmento individual del miocardio (un proceso muy laborioso y propenso a errores), hoy se hace mediante el **rastreo de marcas** automatizado o semiautomatizado.
- En un análisis de la **base de datos de supervivientes de cáncer infantil** (SJLIFE, por sus siglas en inglés), entre los supervivientes con FEVI preservada mediante evaluación 3D, se observó una **reducción de la TLG** en 28% de los pacientes (en particular quienes se habían expuesto a la radiación torácica), lo que se tradujo en **peores resultados cardiovasculares** a largo plazo en comparación con los que tenían valores normales de TLG.
- En el **ensayo SUCCOUR**, los medicamentos cardioprotectores (inhibidores de la ECA o antagonistas de los receptores de la angiotensina, seguidos de un bloqueador β) iniciados tras un **descenso relativo de la TLG de 12%** evitaron el posterior descenso de la FEVI en pacientes tratados con antraciclinas y mayor riesgo de IC.[5]
- Los metaanálisis y las revisiones sistemáticas han encontrado consistentemente que la TLG tiene buen desempeño para identificar a pacientes de alto riesgo en comparación con los datos de ecografía derivados solo de 2D en pacientes que reciben antraciclinas y/o tratamiento para el factor de crecimiento epitelial humano 2 (HER2).[23,24]
- Además de la capacidad de detectar la disfunción miocárdica subclínica, la TLG es también **medida más reproducible** de la función del VI con **menor variabilidad interobservador.**[25] Sin embargo, existe una **variabilidad** conocida entre los **diferentes paquetes de proveedores**, que debe reconocerse al comparar diferentes exámenes.

Agentes que mejoran el contraste

- Es frecuente encontrar imágenes ecográficas subóptimas por diversas razones (hábito corporal, enfermedad pulmonar avanzada, radiación mediastínica o mamaria previa, mastectomía, etc.). En estos casos, la **definición del borde endomiocárdico puede mejorarse significativamente mediante la administración de un agente de contraste** en el momento de la adquisición de la imagen ecográfica.
- Los agentes que aumentan el contraste también pueden **mejorar la detección de la señal Doppler del flujo sanguíneo** a través de las válvulas, pero a veces también pueden sobrestimar las velocidades dependiendo de la dosis del agente y el momento de la inyección del bolo.

DETECCIÓN ECOCARDIOGRÁFICA DE LA TOXICIDAD CARDIOVASCULAR DEL TRATAMIENTO PARA EL CÁNCER

- Existen muchas clases de tratamiento contra el cáncer que suponen daño potencial para el sistema CV antes, durante y mucho después de finalizar los tratamientos, y que se tratan con más detalle en sus respectivos capítulos.

- Sin embargo, cabe considerar las aplicaciones específicas de la ecocardiografía en el seguimiento a los pacientes sometidos a determinados tratamientos contra el cáncer que se sabe tienen la mayor incidencia de acontecimientos cardiacos adversos.
- Los **protocolos ecocardiográficos de detección** se **individualizan** de forma óptima para el paciente en función de la **incidencia de cardiotoxicidad** de su tratamiento oncológico, el **riesgo cardiovascular conocido y estimado del paciente**, y la colaboración entre oncólogo y cardiólogo (tabla 14-1).[7]

Disfunción cardiaca relacionada con el tratamiento del cáncer (CTRCD)

- La CTRCD (por sus siglas en inglés) más encontrada es la **disfunción del VI** y miocardiopatía por las **antraciclinas** e inhibidores del receptor **HER2**.
- Sin embargo, muchos otros agentes se han asociado a disfunción clínica o subclínica del VI a lo largo del tratamiento, como **agentes alquilantes** (ciclofosfamida, ifosfamida), **inhibidores del proteasoma** (carfilzomib), **inhibidores del factor de crecimiento endotelial vascular** (bevacizumab, pazopanib, sunitinib, sorafenib, axitinib) y otros **inhibidores** selectos de la **tirosina-cinasa** (ponatinib, trametinib).
- La **miocarditis** también es una posible manifestación aguda de la CTRCD durante el tratamiento con **inhibidores de puntos de control inmunitarios** (p. ej., ipilimumab, nivolumab, pembrolizumab).
- La ecografía tiene una función fundamental en la evaluación cardiaca previa al tratamiento y la monitorización durante y después del tratamiento con estos agentes.

Cardiopatía valvular

- La cardiopatía valvular aparece con mayor frecuencia en los supervivientes a la **radiación** mediastínica o del tórax izquierdo, y a menudo **años después del tratamiento**.
- La progresión suele ser gradual, con fibrosis y calcificación que ocasiona disfunción valvular con estenosis y/o insuficiencia.[26]
- Se ha observado que la **incidencia de la valvulopatía inducida por radiación**, en los casos de radiación mediastínica previa, es de **7 a 39% a los 10 años y de 12 a 60% a los 20 años** en pacientes asintomáticos, lo que afecta con mayor frecuencia las válvulas mitral y aórtica.[27]
- Las estrategias de vigilancia en los supervivientes de radiación deben considerar los factores de riesgo clínicos, otros tratamientos contra el cáncer (como las antraciclinas) y la dosis y el lugar de exposición. Una reciente declaración de consenso de expertos de la International Cardio-Oncology Society recomienda que se considere hacer una ecocardiografía entre los 6 y 12 meses posteriores a la conclusión del tratamiento y con una frecuencia de hasta cinco años para detectar miocardiopatía, disfunción valvular y enfermedad pericárdica.[28]

Enfermedad pericárdica

- La enfermedad pericárdica puede encontrarse comúnmente en los supervivientes a la radiación, pero también en pacientes con una amplia gama de tipos de cáncer, sin importar el tratamiento (*véase* el capítulo 7).
- La mayoría de los lineamientos utilizan >30 Gy de exposición a la radiación previa acumulada como indicador de menor o mayor riesgo, comparativamente, pero aún puede haber una exposición cardiaca importante con dosis medias >10 Gy.[29]
- Con una exposición importante a la radiación cardiaca, las **incidencias de pericarditis y derrame pericárdico pueden ser tan altas como 20 y 36%**, respectivamente.[22,26]
- En este sentido, la **ecografía es una modalidad de imagen de primera línea** para la evaluación de la función diastólica, interdependencia ventricular y evidencia de presiones intracardiacas elevadas en el caso de derrame pericárdico.

Toxicidad vascular

- Se ha demostrado que **5-FU y capecitabina** (antimetabolitos) causan **vasoespasmo coronario**, especialmente durante la infusión continua, lo que ocasiona síndrome coronario agudo, que puede observarse en la ecografía como anomalías del movimiento de la pared en una distribución coronaria.[2]
- Del mismo modo, **nilotinib** (inhibidor de la tirosina-cinasa), los **inhibidores de los puntos de control inmunitarios** y la **radioterapia** se han asociado a la **aceleración de la aterosclerosis coronaria**, lo que conduce a considerar una prueba de detección adicional de isquemia.
- La **hipertensión sistémica** también puede encontrarse durante el tratamiento y mucho después de haberlo finalizado en ciertos agentes alquilantes (cisplatino), inhibidores del proteasoma (bortezomib), inhibidores de la tirosina-cinasa (ibrutinib, nilotinib, trametinib) e inhibidores del factor de crecimiento endotelial vascular, que pueden manifestarse como **hipertrofia ventricular izquierda y disfunción diastólica en la evaluación ecográfica**.
- El **dasatinib** (inhibidor de la tirosina-cinasa) se ha asociado con el desarrollo de **hipertensión pulmonar** y puede estimarse de forma no invasiva con evaluaciones hemodinámicas derivadas del Doppler.

LIMITACIONES DE LA ECOCARDIOGRAFÍA

- Ninguna modalidad de imagen está exenta de limitaciones, y la ecografía no es una excepción.
- A pesar de los múltiples y principales estudios de laboratorio que indican reproducibilidad, repetibilidad y fiabilidad adecuadas, aún puede haber **variabilidad temporal** en la medición de la FEVI que puede ser tan alta como 8 o 10% para la ecografía 2D.[1,30,31]
- **Se ha demostrado que la** utilización de métodos más complejos, aunque ahora automatizados, de evaluación cardiaca, como la **3D, mejora la precisión y reproducibilidad, pero puede no estar ampliamente disponible** en todos los laboratorios. Además, el **uso de contraste** puede proporcionar más fiabilidad que la 3D para las evaluaciones clínicas fuera de los principales estudios de laboratorios.
- La interpretabilidad y utilidad de una evaluación ecográfica completa dependen de la **adecuada adquisición de imágenes**, que puede afectarse negativamente por el hábito corporal o comorbilidades como la enfermedad pulmonar.
- En esta situación, sería apropiado considerar otras modalidades de imagen, como la IRM cardiaca, para evaluar los signos de cardiotoxicidad (tabla 14-4).

TABLA 14-4	Comparación de las modalidades de imagen para la evaluación inicial y de vigilancia en el paciente con cáncer	
Modalidad	**Fortalezas**	**Debilidades**
Ecografía	• Ausencia de radiación, sin efectos secundarios adversos • Disponibilidad • Versatilidad • Evaluación cardiaca completa • Estudio primario para la evaluación valvular • Estudio primario para la evaluación diastólica • Evaluación de la disfunción subclínica del VI con análisis de la distensión miocárdica	• Variabilidad inter e intraobservador • Variabilidad de la calidad de la imagen en función del hábito corporal

(continúa)

TABLA 14-4	Comparación de las modalidades de imagen para la evaluación inicial y de vigilancia en el paciente con cáncer (*continuación*)	
Modalidad	**Fortalezas**	**Debilidades**
TC	• Evaluación de la calcificación coronaria • Enfermedad pericárdica • Masas cardiacas (mejor resolución espacial)	• Dosis de radiación • Nefrotoxicidad del contraste cuando es necesario • Capacidad limitada para evaluar la enfermedad cardiaca subclínica
IRM	• Estudio de referencia para la FEVI • Estudio de referencia para el tamaño de las cámaras • Ausencia de radiación • Masas cardiacas (mejor caracterización del tejido) • Evaluación de la disfunción subclínica del VI con análisis de tensión y otros parámetros	• Costo y disponibilidad limitados • Imposibilidad de uso en determinados pacientes con dispositivos cardiacos metálicos • Riesgo de fibrosis nefrogénica con contraste en pacientes con nefropatía grave • Tolerancia del paciente (duración del examen, claustrofobia)
MUGA	• Variabilidad limitada entre estudios e intérpretes • Alta reproducibilidad	• Dosis de radiación • Evaluación de la función diastólica limitada y la disfunción subclínica • No hay información valvular • Variabilidad en la evaluación de la FEVI en relación con la IRM
PET	• Evaluación de la perfusión miocárdica y del metabolismo • Capacidad de visualizar lesiones metastásicas ávidas	• Dosis de radiación • Costos • Disponibilidad • Evaluación limitada de la disfunción subclínica actual

TC: tomografía computarizada; FEVI: fracción de eyección del ventrículo izquierdo; IRM: imagen de resonancia magnética; MUGA: angiografía de adquisición por puerta múltiple; PET: tomografía por emisión de positrones.

REFERENCIAS

1. Awadalla M, Hassan MZO, Alvi RM, Neilan TG. Advanced imaging modalities to detect cardiotoxicity. *Curr Probl Cancer*. 2018;42(4):386-396.
2. Plana JC, Thavendiranathan P, Bucciarelli-Ducci C, Lancellotti P. Multi-modality imaging in the assessment of cardiovascular toxicity in the cancer patient. *JACC Cardiovasc Imaging*. 2018;11(8):1173-1186.
3. Curigliano G, Lenihan D, Fradley M, et al. Management of cardiac disease in cancer patients throughout oncological treatment: ESMO consensus recommendations. *Ann Oncol*. 2020;31(2):171-190.

4. Cardinale D, Colombo A, Sandri MT, et al. Prevention of high-dose chemotherapy-induced cardiotoxicity in high-risk patients by angiotensin-converting enzyme inhibition. *Circulation*. 2006;114(23):2474-2481.

5. Thavendiranathan P, Negishi T, Somerset E, *et al.* Strain-guided management of potentially cardiotoxic cancer therapy. *J Am Coll Cardiol*. 2021;77(4):392-401.

6. Plana JC, Galderisi M, Barac A, *et al.* Expert consensus for multimodality imaging evaluation of adult patients during and after cancer therapy: a report from the American Society of Echocardiography and the European Association of Cardiovascular Imaging. *J Am Soc Echocardiogr*. 2014;27(9):911-939.

7. Celutkiene J, Pudil R, Lopez-Fernandez T, *et al.* Role of cardiovascular imaging in cancer patients receiving cardiotoxic therapies: a position statement on behalf of the Heart Failure Association (HFA), the European Association of Cardiovascular Imaging (EACVI) and the Cardio-Oncology Council of the European Society of Cardiology (ESC). *Eur J Heart Fail*. 2020;22(9):1504-1524.

8. Larsen CM, Mulvagh SL. Cardio-oncology: what you need to know now for clinical practice and echocardiography. *Echo Res Pract*. 2017;4(1):R33-R41.

9. Lopez-Sendon J, Alvarez-Ortega C, Zamora P, *et al.* Classification, prevalence, and outcomes of anticancer therapy-induced cardiotoxicity: the CARDIOTOX registry. *Eur Heart J*. 2020;41(18):1720-1729.

10. Tanaka H. Echocardiography and cancer therapeutics-related cardiac dysfunction. *J Med Ultrason (2001)*. 2019;46(3):309-316.

11. Feigenbaum H. Evolution of echocardiography. *Circulation*. 1996;93(7):1321-1327.

12. Liu J, Banchs J, Mousavi N, *et al.* Contemporary role of echocardiography for clinical decision making in patients during and after cancer therapy. *JACC Cardiovasc Imaging*. 2018;11(8):1122-1131.

13. Armstrong GT, Joshi VM, Ness KK, *et al.* Comprehensive echocardiographic detection of treatment-related cardiac dysfunction in adult survivors of childhood cancer: results from the St. Jude Lifetime Cohort Study. *J Am Coll Cardiol*. 2015;65(23):2511-2522.

14. Nagiub M, Nixon JV, Kontos MC. Ability of nonstrain diastolic parameters to predict doxorubicin-induced cardiomyopathy: a systematic review with meta-analysis. *Cardiol Rev*. 2018;26(1):29-34.

15. Saiki H, Petersen IA, Scott CG, *et al.* Risk of heart failure with preserved ejection fraction in older women after contemporary radiotherapy for breast cancer. *Circulation*. 2017;135(15):1388-1396.

16. Bottinor WJ, Migliore CK, Lenneman CA, Stoddard MF. Echocardiographic assessment of cardiotoxic effects of cancer therapy. *Curr Cardiol Rep*. 2016;18(10):99.

17. Coutinho Cruz M, Moura Branco L, Portugal G, *et al.* Three-dimensional speckle-tracking echocardiography for the global and regional assessments of left ventricle myocardial deformation in breast cancer patients treated with anthracyclines. *Clin Res Cardiol*. 2020; 109(6):673-684.

18. Walker J, Bhullar N, Fallah-Rad N, *et al.* Role of three-dimensional echocardiography in breast cancer: comparison with two-dimensional echocardiography, multiple-gated acquisition scans, and cardiac magnetic resonance imaging. *J Clin Oncol*. 2010;28(21):3429-3436.

19. Zhang KW, Finkelman BS, Gulati G, *et al.* Abnormalities in 3-dimensional left ventricular mechanics with anthracycline chemotherapy are associated with systolic and diastolic dysfunction. *JACC Cardiovasc Imaging*. 2018;11(8):1059-1068.

20. Hoffmann R, Barletta G, von Bardeleben S, *et al.* Analysis of left ventricular volumes and function: a multicenter comparison of cardiac magnetic resonance imaging, cine ventriculography, and unenhanced and contrast-enhanced two-dimensional and three-dimensional echocardiography. *J Am Soc Echocardiogr*. 2014;27(3):292-301.

21. Clasen SC, Scherrer-Crosbie M. Applications of left ventricular strain measurements to patients undergoing chemotherapy. *Curr Opin Cardiol*. 2018;33(5):493-497.

22. Quintana RA, Bui LP, Moudgil R, *et al.* Speckle-tracking echocardiography in cardio-oncology and beyond. *Tex Heart Inst J*. 2020;47(2):96-107.

23. Bergamini C, Dolci G, Truong S, *et al.* Role of speckle tracking echocardiography in the evaluation of breast cancer patients undergoing chemotherapy: review and meta-analysis of the literature. *Cardiovasc Toxicol*. 2019;19(6):485-492.

24. Oikonomou EK, Kokkinidis DG, Kampaktsis PN, *et al.* Assessment of prognostic value of left ventricular global longitudinal strain for early prediction of chemotherapy-induced cardiotoxicity: a systematic review and meta-analysis. *JAMA Cardiol.* 2019;4(10):1007-1018.

25. Karlsen S, Dahlslett T, Grenne B, *et al.* Global longitudinal strain is a more reproducible measure of left ventricular function than ejection fraction regardless of echocardiographic training. *Cardiovasc Ultrasound.* 2019;17(1):18.

26. Desai MY, Windecker S, Lancellotti P, *et al.* Prevention, diagnosis, and management of radiation-associated cardiac disease: JACC Scientific Expert Panel. *J Am Coll Cardiol.* 2019;74(7):905-927.

27. Negishi T, Miyazaki S, Negishi K. Echocardiography and cardio-oncology. *Heart Lung Circ.* 2019;28(9):1331-1338.

28. Mitchell JD, Cehic DA, Morgia M, *et al.* Cardiovascular manifestations resulting from therapeutic radiation: a multidisciplinary statement from the International Cardio-Oncology Society. *JACC CardioOncol.* 2021;3(3):360-380.

29. Lancellotti P, Nkomo VT, Badano LP, *et al.* Expert consensus for multi-modality imaging evaluation of cardiovascular complications of radiotherapy in adults: a report from the European Association of Cardiovascular Imaging and the American Society of Echocardiography. *Eur Heart J Cardiovasc Imaging.* 2013;14(8):721-740.

30. Khouri MG, Ky B, Dunn G, *et al.* Echocardiography core laboratory reproducibility of cardiac safety assessments in cardio-oncology. *J Am Soc Echocardiogr.* 2018;31(3):361-371.e3.

31. Bunting KV, Steeds RP, Slater LT, Rogers JK, Gkoutos GV, Kotecha D. A practical guide to assess the reproducibility of echocardiographic measurements. *J Am Soc Echocardiogr.* 2019;32(12):1505-1515.

32. Seidman A, Hudis C, Pierri MK, *et al.* Cardiac dysfunction in the trastuzumab clinical trials experience. *J Clin Oncol.* 2002;20(5):1215-1221.

33. Lang RM, Badano LP, Mor-Avi V, *et al.* Recommendations for cardiac chamber quantification by echocardiography in adults: an update from the American Society of Echocardiography and the European Association of Cardiovascular Imaging. *J Am Soc Echocardiogr.* 2015;28(1):1-39.e14.

34. Nagueh SF, Smiseth OA, Appleton CP, *et al.* Recommendations for the evaluation of left ventricular diastolic function by echocardiography: an update from the American Society of Echocardiography and the European Association of Cardiovascular Imaging. *J Am Soc Echocardiogr.* 2016;29(4):277-314.

15 Biomarcadores como herramienta para la seguridad cardiaca

Courtney M. Campbell y Daniel J. Lenihan

PRINCIPIOS GENERALES

Definiciones

- **Un biomarcador es cualquier sustancia, estructura o proceso que puede medirse en el organismo (o sus productos) y que influye o predice la incidencia o el resultado de una enfermedad.**
- Los biomarcadores útiles son **precisos, fáciles de medir** y **proporcionan información importante** en relación con el resultado del tratamiento. Pueden incluir pruebas fisiológicas, estudios de imagen clínicos, variantes genéticas, biopsias de tejidos y valores derivados de muestras de sangre.
- Los estudios de imagen cardiovasculares (CV) tradicionales, como electrocardiografía y ecocardiograma transtorácico, tienen sensibilidad y especificidad limitadas para la detección temprana de lesiones miocárdicas.
- Este capítulo se centra en los **biomarcadores sanguíneos** que han demostrado ser más prometedores en la predicción y el seguimiento de la **disfunción cardiovascular relacionada con el tratamiento del cáncer (CTRCD**, por sus siglas en inglés). La sensibilidad, la especificidad y el valor predictivo negativo de estos biomarcadores varían en función del escenario clínico.

Biomarcadores cardiooncológicos

Troponina
- Las troponinas son un grupo de proteínas que se encuentran en las fibras musculares esqueléticas y cardiacas, y que regulan la contracción muscular mediante la miosina. La troponina forma parte de un complejo con la tropomiosina y la actina.
- Existen tres tipos de troponina: **troponina I (TnI)**, **troponina T (TnT)** y troponina C (TnC). TnI y TnT son específicas del corazón.
- La troponina se libera rápidamente tras la lesión miocárdica (3-6 horas) y se conserva elevada durante 7 a 10 días.
- **La troponina es un biomarcador de la lesión miocárdica** en otros procesos de enfermedad cardiaca, como el síndrome coronario agudo.
- **La elevación de la TnI se ha asociado con depresión de la fracción de eyección del ventrículo izquierdo (FEVI) y eventos cardiacos adversos** luego del tratamiento para el cáncer, en particular con el **tratamiento con antraciclinas**.

Péptidos natriuréticos
- Los **péptidos natriuréticos (PN)** son producidos por los cardiomiocitos y **liberados en respuesta al estrés de la pared**, por el aumento de la presión o la sobrecarga de volumen.
- El pro-péptido natriurético cerebral (proBNP, por sus siglas en inglés) es una prohormona polipeptídica almacenada en gránulos secretores. Se escinde para formar la porción N-terminal del pro-péptido natriurético tipo B (NT-proBNP, por sus siglas en inglés) inactiva

y la hormona biológicamente activa BNP. **Tanto NT-proBNP como BNP** se secretan en la sangre en cantidades equimolares.

- El BNP tiene amplios efectos fisiológicos, como la reducción de la reabsorción renal de sodio para disminuir el volumen sanguíneo, la reducción de la secreción de aldosterona, la relajación del músculo liso vascular y el aumento de la lipólisis.
- **BNP y NT-proBNP son herramientas diagnósticas útiles para predecir o detectar la insuficiencia cardiaca** y la disfunción sistólica del ventrículo izquierdo.
- En el ámbito de la cardiooncología (CO), BNP y NT-proBNP se han asociado con la predicción de la cardiotoxicidad relacionada con el tratamiento del cáncer y con la detección de la insuficiencia cardiaca.

Proteína C reactiva

- La proteína C reactiva (PCR) es una proteína anular pentamérica producida por el hígado que aumenta luego de que los macrófagos y las células T secretan interleucina 6.
- La PCR se considera un reactante de fase aguda y un marcador de inflamación.
- En el ensayo *Justification for the Use of Statins in Primary Prevention: An Intervention Trial Evaluating Rosuvastatin* (JUPITER), los pacientes con elevada PCR de alta sensibilidad (hs, por sus siglas en inglés) >2 mg/L y colesterol de lipoproteínas de baja densidad (LDL) <130 mg/dL se beneficiaron del tratamiento de estatinas con una menor tasa de eventos CV.
- El aumento inicial de la PCR y su posterior descenso se asocian a la respuesta del cáncer a los inhibidores de puntos de control inmunitarios (ICI, por sus siglas en inglés). La elevación persistente se asocia a un mal pronóstico. **Se puede considerar la monitorización de la PCR para la vigilancia de la miocarditis por ICI** y de su resolución.
- La elevación de la PCR-hs demostró una buena sensibilidad para predecir la disminución de la FEVI en un único estudio de pacientes con cáncer de mama.

Biomarcadores de investigación

- Se han evaluado otros biomarcadores derivados de la sangre en cardiooncología (CO), pero se necesitan estudios de validación.[1,2] Algunos ejemplos son los siguientes:
  - *Marcador inflamatorio:* factor de crecimiento-diferenciación-15 (GDF-15, por sus siglas en inglés).
  - *Marcadores de remodelación vascular:* factor de crecimiento placentario (PGF, por sus siglas en inglés) y receptor soluble de la tirosina-cinasa similar al fms-1 (sFlt-1, por sus siglas en inglés).
  - *Marcador de fibrosis:* galectina-3.
  - *Marcadores de amiloidosis:* **factor de crecimiento de hepatocitos (HGF**, por sus siglas en inglés**) en plasma**,[3] cadena ligera de neurofilamentos (NfL, por sus siglas en inglés).[4]
- La mieloperoxidasa (MPO) es una enzima secretada por los leucocitos polimorfonucleares que elimina el óxido nítrico, inhibe a la sintasa del óxido nítrico y promueve la peroxidación de los lípidos. La MPO tiene efectos aterogénicos y prooxidantes.
  - La toxicidad de las antraciclinas puede deberse a la inhibición de la topoisomerasa II-beta, lo que conduce a un estrés oxidativo y ocasiona niveles elevados de MPO. En un estudio de 2014 sobre 78 pacientes con cáncer de mama sometidas a terapia con doxorrubicina y trastuzumab, los aumentos tempranos de TnI y MPO se asociaron a mayor riesgo de cardiotoxicidad.[1]
- **Los microARN (miR) son pequeñas moléculas de ARN no codificantes de proteínas altamente conservadas que participan en la regulación de la expresión génica.** Aunque se necesitan ensayos clínicos en humanos, los modelos animales de cardiotoxicidad relacionada con el tratamiento del cáncer apoyan a los miR como potenciales biomarcadores cardiooncológicos.[5]
  - La regulación al alza de miR-34a, asociada con la insuficiencia cardiaca, precedió a la lesión cardiaca inducida por doxorrubicina en un modelo de ratón.
  - La regulación a la baja de miR-150 precedió a la lesión cardiaca inducida por doxorrubicina dependiente de la dosis en un modelo de ratón.

- La regulación de miR-208b, asociada con la expresión de la miosina y el deterioro de la contractilidad, se elevó en una relación dependiente de la dosis en un modelo de ratón de lesión cardiaca inducida por doxorrubicina.

BIOMARCADORES EN LA PRÁCTICA

- Aunque los biomarcadores se utilizan ampliamente en la práctica de la CO, solo se han llevado a cabo estudios prospectivos y sistemáticos en unos cuantos escenarios de la práctica que se discuten en esta sección.
- La función exacta y el momento de la medición de los biomarcadores en los pacientes sometidos a un tratamiento oncológico potencialmente cardiotóxico están aún por determinarse.

Antraciclinas

- Son inhibidores de la topoisomerasa II que inhiben la síntesis de ADN y ARN, lo que ocasiona la muerte celular.
- Se utilizan para tratar múltiples tumores malignos, como cánceres de mama, uroteliales, ginecológico, de esófago y gástrico, leucemia linfoblástica/mieloide aguda, linfoma y sarcoma.
- Los fármacos de esta clase son doxorrubicina, daunorubicina, epirubicina e idarubicina.
- La exposición acumulada a las antraciclinas se asocia con daños permanentes en el miocardio que dependen de dosis-respuesta. El riesgo de miocardiopatía aumenta con dosis >250 mg/m^2, pero la cardiotoxicidad puede ocasionarse con dosis menores.
- **Tanto los PN como las troponinas se han estudiado como biomarcadores de la disfunción del VI relacionada con el tratamiento mediante antraciclinas.**[6]
- **Los aumentos de troponina se relacionan mejor con el monitoreo de la miocardiopatía inducida por antraciclinas**, como se estableció en los primeros estudios.[7]
  - En un estudio de 2002 donde participaron 211 pacientes con cáncer de mama de alto riesgo que recibían quimioterapia en dosis altas, la FEVI disminuyó progresivamente en el grupo con TnI positiva, pero no en el de TnI negativa durante el seguimiento de un año.
  - En un estudio de 2004 con 703 pacientes sometidos a quimioterapia de dosis altas por neoplasias malignas agresivas, la elevación de la TnI poco después del tratamiento y un mes después se asoció con un valor predictivo positivo de 84% para futuros eventos cardiacos. La ausencia de elevación de la TnI se asoció con un valor predictivo negativo de 99% para futuros eventos cardiacos.
- Sin embargo, no todos los estudios apoyaron firmemente la troponina como biomarcador independiente para la detección temprana de la cardiotoxicidad por antraciclinas.[8]
  - En un estudio de 2011 en 53 pacientes con cáncer de mama tratadas con tratamiento adyuvante de antraciclina, el BNP elevado, pero no la TnI, se asoció con descenso de la FEVI de ≥10%.
  - En un estudio de 2012 donde participaron 81 pacientes con cáncer de mama positivo para el receptor del factor de crecimiento epidérmico humano 2 (HER2) tratadas con antraciclinas seguidas de taxanos y trastuzumab, la TnI ultrasensible y el pico de tensión longitudinal sistólica predijeron el desarrollo posterior de cardiotoxicidad. En conjunto, la sensibilidad de la detección de cardiotoxicidad fue de 87%, con un valor predictivo negativo de 91%.
- Aunque los estudios iniciales sobre la elevación del BNP que precede a la toxicidad de las antraciclinas fueron contradictorios, estudios más recientes muestran que **las elevaciones persistentes del PN pueden preceder a la disminución de la FEVI y a otros eventos CV adversos.**
  - En un estudio de 2014 donde participaron 333 pacientes con cáncer, tanto BNP (>100 pg/mL) como FEVI (<50%) predijeron el desarrollo de insuficiencia cardiaca, pero solo el BNP predijo la mortalidad general.

- En un estudio de 2016 en el que participaron 111 pacientes que recibían quimioterapia con antraciclinas, el BNP fue más eficaz que la evaluación de la FEVI para predecir la aparición de eventos cardiacos adversos.[9]
- Recomendación: considérese el uso de **troponinas y PN al inicio, durante y después del tratamiento con antraciclinas para identificar a los individuos en alto riesgo** de cardiotoxicidad y eventos CV adversos.

Trastuzumab

- Es un anticuerpo monoclonal humanizado que bloquea la activación del receptor del factor de crecimiento epidérmico humano HER-2/neu, lo que ocasiona alteración del crecimiento y la supervivencia de las células. No todos los tratamientos dirigidos a HER-2 se asocian con cardiotoxicidad.
- Se utiliza principalmente para tratar el cáncer de mama.
- La cardiotoxicidad suele presentarse como disminución asintomática de la FEVI y no está relacionada con la dosis acumulada ni suele ser reversible.
- Estudios prospectivos han identificado biomarcadores relacionados con la cardiotoxicidad del trastuzumab.
  - En un estudio de 2010 con 251 pacientes sometidas a tratamiento con trastuzumab para el cáncer de mama, la elevación de la TnI fue un factor de predicción independiente de la cardiotoxicidad y la falta de recuperación de la FEVI.[10] Las pacientes previamente tratadas con antraciclina tenían más probabilidades de presentar TnI elevada.
  - En un estudio de 2017 en el que participaron 452 pacientes con cáncer de mama HER2-positivo, la elevación de TnI o TnT se asoció con mayor riesgo de disfunción cardiaca.[11] Se observaron mayores incrementos de NT-proBNP respecto del valor inicial en pacientes con descenso importante de la FEVI.
  - En un estudio de 2012 donde participaron 54 pacientes con cáncer de mama HER-2-positivo tratadas con trastuzumab, la PCR-hs anormal, y no la TnI o el BNP, se asoció con disminución clínicamente significativa de la FEVI.[12] La elevación de la PCR-hs predijo la disminución de la FEVI con sensibilidad de 92% y especificidad de 46%; el valor predictivo negativo fue de 94%.
- Recomendación: considérese la incorporación de **biomarcadores de troponina, NT-proBNP y PCR-hs durante el tratamiento con trastuzumab**.

Inhibidores del factor de crecimiento endotelial vascular

- Los inhibidores del factor de crecimiento endotelial vascular (VEGF, por sus siglas en inglés) son un subconjunto de los inhibidores de la tirosina-cinasa (TKI, por sus siglas en inglés). Las tirosinas-cinasas son enzimas que catalizan la fosforilación de proteínas y son importantes en el crecimiento, la proliferación y angiogénesis de las células.
- Los inhibidores del VEGF son pequeñas moléculas que se utilizan para tratar una serie de cánceres, como los carcinomas de células renales y hepatocelular, los cánceres de tiroides y de endometrio, y los sarcomas.
- Los fármacos de esta clase son axitinib, cabozantinib, lenvatinib, pazopanib, regorafenib, sorafenib, sunitinib y vandetanib.
- La hipertensión es el evento CV adverso más frecuente relacionado con el uso de inhibidores del VEGF (21-80%). Sin embargo, también se observa disfunción del VI (1-2.5%) e isquemia (1.4-3%).[13]
  - En un estudio de 2013 donde participaron 159 pacientes con carcinoma de células renales tratados con inhibidores del VEGF, **el NT-proBNP se asoció con disfunción del VI**.[14]
  - El tratamiento de la presión arterial disminuye el riesgo de disfunción del VI y reduce el riesgo de eventos vasculares.[14,15]
- Recomendación: **considérese el monitoreo de la toxicidad CV de los inhibidores del VEGF con los PN**.

Inhibidores del proteasoma

- Los inhibidores del proteasoma (IP) son péptidos que bloquean la función de los proteasomas, complejos que descomponen las proteínas y ocasionan apoptosis de las células cancerosas.
- Los IP se utilizan habitualmente en el tratamiento de mieloma múltiple, linfoma de células del manto y amiloidosis de cadena ligera.
- Los fármacos de esta clase incluyen bortezomib, carfilzomib y ixazomib.
- Los eventos cardiacos adversos relacionados con IP incluyen hipertensión, arritmia, insuficiencia cardiaca, cardiopatía isquémica, miocardiopatía, eventos tromboembólicos, hipertensión pulmonar y muerte cardiaca súbita.
- En un estudio de 2019 con 95 pacientes que recibían IP, fueron sometidos a PN seriadas, troponinas, electrocardiogramas y ecocardiograma transtorácico.[16] Se produjeron eventos CV adversos en 51% de los pacientes, y 86% de ellos en los primeros tres meses.
- Los PN elevados al inicio y a la mitad del primer ciclo se asociaron con riesgo significativamente mayor de eventos adversos CV posteriores (OR; 10.8 y 36.0, respectivamente).
- El tratamiento con IP se reanudó en 89% de los pacientes, pero 41% de ellos necesitó modificaciones en la quimioterapia, como retraso o reducción de la dosis.
- Recomendación: considérese el uso de **PN al inicio y a la mitad del ciclo de quimioterapia para controlar los eventos CV adversos relacionados con el uso de IP, especialmente con carfilzomib.**

Inhibidores del punto de control inmunitario

- Los fármacos para inmunoterapia denominados **inhibidores del punto de control inmunitario (ICI) son anticuerpos monoclonales dirigidos a las proteínas del punto de control.** Los ICI eliminan los frenos naturales de la respuesta mediada por las células T y aumentan la capacidad del sistema inmunitario para buscar e identificar células extrañas.
- Los ICI pueden utilizarse en casi 50% de los pacientes con cáncer, incluidos los de mama, colon, pulmón y piel.
- Los medicamentos de esta clase incluyen:
  - Inhibidores de la muerte celular programada 1 (PD-1): cemiplimab, nivolumab, pembrolizumab.
  - Inhibidores del ligando de la muerte programada 1 (PD-L1): atezolizumab, avelumab, durvalumab.
  - Inhibidor de la proteína 3 asociada a los linfocitos T citotóxicos (CTLA-4, por sus siglas en inglés): Ipilimumab.
- La cinética de la PCR, con aumento inicial y luego descenso, se asocia con buena respuesta del cáncer al ICI.[17]
- La miocarditis es un evento cardiaco adverso potencialmente mortal relacionado con el uso de ICI. Otros eventos CV adversos son pericarditis, disfunción del VI, síndrome tipo Takotsubo, vasoespasmo coronario, arritmias e infarto de miocardio.
- En un registro de pacientes que recibieron ICI, la mayoría de los que desarrollaron miocarditis tenían troponina elevada (94%), y muchos (46%) desarrollaron un evento cardiaco adverso mayor (MACE). La **TnT elevada se asoció con riesgo cuatro veces mayor de MACE.**[18]
- Otros biomarcadores, como PCR y PN, también pueden utilizarse para vigilar la miocarditis, pero deben establecerse niveles de referencia.[19]
- Recomendación: **considérese el uso de TnT, PCR-hs y NP** al inicio y **para monitorear la miocarditis por ICI.**

Amiloidosis

- La miocardiopatía amiloide se produce cuando las proteínas mal plegadas se agregan en fibrillas y se depositan en el miocardio, lo que ocasiona la disfunción del órgano.
- Los pacientes con miocardiopatía amiloide suelen tener troponina estable y ligeramente elevada. El reconocimiento de este hallazgo en la práctica clínica debería conducir a una evaluación diagnóstica adicional.

- **Los biomarcadores cardiacos, PN y troponinas se utilizan a menudo para el pronóstico, la progresión de la enfermedad y la respuesta al tratamiento.**
  - La disminución de la troponina o los PN puede indicar la respuesta al tratamiento o la optimización del manejo de la insuficiencia cardiaca.
  - Los aumentos de la troponina o los PN indican la progresión de la enfermedad o reflejan una descompensación aguda de la insuficiencia cardiaca.
- Para la amiloidosis de cadena ligera, el sistema de estadificación de la Clínica Mayo de 2012 utiliza tres criterios:[20]
  - TnT (>0.025 ng/mL)
  - NT-proBNP (>1 800 pg/mL)
  - Diferencia de cadenas ligeras libres >18 mg/dL
  - Los pacientes se clasifican del 1 al 4 en función de la cantidad de criterios que cumplan
  - La mediana de supervivencia reciente por estadio fue de 118, 76, 64 y 27 meses, para los estadios 1 a 4, respectivamente.[21]
- Para la amiloidosis de transtiretina de tipo silvestre, el sistema de estadificación de la Universidad de Boston de 2016 utiliza dos criterios:[22]
  - TnT (>0.05 ng/mL)
  - NT-proBNP (>3 000 pg/mL)
  - La mediana de supervivencia general fue de 55, 42 y 20 meses para los individuos que no cumplían ninguno, uno o ambos criterios, respectivamente.
- Otro sistema de estadificación utiliza el NT-proBNP y la tasa de filtración glomerular estimada (TFGe) para la amiloidosis de transtiretina de tipo silvestre y la variante hereditaria:[23]
  - NT-proBNP (>3 000 ng/L)
  - TFGe (<45 mL/min)
  - La mediana de supervivencia fue de 69, 47 y 24 meses para los individuos que no cumplían ninguno, uno o ambos criterios, respectivamente.
- Recomendación: **considérese el monitoreo rutinario de la progresión de la enfermedad con troponinas y PN en el cuidado de los pacientes con miocardiopatía amiloide**.

Integración de los biomarcadores en la atención cardiooncológica

- La cardiotoxicidad es a menudo un efecto secundario que limita muchos tratamientos contra el cáncer. Los biomarcadores pueden ayudar a identificar pronto a los pacientes con mayor riesgo de cardiotoxicidad o a detectar las lesiones cardiacas en el momento más temprano y subclínico.
- El inicio temprano de estrategias cardioprotectoras evitaría o reduciría la necesidad de modificar los tratamientos contra el cáncer que salvan vidas. Los biomarcadores pueden desempeñar una función antes, durante y después del tratamiento contra el cáncer.
- Antes del tratamiento contra el cáncer y durante su supervivencia, la evaluación de los biomarcadores puede:
  - Identificar problemas CV subclínicos como insuficiencia cardiaca.
  - Reconocer a los pacientes con alto riesgo de eventos adversos CV.
  - Optimizar pronto el medicamento.
  - Proporcionar información sobre el pronóstico.
  - Fomentar la remisión para la evaluación CO.
- Durante el tratamiento contra el cáncer se pueden utilizar biomarcadores para:
  - Detectar la congestión o lesión miocárdica, sin importar los cambios detectables en la FEVI, y solicitar una evaluación adicional.
  - Identificar a los pacientes que pueden beneficiarse del inicio de estrategias cardioprotectoras, medicamentos CV y un mayor seguimiento.
  - Controlar la resolución de los eventos adversos cardiacos agudos.
- Las estrategias de monitoreo de biomarcadores pueden personalizarse en función del riesgo CV del paciente y el régimen de tratamiento del cáncer previsto (figura 15.1).

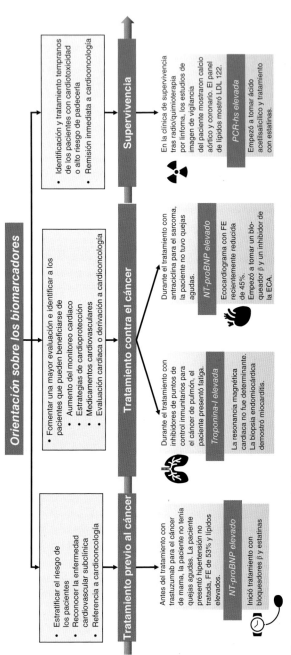

Orientación sobre los biomarcadores

- Estratificar el riesgo de los pacientes
- Reconocer la enfermedad cardiovascular subclínica
- Referencia a cardiooncología

- Fomentar una mayor evaluación e identificar a los pacientes que pueden beneficiarse de
  - Aumento del monitoreo cardiaco
  - Estrategias de cardioprotección
  - Medicamentos cardiovasculares
  - Evaluación cardiaca o derivación a cardiooncología

- Identificación y tratamiento tempranos de los pacientes con cardiotoxicidad o alto riesgo de padecerla
- Remisión inmediata a cardiooncología

Tratamiento previo al cáncer

Antes del tratamiento con trastuzumab para el cáncer de mama, la paciente no tenía quejas agudas. La paciente presentó hipertensión no tratada, FE de 53% y lípidos elevados.

NT-proBNP elevado

Inició tratamiento con bloqueadores β y estatinas.

Tratamiento contra el cáncer

Durante el tratamiento con inhibidores de puntos de control inmunitarios para el cáncer de pulmón, el paciente presentó fatiga.

Troponina-I elevada

La resonancia magnética cardiaca no fue determinante. La biopsia endomiocárdica demostró miocarditis.

Durante el tratamiento con antraciclina para el sarcoma, la paciente no tuvo quejas agudas.

NT-proBNP elevado

Ecocardiograma con FE recientemente reducida de 45%. Empezó a tomar un bloqueador β y un inhibidor de la ECA.

Supervivencia

En la clínica de supervivencia tras radio/quimioterapia por linfoma, los estudios de imagen de vigilancia del paciente mostraron calcio aórtico y coronario. El panel de lípidos mostró LDL 122.

PCR-hs elevada

Empezó a tomar ácido acetilsalicílico y tratamiento con estatinas.

Figura 15-1. Diagrama de flujo con los lineamientos de cardiooncología mediante biomarcadores antes y durante el tratamiento contra el cáncer, y en la supervivencia. La fila superior indica los usos clínicos de los biomarcadores durante la atención clínica del cáncer. La fila inferior ofrece ejemplos de decisiones clínicas orientadas mediante biomarcadores.

Perfiles de biomarcadores cardiacos

- Los PN y la troponina son los biomarcadores más utilizados. La elevación de los PN indica congestión o estrés ventricular izquierdo, y la elevación de la troponina indica lesión miocárdica.
- **Los diferentes perfiles de los biomarcadores cardiacos deben conducir a la evaluación, y debe considerarse un amplio diagnóstico diferencial.**[24]
- **Perfil I: (–) NP, (–) Troponina**
- **Perfil II: (+) NP, (–) Troponina**
- **Perfil III: (–) NP, (+) Troponina**
- **Perfil IV: (+) NP, (+) Troponina**

Prueba diagnóstica inicial basada en biomarcadores cardiacos

- Las simples anomalías de un biomarcador no deben conducir a modificar el tratamiento, sino a una investigación más profunda con evaluación de los síntomas clínicos, estudios de imágenes CV, electrocardiograma o seguimiento más frecuente.
- La evaluación basada en los biomarcadores puede incluir:
  - Vigilancia rutinaria CV (I)
  - Modificación de los factores de riesgo CV (I, II, III, IV)
  - Presión arterial y frecuencia cardiaca (II, III, IV)
  - Peso (II, IV)
  - Electrocardiograma de 12 derivaciones (III, IV)
  - Evaluación de la función ventricular izquierda (+/– distensión) (II, III, IV)
  - Estudios de imagen de tórax (IV)
  - Considérese la derivación a CO (II, III, IV)

Diagnóstico e intervención

- El diagnóstico diferencial relacionado con la toxicidad CV puede incluir síndrome coronario agudo, miocarditis, insuficiencia cardiaca, miocardiopatía, amiloidosis, arritmia, tromboembolia arterial/venosa/pulmonar o hipertensión.

Casos agudos

- Los casos agudos, como síndrome coronario agudo, miocarditis o embolia pulmonar, deben tratarse pronto.[25] Las pruebas adicionales pueden incluir cateterismo cardiaco izquierdo, angiografía coronaria, biopsia endomiocárdica o resonancia magnética (IRM) cardiaca.
  - En caso de eventos adversos graves, puede requerirse la suspensión o interrupción del tratamiento contra el cáncer y comenzar el de los eventos adversos.
  - La resolución de los biomarcadores elevados puede indicar la eficacia del tratamiento.

Casos ambulatorios

- Si hay evidencia de hipertensión, considérese iniciar u optimizar los antihipertensivos. La hipertensión inducida por TKI responde mejor a los bloqueadores de los canales de calcio y a los diuréticos ahorradores de potasio.[13]
- Si hay evidencia de insuficiencia cardiaca o miocardiopatía, considérese:
  - Aumento de la frecuencia en la vigilancia mediante estudios de imagen
  - Optimización o inicio del tratamiento con base en las guías, incluidos los antagonistas adrenérgicos β (carvedilol o succinato de metoprolol) y el inhibidor de la enzima convertidora de angiotensina (lisinopril) o el bloqueador de los receptores de angiotensina II (losartán)
  - Inicio de diuréticos para la sobrecarga de volumen

- Reducción del volumen de líquido intravenoso durante las infusiones de quimioterapia o como parte de los grupos de estudios de imagen estándar solicitadas
- Utilizar los protocolos que minimicen los cambios de líquidos, como prolongar un trasplante autólogo de células madre de 1 a 2 días
- Si hay evidencia de lesión miocárdica, considérese:
  - Aumento de la frecuencia en la vigilancia mediante estudios de imagen
  - Opciones quimioterapéuticas alternativas o prolongación del tiempo de infusión de quimioterapia
  - Inicio de medicamentos cardioprotectores, como antagonistas adrenérgicos β, inhibidores de la enzima convertidora de la angiotensina o bloqueadores de los receptores de la angiotensina II, y antagonistas de los mineralocorticoides. El régimen variará en función del paciente y el tipo de tratamiento contra el cáncer.

CASOS CLÍNICOS

Caso 1: cáncer de mama

- *Mujer de 54 años con cáncer de mama HER2+ que recibió docetaxel, carboplatino, trastuzumab y pertuzumab. Después de cuatro ciclos, se le practicó ecocardiograma como parte de su evaluación de riesgo preoperatorio para mastectomía. Su FEVI había descendido de 55 a 44%. Se le remite a una clínica de cardiooncología para evaluación exhaustiva.*
- Informó fatiga durante la quimioterapia y pérdida de peso de 4.5 kilos atribuible a la anorexia. Al momento de su visita a la clínica, caminaba cinco kilómetros diarios sin disnea y no tenía limitaciones en sus actividades diarias.
- Tensión arterial: 150/82; frecuencia cardiaca 84 lpm
- Biomarcadores: TnI <0.03; NT-proBNP 768; PCR-hs 6
- No hay calcificación coronaria o aórtica en los estudios de imagen
- *Orientación sobre los biomarcadores:*
  - Con la presión arterial y el NT-proBNP elevados, además de descenso en la FEVI, se inició tratamiento cardioprotector con lisinopril.
  - No se recomendaron más pruebas cardiacas antes de la cirugía, dada su excelente capacidad de ejercicio y ausencia de evidencia clínica de insuficiencia cardiaca descompensada.
- La paciente fue sometida a mastectomía sin complicaciones agudas. El oncólogo continuó administrándole trastuzumab.
- Un año después, su FEVI se recuperó hasta 55% y su presión arterial se mantuvo estable en 128/78.
- *Aprendizaje:*
  - **Las anomalías en los biomarcadores pueden conducir al inicio del medicamento cardioprotector, especialmente en el caso de hipertensión concomitante.**

Caso 2: inhibidores del punto de control inmunitario

- *Varón de 67 años con cáncer de pulmón de células no pequeñas avanzado que se presenta una semana después de paro cardiaco asistido de inmediato con RCP y retorno de la circulación espontánea tras recibir una descarga por los servicios médicos de emergencia (SEM). El ritmo era de fibrilación ventricular. En un centro externo, el paciente fue sometido a angiografía coronaria sin evidencia de enfermedad obstructiva. Se le remite a una clínica CO para evaluación exhaustiva. Comenzó a tomar pembrolizumab hace tres semanas.*
- Electrocardiograma: ritmo sinusal normal con cambios inespecíficos en ST
- Biomarcadores: TnI 10, BNP 98, PCR-hs 22
- *Orientación sobre los biomarcadores:*

○ La elevación de TnI y PCR-hs con paro cardiaco reciente debido a fibrilación ventricular hace sospechar miocarditis por ICI y se inicia el abordaje diagnóstico.

• La IRM cardiaca mostró FEVI normal de 58% con mínima evidencia diagnóstica de miocarditis.

• La biopsia endomiocárdica reveló infiltración celular compatible con miocarditis.

• El paciente fue tratado con corticosteroides y se continuó el pembrolizumab.

• *Aprendizaje:*

  • **Los biomarcadores elevados deberían conducir al diagnóstico definitivo con biopsia endomiocárdica en el caso de inicio reciente de ICI, aunque no haya pruebas convincentes de miocarditis mediante estudios de imagen.**

CASO 3: TRATAMIENTO CON ANTRACICLINAS

• *Mujer de 70 años con leiomiosarcoma uterino tratado mediante resección quirúrgica seguida de gemcitabina y taxotere, a quien hace tres años se le detectó enfermedad metastásica en estudios de imagen de vigilancia rutinaria. Fue remitida a una clínica CO antes de iniciar tratamiento posiblemente cardiotóxico con doxorrubicina.*

• TnI: <0.03, NT-proBNP: 131

• Ecocardiograma: función sistólica izquierda y derecha normales con función diastólica alterada

• *Orientación sobre los biomarcadores:*

  ○ Dado que los biomarcadores basales y el ecocardiograma eran normales y solo presentaban disfunción diastólica, se recomendó evaluación de los biomarcadores antes de cada ciclo de quimioterapia y ecocardiograma cada seis meses durante el tratamiento. No se recomendó el inicio del tratamiento CV.

  ○ Se recomienda considerar la coadministración con dexrazoxano si la dosis prevista supera los 300 mg/m^2

• Los tres primeros ciclos de la paciente transcurrieron sin incidentes y solo con fatiga leve. Los biomarcadores antes del cuarto ciclo de doxorrubicina y dexrazoxano aumentaron respecto de los valores iniciales.

• Biomarcadores: TnI: 0.07; NT-proBNP 530

• *Orientación sobre los biomarcadores:*

  ○ Dada la nueva elevación de los biomarcadores se solicitó ecocardiograma, que reveló reducción de la FEVI de 45%. La paciente comenzó a recibir carvedilol, 6.25 mg dos veces al día y lisinopril 5 mg.

• La paciente completó su tratamiento de quimioterapia según lo previsto. Al final del tratamiento, su FEVI era de 55%.

• *Aprendizaje:*

  • **Los biomarcadores de referencia pueden ayudar a orientar la estrategia de vigilancia CO**. Incluso en ausencia de síntomas, **alteraciones en los biomarcadores** pueden conducir a cambios en el plan de vigilancia CO, como **estudios de imagen cardiacos más tempranos y administración de medicamentos cardioprotectores**.

CASO 4: AMILOIDOSIS

• *Varón de 76 años con antecedente de hipertensión mal controlada que se presenta en el hospital con disnea persistente después de su primer juego de tenis y que no se resuelve con el descanso. Hace seis meses podía completar un juego completo.*

• Tensión arterial 165/90; frecuencia cardiaca 92 lpm

- Electrocardiograma sin evidencia de cambios isquémicos agudos
- Biomarcadores: TnT seriada 0.142, 0.136, 0.140; BNP 450 pg/mL
- En la exploración física destaca edema bilateral de las extremidades inferiores hasta los tobillos y distensión venosa yugular ligeramente elevada. Fue tratado como infarto de miocardio sin elevación del segmento ST.
- Angiografía coronaria: irregularidades lumínicas leves y ausencia de enfermedad obstructiva
- Ecocardiograma: hipertrofia del VI, diámetro del tabique intraventricular de 1.6 cm, FEVI de 50%, patrón de distensión longitudinal global normal
- El paciente fue tratado con diuréticos intravenosos, resolución de su hinchazón y disminución de su disnea.
  - *Orientación sobre los biomarcadores:*
    - Dadas la hipertrofia ventricular izquierda, elevación del BNP y elevación estable de la troponina, se completó un estudio diagnóstico de amiloidosis con cadenas ligeras libres cuantitativas, electroforesis de suero/orina e inmunofijación, y se completó la gammagrafía con tecnecio-99 pirofosfato (PYP, por sus siglas en inglés).
    - La gammagrafía PYP reveló relación corazón-pulmón contralateral de 1.8, puntuación visual de grado 3 y captación miocárdica en la tomografía computarizada por emisión de fotón único (SPECT, por sus siglas en inglés). Las pruebas genéticas fueron negativas para la mutación de la transtiretina.
- Se diagnosticó al paciente amiloidosis de transtiretina tipo silvestre y comenzó a recibir tafamidis.
- Un mes después acudió a la clínica de amiloidosis como paciente externo. No tenía hinchazón en los tobillos y su disnea se había reducido significativamente. El examen mostró que estaba euvolémico.
- Biomarcadores: TnT 0.086, BNP 154, NT-proBNP 1 852, TFGe 61
  - *Orientación sobre los biomarcadores:*
    - Con el estado de volumen optimizado, sus biomarcadores pueden utilizarse para el pronóstico. Su troponina elevada le sitúa en la categoría de estadio II del sistema de Boston 2016, con un pronóstico de 42 meses. Sin embargo, su NT-proBNP <3 000 y su TFGe >45 lo sitúan en el estadio I del sistema de estadificación de 2018, con un pronóstico de 69 meses.
- *Aprendizaje:*
  - **En la amiloidosis los biomarcadores cardiacos deben utilizarse para el diagnóstico y pronóstico.**

CASO 5: SUPERVIVENCIA AL CÁNCER

- *Mujer de 46 años con antecedentes de linfoma tratado mediante terapia basada en antraciclinas (dosis total de 250 mg/m^2 de doxorubicina) y radiación torácica que hace cinco años se presentó en la clínica de supervivientes con hipertensión de nueva aparición.*
- Tensión arterial: 142/85
- Panel de lípidos: Colesterol total 180, HDL 65, LDL 115
- Biomarcadores: BNP 98 pg/mL, PCR-hs 7 mg/L
- Su puntuación de riesgo de enfermedad cardiovascular aterosclerótica (ECVAE), a 10 años era de 1.3% (riesgo bajo).
- La revisión de sus estudios de imágenes torácicas más recientes mostró evidencia de leve calcificación en las arterias coronarias.
- Se inició un agente antihipertensivo.
  - *Orientación sobre los biomarcadores:*
    - Dada su elevada PCR y la **evidencia de enfermedad aterosclerótica en los estudios de imágenes**, se inicia administración de ácido acetilsalicílico (81 mg) y rosuvastatina (10 mg), a pesar de tener puntuación de riesgo de ECVAE baja.

• *Aprendizaje:*
  • La PCR puede ayudar a estratificar a los pacientes con mayor riesgo de ECV atribuible al tratamiento del cáncer (es decir, la radiación de la pared torácica y ciertas quimioterapias). Es posible que estos pacientes no tengan muchos factores de riesgo tradicionales de ECVAE, como edad avanzada, sexo masculino, colesterol elevado, diabetes, consumo de tabaco o hipertensión.

RECURSOS ADICIONALES

Para más recursos *véanse* las tablas 15-1 y 15-2.

TABLA 15-1	Biomarcadores en la atención del cáncer			
Contexto clínico	Biomar- cadores	Frecuencia	Utilidad en las decisiones clínicas	Solidez de la asociación
Caso clínico de cáncer				
Antes de iniciar el tratamiento del cáncer	Tn, PN	Una vez	Establecer datos iniciales, promover la optimización médica, reconocer a los pacientes de alto riesgo, ayudar a identificar a los pacientes para su derivación a CO.	Moderada
Durante el tratamiento del cáncer	Tn, PCR-hs, PN	Varía según el potencial cardiotóxico de los tratamientos	Detectar la congestión o lesión miocárdica antes de que se produzcan cambios en los estudios de imagen o los síntomas, promover una evaluación adicional, identificar a los pacientes que pueden beneficiarse de las estrategias de cardioprotección, monitorear la resolución de los eventos cardiacos agudos.	Moderada
Después del tratamiento del cáncer	PN	Al menos una vez, lo que depende del régimen de tratamiento previo o un cambio en el estado clínico	Optimización médica inmediata, detección de los efectos cardiotóxicos a largo plazo antes de los síntomas o cambios en los estudios de imagen.	Moderada

(*continúa*)

TABLA 15-1	Biomarcadores en la atención del cáncer (*continuación*)			
Contexto clínico	Biomar- cadores	Frecuencia	Utilidad en las decisiones clínicas	Solidez de la asociación
Tratamientos específicos del cáncer				
Antraciclinas	PN, Tn	Al inicio y durante el tratamiento. Considérese antes de cada ciclo.	Los biomarcadores elevados deben promover la evalua- ción cardiaca y el inicio de estrategias cardioprotectoras.	Moderada/ alta
Trastuzumab	PN, PCR-hs, Tn	Al inicio y durante el tratamiento. Considérese antes de cada ciclo.	Los biomarcadores ele- vados deben conducir a evaluación de la FEVI y a considerar la posibilidad de ini- ciar el medicamento cardioprotector.	Moderada
Inhibidores del factor de cre- cimiento endotelial vascular	PN	Al principio y durante el tratamiento. Considérese a un mes y luego cada tres meses.	La elevación de los PN debe hacer que se evalúe la FEVI y los posibles síntomas de IC.	Razonable
Inhibidores del punto de control inmunitario	Tn, PCR-hs, PN	Al principio y durante el tratamiento. Considérese cada 1-2 semanas durante las primeras seis se- manas y/o una vez por ciclo.	Los biomarcadores elevados en caso de síntomas imprecisos pueden llevar a la detección de miocarditis y permitir una intervención temprana.	Moderada
Inhibidores del proteasoma	PN	Al principio y a la mitad del ciclo de qui- mioterapia.	Elevaciones asociadas con eventos cardiacos adversos. Tras la evaluación cardiaca completa, considérese la posibilidad de redu- cir o retrasar la dosis, especialmente para carfilzomib.	Moderada/ alta

PCR-hs: proteína C reactiva de alta sensibilidad; FEVI: fracción de eyección del ventrículo izquierdo; PN: péptidos natriuréticos; Tn: troponina.

TABLA 15-2	Biomarcadores en la amiloidosis			
Contexto clínico	Biomarcadores	Frecuencia	Utilidad en las decisiones clínicas	Solidez de la asociación
Diagnóstico	TnT, PN	Una vez	En el caso de IC que conserva la FE debida a amiloidosis, los PN estarán elevados. La elevación estable de la troponina seriada debe hacer sospechar amiloidosis clínica.	Alta
Pronóstico	TnT, NT-proBNP	Una vez, cuando se optimiza clínicamente	Varios sistemas de estadificación de la amiloidosis de cadena ligera y transtiretina se basan en los biomarcadores.	Alta
Progresión de la enfermedad	TnT, PN	3-6 meses	El aumento lento y constante puede indicar progresión de la enfermedad. La estabilización o mejora pueden indicar eficacia del tratamiento. En los ensayos clínicos, los pacientes empezaron a ver disminución de los PN después de nueve meses de tratamiento con tafamidis.	Alta
Control de la IC	PN	3-6 meses o con cambio clínico	El aumento relativo brusco puede indicar exacerbación de la insuficiencia cardiaca aguda.	Moderada

PN: péptidos natriuréticos; NT-proBNP: porción N-terminal del pro-péptido natriurético tipo B; TnT: troponina T; IC: insuficiencia cardiaca; FE: fracción de eyección.

REFERENCIAS

1. Ky B, Putt M, Sawaya H, *et al.* Early increases in multiple biomarkers predict subsequent cardiotoxicity in patients with breast cancer treated with doxorubicin, taxanes, and trastuzumab. *J Am Coll Cardiol.* 2014;63(8):809-816. doi:10.1016/j.jacc.2013.10.061
2. Arslan D, Cihan T, Kose D, *et al.* Growth-differentiation factor-15 and tissue doppler imaging in detection of asymptomatic anthracycline cardiomyopathy in childhood cancer survivors. *Clin Biochem.* 2013;46(13-14):1239-1243. doi:10.1016/j.clinbiochem.2013.06.029
3. Zhang KW, Miao J, Mitchell JD, *et al.* Plasma hepatocyte growth factor for diagnosis and prognosis in light chain and transthyretin cardiac amyloidosis. *JACC CardioOncol.* 2020;2(1):56-66. doi:10.1016/j.jaccao.2020.01.006
4. Ticau S, Sridharan GV, Tsour S, *et al.* Neurofilament light chain (NfL) as a biomarker of hereditary transthyretin-mediated amyloidosis. *Neurology.* 2021;96(3):e412-e422. doi:10.1212/wnl.0000000000011090
5. Desai VG, J CK, Vijay V, *et al.* Early biomarkers of doxorubicin-induced heart injury in a mouse model. *Toxicol Appl Pharmacol.* 2014;281(2):221-229. doi:10.1016/j.taap.2014.10.006
6. Curigliano G, Lenihan D, Fradley M, *et al.* Management of cardiac disease in cancer patients throughout oncological treatment: ESMO consensus recommendations. *Ann Oncol.* 2020;31(2):171-190. doi:10.1016/j.annonc.2019.10.023

7. Cardinale D, Sandri MT, Colombo A, *et al*. Prognostic value of troponin I in cardiac risk stratification of cancer patients undergoing high-dose chemotherapy. *Circulation*. 2004;109(22):2749-2754. doi:10.1161/01.cir.0000130926.51766.cc

8. Sawaya H, Sebag IA, Plana JC, *et al*. Assessment of echocardiography and biomarkers for the extended prediction of cardiotoxicity in patients treated with anthracyclines, taxanes, and trastuzumab. *Circ Cardiovasc Imaging*. 2012;5(5):596-603. doi:10.1161/circimaging.112.973321

9. Lenihan DJ, Stevens PL, Massey M, *et al*. The utility of point-of-care biomarkers to detect cardiotoxicity during anthracycline chemotherapy: a feasibility study. *J Card Fail*. 2016;22(6):433-438. doi:10.1016/j.cardfail.2016.04.003

10. Cardinale D, Colombo A, Torrisi R, *et al*. Trastuzumab-induced cardiotoxicity: clinical and prognostic implications of troponin I evaluation. *J Clin Oncol*. 2010;28(25):3910-3916. doi:10.1200/jco.2009.27.3615

11. Zardavas D, Suter TM, Van Veldhuisen DJ, *et al*. Role of troponins I and T and N-terminal prohormone of brain natriuretic peptide in monitoring cardiac safety of patients with early-Stage human epidermal growth factor receptor 2-Positive breast cancer receiving trastuzumab: a herceptin adjuvant study cardiac marker substudy. *J Clin Oncol*. 2017;35(8):878-884. doi:10.1200/jco.2015.65.7916

12. Onitilo AA, Engel JM, Stankowski RV, Liang H, Berg RL, Doi SA. High-sensitivity C-reactive protein (hs-CRP) as a biomarker for trastuzumab-induced cardiotoxicity in HER2-positive early-stage breast cancer: a pilot study. *Breast Cancer Res Treat*. 2012;134(1):291-298. doi:10.1007/s10549-012-2039-z

13. Waliany S, Sainani KL, Park LS, Zhang CA, Srinivas S, Witteles RM. Increase in blood pressure associated with tyrosine kinase inhibitors targeting vascular endothelial growth factor. *JACC CardioOncol*. 2019;1(1):24-36. doi:10.1016/j.jaccao.2019.08.012

14. Hall PS, Harshman LC, Srinivas S, Witteles RM. The frequency and severity of cardiovascular toxicity from targeted therapy in advanced renal cell carcinoma patients. *JACC Heart Fail*. 2013;1(1):72-78. doi:10.1016/j.jchf.2012.09.001

15. McKay RR, Rodriguez GE, Lin X, *et al*. Angiotensin system inhibitors and survival outcomes in patients with metastatic renal cell carcinoma. *Clin Cancer Res*. 2015;21(11):2471-2479. doi:10.1158/1078-0432.ccr-14-2332

16. Cornell RF, Ky B, Weiss BM, *et al*. Prospective study of cardiac events during proteasome inhibitor therapy for relapsed multiple myeloma. *J Clin Oncol*. 2019;37(22):1946-1955. doi:10.1200/jco.19.00231

17. Riedl JM, Barth DA, Brueckl WM, *et al*. C-reactive protein (CRP) levels in immune checkpoint inhibitor response and progression in advanced non-small cell lung cancer: a bi-center study. *Cancers (Basel)*. 2020;12(8):2319. doi:10.3390/cancers12082319

18. Mahmood SS, Fradley MG, Cohen JV, *et al*. Myocarditis in patients treated with immune checkpoint inhibitors. *J Am Coll Cardiol*. 2018;71(16):1755-1764. doi:10.1016/j.jacc.2018.02.037

19. Bonaca MP, Olenchock BA, Salem JE, *et al*. Myocarditis in the setting of cancer therapeutics: proposed case definitions for emerging clinical syndromes in cardio-Oncology. *Circulation*. 2019;140(2):80-91. doi:10.1161/circulationaha.118.034497

20. Kumar S, Dispenzieri A, Lacy MQ, *et al*. Revised prognostic staging system for light chain amyloidosis incorporating cardiac biomarkers and serum free light chain measurements. *J Clin Oncol*. 2012;30(9):989-995. doi:10.1200/jco.2011.38.5724

21. Barrett CD, Dobos K, Liedtke M, *et al*. A changing landscape of mortality for systemic light chain amyloidosis. *JACC Heart Fail*. 2019;7(11):958-966. doi:10.1016/j.jchf.2019.07.007

22. Connors LH, Sam F, Skinner M, *et al*. Heart failure resulting from age-related cardiac amyloid disease associated with wild-type transthyretin: a prospective, observational cohort study. *Circulation*. 2016;133(3):282-290. doi: 10.1161/circulationaha.115.018852

23. Gillmore JD, Damy T, Fontana M, *et al*. A new staging system for cardiac transthyretin amyloidosis. *Eur Heart J*. 2018;39(30):2799-2806. doi:10.1093/eurheartj/ehx589

24. Alvarez-Cardona Jose A, Zhang Kathleen W, Mitchell Joshua D, Zaha Vlad G, Fisch Michael J, Lenihan Daniel J. Cardiac biomarkers during cancer therapy. *JACC CardioOncol*. 2020;2(5):791-794. doi:10.1016/j.jaccao.2020.08.014

25. Balanescu DV, Donisan T, Deswal A, *et al*. Acute myocardial infarction in a high-risk cancer population: outcomes following conservative versus invasive management. *Int J Cardiol*. 2020;313:1-8. doi:10.1016/j.ijcard.2020.04.050

16

Técnicas de IRM para vigilar la seguridad cardiaca durante y después del tratamiento del cáncer

Srilakshmi Vallabhaneni, Pamela K. Woodard,
Gregory M. Lanza y Daniel J. Lenihan

- Las **herramientas de imagen cardiovascular** utilizadas en los pacientes sometidos a tratamiento activo contra el cáncer, y en los supervivientes a dicho tratamiento, son un pilar en el arsenal de los médicos **para controlar el daño cardiaco**. Reconocer la posible cardiotoxicidad de los fármacos quimioterapéuticos, identificar la enfermedad metastásica y mejorar la detección de miocardiopatías infiltrantes específicas, como la amiloidosis cardiaca, son objetivos importantes de la imagenología.[1] En la tabla 16-1 se describen las **características de las modalidades imagenológicas y sus fortalezas y debilidades** para detectar anomalías importantes.
- La resonancia magnética cardiaca (RMC), con su relativamente alta resolución espacial y excelente contraste, puede proporcionar una **evaluación** cualitativa y **cuantitativa de la estructura, función, perfusión y caracterización de los tejidos cardiacos en un único estudio**, y ayudar al diagnóstico de la disfunción cardiaca relacionada con el tratamiento del cáncer (DCRTC) (fig. 16-1).
- **Como se indica en las secciones siguientes, existen varias indicaciones clínicas importantes para el uso de la RMC en cardiooncología.**

TABLA 16-1	Comparación de las modalidades imagenológicas cardiacas más utilizadas en cardiooncología y sus características importantes		
	Ecocardiografía	**RMC**	**TC**
Ventajas	• Primera línea para el diagnóstico y seguimiento • Ampliamente disponible • Fácilmente repetible • Portabilidad	• Alta reproducibilidad y estándar de referencia para la información anatómica y funcional • Independiente de la ventana acústica • No hay exposición a la radiación • Capacidad de caracterización del tejido miocárdico	• Excelente evaluación anatómica • Mejor visualización de las estructuras extracardiacas • Alta sensibilidad para definir la anatomía coronaria y las estructuras vasculares • Capacidad para detectar la calcificación pericárdica • Planificación preoperatoria de procedimientos quirúrgicos/percutáneos
Resolución temporal	++++	+++	++

(*continúa*)

TABLA 16-1	Comparación de las modalidades imagenológicas cardiacas más utilizadas en cardiooncología y sus características importantes (*continuación*)		
	Ecocardiografía	RMC	TC
Resolución espacial	+++	+++	++++
Relación entre contraste y ruido	++	++++	+++
Caracterización de los tejidos	++	++++	+++
Dimensiones de la cámara	+++	++++	++++
Función del VI	+++	++++	+++
Viabilidad miocárdica	++	++++	–
Modalidades	• Ecocardiografía 2D/3D • Modo M • Doppler espectral/de tejidos • Ecocardiografía de contraste • Rastreo de manchas/deformación	• Imágenes de sangre negra • Sangre brillante SSFP • Imágenes de cine • RTG • Distensión	• Sin contraste (puntuación de calcio coronario) • Imágenes de contraste (angiografía por TC)
Desventajas	• Imágenes de mala calidad • Depende del operador • Dependiente en ventana acústica • Caracterización limitada de los tejidos	• Contraindicación con ciertos dispositivos (AICD, marcapasos) • Necesidad de mantener la respiración • No se recomienda el uso de gadolinio en pacientes con ERT/insuficiencia renal aguda • No puede utilizarse en pacientes hemodinámicamente inestables	• Evaluación funcional limitada • Uso de la utilidad de los límites de radiación con estudios de imagen en serie (1-4 mSv con escáneres modernos) • Necesidad de mantener la respiración • Uso de contraste yodado • Pacientes con arritmias/hemodinámicamente inestables

2D: bidimensional; 3D: tridimensional; DCAI: desfibrilador cardioversor automático implantable; RMC: resonancia magnética cardiovascular; TC: tomografía computarizada; ERT: enfermedad renal terminal; RTG: realce tardío de gadolinio; VI: ventrículo izquierdo; SSFP, precesión libre en estado estacionario (por sus siglas en inglés).

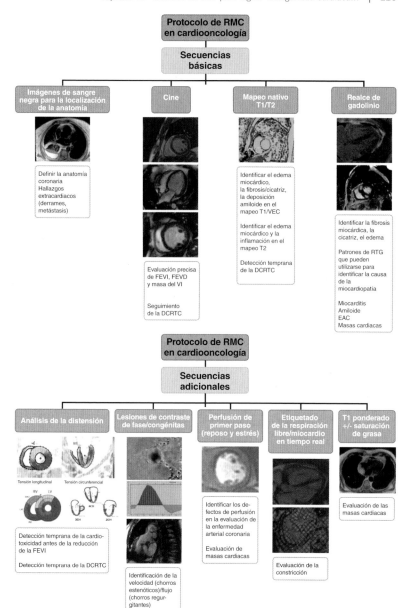

Figura 16-1. Función de la RMC en cardiooncología. EAC: enfermedad arterial coronaria; RMC: resonancia magnética cardiovascular; DCRTC: disfunción cardiaca relacionada con el tratamiento del cáncer; VEC: volumen extracelular; RTG: realce tardío de gadolinio; VI: ventrículo izquierdo; FEVI: fracción de eyección del ventrículo izquierdo; FEVD: fracción de eyección del ventrículo derecho.

DISFUNCIÓN CARDIACA RELACIONADA CON EL TRATAMIENTO DEL CÁNCER

Evaluación funcional

- La indicación más común de la disfunción cardiaca relacionada con el tratamiento del cáncer (DCRTC) en pacientes sometidos a tratamiento activo del cáncer es una **reducción de la función ventricular izquierda**, especialmente con antraciclinas y tratamientos dirigidos al receptor epidérmico humano (HER-2). Esto **se detecta típicamente como un descenso de la fracción de eyección del ventrículo izquierdo (FEVI)**.
- La ecocardiografía sigue siendo el pilar para el diagnóstico de DCRTC, y la caída de la FEVI define la cardiotoxicidad, como se cita en múltiples declaraciones de consenso. **Sin embargo, la variabilidad interobservador es alta en la evaluación de la FEVI mediante ecocardiografía** biplana de Simpson modificada y tridimensional (E3D), con 6.5 y 3%, respectivamente, en comparación con 2.5% de la RMC.[2] La ecografía también se basa en buenas ventanas acústicas, que pueden estar limitadas por el hábito corporal, la enfermedad pulmonar previa o los procedimientos recientes en la pared torácica.
- **La RMC es el estándar de referencia para la evaluación de los volúmenes ventriculares y la FEVI** cuando hay discordancia en la evaluación de la FEVI con diferentes modalidades imagenológicas o ventanas acústicas limitadas.[3]
- **La RMC puede medir de forma fiable la FEVI**, calculada a partir de una serie de cortes de cine 2D de eje corto adquiridos desde la base del corazón hasta el ápice. Se utiliza una secuencia de sangre brillante, como la imagen de cine de precesión libre en estado estacionario equilibrado (bSSFP, por sus siglas en inglés), debido a su elevada relación señal/ruido (RSR) y a la mejor relación contraste/ruido (RCR) entre el miocardio y la sangre. **La RMC puede detectar una caída de la FEVI con mayor precisión y minimizar las interrupciones inadecuadas de la quimioterapia.** También puede utilizarse para la monitorización seriada de la función cardiaca en pacientes que reciben agentes potencialmente cardiotóxicos. Además del descenso de la FEVI, se ha encontrado que el índice de masa del VI (IMVI) es un importante factor de predicción de futuros eventos cardiovasculares en pacientes que reciben antraciclinas.[4]

Distensión miocárdica

- La **principal limitación de basarse en la FEVI es que su reducción es una manifestación tardía** del deterioro de la función cardiaca y que, por tanto, se reduce el potencial de recuperación total.[5] Para mejorar aún más la sensibilidad de la detección temprana de la cardiotoxicidad, la atención en cardiooncología se ha centrado en investigar la **utilidad de la deformación miocárdica del VI como marcador sólido de la cardiotoxicidad.**[6]
- La torsión miocárdica cuantifica las propiedades contráctiles del miocardio mediante la medición directa de la deformación miocárdica durante la contracción. **Los cambios en la función miocárdica mediante la torsión pueden detectarse a pesar de una FEVI normal o conservada.** Esto permite aplicar una cardioprotección temprana en dichos pacientes.
- Los métodos de deformación de la RMC miden la **deformación tisular en las dimensiones longitudinal, radial y circunferencial** (fig. 16-2). Tienen mejor rendimiento que la ecocardiografía, son altamente reproducibles, pueden utilizarse para evaluar la función segmentaria y pueden utilizarse en combinación con otras técnicas para la caracterización tisular con el mapeo T1/T2.[7]
- **La característica de la RMC de seguimiento de la torsión puede practicarse** como parte del protocolo **rutinario de RMC** con secuencias de cine estándar y algún posprocesamiento adicional. El **marcaje miocárdico, la RMC con codificación de torsión** (SENC, por sus siglas en inglés) y la codificación de desplazamiento con ecos estimulados (DENSE, por sus siglas en inglés) requieren la adquisición de secuencias de imágenes adicionales y un software de posprocesamiento. **Todas estas técnicas se hacen sin contraste.**[8]
- **El análisis de la torsión de la RMC ha demostrado su utilidad en la detección de cambios tempranos y del deterioro subclínico de la FEVI en pacientes que reciben quimioterapia potencialmente cardiotóxica.**[9,10]

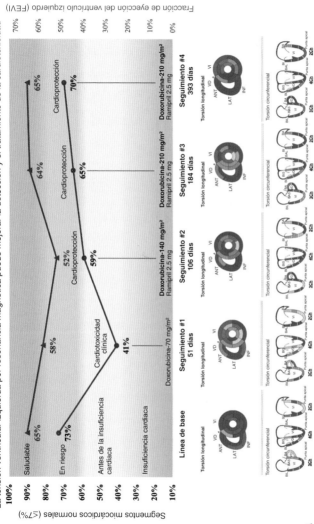

Figura 16-2. Utilidad de la torsión de la RMC en la detección temprana de la disfunción cardiaca relacionada con el tratamiento del cáncer (DCRTC). (A) Mediciones reales de RMC con torsión del VI en un paciente sometido a quimioterapia con antraciclina. Obsérvese la reducción inicial del % de segmentos normales tras una sola dosis de antraciclina. Una vez iniciado el tratamiento cardioprotector con ramipril, los valores de torsión del VI mejoraron incluso durante las siguientes dosis de antraciclina. (B) Esquema de la utilidad de la torsión del VI para la detección temprana del DCRTC. Una vez que la FEVI se reduce por debajo de lo normal, las posibilidades de recuperación del VI son menores, especialmente sin un tratamiento cardioprotector. DCRTC: disfunción cardiaca relacionada con el tratamiento del cáncer; FEVI: fracción de eyección del ventrículo izquierdo; NYHA: New York Heart Association; VI: ventrículo izquierdo; IECA/BRA: Inhibidores de la enzima convertidora de angiotensina/bloqueadores de receptores de angiotensina; TMDL: tratamiento médico óptimo dirigido por los lineamientos. Modificado de Teske AJ, Linschoten M, Kamphuis JAM, *et al.* Cardio-oncology: an overview on outpatient management and future developments. *Neth Heart J.* 2018;26:521-532).

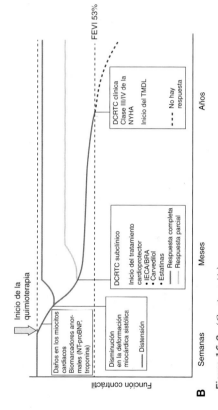

Figura 16-2. (*Continuación*).

Sin embargo, las **técnicas de deformación de la RMC no están ampliamente** disponibles **en clínica**, y se necesitan estudios futuros para ayudar a definir la función de la torsión de la RMC/variación regional de la torsión en la identificación de los pacientes con riesgo de desarrollar cardiotoxicidad. Una vez que podamos identificar la lesión cardiaca real de forma fiable, podremos optimizar la cardioprotección para, en última instancia, mejorar los resultados clínicos.

Caracterización de los tejidos

La caracterización tisular con **mapeo T1/T2** puede ayudar a nuestra comprensión actual de la cardiotoxicidad inducida por la quimioterapia y a **determinar si la lesión miocárdica es aguda** (**mapeo T2**) **y subaguda o crónica** (**mapeo T1**). También puede ayudar a la aplicación de estrategias preventivas.

Edema miocárdico

- **El edema miocárdico puede evaluarse con el uso de imágenes ponderadas en T2** y debe hacerse antes de la administración del contraste. La detección del edema y la inflamación miocárdicos es importante en la evaluación de los pacientes con miocardiopatía de nueva aparición.
- La evaluación cuantitativa con el tiempo de relajación T2 también puede hacerse para evaluar el edema miocárdico (mapeo T2 miocárdico). El T2 miocárdico normal es de unos 55 ms para un escáner de 1.5 T y de 51 ms para un escáner de 3 T, pero las cifras pueden variar en función de lo normal para un escáner concreto.[11] El edema miocárdico **prolongará los valores de T2**.
- Hay varios ensayos clínicos en curso sobre la utilidad del edema miocárdico detectado en los estudios de imagen T2 con el tratamiento del cáncer. Un modelo animal cuidadosamente realizado mostró aumento del tiempo de relajación T2 con la toxicidad de la doxorrubicina.[12] Por ahora, la utilidad de la vigilancia de los pacientes sometidos a tratamiento oncológico sigue siendo objeto de investigación.

Mapeo T1 del miocardio

- **El mapeo T1 nativo y poscontraste, y el volumen extracelular (VEC) tienen mayor sensibilidad para la caracterización de los tejidos.**[13] Los valores de T1/VEC nativos se afectan por la intensidad de campo y la secuencia de pulso utilizados, la fase cardiaca (diástole frente a sístole) y la región de medición. Por lo tanto, los valores normales de T1 nativo son específicos de la configuración local.
- **El edema miocárdico y el aumento del espacio intersticial secundario a fibrosis o infiltración aumentan los valores T1 nativos** y ayudan a identificar la causa de la cardiotoxicidad. El mapeo T1 poscontraste se utiliza para calcular **el VEC y es un marcador de la remodelación del tejido miocárdico**.
- En cardiooncología existen pruebas contradictorias sobre la utilidad de la caracterización tisular con mapeo T1 y/o VEC. Los estudios han mostrado un elevado tiempo de relajación T1 nativo y VEC poscontraste en pacientes con quimioterapia previa con antraciclinas.[9,14] Esto puede ocurrir incluso tres meses después del inicio del tratamiento. Sin embargo, otros estudios han mostrado disminución aguda de los valores de T1 cuando se miden 48 horas después de la administración de antraciclina.[15]

Estudios de imagen basados en gadolinio

- **Los estudios de imagen de realce tardío de gadolinio (RTG) ayuda a reconocer la cicatriz miocárdica y la fibrosis de sustitución, y también a evaluar la carga de fibrosis miocárdica**. Los agentes basados en gadolinio no se distribuyen en las células miocárdicas intactas y se acumulan en las zonas de expansión intersticial (necrosis aguda, así como cicatriz y fibrosis focal) o en los miocitos permeables. El periodo normal de lavado del miocardio para estos agentes es de 10 a 20 minutos después de la administración intravenosa, pero la expansión de la matriz extracelular con fibrosis de sustitución o enfermedades de depósito como la amiloidosis retrasarán el lavado. Las imágenes retardadas (10 minutos después de la inyección de gadolinio) pueden identificar regiones de hiperintensidad en secuencias ponderadas en T1.

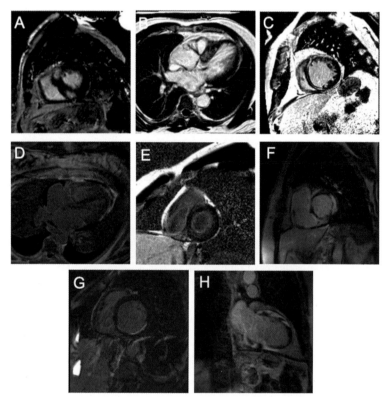

Figura 16-3. Caracterización del tejido: edema/fibrosis: *Realce tardío de gadolinio.* Se utiliza para identificar fibrosis miocárdica, cicatriz y edema. Los patrones de realce tardío de gadolinio (RTG) pueden utilizarse para identificar la causa de la miocardiopatía. (A, B) RTG en el punto de inserción del ventrículo derecho, septo interventricular basal que sugiere miocardiopatía hipertrófica en un paciente con mieloma múltiple recién diagnosticado y remitido a cardiooncología por insuficiencia cardiaca con fracción de eyección preservada. (C) RTG mesomiocárdico en el septo interventricular que sugiere miocardiopatía dilatada no isquémica. (D) RTG pericárdico en un paciente con pericarditis constrictiva con tumor carcinoide pulmonar metastásico tratado con quimiorradiación. (E) RTG subendocárdico difuso que sugiere afectación cardiaca en un paciente con amiloidosis de cadenas ligeras. (F, H) Moteado subepicárdico multifocal que afecta a múltiples segmentos del ventrículo izquierdo en una distribución no coronaria, RTG transmural de la pared lateral en el eje corto de un paciente con sarcoidosis. (G) RTG subendocárdico en la pared inferior/inferolateral que sugiere isquemia miocárdica en un paciente tratado con quimioterapia con base en 5-fluorouracilo.

- **El patrón de RTG puede utilizarse para distinguir las causas isquémicas de las no isquémicas** (fig. 16-3). El RTG no suele observarse en pacientes con cardiotoxicidad inducida por antraciclinas[4] y es poco frecuente en la cardiotoxicidad relacionada con el HER2.[16] Se cree que la ausencia de RTG en la cardiotoxicidad inducida por antraciclinas está relacionada con afectación miocárdica difusa y ausencia de miocardio normal. Si hay fibrosis difusa, puede ser difícil diferenciar entre el tejido normal y la fibrosis basándose en el RTG porque no habrá áreas de alto contraste para comparar.
- En la tabla 16-2 **se resumen las afecciones cardiooncológicas específicas y las características de la ecografía, la RMC y la TC para el diagnóstico de estas afecciones.**

TABLA 16-2 Hallazgos característicos con herramientas imagenológicas específicas para las afecciones más comunes en cardiooncología

Condiciones comunes encontradas en ecocardiografía, RMC y CT cardiooncológicas

Disfunción cardiaca relacionada con el tratamiento del cáncer (DCRTC)	• Dilatación del VI • Reducción de la FEVI • Disfunción diastólica • Reducción de TLG del VI • IVM	• Dilatación del VI • Aumento del volumen y la masa del VI • Tiempos de relajación T1/T2 elevados • Tensión anormal del VI/VD	• VI dilatado con volúmenes aumentados • Reducción de la función sistólica del VI • Ausencia de EAC importante
Enfermedad arterial coronaria	• Reducción de la FEVI • Anomalías regionales del movimiento de la pared • Disfunción diastólica anormal	• Reducción de la FEVI • Movimiento regional de la pared • Defectos de perfusión con RMC de esfuerzo • RTG subendocárdico que sugiere isquemia en la distribución coronaria • El RTG transmural sugiere una cicatriz miocárdica con mínima viabilidad • Enfermedad microvascular	• Visualización directa de las arterias coronarias • Fisiología coronaria funcional con reserva de flujo fraccional derivada de TC (FFD$_{TC}$) • TC cardiaco de perfusión de estrés con defectos de perfusión
Amiloidosis cardiaca	• Hipertrofia concéntrica del VI • Preservación de la FEVI, reducción leve a grave de la FEVI en la enfermedad avanzada • Disfunción diastólica • Aumento de tamaño biatrial • Pequeño derrame pericárdico • Preservación apical relativa de la tensión longitudinal del VI	• Hipertrofia concéntrica de la pared del VI • Pequeño derrame pericárdico • Con imágenes basadas en el gadolinio: anulación simultánea del miocardio y de la sangre • RTG-subendocárdico/transmural • Aumento del T1/T2 nativo • El T2 es mayor en la CLA no tratada • La prolongación de T1 y la elevación del VEC se observan antes que el RTG	• Aumento del grosor de la pared del VI con atenuación sutil menor en la TC cardiaca de fase arterial
Miocarditis	• Reducción de la FEVI • Anomalías regionales del movimiento de la pared	• Anomalías regionales o globales del movimiento de la pared • Edema miocárdico en las imágenes potenciadas en T2/aumento del tiempo de relajación en T2 • Aumento de T1/VEC	• Realce tardío de la pared media o subepicárdica en la TC cardiaca de fase retardada • Ausencia de EAC significativa

(Continúa)

TABLA 16-2 Hallazgos característicos con herramientas imagenológicas específicas para las afecciones más comunes en cardiooncología *(continuación)*

Condiciones comunes encontradas en ecocardiografía, RMC y CT cardiooncología

| Tumores cardiacos/ trombos | • Parámetros diastólicos anormales con una FEVI normal
• Nuevo derrame pericárdico
• Con el uso de agentes potenciadores del ultrasonido
• Tumores malignos: mayor realce del contraste que el miocardio circundante debido a la alta vascularidad
• Tumores benignos: menor perfusión en comparación con el miocardio circundante
• Tumores cardiacos: avasculares, ausencia total de perfusión | • RTG
• Derrame pericárdico o hallazgos anormales de RTG/T2 o T1 en el pericardio
• Tumores malignos
• Ubicación y tamaño del tumor
• Márgenes mal definidos
• Derrame pericárdico hemorrágico
• Señal heterogénea en las imágenes potenciadas en T1 y T2
• Mejora de la perfusión de primer paso
• RTG heterogéneo
• Metástasis cardiaca: Iso/hipointensa en T1, Iso/hipointensa en T2, RTG heterogéneo
• Tumores benignos: mixoma-isointenso en T1, hiperintenso en T2, RTG heterogéneo
• Lipoma-hiperintenso en T1/T2, sin RTG
• Hemangioma: isointenso en T1, hiperintenso en T2, RTG intenso
• Trombo agudo: hiperintenso en imágenes potenciadas T1/T2
• Trombo crónico: hipointenso en imágenes potenciadas T1/ T2
• Oscuro, sin realce temprano o tardío de gadolinio (>600 ms) | • Tumores malignos: masas hipoatenuadas rodeadas de sangre intracardiaca que realza
• Tumores benignos: masas hipoatenuadas rodeadas de sangre intracardiaca que realza, hiperrealce en zonas de calcificación focal
• Hemangiomas: heterogéneos en la TC previa al contraste, intensamente realzados después del contraste
• Enfermedad extracardiaca en el tórax |

CLA: cadena ligera amiloide; EAC: enfermedad arterial coronaria; RMC: resonancia magnética cardiovascular; TC: tomografía computarizada; VEC: volumen extracelular; FEVI: fracción de eyección del ventrículo izquierdo; IVM: insuficiencia de la válvula mitral; VD: ventrículo derecho; TLG: torsión longitudinal global; RTG: realce tardío de gadolinio.

MIOCARDIOPATÍA INFILTRATIVA/AMILOIDOSIS

- Las características clave que se observan en la RMC de pacientes en quienes se sospecha amiloidosis cardiaca[17] son (Fig. 16-4):
  - ○ Aumento del grosor de la pared concéntrica del VI con fracción de eyección conservada.
  - ○ El RTG puede ser subendocárdico o transmural. El RTG subendocárdico difuso con ausencia de miocardio es altamente específico de amiloidosis cardiaca, y el transmural puede verse en la enfermedad avanzada.

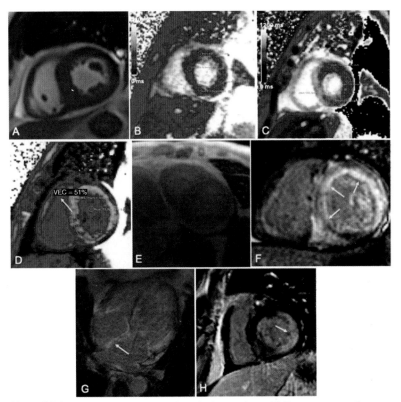

Figura 16-4. Hallazgos de la IRMC en la amiloidosis cardiaca. (A) Cine que muestra hipertrofia ventricular izquierda concéntrica, pequeño derrame pericárdico. (B) Mapeo T2 que muestra valores T2 normales (normal <50 ms). (C) Mapeo T1 que muestra valores T1 difusamente elevados en 1,100 a 1,335 ms (normal: 950-1,050 ms). (D) Mapeo T1 poscontraste y VEC calculado, que está muy elevado en 51% (normal <30%). (E) Imagen de eje corto poscontraste en T1 que muestra la ausencia de contraste en la sangre en la imagen RTG, que es una característica imagenológica común y específica de la amiloidosis cardiaca. Otros patrones de RTG: recuperación de inversión (RI) ponderada en T1 que muestra un RTG subendocárdico difuso en los ventrículos izquierdo y derecho (F), también visto a lo largo de las paredes auriculares en la vista apical de cuatro cámaras (G), RTG transmural de toda la pared lateral en el eje corto (H). IRMC: resonancia magnética cardiovascular; VEC: volumen extracelular; RTG: realce tardío de gadolinio.

○ La elevación del T2 miocárdico, que sugiere edema miocárdico, es mayor en la amiloidosis CLA no tratada que en la tratada, y este hallazgo permite predecir el pronóstico.
○ Tiempos T1 y VEC elevados.
○ También puede haber un pequeño derrame pericárdico.

MIOCARDITIS RELACIONADA CON INHIBIDORES DE PUNTOS DE CONTROL INMUNITARIOS

• **La RMC puede ayudar a diagnosticar la miocarditis relacionada con los inhibidores de puntos de control inmunitarios (ICI).**
• Los criterios modificados de Lake Louise con un criterio positivo basado en T1 y T2 se utilizan de forma rutinaria (fig. 16-5).[14]
    • **Edema miocárdico**
        ○ secuencias T2 estándar: a**umento regional o global de la intensidad de la señal T2**
        ○ mapeo T2: aumento regional o global de los tiempos de relajación T2
    • Lesión miocárdica no isquémica
        ○ **imágenes de realce tardío: realce tardío no isquémico (subepicárdico o miocárdico medio)**
        ○ mapeo T1 nativo: **aumento de los tiempos de relajación T1 o VEC**
    • Criterios de apoyo:
        ○ signos de pericarditis: derrame o realce tardío del pericardio
        ○ disfunción sistólica del VI: anomalías regionales o globales del movimiento de la pared

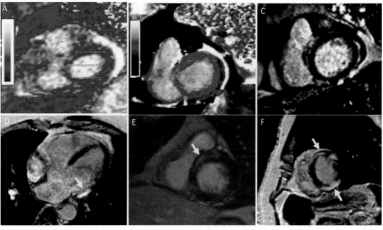

Figura 16-5. Hallazgos de RMC en la miocarditis debida a inhibidores de puntos de control inmunitarios. (A) Mapeo T2 que muestra una intensidad de señal elevada en el septo interventricular a los 55 ms (normal <50 ms), lo que sugiere edema en el septo anterior. (B) Mapeo T1 nativo que muestra aumento de los valores T1 en el septo a 1,262 ms (normal 950-1,050 ms). (C) Imagen de eje corto poscontraste en T1 que muestra un RTG epicárdico a medio miocardio en el anteroseptal basal. También se observan otros patrones de RTG: (D) RTG transmural de la pared lateral basal, (E) RTG miocárdico medio de la pared anterior, (F) RTG miocárdico medio de la pared anterior, RTG transmural de la pared inferior en eje corto. RTG, realce tardío de gadolinio.

- Sin embargo, el RTG no siempre está presente en pacientes en quienes se sospecha miocarditis asociada a ICI. La incorporación de los tiempos de relajación T1 nativos/VEC mejora la precisión diagnóstica de la miocarditis en la RMC.[18,19]
- Una RMC normal no excluye la miocarditis por ICI, y es necesario un alto índice de sospecha en los pacientes que presentan elevación de los biomarcadores cardiacos mientras reciben ICI y el tratamiento de la miocarditis se inicia sin demora.

TUMORES CARDIACOS

- La **RMC** es muy útil en la evaluación de **las masas cardiacas, específicamente para ayudar a diferenciarlas de un trombo, determinar la invasión tisular y las posibles causas** (fig. 16-6).[20,21]

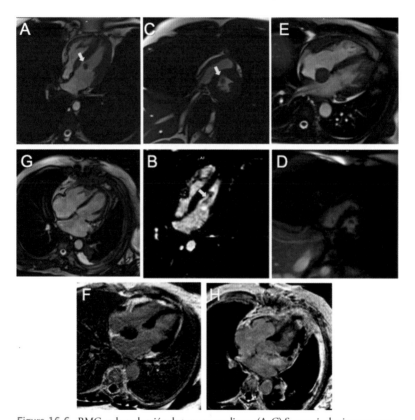

Figura 16-6. RMC en la evaluación de tumores cardiacos. (A, C) Secuencia de cine que muestra una masa bien definida en la cavidad del ventrículo izquierdo en un varón de 29 años con accidente cerebrovascular. (B, D) No había realce de la masa en la recuperación de inversión (RI) ponderada en T1 prolongada (>500 ms) que sugería la presencia de trombo, lo que se confirmó en la biopsia al momento de la escisión. (E, F) Carcinoma de células de Merkel metastásico con afectación del tabique interauricular con borde de RTG, pero mayoritariamente sin realce. (G, H) Metástasis pericárdica sin RTG en un paciente con cáncer de pulmón metastásico.

- La caracterización del tejido (imágenes potenciadas en T1 y T2), la perfusión de primer paso, el RTG, las imágenes de tiempo de inversión largo poscontraste pueden ayudar a diferenciar el tumor del trombo.
- **Los tumores son heterogéneos con una captación de contraste potencialmente mayor en la perfusión de primer paso.**
- **Los trombos son en su mayoría homogéneos** y aparecen como **masa de muy baja intensidad de señal** (debido a la ausencia de captación de contraste y a la presencia de hemosiderina) rodeada de estructuras de alta intensidad de señal (con realce de contraste) como la sangre de la cavidad o el miocardio circundante con imágenes retardadas. Un tiempo de inversión superior a 600 ms puede mejorar la visibilidad del trombo.

RMC EN LA ENFERMEDAD CARDIACA INDUCIDA POR LA RADIACIÓN

- La radioterapia es una parte integral del tratamiento contra el cáncer y se utiliza comúnmente en neoplasias malignas intratorácicas como los cánceres de mama, pulmón, esófago y tiroides e, históricamente, el linfoma de Hodgkin. La cardiopatía inducida por RT se manifiesta tardíamente y puede afectar a las válvulas cardiacas, el pericardio y la vasculatura coronaria.[22,23] También puede ocasionar aterosclerosis acelerada que depende de la dosis. La RMC puede detectar los infartos de miocardio y sus complicaciones. La RMC **es muy útil para diferenciar el miocardio viable del no viable** y guiar las estrategias de tratamiento.
- Las manifestaciones pericárdicas con pericarditis aguda o constrictiva pueden aparecer años después del tratamiento. La **RMC puede ayudar a identificar la inflamación pericárdica (mediante RTG) y la interdependencia ventricular (en las imágenes de cine).** La **inflamación** pericárdica activa se asocia a RTG pericárdico, mientras que la pericarditis constrictiva crónica no realza tras el contraste. Esto puede ser útil para identificar a los pacientes con pericarditis activa que pueden beneficiarse de un tratamiento antiinflamatorio enérgico y también puede ayudar a guiar la duración del tratamiento.
- **La RMC actúa como un importante complemento de la ecografía en la evaluación de la valvulopatía cuando la evaluación ecográfica es inadecuada o incierta.**

GENERALIDADES Y DIRECCIONES FUTURAS

En resumen, las principales ventajas de la RMC en cardiooncología son las siguientes:
- **Capacidad para proporcionar una evaluación precisa y reproducible de la función cardiaca sin necesidad de radiación ionizante debido a su resolución de alto contraste.**
- **Detección temprana de la DCRTC**, especialmente con el desarrollo de las **técnicas de distensión.**
- **Identificación de la inflamación del miocardio relacionada con miocarditis** y para la evaluación de la causa de la miocardiopatía.
- **Identificación precisa de tumores o trombos cardiacos.**

REFERENCIAS

1. Harries I, Liang K, Williams M, *et al*. Magnetic resonance imaging to detect cardiovascular effects of cancer therapy. *JACC CardioOncol*. 2020;2(2):270-292.
2. Bellenger NG, Davies LC, Francis JM, Coats AJS, Pennell DJ. Reduction in sample size for studies of remodeling in heart failure by the use of cardiovascular magnetic resonance. *J Cardiovasc Magn Reson*. 2000;2(4):271-278.
3. Mooij CF, De Wit CJ, Graham DA, Powell AJ, Geva T. Reproducibility of MRI measurements of right ventricular size and function in patients with normal and dilated ventricles. *J Magn Reson Imaging*. 2008;28(1):67-73.

4. Neilan TG, Coelho-Filho OR, Shah RV, *et al*. Myocardial extracellular volume by cardiac magnetic resonance imaging in patients treated with anthracycline-based chemotherapy. *Am J Cardiol*. 2013;111(5):717-722.

5. Cardinale D, Colombo A, Torrisi R, *et al*. Trastuzumab-induced cardiotoxicity: clinical and prognostic implications of troponin I evaluation. *J Clin Oncol*. 2010;28(25):3910-3916.

6. Houbois CP, Nolan M, Somerset E, *et al*. Serial cardiovascular magnetic resonance strain measurements to identify cardiotoxicity in breast cancer: comparison with echocardiography. *JACC Cardiovasc Imaging*. 2020;14(5):962-974.

7. Erley J, Genovese D, Tapaskar N, *et al*. Echocardiography and cardiovascular magnetic resonance based evaluation of myocardial strain and relationship with late gadolinium enhancement. *J Cardiovasc Magn Reson*. 2019;21(1):46.

8. Bucius P, Erley J, Tanacli R, *et al*. Comparison of feature tracking, fast-SENC, and myocardial tagging for global and segmental left ventricular strain. *ESC Hear Fail*. 2020;7(2):523-532.

9. Jordan JH, Vasu S, Morgan TM, *et al*. Anthracycline-associated T1 mapping characteristics are elevated independent of the presence of cardiovascular comorbidities in cancer survivors. *Circ Cardiovasc Imaging*. 2016;9(8):e004325.

10. Thavendiranathan P, Negishi T, Somerset E., *et al*. Strain-guided management of potentially cardiotoxic cancer therapy. *J Am Coll Cardiol*. 2021;77(4):392-401.

11. Granitz M, Motloch LJ, Granitz C, *et al*. Comparison of native myocardial T1 and T2 mapping at 1.5T and 3T in healthy volunteers: reference values and clinical implications. *Wien Klin Wochenschr*. 2019;131(7-8):143-155.

12. Galán-Arriola C, Lobo M, Vílchez-Tschischke JP, *et al*. Serial magnetic resonance imaging to identify early stages of anthracycline-Induced cardiotoxicity. *J Am Coll Cardiol*. 2019;73(7):779-791.

13. Haaf P, Garg P, Messroghli DR, Broadbent DA, Greenwood JP, Plein S. Cardiac T1 mapping and extracellular volume (ECV) in clinical practice: a comprehensive review. *J Cardiovasc Magn Reson*. 2016;18(1):89.

14. Ferreira VM, Schulz-Menger J, Holmvang G, *et al*. Cardiovascular magnetic resonance in nonischemic myocardial inflammation: expert recommendations. *J Am Coll Cardiol*. 2018;72(24):3158-3176.

15. Muehlberg F, Funk S, Zange L, *et al*. Native myocardial T1 time can predict development of subsequent anthracycline-induced cardiomyopathy. *ESC Hear Fail*. 2018;5(4):620-629.

16. Fallah-Rad N, Walker JR, Wassef A, *et al*. The utility of cardiac biomarkers, tissue velocity and strain imaging, and cardiac magnetic resonance imaging in predicting early left ventricular dysfunction in patients with human epidermal growth factor receptor II-positive breast cancer treated with adjuvant trastuzumab therapy. *J Am Coll Cardiol*. 2011;57(22):2263-2270.

17. Fontana M, Ćorović A, Scully P, Moon JC. Myocardial amyloidosis: The exemplar interstitial disease. *JACC Cardiovasc Imaging*. 2019;12(11 pt 2):2345-2356.

18. Mahmood SS, Fradley MG, Cohen JV, *et al*. Myocarditis in patients treated with immune checkpoint inhibitors. *J Am Coll Cardiol*. 2018;71(16):1755-1764.

19. Zhang L, Awadalla M, Mahmood SS, *et al*. Cardiovascular magnetic resonance in immune checkpoint inhibitor-associated myocarditis. *Eur Heart J*. 2020;41(18):1733-1743.

20. Fussen S, De Boeck BWL, Zellweger MJ, *et al*. Cardiovascular magnetic resonance imaging for diagnosis and clinical management of suspected cardiac masses and tumours. *Eur Heart J*. 2011;32(12):1551-1560.

21. Pazos-López P, Pozo E, Siqueira ME, *et al*. Value of CMR for the differential diagnosis of cardiac masses. *JACC Cardiovasc Imaging*. 2014;7(9):896-905.

22. Desai MY, Windecker S, Lancellotti P, *et al*. Prevention, diagnosis, and management of radiation-associated cardiac disease: JACC scientific expert panel. *J Am Coll Cardiol*. 2019;74(7):905-927.

23. Lancellotti P, Nkomo VT, Badano LP, *et al*. Expert consensus for multi-modality imaging evaluation of cardiovascular complications of radiotherapy in adults: a report from the European Association of Cardiovascular Imaging and the American Society of Echocardiography. *Eur Heart J Cardiovasc Imaging*. 2013;14(8):721-740.

17 Supervivencia al cáncer: resultados adversos y otras consideraciones cardiovasculares a largo plazo

Jeannette Wong-Siegel, Debra Spoljaric y Daniel J. Lenihan

PRINCIPIOS GENERALES

- En Estados Unidos hay 16.9 millones de adultos supervivientes de cáncer; se calcula que en 2040 el 73% de estos supervivientes tendrá 65 años o más y se espera que haya 22 millones de estos supervivientes en 2030.[1]
- En Estados Unidos se diagnosticará cáncer a más de 11,000 niños menores de 15 años en 2020, dada la tendencia ligeramente creciente de las tasas de incidencia anual en las últimas décadas.[2]
  - Las tasas de supervivencia han mejorado considerablemente gracias a los avances en el tratamiento y diagnóstico. La probabilidad general de supervivencia a cinco años ha mejorado de <30% en 1960 a >70% en 1990.[3] Casi 80% de los adolescentes y adultos jóvenes de entre 15 y 39 años sobrevivirán más de cinco años luego del diagnóstico de cáncer.[4]
- Las tasas de supervivencia varían en función de muchos factores, como diagnóstico del cáncer, características demográficas (edad, sexo y raza) y del tumor, así como las alteraciones genéticas. Se han desarrollado protocolos terapéuticos más intensos para mejorar las tasas de supervivencia en los grupos de mal pronóstico, lo que a su vez puede aumentar el riesgo de resultados adversos a largo plazo.

NORMAS DE ATENCIÓN A LOS SUPERVIVIENTES

PRINCIPIOS GENERALES

- **Obtener un historial oncológico preciso y completo, que incluya el diagnóstico inicial y la estadificación, si procede, y que detalle los tratamientos recibidos y las complicaciones que puedan haber ocurrido durante el curso del tratamiento** (tabla 17-1).
- Los supervivientes de cáncer infantil son especialmente vulnerables a tener **información limitada sobre su cáncer y el tratamiento posterior**, sobre todo por la corta edad al momento del diagnóstico. Además, la institución médica pediátrica puede no estar integrada en una institución de atención a adultos.
- La falta de información precisa y completa suele afectar de forma negativa la capacidad del superviviente para buscar y recibir los cuidados adecuados a largo plazo, lo que puede contribuir aún más a las complicaciones psicosociales (tabla 17-2).

TABLA 17-1	Problemas físicos a largo plazo en los supervivientes de cáncer

Neoplasias malignas secundarias

Enfermedades cardiovasculares
- Coronaria
- Valvular
- Pericárdica
- Disfunción miocárdica

Factores de riesgo cardiovascular

Efectos hormonales adversos

Consideraciones reproductivas

Linfedema

Dolor

Limitación al ejercicio

TABLA 17-2	Problemas psicológicos/sociales a largo plazo en los supervivientes de cáncer

Problemas psiquiátricos

Función cognitiva

Fatiga

Logros educativos

COMPLICACIONES CARDIACAS

PRINCIPIOS GENERALES

- **La toxicidad cardiovascular de los tratamientos contra el cáncer puede no ser evidente hasta muchos años después del tratamiento**. Las complicaciones CV resultantes pueden tener un efecto importante, y a veces mortal, en los pacientes. Por ello, es muy necesaria la vigilancia continua, con la esperanza de detectar tempranamente la enfermedad CV con intervenciones eficaces, a los supervivientes de cáncer.

- **Los pacientes que han sido tratados con ciertos agentes quimioterapéuticos o cualquier tipo de radiación torácica/mediastínica tienen mayor riesgo de desarrollar complicaciones CV**, pero todos los supervivientes deben ser examinados rutinariamente para detectar otras comorbilidades que puedan aumentar su riesgo de enfermedad CV.

- Después de las neoplasias secundarias, los **supervivientes de cáncer infantil son más propensos a morir como consecuencia de eventos cardiacos**.[5] Dado que ya tienen un mayor riesgo de desarrollar eventos cardiacos adversos, los supervivientes deben someterse a exámenes rutinarios para detectar otras comorbilidades que **puedan aumentar su riesgo de desarrollar enfermedades CV** (consumo de tabaco, obesidad, diabetes, hipertensión y dislipidemia), y **debe fomentarse el ejercicio regular**.[6]

COMPROMISO VASCULAR

- La radioterapia es un factor de riesgo asociado al desarrollo de aterosclerosis en los supervivientes de cáncer.[7] En concreto, la **radiación torácica/mediastínica se ha asociado con el desarrollo de enfermedad arterial coronaria y aterosclerosis en todos los vasos expuestos a la radiación** (fig. 17-1).[8,9]
  - La radiación en el cuello también aumenta el riesgo de enfermedad carotídea.
  - Optimizar el manejo de los factores de riesgo CV con la detección temprana y el inicio de la farmacoterapia adecuada (ácido acetilsalicílico, terapia para dislipidemia basada en estatinas, tratamiento antiplaquetario o ambos) para la aterosclerosis si se identifica.

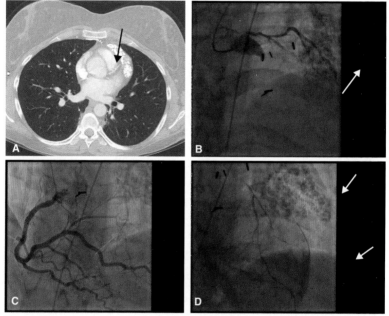

Figura 17-1. La aterosclerosis en una zona expuesta a la radiación supone un riesgo importante para el superviviente de cáncer. Descripción del caso: mujer de 38 años con enfermedad de Hodgkin refractaria. Tomografía anterior: adriamicina, bleomicina, vinblastina, dacarbazina (×6) ciclos; etopósido, solumedrol, citarabina, cisplatino (×2) ciclos; radiación mediastínica por enfermedad voluminosa, todo ello a los 24 años. TCP autólogo + quimioterapia BEAM a los 25 años, con recaída; TCP alogénico de donante no emparentado compatible + fludarabina, busulfán, timoglobulina a los 26 años. Enfermedad de injerto contra huésped (EICH) durante varios años con afectación de músculos, piel (esclerodermia) y tracto gastrointestinal (GI). Anteriormente tratada con ibrutinib y actualmente con micofenolato 500 mg diarios, ruxolitinib (Jakafi), prednisona 7 mg diarios, sirolimús 1 mg diario y fotoforesis. (A) Los estudios de imagen de tomografía computarizada (TC) muestran enfermedad voluminosa residual calcificada y calcificación coronaria en estrecha proximidad (flecha negra). (B) Oclusión subtotal de la descendente anterior izquierda (DAI) cerca de la enfermedad voluminosa residual (flecha blanca). (C) Arteria coronaria derecha sin enfermedad importante pero colaterales al sistema izquierdo (2 flechas amarillas). (D) La DAI se llena de colaterales retrógradas (2 flechas blancas). Nota: la radiación favorece la aceleración de la aterosclerosis en cualquier vaso expuesto, y un paciente joven superviviente de cáncer tiene alto riesgo.

- **La hipertensión también es consecuencia a largo plazo de algunos agentes quimio-terapéuticos**, como cisplatino y, más recientemente, el tratamiento antiangiogénico.
  - Un tratamiento antihipertensivo rápido y eficaz es importante para minimizar las complicaciones posteriores, como ictus, insuficiencia cardiaca o muerte súbita.[10]
- Se cree que la formación de trombosis es multifactorial, relacionada con la propia neoplasia, los tratamientos aplicados y la historia clínica crónica de accesos intravenosos para quimioterapia y transfusiones de sangre.
- La clásica tríada de Virchow que **promueve la trombosis es típicamente anormal en un superviviente del tratamiento contra el cáncer: (a) estasis (falta de ejercicio), (b) hipercoagulabilidad (por el cáncer), y (c) disfunción endotelial**, que se cree que es secundaria a la lesión venosa en el pasado debido a la colocación de catéteres o trombosis venosas profundas previas.

ANOMALÍAS ESTRUCTURALES

Valvulares

- La **degeneración valvular con calcificación es una complicación reconocida** luego de radiación torácica/mediastínica y puede agravarse aún más por hiperlipidemia e hipertensión (fig. 17-2).
- **La mayoría de los pacientes se encuentran asintomáticos**. La exploración física rutinaria es importante para controlar la progresión de la enfermedad valvular, ya que la progresión repentina de estenosis aórtica o la insuficiencia valvular pueden ocasionar muerte súbita o insuficiencia cardiaca aguda.
- Suele haber múltiples válvulas afectadas por la radiación, así que debe considerarse la disfunción de las válvulas mitral, tricúspide y pulmonar.[11]

Pericárdicas

- Los pacientes también pueden experimentar derrame pericárdico durante el tratamiento de su cáncer, especialmente aquellos con cáncer de esófago.
- Rara vez la pericarditis constrictiva puede ser manifestación tardía secundaria a la radioterapia.

Enfermedades de la conducción

- Hay mayor frecuencia de diversas arritmias en los supervivientes de cáncer, como fibrilación auricular, bradicardia, bloqueo cardiaco o taquicardia ventricular, y se producen entre los tratados previamente con antraciclinas.[12]

DISFUNCIÓN MIOCÁRDICA, INSUFICIENCIA CARDIACA

- **La cardiotoxicidad, específicamente la disfunción ventricular izquierda, detectada por estudios de imagen o péptidos natriuréticos, es un resultado adverso importante en los supervivientes de cáncer.**
- Las **antraciclinas** se han estudiado ampliamente en relación con su conocido efecto cardiotóxico. Las investigaciones anteriores informaban que los efectos cardiotóxicos del tratamiento con antraciclinas se consideraban irreversibles; sin embargo, los datos más recientes confirman que si se interviene rápidamente cuando se detecta la cardiotoxicidad, es en su mayoría reversible.[13]
- **Se han notificado casos de disfunción e insuficiencia cardiacas con tratamientos de bloqueo del receptor del factor de crecimiento epidérmico humano (HER2, por sus siglas en inglés) en el cáncer de mama**, así como en varias otras clases de agentes dirigidos, especialmente tratamientos que tienen una intensa actividad antiangiogénica.[14,15]

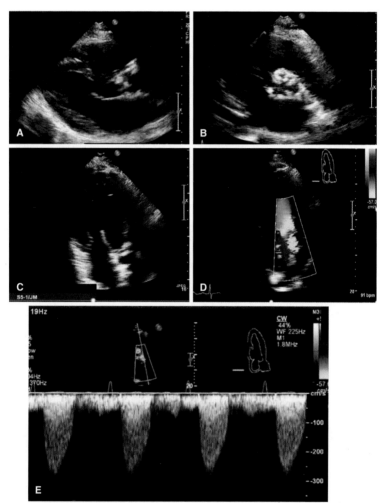

Figura 17-2. Enfermedad valvular típica encontrada en supervivientes de cáncer. Descripción del caso: mujer de 47 años con cáncer de mama recientemente diagnosticado y sometida a quimioterapia con trastuzumab y pertuzumab, que se presenta para evaluar su estado cardiaco mientras recibe el tratamiento. Refiere falta de aire tras caminar incluso hasta solo 30 metros. Niega disnea paroxística nocturna (DPN) u ortopnea. Presenta un edema en las extremidades inferiores, pero niega dolor torácico. Historia clínica del paciente: linfoma de Hodgkin en estadio IIA a los 27 años, tratado con radiación del manto, enfermedad recidivante tratada con MOPP-ABVD. Cáncer de mama actual en estadio IIA (T2N0M0) en el lado derecho (3 cm), RE 3+ (99%), RP 3+ (99%), receptor del factor de crecimiento epidérmico humano (HER2) amplificado por hibridación fluorescente *in situ*) FISH (3+) PO (posoperatoria) mastectomía total derecha con 0/6 GC (ganglios centinelas) a la edad de 45 años. (A, B) La flecha indica calcificación de la válvula aórtica. (C-E) A la izquierda, calcificación aórtica, insuficiencia aórtica (flecha del panel central) y estenosis aórtica (flecha del panel derecho). Nota: la radiación previa ocasiona calcificación valvular, estenosis y regurgitación, más comúnmente de la válvula aórtica, aunque todas las válvulas pueden verse afectadas.

OTRAS COMPLICACIONES MÉDICAS

Neoplasias malignas secundarias

- Los supervivientes de cánceres infantiles tienen mayor riesgo de desarrollar neoplasias posteriores, lo que se atribuye a la asociación con el diagnóstico inicial del cáncer (p. ej., enfermedad de Hodgkin o sarcoma de tejidos blandos) y los tratamientos (p. ej., exposición a la radiación y agentes quimioterapéuticos, específicamente agentes alquilantes).[16]
- También se ha informado que el sexo femenino es un factor de riesgo independiente para el desarrollo de neoplasias subsecuentes, muy probablemente relacionado con el mayor riesgo de cáncer de mama tras la exposición a la radiación ionizante.
- **Los cánceres óseos, de mama, del sistema nervioso central y de tiroides fueron las neoplasias subsecuentes más comunes entre los supervivientes del cáncer infantil.**[16]

Efectos hormonales adversos

- La quimioterapia sistémica y radiación que afectan a los ovarios pueden ocasionar la menopausia. Los sofocos resultantes pueden afectar de forma negativa la calidad de vida de la mujer.
- Los varones también pueden experimentar sofocos después de someterse a tratamiento de privación de andrógenos para el cáncer de próstata.
- Además de las modificaciones de la conducta y las medidas de apoyo, los sofocos de moderados a graves pueden tratarse con farmacoterapia, incluidos los antidepresivos (inhibidor de la recaptación de serotonina y norepinefrina [IRSN] e inhibidor selectivo de la recaptación de serotonina [ISRS]), gabapentina y clonidina.
- La consideración de un tratamiento hormonal debe hacerse en conjunto con el proveedor de cuidados oncológicos del paciente.

Consideraciones sobre la reproducción

- **Los problemas más comunes que afectan a la salud sexual de las mujeres son sequedad vaginal, disminución de la libido y dispareunia. Los problemas más comunes que afectan a los varones son disfunción eréctil, que puede incluir incapacidad de mantener la erección, incapacidad de penetrar a la pareja o problemas de eyaculación, así como la disminución de la libido.**[17]
- Revisión de los antecedentes oncológicos y obtención de pruebas de laboratorio para evaluar las anomalías endocrinas. Determinar si otros antecedentes médicos (depresión, hipertensión, diabetes) o la farmacoterapia (ISRS, bloqueador β) son factores que contribuyan.
- Considérese la posibilidad de referir al paciente a un especialista en salud sexual, psicoterapia, asesoramiento de pareja, urología, atención ginecológica y/o terapia del suelo pélvico.
- Dadas las consecuencias a largo plazo de los tratamientos contra el cáncer, la fertilidad es un tema importante, especialmente entre los supervivientes de cáncer infantil y adultos jóvenes. Aunque se ha informado que el riesgo de aborto espontáneo es mayor entre las mujeres cuyos ovarios estaban en el campo de radioterapia o cerca de él, los supervivientes varones también tuvieron una cantidad significativamente menor de nacimientos vivos en comparación con sus hermanos.[16,18]
- Aunque la quimioterapia, en general, no parece afectar negativamente a los resultados del embarazo, todos los niños y adultos jóvenes a los que se les ha diagnosticado cáncer deben recibir información y mantener conversaciones sobre la preservación de la fertilidad.

Linfedema

- **El linfedema puede aparecer en cualquier momento de la supervivencia.** Los síntomas iniciales pueden incluir sensación de pesadez, plenitud o tirantez de la piel, o dolor.[19] También puede haber disminución de la amplitud de movimiento o de la fuerza.

- El aumento de la inflamación puede predisponer al paciente a infecciones localizadas, que requieren hospitalización para la administración de antibióticos por vía intravenosa.
- La detección temprana permite una intervención más eficaz. Los pacientes mantienen mayor movilidad e independencia con un control adecuado del dolor y acceso a la fisioterapia. Los terapeutas certificados también pueden proporcionar tratamientos más específicos, como las prendas de compresión. La actividad física y el entrenamiento de fuerza no son contraindicación y deben fomentarse.

Dolor

- Los pacientes con dolor crónico pueden no mostrar signo físico alguno evidente.
- Otros síntomas pueden ser taquicardia, hipertensión, hiperventilación, muecas faciales y verbalizaciones.
- **El dolor también puede ser secundario a neuropatías, lo que se asocia a ciertos agentes quimioterapéuticos como la vincristina.**
- El dolor de nueva aparición y agudo debe incluir la recidiva del cáncer en el diagnóstico diferencial.[17]
- Tras la valoración y evaluación exhaustivas del dolor, considérese la posibilidad de iniciar primero los cuidados de apoyo (calor/frío, masaje, terapia ocupacional/física). Los no opiáceos deben utilizarse principalmente para aliviar el dolor y los opiáceos deben recetarse durante periodos cortos de tiempo según sea necesario para tratar el dolor irruptivo.
- Educar a los pacientes sobre la dosificación, los efectos secundarios y las diferencias entre adicción, tolerancia y dependencia física si se utilizan tratamientos con opioides para el dolor.

COMPLICACIONES PSICOLÓGICAS Y SOCIALES

PROBLEMAS PSIQUIÁTRICOS

- **Los supervivientes de cáncer corren mayor riesgo de padecer problemas de salud mental, especialmente en casos de miedo a la recidiva. La angustia, ansiedad y depresión pueden persistir durante muchos años después del diagnóstico de cáncer.[20]**
- El diagnóstico y tratamiento pueden ser difíciles. Los pacientes pueden quejarse de manifestaciones físicas y somáticas. Puede ser necesaria la referencia a psiquiatría y psicología para mayor evaluación.
- El tratamiento se centra en abordar primero los factores que contribuyen a ello, como dolor o sueño.
- La referencia a trabajo social puede ser útil para cualquier necesidad financiera, incluidos los problemas de transporte y vivienda.
- Además del asesoramiento con psicólogos oncólogos, pueden ser necesarias las intervenciones farmacológicas. Los pacientes deben esperar ver algún efecto de cuatro a seis semanas después del inicio del antidepresivo, IRSN o ISRS, y de 8 a 12 semanas para el efecto completo.

FUNCIÓN COGNITIVA

- **El deterioro cognitivo relacionado con el cáncer no se limita a los supervivientes tratados con quimioterapia.[21]** Hay que examinar a los pacientes en busca de factores potencialmente reversibles que puedan contribuir a su deterioro, como los trastornos del sueño, la fatiga y la depresión. Por desgracia no existen agentes farmacológicos aprobados para mejorar la cognición.[21]

- Considérese la neuroimagen en función del diagnóstico de cáncer primario y del riesgo de enfermedad metastásica. Evalúense otros factores como los efectos secundarios de la medicación, el consumo de sustancias, las deficiencias vitamínicas y las endocrinopatías.[17]
- Remítase a los pacientes a la rehabilitación cognitiva, que incluye terapias ocupacionales y del habla, así como referencias a neuropsicología y psicoterapia.

FATIGA

- La fatiga relacionada con el cáncer se define como una sensación angustiosa, persistente y subjetiva de cansancio o agotamiento físico, emocional y/o cognitivo relacionado con el cáncer o su tratamiento, que no es proporcional a la actividad reciente y que interfiere en el funcionamiento habitual.[22]
- **La fatiga también puede ser indicio de una afección tratable, como disfunción cardiaca o pulmonar, endocrinopatía, anemia o pérdida de la condición secundaria a un curso terapéutico prolongado del cáncer.** Revísese la medicación actual del paciente, sus hábitos de sueño, su estado nutricional y su bienestar emocional general para determinar otros factores que contribuyan a la fatiga.
- Refuércense los comportamientos de estilo de vida saludable que se comentan más adelante. Refiérase a psicología, fisioterapia, programas de ejercicio y otros recursos, según proceda.
  - Anime a los pacientes a seguir una dieta sana, rica en verduras, frutas y cereales integrales, pero baja en azúcares y grasas. Limite las carnes rojas y procesadas.
  - A mantener un peso saludable promoviendo el ejercicio vigoroso y el entrenamiento de fuerza/resistencia.[6]
  - A practicar la exposición solar segura utilizando un protector solar de amplio espectro con FPS ≥ 30 y limitando el tiempo de exposición al sol. Utilice ropa adecuada de protección contra los rayos ultravioleta (UV). Evite las camas de bronceado.
  - A evitar el tabaco, la marihuana y los productos vaporizados.
  - Lo mejor es no consumir alcohol; si no es posible, limite su ingestión: una bebida al día para las mujeres y dos bebidas al día para los varones.
  - A asegurar un sueño adecuado con buena higiene del sueño. Para los pacientes que experimentan insomnio crónico, considérese referir a la terapia cognitivo-conductual y los medicamentos (trazodona *vs.* mirtazapina).
- **Realice un seguimiento periódico con su médico de cabecera**.

Logros educativos

- **La educación del paciente es un factor importante de predicción de los resultados sociales.** Por desgracia, es frecuente que los niños diagnosticados con cáncer sufran trastornos académicos importantes.
- Los supervivientes de cáncer infantil presentan un uso significativamente mayor de los servicios de educación especial y del índice de no haber finalizado los estudios medios superiores en comparación con sus parientes. Esto, a su vez, afecta a su capacidad para conseguir un empleo, así como vivir de forma independiente.
- También se ha demostrado que las afecciones médicas crónicas tras el tratamiento del cáncer aumentan el riesgo de desempleo.
- La intervención temprana es clave para mejorar el bienestar psicosocial entre los supervivientes de cáncer infantil, así como reducir el riesgo de resultados adversos a largo plazo.

CONSIDERACIONES SOBRE LA INMUNIZACIÓN

- Los proveedores deben fomentar la vacunación según las recomendaciones de los Centros de Control de Enfermedades (CDC, por sus siglas en inglés).
- Las vacunas pueden no desencadenar una respuesta inmunitaria protectora en individuos activamente inmunocomprometidos o en supervivientes con déficits inmunitarios residuales.
- Las vacunas deben retrasarse al menos seis meses después de recibir la terapia de anticuerpos anti-células B.[17]

TRANSICIÓN A LA ATENCIÓN CENTRADA EN EL ADULTO

- **Los retrasos en la transición de la atención pediátrica a la atención de adultos pueden ocasionar resultados físicos y psicológicos adversos a largo plazo**, como ya se destacó.
- El éxito de la transición implica la participación de un equipo multidisciplinario de médicos, terapeutas y trabajadores sociales para proporcionar atención especializada y adecuada al desarrollo, al tiempo que se promueve la autonomía, responsabilidad personal y autosuficiencia del paciente.[23]

GENERALIDADES

- **Los avances en las terapias y el tratamiento han disminuido la mortalidad por cáncer y han aumentado las tasas de supervivencia.** La población de supervivientes al cáncer sigue creciendo, y nunca se insistirá lo suficiente en el cribado rutinario de las complicaciones a largo plazo secundarias a sus tratamientos contra el cáncer. La carga de complicaciones CV contribuye específicamente a morbilidad y mortalidad importantes entre los supervivientes de cáncer. El cribado **activo y la intervención temprana son necesarios para prevenir estas complicaciones secundarias** (fig. 17-3). Aunque las complicaciones CV suponen una carga importante entre los supervivientes de cáncer, otras complicaciones, tanto físicas como psicosociales, también justifican un cribado y tratamiento continuados.

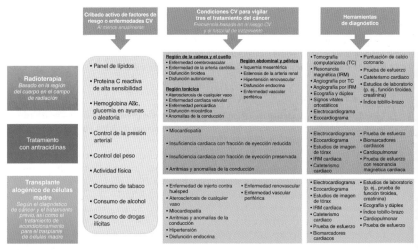

Figura 17-3. Recomendaciones generales de control y tratamiento cardiaco en supervivientes de cáncer.

REFERENCIAS

1. American Cancer Society, *Cancer treatment and survivorship facts and figures 2019-2021.* American Cancer Society; 2019.
2. American Cancer Society. Key statistics for childhood cancers. 2021. https://www.cancer.org/cancer/cancer-in-children/key-statistics.html.
3. Linet MS, Ries LA, Smith MA, Tarone RE, Devesa SS. Cancer surveillance series: recent trends in childhood cancer incidence and mortality in the United States. *J Natl Cancer Inst.* 1999;91(12):1051-1058.
4. Henley SJ, Ward EM, Scott S, *et al.* Annual report to the nation on the status of cancer, part I: National Cancer Statistics. *Cancer.* 2020;126(10):2225-2249.
5. Mertens AC, Yasui Y, Neglia JP, *et al.* Late mortality experience in five-year survivors of childhood and adolescent cancer: the Childhood Cancer Survivor Study. *J Clin Oncol,* 2001;19(13):3163-3172.
6. Scott JM, Li N, Liu Q, *et al.* Association of exercise with mortality in adult survivors of childhood cancer. *JAMA Oncol.* 2018;4(10):1352-1358.
7. Lenihan DJ, Cardinale DM. Late cardiac effects of cancer treatment. *J Clin Oncol.* 2012;30(30):3657-3664.
8. Desai MY, Jellis CL, Kotecha R, Johnston DR, Griffin BP. Radiation-associated cardiac disease: a practical approach to diagnosis and management. *JACC Cardiovasc Imaging.* 2018;11(8):1132-1149.
9. Atkins KM, Chaunzwa TL, Lamba N, *et al.* Association of left anterior descending coronary artery radiation dose with major adverse cardiac events and mortality in patients with non-small cell lung cancer. *JAMA Oncol.* 2020;7(2):206-219.
10. Gibson TM, Li Z, Green DM, *et al.* Blood pressure status in adult survivors of childhood cancer: a report from the St. Jude Lifetime Cohort Study. *Cancer Epidemiol Biomarkers Prev.* 2017;26(12):1705-1713.
11. Bijl JM, Roos MM, van Leeuwen-Segarceanu EM, *et al.* Assessment of valvular disorders in survivors of Hodgkin's lymphoma treated by mediastinal radiotherapy ± chemotherapy. *Am J Cardiol.* 2016;117(4):691-696.
12. Mazur M, Wang F, Hodge DO, *et al.* Burden of cardiac arrhythmias in patients with anthracycline-related cardiomyopathy. *JACC Clin Electrophysiol.* 2017;3(2):139-150.
13. Cardinale D, Colombo A, Bacchiani G, *et al.* Early detection of anthracycline cardiotoxicity and improvement with heart failure therapy. *Circulation.* 2015;131(22):1981-1988.
14. Slamon D, Eiermann W, Robert N, et al., Adjuvant trastuzumab in HER2-positive breast cancer. *N Engl J Med.* 2011;365(14):1273-1283.
15. Hall PS, Harshman LC, Srinivas S, Witteles RM. The frequency and severity of cardiovascular toxicity from targeted therapy in advanced renal cell carcinoma patients. *JACC Heart Fail.* 2013;1(1):72-78.
16. Robison LL. Treatment-associated subsequent neoplasms among long-term survivors of childhood cancer: the experience of the childhood cancer survivor study. *Pediatr Radiol.* 2009;39(suppl 1):S32-S37.
17. National Comprehensive Cancer Network. Survivorship version 2. NCCN clinical practice guidelines in oncology. 2020. https://www.nccn.org/professionals/physician_gls/pdf/survivorship.pdf.
18. Green D, Galvin H, Horne B. The psycho-social impact of infertility on young male cancer survivors: a qualitative investigation. *Psychooncology.* 2003;12(2):141-152.
19. National Cancer Institute. Lymphedema (PDQ)-health professional version. 2019. https://www.cancer.gov/about-cancer/treatment/side-effects/lymphedema/lymphedema-hp-pdq.
20. Lu D, Andersson TM, Fall K, *et al.* Clinical diagnosis of mental disorders immediately before and after cancer diagnosis: a nationwide matched cohort study in Sweden. *JAMA Oncol.* 2016;2(9):1188-1196.

21. Lange M, Joly F, Vardy J, *et al.* Cancer-related cognitive impairment: an update on state of the art, detection, and management strategies in cancer survivors. *Ann Oncol.* 2019;30(12):1925-1940.

22. National Comprehensive Cancer Network. Cancer-related fatigue. Version 2. NCCN clinical practice guidelines in oncology. 2020. https://www.nccn.org/professionals/physician_gls/pdf/fatigue.pdf.

23. Henderson TO, Friedman DL, Meadows AT. Childhood cancer survivors: transition to adult-focused risk-based care. *Pediatrics.* 2010;126(1):129-136.

18 Trasplante de células hematopoyéticas

Tushar Tarun,* Michael Kramer,*
e Iskra Pusic

El trasplante de células hematopoyéticas (TCH) es un tratamiento potencialmente curativo para una serie de trastornos, como neoplasias hematológicas, trastornos por insuficiencia de la médula ósea, hemoglobinopatías, inmunodeficiencias, enfermedades autoinmunitarias y determinados tumores sólidos. Consiste en la administración de altas dosis de quimioterapia y/o radiación, seguida de la infusión de células hematopoyéticas autólogas o alogénicas previamente recolectadas. Cada año se practican más de 65 000 TCH en todo el mundo. Los avances en las estrategias de TCH y los cuidados de apoyo han permitido mejorar significativamente la supervivencia de los receptores de TCH.[1,2] Sin embargo, a medida que los pacientes sobreviven más tiempo, corren el riesgo de desarrollar efectos secundarios tardíos, incluidas las complicaciones cardiovasculares (CV).[3] Este capítulo resume los principios del TCH, la evaluación cardiaca previa a TCH y las complicaciones CV después de TCH.

VISIÓN GENERAL DEL TRASPLANTE DE CÉLULAS HEMATOPOYÉTICAS

Tipos de trasplante de células hematopoyéticas

El TCH se clasifica en función del origen de las células hematopoyéticas que se van a infundir.

- **El TCH autólogo (auto-TCH) implica la movilización, recolección y criopreservación de las células hematopoyéticas del propio paciente.** Estas células se reinfunden como "rescate" de la hematopoyesis tras la administración de altas dosis de quimioterapia y/o radiación.
- **El TCH alogénico (alo-TCH) consiste en la recolección de células hematopoyéticas de una persona sana (donante) y su posterior infusión en el paciente (receptor), tras la administración de quimioterapia y/o radiación**. Es necesario cierto grado de coincidencia entre donante y receptor respecto de los sitios del antígeno leucocitario humano (HLA, por sus siglas en inglés) para garantizar el éxito del alo-TCH. El donante puede ser un hermano totalmente compatible con el HLA, un pariente medio compatible con el HLA (haploidéntico), un donante no emparentado totalmente compatible con el HLA o un donante no emparentado parcialmente compatible con el HLA. Los receptores de alo-TCH requieren inmunosupresión durante cierto tiempo después del trasplante para garantizar el éxito del injerto y prevenir el rechazo y la enfermedad de injerto contra huésped (EICH).

Indicaciones para el trasplante de células hematopoyéticas

Las indicaciones más comunes del autotrasplante son mieloma múltiple y linfoma. Las indicaciones más comunes del alo-TCH son leucemia aguda, síndrome mielodisplásico y anemia aplásica (tabla 18-1).

---

*Los autores marcados con asterisco han participado equitativamente en la redacción de este capítulo.

TABLA 18-1	Indicaciones para el trasplante de células hematopoyéticas

Trasplante autólogo
  Mieloma múltiple
  Amiloidosis de cadenas ligeras
  Linfoma de Hodgkin y no Hodgkin
  Neuroblastoma
  Tumores de células germinales

Trasplante alogénico
  Leucemia
  Síndrome mielodisplásico y neoplasias mieloproliferativas
  Linfoma de Hodgkin y no Hodgkin
  Anemia aplásica y otros síndromes de insuficiencia de la médula ósea
  Hemoglobinopatías (talasemia, anemia de células falciformes)
  Síndromes de inmunodeficiencia
  Errores congénitos del metabolismo
  Enfermedades autoinmunitarias

Adaptado de Govindan R, Morgensztern D. *The Washington Manual of Oncology.* 4ª ed. Wolters Kluwer; 2020.

Procedimientos y técnicas de trasplante de células hematopoyéticas

Recolección de células hematopoyéticas

- Las células hematopoyéticas pueden obtenerse directamente de la médula ósea haciendo una serie de biopsias de médula en un donante/paciente anestesiado o de sangre periférica mediante aféresis. Aunque las células hematopoyéticas pueden detectarse en la sangre a niveles muy bajos, su rendimiento se multiplica por 1 000 utilizando factores de crecimiento hematopoyético, normalmente el factor estimulante de colonias de granulocitos (G-CSF, por sus siglas en inglés) y/o plerixafor, en un proceso denominado movilización de células hematopoyéticas. Estas células hematopoyéticas movilizadas pueden extraerse de la sangre mediante aféresis y se utilizan para todos los autotrasplantes. Tanto las células hematopoyéticas de la médula ósea como las de la sangre movilizada pueden utilizarse para el TCH, cada una con sus propias ventajas y desventajas, y las prácticas varían entre los centros.

Acondicionamiento

- **Antes del TCH, se administra un régimen de acondicionamiento (múltiples agentes de quimioterapia y/o radiación) para erradicar cualquier célula maligna restante**. En el alo-TCH, el acondicionamiento también sirve para "hacer espacio" en la médula del receptor para las células del donante, incapacitando al sistema inmunitario del receptor, que de otro modo rechazaría las células del donante. Los tipos de acondicionamiento incluyen *acondicionamiento mieloablativo (MAC, por sus siglas en inglés), acondicionamiento de intensidad reducida (RIC, por sus siglas en inglés)* y el *no mieloablativo (NMA, por sus siglas en inglés)* (tabla 18-2).
- Los regímenes MAC son más intensos y causan citopenias de larga duración. Es poco probable que la médula del paciente se recupere sin un TCH.
- Los regímenes RIC y NMA son significativamente menos tóxicos y la médula se recuperará incluso en ausencia de infusión de células hematopoyéticas. Sin embargo, es

TABLA 18-2	Regímenes de acondicionamiento y toxicidades comunes	
Regímenes mieloablativos	**Tipo de TCH**	**Toxicidades importantes**
Ciclofosfamida/ICT Ciclofosfamida Irradiación corporal total	alo-TCH	Arritmia, insuficiencia cardiaca, taponamiento cardiaco, miocardiopatía restrictiva, arritmia, pericarditis, neumonitis, fibrosis pulmonar
Fludarabina/Busulfán (4 días) Fludarabina Busulfán (4 días)	alo-TCH	Dolor de pecho, arritmia, edema, enfermedad pulmonar intersticial
BEAM Carmustina (BCNU) Etopósido Citarabina (Ara-C) Melfalán	auto-TCH (linfoma)	Convulsiones, dolor de pecho, neuropatía periférica, edema de toxicidad cerebelosa, toxicidad gastrointestinal (GI)
Dosis altas de melfalán	auto-TCH (mieloma múltiple)	Edema, toxicidad GI
Intensidad reducida (RIC)		
Fludarabina/Busulfán (2 días) Fludarabina Busulfán (2 días)	alo-TCH	Dolor de pecho, arritmia, edema, enfermedad pulmonar intersticial
Fludarabina/ Ciclofosfamida Fludarabina Ciclofosfamida	alo-TCH	Dolor torácico, arritmia, edema, insuficiencia cardiaca, taponamiento cardiaco
Regímenes no mieloablativos		
Fludarabina/ICT	alo-TCH	Dolor torácico, arritmia, edema, miocardiopatía restrictiva, insuficiencia cardiaca congestiva, pericarditis, neumonitis, fibrosis pulmonar
ITL/ATG Irradiación total de linfocitos Globulina antitimocítica	alo-TCH	Reacciones a la infusión, bradicardia, dolor en el pecho

ICT, irradiación corporal total; alo-TCH, trasplante de células hematopoyéticas alogénico; auto-TCH, trasplante de células hematopoyéticas autólogo; ITL/ATG, irradiación total de linfocitos/globulina antitimocítica.

menos probable que estos regímenes destruyan completamente cualquier célula maligna residual. Los regímenes RIC y NMA dependen del efecto injerto contra tumor para la eliminación adicional de las células malignas. El uso de RIC y NMA ha ampliado la disponibilidad de la transfusión alogénica a los pacientes de menor condición física y mayor edad, que tienen menos probabilidades de tolerar la MAC estándar.

Infusión de células hematopoyéticas

Después de que el paciente se someta al acondicionamiento, el producto de células hematopoyéticas cosechado se infunde a través del catéter venoso central. Durante la infusión es obligatoria una estrecha observación del paciente, incluido el monitoreo cardiaco.

Injerto

Luego del TCH, el paciente es vigilado estrechamente y apoyado con transfusiones y antibióticos mientras espera el injerto del nuevo sistema hematopoyético (el injerto es el proceso por el cual las células hematopoyéticas se abren paso en los nichos de la médula ósea y proliferan). El G-CSF suele iniciarse varios días después del TCH y continuarse hasta que el recuento absoluto de neutrófilos supere las 1,500 células/mm^3 (normalmente entre 10 y 20 días después del TCH).

Inmunosupresión

La inmunosupresión a corto plazo se utiliza después del alo-TCH para prevenir la EICH aguda. La EICH aguda es causada por las células T alogénicas del donador en el producto celular hematopoyético (injerto) y reconocen los antígenos del receptor (huésped) como extraños. Los órganos más comúnmente afectados son piel, sistema gastrointestinal e hígado. Los regímenes inmunosupresores estándar utilizan un antimetabolito (es decir, metotrexato, micofenolato de mofetilo) en combinación con un inhibidor de la calcineurina (es decir, tacrolimús, ciclosporina). El uso temprano de ciclofosfamida luego de alo-TCH ha permitido el uso de donantes haploidénticos, lo que ha revolucionado el mundo de los trasplantes.[4]

EVALUACIÓN CARDIOVASCULAR PRETRASPLANTE

Cribado cardiovascular

- Muchos de los pacientes a los que se considera practicar TCH ya recibieron tratamiento oncológico cardiotóxico (es decir, antraciclinas, ciclofosfamida, radiación torácica) y tienen mayor riesgo de disfunción cardiaca. Ciertas indicaciones de TCH (es decir, amiloidosis de cadenas ligeras, talasemia, esclerosis sistémica) se asocian con enfermedades CV.[5] Con la mejora de las técnicas de TCH en el último decenio, cada vez más pacientes de más de 60 años se someten a TCH.[6] Estos pacientes de edad avanzada tienen más probabilidades de presentar comorbilidades CV, como hipertensión, hiperlipidemia, arteriosclerosis y diabetes.
- **A todos los pacientes se les debe examinar con historia clínica, electrocardiograma de 12 derivaciones, ecocardiografía transtorácica y radiografía de tórax. Los pacientes con características de alto riesgo** (tabla 18-3) **deben ser remitidos a un cardiooncólogo para mayor evaluación y modificación de los factores de riesgo.**

Optimización cardiovascular

- Todos los pacientes con enfermedad arterial coronaria conocida deben recibir tratamiento con estatinas antes del TCH.
- Los pacientes en quienes se sospecha angina inestable deben someterse a prueba de esfuerzo previa al TCH y/o a cateterismo cardiaco, suponiendo que el TCH pueda retrasarse con seguridad, para permitir un periodo de tratamiento antiplaquetario dual luego de la revascularización coronaria.

TABLA 18-3	Factores de riesgo de complicaciones cardiovasculares postrasplante de células hematopoyéticas

1. Signos o síntomas de angina y/o insuficiencia cardiaca
2. Anomalías importantes en la electrocardiografía (arritmias, bloqueo cardiaco, ondas Q)
3. Disfunción ventricular izquierda (fracción de eyección del ventrículo izquierdo <40%)
4. Biomarcadores cardiacos anormales (troponina, péptido natriurético cerebral)
5. Tratamiento cardiotóxico previo contra el cáncer (antraciclinas, inhibidores del proteasoma, ciclofosfamida, radiación torácica)
6. Antecedentes de insuficiencia cardiaca, miocardiopatía o disfunción diastólica de al menos grado II
7. Antecedentes de infarto de miocardio en los últimos 30 días
8. Antecedentes de síncopes inexplicables
9. Antecedentes de estenosis de la válvula aórtica o mitral
10. Antecedentes de hipertensión pulmonar

- Las arritmias deben estar bien controladas con el tratamiento médico antes del TCH.
- Los pacientes con insuficiencia cardiaca deben recibir un tratamiento óptimo dirigido por las guías, que incluya bloqueadores β, inhibidores de la enzima convertidora de la angiotensina (IECA), antagonistas de los receptores de la angiotensina, antagonistas de los receptores de mineralocorticoides y/o inhibidores de los receptores de la angiotensina-neprilisina. El estado de volumen debe optimizarse utilizando diuréticos de asa.
- Los riesgos y beneficios del TCH para los pacientes con fracción de eyección del ventrículo izquierdo (FEVI) <40% deben discutirse con un equipo asistencial multidisciplinario.

COMPLICACIONES CARDIOVASCULARES DEL TRASPLANTE DE CÉLULAS HEMATOPOYÉTICAS

Complicaciones cardiovasculares tempranas

- Varias complicaciones tempranas luego del TCH pueden ocasionar aumento del estrés cardiaco y las complicaciones CV.
  - Bacteriemia, neumonía, choque séptico e insuficiencia multiorgánica no son raros en el periodo inicial posterior al TCH.
  - El síndrome de liberación de citocinas es un síndrome inflamatorio sistémico agudo que puede producirse tras alo-TCH, en particular TCH haploidéntico. Los casos graves se caracterizan por hipotensión, colapso circulatorio, fuga vascular, edema periférico y pulmonar, insuficiencia renal y disfunción cardiaca. Para su tratamiento se utilizan esteroides y tocilizumab.
- **Puede ocasionarse insuficiencia cardiaca, arritmias y derrame pericárdico.**
  - Los diuréticos de asa deben utilizarse para controlar el estado de volumen en pacientes con insuficiencia cardiaca descompensada. Los bloqueadores β y/o inhibidores de la ECA pueden utilizarse en pacientes con disfunción sistólica de nueva aparición cuando la presión arterial lo tolere.
  - La fibrilación y el aleteo auricular son las arritmias más comunes.[7] Puede requerirse tratamiento antiarrítmico a corto plazo con amiodarona, debido a la hipotensión concomitante y a la lesión renal aguda en el periodo inicial posterior al TCH.

- El derrame pericárdico asintomático puede controlarse con ecocardiogramas seriados y/o con la administración de líquidos por vía intravenosa. Para los pacientes con taponamiento cardiaco, la pericardiocentesis debe practicarse bajo la guía de la ecocardiografía y con un recuento de plaquetas >50,000.
- La ciclofosfamida, que puede utilizarse para el acondicionamiento previo al TCH, se asocia con toxicidades CV agudas que incluyen insuficiencia cardiaca, pericarditis y miocarditis hemorrágica que se producen en las tres semanas siguientes a la administración de la ciclofosfamida.
- La EICH cardiaca aguda es extremadamente rara, pero hay informes de pacientes con EICH aguda (o reagudización de la EICH crónica) que desarrollaron bradicardia (incluidos falla del nódulo sinusal o bloqueo cardiaco completo); todos esos pacientes respondieron al aumento de la inmunosupresión.[8]

Complicaciones cardiovasculares tardías

- **La prevalencia de todos los factores de riesgo CV, como hiperlipidemia, diabetes, hipertensión y obesidad abdominal, es mayor en los supervivientes del TCH en comparación con la población general.** Estos pacientes tienen un riesgo cuatro veces mayor de desarrollar enfermedad CV con inicio ~14 años antes en comparación con la población general. La incidencia acumulada de complicaciones CV tras el TCH es de 5 a 10% a los 10 años, y las muertes CV representan de 2 a 4% de la mortalidad en los supervivientes del TCH a largo plazo.[9-11]
- La incidencia acumulada de insuficiencia cardiaca congestiva es de 5% a los cinco años y de hasta 10% a los 15 años.
- Después de alo-TCH, la incidencia acumulada de eventos vasculares arteriales (enfermedad arterial coronaria, enfermedad vascular periférica, accidente cerebrovascular) es de 10% a los 15 años y >20% a los 20 años.
- El riesgo de arritmias aumenta con el tiempo y es mayor en las poblaciones de mayor edad. La incidencia acumulada de anomalías de la conducción se aproxima a 10% a los 10 años.
- La prevalencia de las enfermedades crónicas es mayor después de alo-TCH que después de auto-TCH.[12]
- Varios factores de riesgo específicos del tratamiento del cáncer y TCH contribuyen a aumentar el riesgo de complicaciones CV tardías luego del TCH.
  - El tratamiento con antraciclinas antes del TCH aumenta el riesgo de insuficiencia cardiaca, mientras que la radiación torácica se asocia con miocardiopatía restrictiva e insuficiencia cardiaca, anomalías de la conducción, arritmias, enfermedad coronaria, pericarditis y disfunción autonómica.[13]
  - La irradiación corporal total, utilizada como parte de los regímenes de acondicionamiento del TCH, ocasiona daños endoteliales, lo que aumenta el riesgo de enfermedad vascular arterial (enfermedad arterial coronaria, enfermedad vascular periférica y enfermedad cerebrovascular).
  - Los pacientes que desarrollan EICH requieren inmunosupresión prolongada con inhibidores de la calcineurina, corticosteroides y/o inhibidores de mTOR. Estos medicamentos se asocian con hiperlipidemia, hipertensión y diabetes mellitus, todos ellos factores de riesgo de enfermedad CV.
  - Las transfusiones de sangre frecuentes aumentan el riesgo de sobrecarga de hierro, que puede ocasionar miocardiopatía.

Consideraciones sobre el trasplante de células hematopoyéticas

- En la actualidad, no existe una estrategia universal para vigilar a los supervivientes de trasplantes a largo plazo en busca de complicaciones CV. Los esfuerzos deben centrarse en la prevención y el tratamiento temprano de los factores de riesgo CV.[9,10]

- Se recomienda la evaluación clínica rutinaria de todos los supervivientes de TCH cada año.
- **Los factores de riesgo CV deben modificarse enérgicamente (dejar de fumar, controlar la presión arterial, controlar los lípidos, controlar el peso, controlar la glucemia, modificación terapéutica del estilo de vida).**
- Los pacientes deben recibir asesoramiento y educación sobre el ejercicio regular y una dieta saludable para el corazón.
- Los síntomas CV deben investigarse a fondo con biomarcadores cardiacos, ecocardiografía transtorácica, monitoreo Holter y/o pruebas de esfuerzo según lo indique la clínica.
- En los pacientes que requieren transfusiones de sangre frecuentes, deben tomarse medidas para evitar la sobrecarga de hierro.

COMPLICACIONES CARDIACAS DE LA ENFERMEDAD CRÓNICA DE INJERTO CONTRA HUÉSPED

- La EICH crónica es la principal causa de morbilidad y mortalidad no relacionada con la recaída después de alo-TCH, y se produce en 40 a 60% de los supervivientes a largo plazo. Se caracteriza por desregulación inmunitaria y se asocia con aumento de la morbilidad, riesgo de infecciones y reducción de la funcionalidad, debidos a la propia enfermedad y a la inmunosupresión a largo plazo. Los sistemas orgánicos más comúnmente afectados son piel, ojos, boca, sistema musculoesquelético, intestino, hígado y pulmones.
- Aunque la EICH crónica "cardiaca" es poco frecuente y no está claramente definida, existen importantes efectos CV indirectos de la EICH crónica.
- Todos los medicamentos inmunosupresores utilizados para tratar la EICH crónica tienen efectos adversos CV (tabla 18-4), que predisponen a eventos CV adversos.
- Se ha informado aumento de la masa del VI y deterioro de la función diastólica en pacientes con EICH crónica.[14]

TABLA 18-4	Fármacos inmunosupresores y efectos secundarios
Fármacos	**Efectos adversos importantes**
Corticosteroides	Hipertensión, diabetes, miopatía, obesidad, supresión suprarrenal
Inhibidores de la calcineurina (tacrolimús, ciclosporina)	Hipertensión, nefrotoxicidad, temblor, diabetes, hiperlipidemia, cáncer de piel de células escamosas, arritmias, insuficiencia cardiaca congestiva
Metotrexato	Hepatotoxicidad, toxicidad pulmonar, nefrotoxicidad, estado protrombótico, diabetes
Micofenolato mofetilo	Hipertensión, edema, taquicardia, hiperlipidemia, diabetes, toxicidad gastrointestinal, toxicidad hepática
Sirolimús	Edema, estado protrombótico, hipertensión, hiperlipidemia, diabetes

- La inflamación sistémica crónica causa mayor riesgo de enfermedad vascular arterial (enfermedad arterial coronaria, enfermedad vascular periférica, enfermedad cerebrovascular) en pacientes con EICH crónica.
- **Se requiere modificar de forma enérgica los factores de riesgo CV e investigar rápidamente los síntomas que sugieren enfermedad vascular arterial en los pacientes con EICH crónica.**

REFERENCIAS

1. Bhatia S, Francisco L, Carter A, *et al*. Late mortality after allogeneic hematopoietic cell transplantation and functional status of long-term survivors: report from the Bone Marrow Transplant Survivor Study. *Blood*. 2007;110(10):3784-3792. doi:10.1182/blood-2007-03-082933
2. Bhatia S, Robison LL, Francisco L, *et al*. Late mortality in survivors of autologous hematopoietic-cell transplantation: report from the Bone Marrow Transplant Survivor Study. *Blood*. 2005;105(11):4215-4222. doi:10.1182/blood-2005-01-0035
3. Armenian SH, Chemaitilly W, Chen M, *et al*. National Institutes of Health hematopoietic cell transplantation late effects initiative: the cardiovascular disease and associated risk factors working group report. *Biol Blood Marrow Transplant*. 2017;23(2):201-210. doi:10.1016/j.bbmt.2016.08.019
4. Fuchs EJ. Haploidentical transplantation for hematologic malignancies: where do we stand? *Hematology Am Soc Hematol Educ Program*. 2012;2012:230-236. doi:10.1182/asheducation-2012.1.230
5. Coghlan JG, Handler CE, Kottaridis PD. Cardiac assessment of patients for haematopoietic stem cell transplantation. *Best Pract Res Clin Haematol*. 2007;20(2):247-263. doi:10.1016/j.beha.2006.09.005
6. Majhail NS, Tao L, Bredeson C, *et al*. Prevalence of hematopoietic cell transplant survivors in the United States. *Biol Blood Marrow Transplant*. 2013;19(10):1498-1501. doi:10.1016/j.bbmt.2013.07.020
7. Tonorezos ES, Stillwell EE, Calloway JJ, *et al*. Arrhythmias in the setting of hematopoietic cell transplants. *Bone Marrow Transplant*. 2015;50(9):1212-1216. doi:10.1038/bmt.2015.127
8. Rackley C, Schultz KR, Goldman FD, *et al*. Cardiac manifestations of graft-versus-host disease. *Biol Blood Marrow Transplant*. 2005;11(10):773-780.
9. Majhail NS, Rizzo JD, Lee SJ, *et al*. Recommended screening and preventive practices for long-term survivors after hematopoietic cell transplantation. *Bone Marrow Transplant*. 2012;47(3):337-341. doi:10.1038/bmt.2012.5
10. Armenian SH, Chow EJ. Cardiovascular disease in survivors of hematopoietic cell transplantation. *Cancer*. 2014;120(4):469-479. doi:10.1002/cncr.28444
11. Tichelli A, Bhatia S, Socie G. Cardiac and cardiovascular consequences after haematopoietic stem cell transplantation. *Br J Haematol*. 2008;142(1):11-26. doi:10.1111/j.1365-2141.2008.07165.x
12. Sun CL, Francisco L, Kawashima T, *et al*. Prevalence and predictors of chronic health conditions after hematopoietic cell transplantation: a report from the Bone Marrow Transplant Survivor Study. *Blood*. 2010;116(17):3129-3139; quiz 3377. doi:10.1182/blood-2009-06-229369
13. Ratosa I, Ivanetic Pantar M. Cardiotoxicity of mediastinal radiotherapy. *Rep Pract Oncol Radiother*. 2019;24(6):629-643. doi:10.1016/j.rpor.2019.09.002
14. Dogan A, Dogdu O, Ozdogru I, *et al*. Cardiac effects of chronic graft-versus-host disease after stem cell transplantation. *Tex Heart Inst J*. 2013;40(4):428-434.

19 Interacciones entre fármacos y la importancia del farmacéutico

Marissa Olson

PRINCIPIOS GENERALES

- El tratamiento del cáncer ha mejorado enormemente en los últimos 10 años, lo que ha permitido aumentar la esperanza de vida de quienes lo padecen.
- Cada vez son más los pacientes que reciben tratamiento para un tumor maligno y, al mismo tiempo, para enfermedades crónicas. En concreto, muchos se enfrentan a complicaciones cardiacas y toman múltiples medicamentos para controlar la insuficiencia cardiaca, enfermedad coronaria, fibrilación auricular, hipertensión, etcétera.[1]
- El tratamiento del cáncer y muchos de los medicamentos utilizados para tratar las afecciones cardiacas se metabolizan y/o afectan al sistema de la monooxigenasa del citocromo P (CYP, por sus siglas en inglés) 450 y a otros transportadores de fármacos, lo que ocasiona una elevada frecuencia de interacciones farmacológicas.
- La disponibilidad de antineoplásicos orales también ha aumentado considerablemente y casi una cuarta parte de los fármacos en desarrollo son medicamentos orales. Un estudio reveló que casi 50% de los pacientes que recibían quimioterapia oral experimentaron interacción farmacológica relacionada con su tratamiento.[2,3]
- Las interacciones farmacológicas pueden causar aumento de la exposición al fármaco y su toxicidad o disminución de la exposición y su eficacia. El estrecho índice terapéutico de la mayoría de los antineoplásicos y muchos medicamentos cardiacos hace que esto sea especialmente preocupante.
- El manejo de las interacciones farmacológicas es vital para mejorar los resultados y la calidad de vida de los pacientes.

Definiciones

- **Las interacciones farmacocinéticas se deben a cambios en la absorción, distribución, el metabolismo o la eliminación de una combinación de fármacos. El metabolismo a través del sistema CYP450 es un ejemplo de interacción farmacocinética.**[2,4]
- El sistema CYP450 es una familia de más de 100 enzimas genéticamente similares localizadas sobre todo en el hígado que son responsables del metabolismo de los fármacos.[5]
  - Un sustrato del CYP450 es un fármaco metabolizado por el sistema CYP450.
  - Un inductor del CYP450 aumenta la actividad enzimática del sistema y suele reducir la eficacia de un sustrato.
  - Un *inhibidor* del CYP450 disminuye la actividad enzimática del sistema.[6,7]
    - Un *inhibidor fuerte* es aquel capaz de aumentar a un sustrato más de cinco veces en el área bajo la curva en plasma (AUC, por sus siglas en inglés) y/o reducir 80% la depuración del fármaco.
    - Un *inhibidor moderado* es aquel capaz de aumentar 2 a 5 veces el AUC en plasma de un sustrato y/o disminuir de 50 a 80% la depuración del fármaco.

- ○ Un *inhibidor débil* es aquel que aumenta de 1.25 a 2 veces el AUC en plasma de un sustrato y/o disminuye de 20 a 50% la depuración del fármaco.
- La glucoproteína P (gp-p) es una bomba de expulsión que se encuentra con mayor frecuencia en intestino, hígado, riñón y alrededor de la barrera hematoencefálica. Puede alterar la absorción y eliminación de los fármacos.[8]
- **También pueden haber interacciones farmacodinámicas cuando los medicamentos ejercen efectos sinérgicos, aditivos o antagónicos debido a mecanismos de acción similares.**[4]

Vía del citocromo P450 3A4

- El CYP3A4 es la enzima CYP450 más común en los seres humanos y es responsable de metabolizar entre 45 y 60% de los fármacos en uso.[5]
- **Una cantidad importante de agentes antineoplásicos y antiinfecciosos utilizados habitualmente en el tratamiento de pacientes con cáncer inhiben o inducen el CYP3A4.** Algunos ejemplos son:
  - Antineoplásicos inhibidores del CYP3A4:[6]
    - ○ Fuerte: ceritinib, idelalisib, tucatinib
    - ○ Moderado: crizotinib, duvelisib, imatinib, nilotinib, ribociclib
  - Antineoplásicos inductores del CYP3A4: enzalutamida, dabrafenib[6]
  - Antimicrobianos inhibidores del CYP3A4 [6]
    - ○ Moderado: fluconazol, isavuconazol, letermovir
    - ○ Fuerte: posaconazol, voriconazol
- **Estos medicamentos pueden tener efectos importantes sobre los sustratos del CYP3A4 utilizados para controlar las afecciones cardiacas, incluidos los siguientes medicamentos de cada clase:**[6]
  - Anticoagulantes orales directos (ACOD, por sus siglas en inglés): apixabán y rivaroxabán
    - ○ Dabigatrán y edoxabán no son metabolizados por el CYP3A4 y pueden preferirse en el entorno clínico apropiado cuando se necesitan inhibidores/inductores del CYP3A4. *Véase* en la tabla 19-1 la orientación sobre el manejo de las interacciones farmacológicas con los ACOD.
    - ○ Como alternativa, puede utilizarse la enoxaparina para evitar interacciones farmacológicas importantes.
  - Inhibidores de la hidroximetilglutaril-coenzima A–reductasa (HMG-CoA; estatinas): atorvastatina, lovastatina y simvastatina
    - ○ Fluvastatina, pravastatina, pitavastatina y rosuvastatina no se metabolizan de manera importante por el CYP3A4 y pueden preferirse cuando se necesitan inhibidores/inductores del CYP3A4. *Véase* en la tabla 19-2 la orientación sobre el manejo de las interacciones farmacológicas con las estatinas.
  - Antiarrítmicos: amiodarona, dronedarona, dofetilida
    - ○ Flecainida y sotalol no son sustratos del CYP3A4 y no serían afectados por los inhibidores/inductores del CYP3A4.
  - Bloqueadores de los canales de calcio (BCC): dihidropiridinas (amlodipino, nicardipino, nifedipino) y no dihidropiridinas (diltiazem y verapamilo)
    - ○ Clevidipino no es un sustrato del CYP3A4.
  - Otros ejemplos: eplerenona, ivabradina, ranolazina y ticagrelor
- Las tablas 19-1, 19-2 y 19-3 resumen la vigilancia y las recomendaciones para el manejo de posibles interacciones farmacológicas.
- Diltiazem y verapamilo son inhibidores moderados del CYP3A4. Muchos antineoplásicos e inmunosupresores utilizados para el manejo de pacientes sometidos a trasplante alogénico de células hematopoyéticas son sustratos del CYP3A4. En las tablas 19-4 y 19-5 se resumen ejemplos y estrategias de tratamiento de las interacciones farmacológicas.[6,9]

TABLA 19-1 Manejo de las interacciones medicamentosas con los anticoagulantes orales directos

	Apixabán	Rivaroxabán	Dabigatran	Edoxabán
Sustrato	CYP3A4, gp-p (menor)	CYP3A4, gp-p (menor)	gp-p	gp-p
Inductores del CYP3A4 (dabrafenib, enzalutamida)	Pueden DISMINUIR la concentración y ocasionar el fracaso del tratamiento. Evítese en lo posible.		—	—
Inhibidores moderados del CYP3A4 (crizotinib, duvelisib, imatinib, nilotinib, ribociclib)	Pueden AUMENTAR la concentración y el riesgo de hemorragia. Vigílese el tratamiento.		—	—
Inhibidores fuertes del CYP3A4 (ceritinib, idelalisib)				
Inductores de la gp-p (lorlatinib)	Pueden DISMINUIR la concentración y ocasionar el fracaso del tratamiento. Vigílese si se reduce su eficacia.		Pueden DISMINUIR la concentración y ocasionar el fracaso del tratamiento. Evítese la combinación.	Pueden DISMINUIR la concentración y ocasionar el fracaso del tratamiento. Vigílese si se reduce su eficacia.
Inhibidores de la gp-p (capmatinib, lapatinib, neratinib, osimertinib, vemurafenib)	Pueden AUMENTAR la concentración. No es necesario hacer nada.		Pueden AUMENTAR la concentración y el riesgo de hemorragia. Vigílese el tratamiento.	

CYP, citocromo P; gp-p, glucoproteína P.

De Lexicomp Online. Acceso a aplicaciones web. Consultado el 3 de diciembre de 2020. https://online.lexi.com/lco/action/home; Asnani A, Manning A, Mansour M, et al. Management of atrial fibrillation in patients taking targeted cancer therapies. Cardio-Oncol. 2017;3:2-10.

TABLA 19-2 Manejo de las interacciones de los inhibidores de la reductasa de HMG-CoA (estatinas) con los medicamentos

	Atorvastatina	Lovastatina	Simvastatina
Sustrato principal	CYP3A4, OATP1B1/1B3	CYP3A4	CYP3A4
Inhibidores fuertes del CYP3A4 *Antineoplásicos:* ceritinib, idelalisib, tucatinib; *Antimicrobianos:* posaconazol, voriconazol	Evítese su uso.	Evítese su uso.	Evítese su uso.
Inhibidores moderados del CYP3A4 *Antineoplásicos:* crizotinib, duvelisib, imatinib, nilotinib, ribociclib; *Antimicrobianos:* fluconazol, isavuconazol	Vigílese el aumento del riesgo de toxicidad.	Vigílese el aumento del riesgo de toxicidad.	Vigílese el aumento del riesgo de toxicidad.
Inhibidor dual de OATP-1B1/1B3 y CYP3A4 *Antimicrobiano:* letermovir	No se recomienda su uso. Si se utiliza, limítese la dosis a 20 mg. Su uso está contraindicado si se coadministra con ciclosporina.	Vigílese el aumento del riesgo de toxicidades. No se recomienda su uso si se coadministra con ciclosporina.	No se recomienda su uso. Su uso está contraindicado si se coadministra con ciclosporina.
Inhibidores de OATP1B1/1B3, BCRP, gp-p, CYP2C9, CYP3A4 *Inmunosupresor:* ciclosporina	No se recomienda su uso. Limítese la dosis a 10 mg diarios.	No se recomienda su uso.	Su uso está contraindicado.
Inductores del CYP3A4 *Antineoplásicos:* enzalutamida, dabrafenib	Evítese su uso.	Evítese su uso.	Evítese su uso.

	Fluvastatin	Pitavastatin	Pravastatin	Rosuvastatin
Sustrato principal	CYP2C9, OATP1B1/1B3	OATP1B1/1B3, UGT1A3, UGT2B7	OATP1B1/1B3	BCRP/ABCG2, OATP1B1/1B3
Inhibidores moderados del CYP2C9 *Antimicrobiano*: fluconazol	Vigílese el aumento del riesgo de toxicidad. No se superen los 20 mg diarios.	—	—	—
Inhibidores duales de OATP-1B1/1B3 y CYP3A4 *Antimicrobiano*: letermovir	Vigílese el aumento del riesgo de toxicidades.	No se recomienda su uso. Está contraindicado si se coadministra con ciclosporina.	Vigílese el aumento del riesgo de toxicidades.	Vigílese el aumento del riesgo de toxicidades.
Doble BCRP y OATP1B1/1B3 *Antineoplásicos*: darolutamida y enasidenib	—	—	—	Vigílese el aumento del riesgo de toxicidad. En pacientes que toman darolutamida, limítese la dosis a 5 mg diarios.
Inhibidores de la BCRP *Antineoplásicos*: regorafenib	—	—	—	Vigílese el aumento del riesgo de toxicidad. Limítese la dosis a 10 mg diarios.
Inhibidores de OATP1B1/1B3, BCRP, P-gp, CYP2C9, CYP3A4 *Inmunosupresor*: ciclosporina	Vigílese el aumento del riesgo de toxicidad. Limítese la dosis a 20 mg dos veces al día.	Su uso está contraindicado.	Vigílese el aumento del riesgo de toxicidad. Inicie con 10 mg diarios y limite la dosis máxima a 20 mg diarios.	Vigílese el aumento del riesgo de toxicidad. Limítese la dosis a 5 mg diarios.

CYP, citocromo P; HMG-CoA, hidroximetilglutaril-CoA; gp-p, glucoproteína P.
De Lexicomp Online. Acceso a aplicaciones web. Consultado el 3 de diciembre de 2020. https://online.lexi.com/lco/action/home

TABLA 19-3	Manejo de las interacciones farmacológicas de los antiarrítmicos y los BCC metabolizados por el CYP3A4	
	Recomendaciones de uso con inhibidores fuertes del CYP3A4 (*Antineoplásicos*: ceritinib, idelalisib, tucatinib; *Antifúngicos*: posaconazol, voriconazol)	**Recomendaciones de uso con inhibidores moderados del CYP3A4** (*Antineoplásicos*: crizotinib, duvelisib, imatinib, nilotinib, ribociclib; *Antimicrobianos*: fluconazol, isavuconazol, letermovir)
Amiodarona, dronedarona	Puede aumentar la concentración del fármaco. Su uso está contraindicado.	Puede aumentar la concentración del fármaco. Vigílese cuidadosamente el aumento del riesgo de toxicidad. Evítese su uso con inhibidores moderados del CYP3A4 con riesgo de prolongación del segmento QT.
Dofetilida	Puede aumentar la concentración. Su uso está contraindicado con posaconazol y voriconazol debido al riesgo de prolongación del segmento QT. Puede administrarse con precaución con otros inhibidores fuertes del CYP3A4.	Puede aumentar la concentración de dofetilida. Vigílese cuidadosamente el aumento del riesgo de toxicidad. Evítese su uso con inhibidores moderados del CYP3A4 con riesgo de prolongación del segmento QT.
BCC dihidropiridínicos (amlodipino, felodipino, nicardipino, nifedipino)	Puede aumentar la exposición al fármaco y los efectos adversos. Evítese su uso si es posible.	Puede aumentar la concentración del fármaco. Puede ser necesario reducir la dosis. Vigílese el aumento de los efectos y la toxicidad.
BCC no dihidropiridínicos (diltiazem, verapamilo)	Puede aumentar la concentración y potenciar las propiedades inotrópicas. Evítese su uso si es posible.	Puede aumentar la concentración del fármaco. Puede ser necesario reducir la dosis. Vigílese el aumento de los efectos y la toxicidad.

	Recomendaciones de uso con inhibidores fuertes del CYP3A4	Recomendaciones de uso con inhibidores moderados de CYP3A4
Eplerenona	Aumentará la concentración sérica. Su uso está contraindicado.	Puede aumentar la concentración del fármaco. Para el tratamiento de la insuficiencia cardiaca limítese la dosis a 25 mg diarios. Para el tratamiento de la hipertensión limítese la dosis a 25 mg dos veces al día.
	Se prefiere la espironolactona cuando hay preocupación por el uso concomitante con inhibidores del CYP3A4.	
Ivabradina	Aumenta la concentración sérica. Su uso está contraindicado.	Aumentará la concentración sérica. Evítese si es posible. Puede considerarse el inicio en pacientes con frecuencia cardiaca en reposo >70 latidos/min a 2.5 mg dos veces al día.
Ranolazina	Puede causar aumento importante de la exposición al fármaco. Su uso está contraindicado.	Puede aumentar la concentración sérica. Limítese la dosis a 500 mg dos veces al día y vigílese el aumento de las toxicidades.
Ticagrelor	Puede causar aumento importante de la exposición al ticagrelor. Su uso está contraindicado.	Puede aumentar la exposición al ticagrelor. Vigílese el aumento de la toxicidad (es decir, las hemorragias).

BCC, bloqueador de los canales de calcio; CYP, citocromo P.

De Lexicomp Online. Acceso a aplicaciones web. Consultado el 3 de diciembre de 2020. https://online.lexi.com/lco/action/home; Asnani A, Manning A, Mansour M, *et al.* Management of atrial fibrillation in patients taking targeted cancer therapies. *Cardio-Oncol.* 2017;3:2-10.

TABLA 19-4 Manejo de los antineoplásicos que son sustratos de CYP3A4 o gp-p

	Inhibidores moderados del CYP3A4 (p. ej., diltiazem, verapamilo)	Inhibidores de la gp-p (p. ej., amiodarona)
Evítese su uso	Bosutinib, ivosidenib	Doxorubicina, pazopanib, topotecán
Vigílese el aumento del riesgo de toxicidad	Axitinib, bortezomib, cabozantinib, copanlisib, dasatinib, erlotinib, gilteritinib, ibrutinib (para EICH), imatinib, midostaurina, palbociclib, pazopanib, ruxolitinib, sunitinib, trabectedina, vemurafenib, vincristina	Etopósido
Ajustes de la dosis	Acalabrutinib: redúzcase a 100 mg diarios.	Afatinib: redúzcase la dosis a 10 mg diarios.
	Ibrutinib para neoplasias de células B: redúzcase a 280 mg diarios.	Venetoclax: redúzcase la dosis en 50%.
	Tabletas de olaparib: redúzcase a 150 mg dos veces al día.	—
	Cápsulas de olaparib: redúzcase a 200 mg dos veces al día.	
	Venetoclax: redúzcase la dosis en 50%.	—
	Zanubrutinib: redúzcase la dosis a 80 mg BID.	—
Vigílese la reducción de los efectos terapéuticos	Ciclofosfamida, ifosfamida (el CYP3A4 es el responsable de convertir estos agentes en su metabolito activo).	—

CYP, citocromo P; EICH, enfermedad de injerto contra huésped; gp-p, glucoproteína P.

De Lexicomp Online. Acceso a aplicaciones web. Consultado el 3 de diciembre de 2020. https://online.lexi.com/lco/action/home; Asnani A, Manning A, Mansour M, et al. Management of atrial fibrillation in patients taking targeted cancer therapies. Cardio-Oncol. 2017;3:2-10.

TABLA 19-5	Manejo de la inmunosupresión	
	Ciclosporina, tacrolimús, sirolimús	**Ruxolitinib**
Sustrato	CYP3A4 y gp-p	CYP3A4
Inhibidores moderados del CYP3A4 (diltiazem, verapamilo)	Puede aumentar la exposición al fármaco. Auméntese la vigilancia de los niveles séricos del fármaco.	Puede aumentar la exposición al fármaco. Vigílese si hay aumento de las citopenias y ajústese la dosis según las indicaciones clínicas del prospecto.
Inhibidores de la gp-p (amiodarona, dronedarona)	Puede aumentar la exposición al fármaco. Aumentar la vigilancia de los niveles séricos del fármaco.	–

CYP, citocromo P; gp-p, glucoproteína P.
De Lexicomp Online. Acceso a aplicaciones web. Consultado el 3 de diciembre de 2020. https://online.lexi.com/lco/action/home; Asnani A, Manning A, Mansour M, et al. Management of atrial fibrillation in patients taking targeted cancer therapies. *Cardio-Oncol.* 2017;3:2-10.

Vía del citocromo P450 2C19

• **El medicamento cardiaco más apropiado que requiere el metabolismo del CYP2C19 es el clopidogrel. Se trata de un profármaco que requiere del CYP2C19 para ser convertido en su metabolito activo.**[5,6]

• Fluconazol y voriconazol son inhibidores del metabolismo del CYP2C19, se debe evitar el uso simultáneo con clopidogrel debido a la posible reducción de las concentraciones del metabolito activo y disminución de la actividad.[6]

Vía del citocromo P450 2C9

• La warfarina es un sustrato principal de la vía CYP2C9 y también sustrato menor de CYP1A2, CYP2C19 y CYP3A4.[4,6]

• **El manejo de la variabilidad de la farmacocinética de la warfarina es de principal importancia en pacientes sometidos a tratamiento contra el cáncer debido al mayor riesgo inherente de eventos tromboembólicos. Por el contrario, la trombocitopenia y las hemorragias son frecuentes.**

 • Los inductores del CYP2C9 que pueden disminuir el efecto terapéutico de la warfarina incluyen alpelisib, bicalutamida y enzalutamida. Se recomienda un mayor monitoreo del índice internacional normalizado (INR) al iniciar o suspender estos medicamentos.[4,6]

 • Los inhibidores del CYP2C9 que pueden aumentar la exposición a la warfarina y su potencial toxicidad son capecitabina, 5-fluorouracilo, fluconazol, sorafenib, tamoxifeno y voriconazol. Se recomienda un mayor monitoreo del INR.[4,6]

 • La warfarina está contraindicada con el tamoxifeno (un potente inhibidor del CYP2C9), que puede aumentar las concentraciones de warfarina hasta 60%.[6]

 • No se recomienda el uso de warfarina en combinación con capecitabina debido al programa de dosificación esporádica de la capecitabina, que ocasiona cambios imprevisibles del INR.

- Este es solo un resumen de los antineoplásicos que pueden alterar el metabolismo de la warfarina. Antes de iniciar el tratamiento con ella, es importante consultar el prospecto y los recursos terciarios para evaluar las interacciones farmacológicas.

Glucoproteína-P
- La digoxina es un sustrato importante para el sistema transportador de fármacos gp-p. Algunos ejemplos de antineoplásicos que pueden inhibir la gp-p son capmatinib, lapatinib, osimertinib, neratinib, tucatinib y vemurafenib. Lorlatinib es un inductor de la gp-p.[6]
- Mídanse las concentraciones séricas de digoxina antes de iniciar los inhibidores de la gp-p. Redúzcase la dosis de digoxina entre 15 y 30%, y síganse controlando las concentraciones séricas.[6]
- Redúzcase la dosis de digoxina entre 30 y 50% antes de iniciar lapatinib o vemurafenib.
- Auméntese la dosis de digoxina entre 20 y 40% antes de iniciar el tratamiento con lorlatinib.[6]
- Los ACOD también son sustratos de la gp-p. La tabla 19-1 describe el manejo adecuado de estas interacciones farmacológicas.[9]
- La amiodarona es un inhibidor del sistema transportador de fármacos gp-p. Puede inhibir el metabolismo de lo siguiente:[6]
  - Antineoplásicos: afatinib, doxorrubicina, etopósido, pazopanib, topotecán
  - Inmunosupresores: ciclosporina, tacrolimús, sirolimús
- Las tablas 19-4 y 19-5 describen con más detalle el manejo de las interacciones farmacológicas clínicamente importantes en las que interviene la gp-p.

INTERACCIONES FARMACODINÁMICAS DE LOS MEDICAMENTOS

- Hemorragias: ibrutinib, acalabrutinib, zanubrutinib y dasatinib tienen efectos inhibidores sobre las plaquetas. Utilícense estos agentes con precaución en pacientes que reciben tratamiento antiplaquetario o anticoagulante, ya que pueden aumentar el riesgo de hemorragia.[4,6]
- Hiperpotasemia: ciclosporina y tacrolimús pueden causar hiperpotasemia. Este efecto adverso puede potenciarse con el uso simultáneo de bloqueadores de los receptores de la angiotensina II, inhibidores de la enzima convertidora de la angiotensina II y diuréticos ahorradores de potasio.[6]
- Rabdomiólisis: los inhibidores de la reductasa de HMG-CoA pueden potenciar el efecto miopático de la trabectedina. Utilícense con precaución y auméntese la vigilancia de la fosfocinasa de creatina.[6]
- Bradicardia: evítense ceritinib y crizotinib en combinación con otros agentes que puedan causar bradicardia (es decir, bloqueadores β, diltiazem, verapamilo, digoxina), ya que el efecto bradicárdico puede exacerbarse. Consúltese el prospecto para conocer los ajustes de dosis debido a la bradicardia sintomática si no puede evitarse el uso concomitante.[5,6]

RECURSOS

- **Es vital utilizar el juicio clínico y trabajar como parte de un equipo multidisciplinario para identificar prospectivamente y manejar las interacciones entre medicamentos cuando se trata de esta compleja población de pacientes.**
- Se debe consultar el prospecto de cada medicamento y los recursos terciarios de medicamentos (datos y comparaciones de Lexicomp, Micromedex) para identificar y manejar las interacciones farmacológicas.[4]

• La identificación y el análisis adecuados de las interacciones farmacológicas ayudarán a mejorar la eficacia de la medicación, reducir la posibilidad de que se produzcan eventos adversos y mejorar la calidad de vida general del paciente.

REFERENCIAS

1. Parsad S, Ratain M. Drug-drug interactions with oral antineoplastic agents. *JAMA Oncol.* 2017;3:736-738.
2. Van Leeuwen RWF, Brundel DHS, Neef C, *et al.* Prevalence of potential drug-drug interactions in cancer patients treated with oral anticancer drugs. *Br J Cancer.* 2013;108:1071-1078.
3. Solomon J, Ajewole V, Schneider A, Sharma M, Bernicker E. Evaluation of the prescribing pattern, adverse effects, and drug interactions of oral chemotherapy agents in an outpatient cancer center. *J Oncol Pharm Pract.* 2019;25:1564-1569.
4. Rogala B, Charpentier M, Nguyen M, *et al.* Oral anticancer therapy: management of drug interactions. *J Oncol Pract.* 2019;15:81-90.
5. Fatunde O, Brown, SA. The role of CYP450 drug metabolism in precision cardio-oncology. *Int J Mol Sci.* 2020;21:604.
6. Lexicomp Online. Web applications access. Accessed December 3, 2020. https://online.lexi.com/lco/action/home
7. Segal E, Flood M, Mancini R, *et al.* Oral chemotherapy food and drug interactions: a comprehensive review of the literature. *J Oncol Pract.* 2014;10:e255-e268.
8. Van Leeuwen RWF, Van Gelder T, Mathijssen RHJ, Jansman FGA. Drug-drug interactions with tyrosine-kinase inhibitors: a clinical perspective. *Lancet Oncol.* 2014;15:e315-e326.
9. Asnani A, Manning A, Mansour M, *et al.* Management of atrial fibrillation in patients taking targeted cancer therapies. *Cardio-Oncol.* 2017;3:2-10.

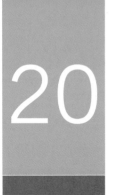

20 Cardiotoxicidad tolerada

Brandon W. Lennep y Joshua D. Mitchell

- La **cardiotoxicidad relacionada con el tratamiento del cáncer** (CRTC) ha sido definida de diversas maneras en investigaciones anteriores, a menudo centrándose en la disfunción miocárdica (tabla 1-1, capítulo 1). Sin embargo, los efectos cardiovasculares adversos de los tratamientos contra el cáncer son amplios y pueden incluir arritmias/anomalías de la conducción, hipertensión, tromboembolia venosa (TEV), enfermedad pericárdica y toxicidad vascular.
- La **cardiotoxicidad tolerada** es el principio de que el tratamiento del cáncer a menudo puede continuarse cuando sus beneficios superan los riesgos de un mayor deterioro cardiaco. La medicación cardioprotectora y el manejo conjunto con un cardiooncólogo pueden ayudar a reducir el riesgo de deterioro cardiaco en el caso del tratamiento en curso.

PRINCIPIOS GENERALES

Definición

- La sospecha de CRTC siempre debe conducir a evaluación cardiovascular rápida y exhaustiva; sin embargo, se han identificado situaciones en las que el **tratamiento del cáncer puede continuar con seguridad a pesar del diagnóstico de CRTC**.
- Al respecto, también puede encontrarse que los pacientes tienen enfermedad cardiovascular de base en el cribado previo al tratamiento; estos pacientes también pueden tratarse con seguridad en circunstancias similares.
- Una **evaluación cardiovascular exhaustiva** (idealmente antes de iniciar el tratamiento del cáncer) puede ayudar a identificar a los pacientes en mayor riesgo que pueden beneficiarse de una mayor optimización cardiovascular y/o del inicio de medicamentos cardioprotectores.
- Cuando se diagnostica disfunción cardiaca de base o CRTC, son fundamentales las discusiones **multidisciplinarias** eficaces entre cardiooncólogo, hematólogo/oncólogo, radiooncólogo y otros especialistas tratantes para garantizar **una comunicación clara** del **perfil general de riesgo-beneficio** de cualquier alteración propuesta en el plan de tratamiento del paciente (fig. 20-1).
- También deben tenerse en cuenta las **causas de cardiotoxicidad** distintas al tratamiento del cáncer, ya que existe sobreposición importante entre los factores de riesgo tradicionales de las enfermedades cardiovasculares y las distintas formas de neoplasia maligna. Además, la presencia de neoplasia activa a menudo ocasiona un estado inflamatorio y protrombótico que puede someter al paciente a mayor riesgo cardiovascular independiente del tratamiento del cáncer (p. ej., miocardiopatía de takotsubo y TEV).
- La gravedad de la disfunción del ventrículo izquierdo (VI), o de la cardiotoxicidad en general, influirá sin duda en las decisiones de tratamiento. Cada vez hay más pruebas de que el tratamiento del cáncer puede continuarse normalmente con formas más leves

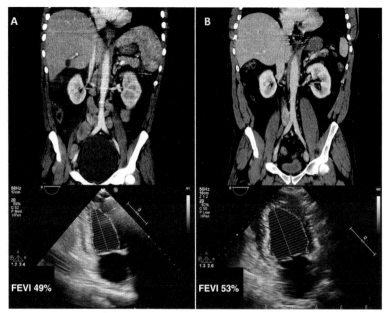

Figura 20-1. Varón de 40 años con linfoma de Hodgkin clásico en estadio IVb recién diagnosticado. Antes del tratamiento, la TC muestra extensa linfadenopatía paraaórtica e inguinal (así como mediastínica y supraclavicular) y el ecocardiograma basal revela función del VI limítrofe con FEVI de 49% (A). Se le empieza a administrar carvedilol y losartán, y luego se le trata con A+AVD (se mantuvo el componente de doxorrubicina del primer ciclo) con mejora clínica importante. Las imágenes de TC de seguimiento después del ciclo 3 (B) muestran mejora notoria de la linfadenopatía y la repetición del ecocardiograma muestra una FEVI de 53%. Sigue en tratamiento sin descompensación de la insuficiencia cardiaca. A+AVD, brentuximab vedotina, doxorrubicina, vinblastina, dacarbazina; TC, tomografía computarizada; VI, ventrículo izquierdo; FEVI, fracción de eyección del ventrículo izquierdo.

de cardiotoxicidad, como los antagonistas del receptor 2 del factor de crecimiento epidérmico humano (HER2) en el caso de disfunción leve del VI.[1] Debe hacerse un cuidadoso **análisis de riesgo-beneficio** a medida que aumenta la gravedad de la cardiotoxicidad.

- **El cribado óptimo y la vigilancia estrecha** podrían diagnosticar la cardiotoxicidad de forma temprana, lo que permite iniciar pronto el tratamiento para mitigar la toxicidad y reducir la necesidad de pausas o interrupciones del tratamiento. Incluso en el caso de disfunción leve del VI, los **medicamentos cardioprotectores y un manejo cardiovascular óptimo** a menudo pueden permitir la **continuación del tratamiento cardiotóxico del cáncer**, incluidas las antraciclinas y los antagonistas del HER2 (*véase* la sección siguiente).

PREVENCIÓN

- Cualquier estrategia de "cardiotoxicidad tolerada" comienza con la prevención, ya que **prevenir la cardiotoxicidad será siempre la opción más eficaz, cuando sea posible**, para permitir la administración del máximo tratamiento contra el cáncer.

- Por lo tanto, se han hecho grandes esfuerzos para identificar tratamientos iniciales capaces de prevenir el desarrollo o empeoramiento de la disfunción cardiaca relacionada con el tratamiento del cáncer (DCRTC), especialmente quimioterapia con antraciclinas, y la investigación está en curso (tabla 20-1).
- La administración de **dexrazoxano** y antraciclinas ha demostrado quizás el mayor efecto beneficioso (*véase* la sección "Medicamentos/tratamientos específicos seleccionados"). Aunque su uso generalizado se ha obstaculizado por preocupaciones previas e infundadas sobre la posible disminución de la eficacia antitumoral, tales preocupaciones no se han confirmado en investigaciones posteriores. En un estudio reciente sobre el sarcoma, el dexrazoxano permitió utilizar dosis elevadas de doxorrubicina (hasta casi 3 g/m^2) con cardiotoxicidad mínima y mejora importante de la supervivencia sin progresión en comparación con los controles históricos.[2]
- El **antagonismo neurohormonal** con los bloqueadores β, inhibidores de la enzima convertidora de la angiotensina (IECA) y bloqueadores de los receptores de la angiotensina (BRA) también ha sido objeto de interés en la investigación. El pequeño tamaño de las muestras y las diferencias en las poblaciones y la metodología de los estudios han limitado la generalización de los resultados hasta la fecha. Sin embargo, en conjunto, los resultados de varios estudios han sugerido que **las pacientes con mayor riesgo de cardiotoxicidad que reciben quimioterapia con antraciclinas probablemente se beneficien del tratamiento cardioprotector**, con pruebas más débiles en las pacientes que reciben el tratamiento dirigido a HER2. Como mínimo, se puede argumentar que los pacientes que ya requieren un tratamiento antihipertensivo pueden beneficiarse del uso preferente de antihipertensivos con propiedades cardioprotectoras.
- Entre los bloqueadores β, se ha sugerido que el **carvedilol** confiere mayor efecto protector, quizá por sus propiedades antioxidantes, mientras los ensayos con metoprolol han sido en general decepcionantes. No hay datos suficientes para sugerir el uso preferente de algún **IECA o BRA** específico sobre los demás. Se está investigando el beneficio del bloqueo combinado de los receptores de angiotensina y la inhibición de la neprilisina mediante sacubitril/valsartán. Aún está por verse si esta combinación de fármacos superará a las clases de IECA/BRA en los casos de DCRTC (como ocurrió con el tratamiento de la insuficiencia cardiaca [IC] crónica con fracción de eyección reducida).
- Respecto de la **aterosclerosis**, las **estatinas** (o equivalentes) y/o el **ácido acetilsalicílico** pueden utilizarse para reducir el riesgo de eventos cardiovasculares ateroscleróticos en pacientes con riesgo cardiovascular inicial elevado. Las imágenes de tomografía computarizada (TC) disponibles pueden revisarse para detectar la presencia de **calcificaciones coronarias** y así orientar un tratamiento preventivo más enérgico (*véase* el capítulo 6).

IDENTIFICACIÓN TEMPRANA Y DISFUNCIÓN VENTRICULAR IZQUIERDA SUBCLÍNICA

- La CRTC **existe en un espectro** que va desde los cambios asintomáticos en los biomarcadores séricos hasta el choque cardiogénico florido. El monitoreo de la disfunción subclínica del VI puede permitir la detección temprana de los pacientes con mayor riesgo de deterioro posterior[3] y, por tanto, que tienen más probabilidades de beneficiarse del **inicio del medicamento cardioprotector antes de que se desarrolle una disfunción más importante**.
- Se ha demostrado que la elevación asintomática de los niveles de troponina sérica al momento de la administración de quimioterapia, o poco después, es un factor que predice malos resultados cardiovasculares. Entre los pacientes con esos **niveles elevados de troponina**, la administración de los **IECA** ha demostrado reducción de la incidencia de la disminución importante de la FEVI.[4]

TABLA 20-1 Estudios seleccionados que sugieren el beneficio del tratamiento médico cardioprotector

Prueba	Grupo de estudio	Tratamiento	Seguimiento	Resultado primario	Resultados
IECA/BRA					
Cardinale et al (2006)[4]	n = 114. Diversas neoplasias y quimioterapias con elevación de la troponina I al principio de la quimioterapia	Enalapril frente a placebo	12 meses	Disminución absoluta de la FEVI >10 puntos porcentuales a <50%.	Grupo de enalapril: 0/56 Grupo placebo: 25/58
Janbabai et al 2017[19]	n = 69. Diversos tumores malignos (sobre todo cáncer de mama y linfoma) tratados con antraciclinas	Enalapril frente a placebo	6 meses	Cambio en la FEVI desde el registro inicial	Enalapril FEVI pre/post: 59.4%/59.9% Placebo FEVI pre/post: 59.6%/46.3%
Bloqueador β					
Kaya et al 2013[20]	n = 45. Pacientes con cáncer de mama tratadas con antraciclinas	Nebivolol frente a placebo	6 meses	Cambio en la FEVI desde el registro inicial	Nebivolol FEVI pre/post: 65.6%/63.8% Placebo FEVI pre/post: 66.6%/57.5%
Kalay et al 2006[21]	n = 50. Principalmente pacientes con cáncer de mama y linfoma sometidos a tratamiento con antraciclinas	Carvedilol frente a placebo	6 meses	Cambio en la FEVI desde la línea de base	Carvedilol FEVI pre/post: 70.5%/69.7% Placebo FEVI pre/post: 68.9%/52.3%

(continúa)

271

TABLA 20-1	Estudios seleccionados que sugieren el beneficio del tratamiento médico cardioprotector (*continuación*)				
Nabati *et al* 2017[22]	*n* = 91. Pacientes con cáncer de mama sometidas a tratamiento con antraciclinas	Carvedilol frente a placebo	6 meses	Cambios en la FEVI desde la basal	Carvedilol FEVI pre/post: 58.7%/57.4% Placebo FEVI pre/post: 61.1%/51.7%
Dexrazoxano					
Swain *et al* 1997[9]	*n* = 534 (dos estudios). Pacientes con cáncer de mama tratadas con antraciclinas	Dexrazoxano *vs.* placebo	Mediana de 397-532 días en los dos estudios	Caída de la FEVI **o** desarrollo de ICC	Los cocientes de riesgos del placebo respecto del dexrazoxano fueron de 2.63 y 2.00 para los dos estudios.
Uso de IECA y bloqueador β guiado por la distensión frente a la FEVI					
Thavendiranathan *et al* 2021[5]	*n* = 331. Sobre todo pacientes con cáncer de mama y linfoma sometidos a tratamiento con antraciclinas	Inicio de IECA, bloqueador β con caída de la FEVI (temprana) *vs.* inicio tras caída de la FEVI (retardada)	12 meses	Caída de la FEVI o desarrollo de DCRTC	El cambio absoluto en la FEVI fue de −3% en el grupo guiado por FE frente al −2% en el grupo guiado por GLS. -2,7% en el grupo guiado por GLS en general. La incidencia de DCRTC fue de 13.7% en el grupo guiado por FE frente a 5.8% en el grupo guiado por GLS.

IECA: inhibidor de la enzima convertidora de la angiotensina; BRA: bloqueador del receptor de la angiotensina; DCRTC: disfunción cardiaca relacionada con el tratamiento del cáncer; FEVI: fracción de eyección del ventrículo izquierdo; GLS, distensión longitudinal global (por sus siglas en inglés); ICC: insuficiencia cardiaca congestiva.

- También se ha demostrado que la **distensión longitudinal global (GLS)** representa un método potencialmente útil para identificar a los pacientes con disfunción subclínica del VI durante o después del tratamiento del cáncer.
- En el **ensayo SUCCOUR**, los medicamentos cardioprotectores (IECA o BRA, seguidos de un bloqueador β) iniciados tras el **descenso relativo de la GLS de 12%** evitaron el posterior descenso de la FEVI en pacientes tratados con antraciclinas y con mayor riesgo de IC.[5]
- Los pacientes con GLS de inicio anormal y tratamiento oncológico cardiotóxico planificado también deben considerarse para recibir medicamentos cardioprotectores.
- La **GLS** tiene la ventaja significativa de **reducir la variabilidad y mejorar la fiabilidad entre lectores** respecto de la medición de la FEVI. La **variabilidad** de las mediciones entre **proveedores** existe y debe considerarse si un paciente se somete a examen de seguimiento con un equipo diferente.
- Es importante señalar que la **disfunción subclínica del VI**, independientemente de la modalidad por la que se detecte, **no constituye un motivo para interrumpir la quimioterapia**.

ANÁLISIS DE RIESGOS Y BENEFICIOS

- Como ocurre en la mayoría de las situaciones de la práctica médica, la decisión de modificar o incluso suspender los tratamientos contra el cáncer por toxicidad cardiovascular mayor debe tomarse con base en una cuidadosa consideración de sus riesgos y beneficios.
- Para esta decisión es fundamental considerar la enfermedad cardiovascular causada por factores distintos a los agentes terapéuticos del cáncer, en particular porque existe alta incidencia de enfermedad cardiovascular en pacientes con cáncer al inicio del estudio debido a la superposición entre los factores de riesgo de enfermedad cardiovascular y las distintas formas de neoplasia maligna. **La mera presencia de enfermedad cardiovascular, incluso cuando se diagnostica recientemente durante el tratamiento del cáncer, no debe interpretarse inmediatamente como DCRTC.**
- El **enorme beneficio en los resultados relacionados con el cáncer asociado a ciertos agentes antineoplásicos también debe considerarse** a la hora de decidir cómo proceder con el tratamiento del cáncer a la luz de la enfermedad cardiovascular concurrente.
  - Por ejemplo, los **inhibidores de los puntos de control han revolucionado la atención de múltiples formas de cáncer** que antes se asociaban a un pronóstico sombrío. En los casos en los que se diagnostica una cardiotoxicidad leve, el paciente puede beneficiarse de la continuación del tratamiento del cáncer bajo la atenta mirada de un cardiooncólogo.
  - Las **antraciclinas** son otra clase de fármacos asociados con **importantes beneficios contra el cáncer**, a pesar de su potencial de efectos secundarios cardiovasculares adversos. En cualquier situación de este tipo, la evaluación cuidadosa de la gravedad de la cardiotoxicidad y la vigilancia continua son de suma importancia.
- En la población general, pueden conseguirse reducciones sustanciales de la morbilidad y mortalidad cardiovasculares mediante el **inicio y la mejora enérgica de los tratamientos médicos indicados por las guías**. Aunque muchos de estos tratamientos no se han estudiado de forma exhaustiva en pacientes con enfermedad maligna activa, es razonable esperar algún grado de beneficio cardiovascular también para esta población de pacientes. Esto es especialmente pertinente en el caso de quienes reciben tratamientos contra el cáncer que no suelen ocasionar cardiotoxicidad, y no debe obviarse la opción de optimizar los tratamientos médicos cardiovasculares mientras se continúan aquellos contra el cáncer con una estrecha vigilancia cardiovascular (fig. 20-2).

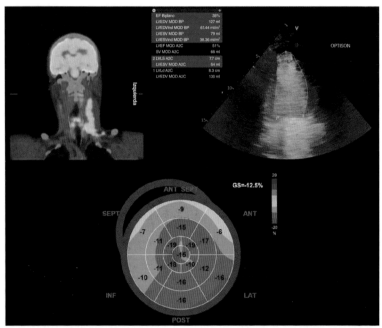

Figura 20-2. Varón de 51 años con antecedentes de linfoma de Hodgkin hace seis años que presenta recaída con linfadenopatía cervical izquierda extensa, con hipercaptación de FDG. Previamente tratado con ABVD durante seis ciclos, se inicia con ICE durante dos ciclos y luego se pasa a inmunoterapia mientras se evalúa para trasplante de células madre. El ecocardiograma previo al trasplante muestra una FEVI de 38% (GLS −12.5%). En general, está asintomático desde el punto de vista cardiovascular y se inicia un tratamiento médico conforme las guías. La repetición del ecocardiograma muestra una FEVI de 40 a 45% (no mostrada) y se somete a prueba de esfuerzo cardiopulmonar durante la cual alcanza un VO_2 máx. de 24.70 mL/kg/min. Se procede a trasplante autólogo de células madre, que tolera bien con una función cardiaca estable un año después. ABVD: adriamicina, bleomicina, vinblastina, dacarbazina; ANT: anterior; FDG: ^{18}F-fluorodeoxiglucosa; GLS: distensión longitudinal global; ICE: ifosfamida, carboplatino, etopósido; INF: inferior; LAT: lateral; FEVI: fracción de eyección del ventrículo izquierdo; POST: posterior; SEPT: septal; VO_2 máx.: tasa máxima de oxígeno utilizada durante el ejercicio.

INDICACIONES PARA DETENER EL TRATAMIENTO

- La decisión de pausar o suspender una forma particular de tratamiento contra el cáncer debe incluir siempre una **discusión multidisciplinaria** respecto del riesgo cardiovascular, pronóstico del cáncer, la disponibilidad de tratamientos alternativos y los objetivos de atención del paciente.
- Sin importar el grado de disfunción del VI, la aparición de signos y/o síntomas del síndrome clínico de la **IC congestiva descompensada debería, por lo general, conducir al cese temporal** de los tratamientos oncológicos causantes para restablecer un estado compensado. Una vez que el paciente esté optimizado, puede ser reevaluado clínicamente para reiniciar el tratamiento.
- El desarrollo de una **función gravemente reducida del VI** presagia alto riesgo de resultados cardiovasculares adversos, sin importar el diagnóstico o tratamiento del

cáncer y, por tanto, en muchos casos será necesario suspender los tratamientos contra el cáncer que corren riesgo de exacerbación continua. Sin embargo, el **tratamiento variará en función del agente utilizado**. Los pacientes con FEVI tan baja como de 20% pueden continuar con el tratamiento de bevacizumab (un agente menos cardiotóxico) durante algún tiempo y tratamiento médico óptimo dirigido por las guías (fig. 20-3), aunque casi nunca podrían tolerar más tratamiento con antraciclinas.

- La progresión hacia el **choque cardiogénico** representa el extremo de este espectro, momento en el que el riesgo de mortalidad a corto plazo es bastante elevado y la continuación de los tratamientos oncológicos cardiotóxicos rara vez se justifica.

- Las **arritmias ventriculares** también confieren un alto riesgo de morbilidad y mortalidad a corto plazo si no se tratan. Cuando se sospecha de ellas a causa de los tratamientos contra el cáncer, deben suspenderse en la gran mayoría de los casos.

- Los **infartos agudos de miocardio** requerirán la interrupción a corto plazo del tratamiento contra el cáncer y su resolución adecuada, aunque las decisiones sobre interrumpir el tratamiento deben tomarse caso por caso, sobre todo dada la causa a menudo multifactorial.

MEDICAMENTOS/TRATAMIENTOS ESPECÍFICOS SELECCIONADOS

- Obsérvese que lo siguiente no pretende representar una lista exhaustiva de todos los fármacos/clases potencialmente cardiotóxicos, sino un resumen de algunos de los más frecuentes en la práctica clínica.

Antraciclinas

- A pesar de su gran eficacia en el tratamiento de muchas formas de neoplasia maligna, el uso de antraciclinas está limitado por un riesgo de cardiotoxicidad dependiente de la dosis, que se eleva aún más por la presencia de una enfermedad cardiaca subyacente.[6,7]

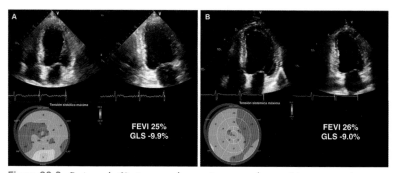

Figura 20-3. Paciente de 69 años con adenocarcinoma rectal metastásico en tratamiento con FOLFIRI y bevacizumab. El ecocardiograma de cribado tras el ciclo 8 de FOLFIRI mostraba una FEVI de 25%, con GLS de −9.9% (A). Fue remitido a cardiooncología y se observó que estaba hipervolémico (PVY 12-14 cm H_2O, sin edema) con aumento de la disnea y se inició con dosis bajas de sacubitril/valsartán, carvedilol y furosemida con rápida mejoría de los síntomas. Una vez compensado, se reanudó al poco tiempo con FOLFIRI y bevacizumab con estabilidad de la FEVI y del GLS siete meses después (B). El paciente finalmente sucumbió a la progresión del cáncer 17 meses después de su ecocardiograma de detección inicial sin más exacerbaciones de la insuficiencia cardiaca. FOLFIRI: leucovorina cálcica (ácido folínico), fluorouracilo y clorhidrato de irinotecán; GLS: distensión longitudinal global; PVY: presión venosa yugular; FEVI: fracción de eyección del ventrículo izquierdo.

- Se ha demostrado que el dexrazoxano tiene un efecto cardioprotector específicamente en la exposición a las antraciclinas;[8,9] sin embargo, su uso generalizado se ha retrasado por las preocupaciones iniciales sobre la posible reducción de la tasa de respuesta tumoral que no fueron respaldadas por los estudios de seguimiento.[9] Un metaanálisis Cochrane encontró que el dexrazoxano redujo con éxito los incidentes de IC sin afectar la supervivencia libre de progresión o global.[10]

- En una revisión sistemática y un metaanálisis de los datos de ensayos controlados aleatorizados, el uso de doxorrubicina liposomal frente a la formulación convencional y el uso de infusión continua frente a la dosis en bolo se han asociado a disminución del riesgo de cardiotoxicidad clínica o subclínica.[11] La mayoría de los estudios del metaanálisis excluyeron específicamente a los pacientes con disfunción cardiaca de base, pero dado el mayor riesgo de cardiotoxicidad en ellos, estas modalidades de tratamiento deben considerarse de todos modos.

- Los datos limitados sugieren que con la administración simultánea de dexrazoxano y el tratamiento de la IC dirigido por las guías, las antraciclinas pueden administrarse de forma segura a los pacientes que no han recibido antes antraciclinas con reducción asintomática de la FEVI al inicio del estudio.[7]

- Cuando se produce un descenso importante de la FEVI durante el tratamiento con antraciclinas, los clínicos implicados deben considerar cuidadosamente los riesgos y beneficios de continuarlo. Las claves de estas consideraciones son la presencia/ausencia de IC congestiva clínica, el grado de disfunción del VI y los tratamientos alternativos contra el cáncer disponibles. En los casos de disfunción VI leve asintomática, es razonable continuar el tratamiento con antraciclinas con medidas cardioprotectoras concurrentes y una estrecha vigilancia. Esto es especialmente pertinente en las enfermedades para las que el tratamiento con antraciclinas se asocia con altas tasas de curación, como algunas formas de linfoma.

Antagonistas del receptor 2 del factor de crecimiento epidérmico humano

- El cáncer de mama es el más frecuente entre las mujeres, y cerca de 20% de los casos presenta amplificación del gen HER2.[12] En muchos de estos casos, el tratamiento con terapias dirigidas a HER2, como trastuzumab, pertuzumab, lapatinib, T-deruxtecan y ado-trastuzumab emtansina (T-DM1) puede mejorar los resultados.

- Se ha demostrado que las terapias dirigidas a HER2 ocasionan un descenso de la FEVI que suele ser reversible al suspender el tratamiento y se cree que representa una entidad clínica distinta, independiente de la cardiotoxicidad causada por las antraciclinas (con las que se suelen coadministrar).[13,14]

- Los prospectos aprobados por la FDA para trastuzumab, pertuzumab y T-DM1 recomiendan mantener estos fármacos en presencia de descensos de la FEVI previos al tratamiento o asociados a él (tabla 1-1, capítulo 1).

- Con base en los datos de las revisiones retrospectivas[14,15] que sugieren que el tratamiento con trastuzumab puede continuarse de forma segura con la administración simultánea de medicamentos cardioprotectores en el caso de descenso leve y asintomático de la FEVI, se han llevado a cabo dos estudios prospectivos de un solo brazo con resultados similares. *Véase* la tabla 20-2.

Inhibidores de puntos de control

- Los inhibidores de puntos de control inmunitarios han mejorado enormemente el pronóstico de muchas formas de neoplasia maligna, pero también se han asociado a eventos cardiovasculares adversos relacionados con el sistema inmunitario, como miocarditis, miocardiopatía, pericarditis y arritmia.[16]

TABLA 20.2	Evidencia de la continuación segura del tratamiento HER2 a pesar de cardiotoxicidad leve	
	SAFE-HEaRt[1]	**SCHOLAR**[23]
n	30	20
Criterios clave de inclusión	• Cáncer de mama en estadios I-IV que reciben o van a recibir tratamiento dirigido a HER2 (trastuzumab, pertuzumab o T-DM1) • FEVI de 40-49% inicial	• Cáncer de mama en estadios I-III, HER2-positivo, tratado con trastuzumab • FEVI 40-54%, o >54% con una caída absoluta >15% respecto del registro inicial
Criterios clave de exclusión	• IC sintomática • Hospitalización por IC en los últimos 12 meses	• Clase funcional III o IV de la NYHA • Presión arterial sistólica <90 mm Hg
Intervención	• Inicio de bloqueadores β y aumento de la dosis, seguido de IECA si se tolera, con la continuación del tratamiento dirigido a HER2 • Ecocardiografía a las seis semanas, y 3/6/9/12 meses	• Inicio de IECA/BRA y bloqueadores β, y continuación de trastuzumab • Ecocardiografía a las seis semanas, y 3/6/12/24 meses
Objetivo principal	Empeoramiento asintomático de la FEVI >10% puntos y/o FEVI <35%, aparición de IC sintomática, arritmia cardiaca que requiera tratamiento, IM o muerte por causa cardiaca	Presentación de muerte cardiovascular, FEVI <40% con cualquier síntoma de IC, o FEVI <35% independientemente de los síntomas
Resultado	• El 90% de las pacientes (27/30) pudieron completar el tratamiento; dos pacientes desarrollaron IC sintomática y un paciente tuvo descenso asintomático de la FEVI <35%. • No hay muertes cardiacas en el estudio	• El 90% (18/20) de las pacientes pudieron completar el tratamiento con trastuzumab; dos desarrollaron FEVI <40% con síntomas de IC. • Ninguna paciente murió por complicación cardiovascular.

IECA: inhibidor de la enzima convertidora de angiotensina; BRA: bloqueadores del receptor de la angiotensina; IC: insuficiencia cardiaca; FEVI: fracción de eyección del ventrículo izquierdo; IM: infarto de miocardio; NYHA: New York Heart Association; T-DM1: ado-trastuzumab emtansina.

• Se ha informado que la incidencia de la miocarditis asociada a los inhibidores de puntos de control inmunitarios se sitúa en torno a 1%, con riesgo mayor entre los pacientes tratados con terapia combinada de inhibidores de puntos de control.[17]
• Aunque la interrupción permanente del tratamiento es apropiada para los casos graves, los pacientes con pruebas de detección levemente anormales (electrocardiograma

[ECG], ecocardiograma) y sin síntomas pueden ser monitoreados sin tratamiento hasta la resolución o estabilidad demostrada de tales anormalidades. Si no hay empeoramiento clínico, en muchos de estos casos se puede considerar la reanudación del tratamiento con inhibidores de puntos de control inmunitarios bajo estrecha vigilancia.[18]

En los pacientes asintomáticos con biomarcadores ligeramente anormales y evaluación por lo demás normal, debe quedar claro que no hay datos que sugieran la probabilidad de que desarrollen una futura miocarditis fulminante. Las decisiones sobre los cambios en el tratamiento del cáncer deben tomarse deliberadamente con una verdadera discusión multidisciplinaria de riesgo contra beneficio.

REFERENCIAS

1. Lynce F, Barac A, Geng X, et al. Prospective evaluation of the cardiac safety of HER2- targeted therapies in patients with HER2-positive breast cancer and compromised heart function: the SAFE-HEaRt study. *Breast Cancer Res Treat*. 2019;175:595-603.
2. Van Tine BA, Hirbe AC, Oppelt P, et al. Interim analysis of the phase II study: noninferiority study of doxorubicin with upfront dexrazoxane plus olaratumab for advanced or metastatic soft-tissue sarcoma. *Clin Cancer Res*. 2021;27(14):3854-3860.
3. Nicol M, Baudet M, Cohen-Solal A. Subclinical left ventricular dysfunction during chemotherapy. *Card Fail Rev*. 2019;5:31-36.
4. Cardinale D, Colombo A, Sandri MT, et al. Prevention of high-dose chemotherapy-induced cardiotoxicity in high-risk patients by angiotensin-converting enzyme inhibition. *Circulation*. 2006;114:2474-2481.
5. Thavendiranathan P, Negishi T, Somerset E, et al. Strain-guided management of potentially cardiotoxic cancer therapy. *J Am Coll Cardiol*. 2021;77:392-401.
6. Pai VB, Nahata MC. Cardiotoxicity of chemotherapeutic agents: incidence, treatment and prevention. *Drug Saf*. 2000;22:263-302.
7. Ganatra S, Nohria A, Shah S, et al. Upfront dexrazoxane for the reduction of anthracycline-induced cardiotoxicity in adults with preexisting cardiomyopathy and cancer: a consecutive case series. *Cardiooncology*. 2019;5:1.
8. Lipshultz SE, Rifai N, Dalton VM, et al. The effect of dexrazoxane on myocardial injury in doxorubicin-treated children with acute lymphoblastic leukemia. *N Engl J Med*. 2004;351:145-153.
9. Swain SM, Whaley FS, Gerber MC, et al. Cardioprotection with dexrazoxane for doxorubicin-containing therapy in advanced breast cancer. *J Clin Oncol*. 1997;15:1318-1332.
10. van Dalen EC, Caron HN, Dickinson HO, Kremer LC. Cardioprotective interventions for cancer patients receiving anthracyclines. *Cochrane Database Syst Rev*. 2011;CD003917.
11. Smith LA, Cornelius VR, Plummer CJ, et al. Cardiotoxicity of anthracycline agents for the treatment of cancer: systematic review and meta-analysis of randomised controlled trials. *BMC Cancer*. 2010;10:337.
12. Wolff AC, Hammond ME, Schwartz JN, et al. American Society of Clinical Oncology/ College of American Pathologists guideline recommendations for human epidermal growt factor receptor 2 testing in breast cancer. *J Clin Oncol*. 2007;25:118-145.
13. Nowsheen S, Viscuse PV, O'Sullivan CC, et al. Incidence, diagnosis, and treatment of cardiac toxicity from trastuzumab in patients with breast cancer. *Curr Breast Cancer Rep*. 2017;9:173-182.
14. Ewer MS, Vooletich MT, Durand JB, et al. Reversibility of trastuzumab-related cardiotoxicity: new insights based on clinical course and response to medical treatment. *J Clin Oncol*. 2005;23:7820-7826.
15. Yu AF, Yadav NU, Eaton AA, et al. Continuous trastuzumab therapy in breast cancer patients with asymptomatic left ventricular dysfunction. *Oncologist*. 2015;20:1105-1110.
16. Heinzerling L, Ott PA, Hodi FS, et al. Cardiotoxicity associated with CTLA4 and PD1 blocking immunotherapy. *J Immunother Cancer*. 2016;4:50.

17. Mahmood SS, Fradley MG, Cohen JV, *et al*. Myocarditis in patients treated with immune checkpoint inhibitors. *J Am Coll Cardiol*. 2018;71(16):1755-1764.

18. Ball S, Ghosh RK, Wongsaengsak S, *et al*. Cardiovascular toxicities of immune checkpoint inhibitors: JACC review topic of the week. *J Am Coll Cardiol*. 2019;74:1714-1727.

19. Janbabai G, Nabati M, Faghihinia M, Azizi S, Borhani S, Yazdani J. Effect of enalapril on preventing anthracycline-induced cardiomyopathy. *Cardiovasc Toxicol*. 2017;17:130-139.

20. Kaya MG, Ozkan M, Gunebakmaz O, *et al*. Protective effects of nebivolol against anthracycline-induced cardiomyopathy: a randomized control study. *Int J Cardiol*. 2013;167:2306-2310.

21. Kalay N, Basar E, Ozdogru I, *et al*. Protective effects of carvedilol against anthracyclineinduced cardiomyopathy. *J Am Coll Cardiol*. 2006;48:2258-2262.

22. Nabati M, Janbabai G, Baghyari S, Esmaili K, Yazdani J. Cardioprotective effects of carvedilol in inhibiting doxorubicin-induced cardiotoxicity. *J Cardiovasc Pharmacol*. 2017;69:279-285.

23. eong Darryl P, Cosman T, Alhussein Muhammad M, *et al*. Safety of continuing trastuzumab despite mild cardiotoxicity. *JACC: CardioOncol*. 2019;1:1-10.

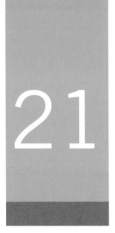

21

Enfoque multidisciplinario de la cardiooncología y empleo de profesionales sanitarios de práctica avanzada

Molly Rater, Holly Wiesehan, Ann Mahoney y Karen Sneed

La disciplina de la cardiooncología (CO) es un nuevo campo de la medicina que apuesta por la idea de la colaboración y cooperación para conseguir muchas cosas pero, ante todo, para proporcionar atención cardiaca óptima a los pacientes que reciben tratamiento contra el cáncer. Por definición, esto requiere la **colaboración intensiva de un equipo multidisciplinario para tratar de forma óptima dos condiciones médicas importantes**.

EQUIPO MULTIDISCIPLINARIO

Definición

- Un equipo multidisciplinario es un grupo de trabajadores de la salud expertos en diferentes áreas y con distinta formación profesional, unidos como equipo para planificar y aplicar programas de tratamiento en condiciones médicas complejas (fig. 21-1).
- Los miembros del equipo CO pueden ser:
  - Cardiooncólogo(s)
  - Estudiantes, residentes y becarios
  - Profesionales sanitarios de práctica avanzada (enfermeras y asistentes)
  - Enfermeras
  - Personal de investigación
  - Farmacéuticos
  - Fisiólogos del ejercicio
  - Administradores
- Los equipos multidisciplinarios proporcionan **asistencia continua total y sin interrupciones**. Lo ideal es que estos equipos se reúnan periódicamente para elaborar planes de tratamiento óptimos y compartir opiniones de expertos sobre pacientes complejos. La motivación de un cardiooncólogo es proporcionar atención cardiovascular (CV) óptima que permita prestar la mejor atención posible al cáncer. Hay que destacar que **los cardiooncólogos forman parte del mismo equipo que los especialistas en el tratamiento del cáncer, con el paciente como punto central**.[1]

COLABORACIÓN CON OTRAS DISCIPLINAS

- **Hematología/Oncología.** El hematólogo/oncólogo formula el plan de tratamiento del cáncer y puede necesitar la ayuda de un profesional sanitario de CO cuando surjan o puedan surgir problemas cardiológicos. Algunas necesidades comunes de **referencia a CO son insuficiencia cardiaca, derrame pericárdico, tromboembolia, hipertensión pulmonar o disritmias cardiacas**. En el caso de cáncer de mama, es habitual que

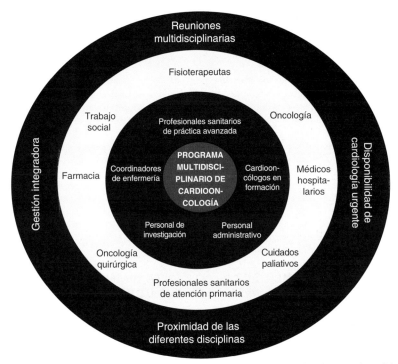

Figura 21-1. Equipo multidisciplinario de cardiooncología. Son muchos los miembros del equipo de cardiooncología, todos ellos con el objetivo común de una atención cardiovascular óptima y la modificación de los factores de riesgo en los pacientes sometidos a tratamiento oncológico. (American Association of Nurse Practitioners. Quality of nurse practitioner practice. https://www.aanp.org/advocacy/advocacy-resource/position-statements/quality-of-nurse-practitioner-practice)

el oncólogo solicite la opinión de un profesional sanitario de CO para discutir la continuación de los tratamientos dirigidos al receptor del factor de crecimiento epidérmico humano 2 (HER2) o las antraciclinas. En algunos casos, el uso de un profesional sanitario de CO **puede evitar la interrupción prematura de un tratamiento contra el cáncer**, lo que conduce a mejor oportunidad de supervivencia general. Lo ideal es que los **centros de hematología/oncología y CO estén muy cerca el uno del otro**.

- **Oncología quirúrgica.** El profesional sanitario de CO puede ser llamado para proporcionar una evaluación del riesgo perioperatorio y el manejo CV posquirúrgico.
- **Farmacia.** Los farmacéuticos desempeñan una función esencial como expertos en medicamentos que mejoran la calidad de la atención mediante la optimización de la farmacoterapia. Varios ensayos controlados aleatorios bien elaborados han documentado los beneficios de las intervenciones dirigidas por farmacéuticos en el marco de un equipo multidisciplinario.[2] Muchos fármacos contra el cáncer tienen importantes interacciones farmacológicas y efectos secundarios que la mayoría de los profesionales sanitarios desconocen, especialmente con la enorme aparición de terapias dirigidas.
- **Médicos hospitalarios.** Estos profesionales son la primera línea de atención a los pacientes en estados médicos complejos dentro del entorno hospitalario. Son responsables de proveer la atención diaria al paciente y coordinar la comunicación con los distintos especialistas implicados.

- **Trabajo social.** Los trabajadores sociales ayudan al equipo en la planificación del alta, la localización y el asesoramiento.
- **Cuidados paliativos/a enfermos terminales.** En algunos casos, los servicios de cuidados paliativos y a enfermos terminales son necesarios para ayudar con los problemas del final de la vida.
- **Profesionales sanitarios de atención primaria.** Es muy importante mantener informado al profesional sanitario de atención primaria de las decisiones de manejo en estos pacientes complejos que a menudo ven a múltiples especialistas. Esto es especialmente cierto en relación con los supervivientes de cáncer que pueden dejar de ver a los especialistas.
- **Fisioterapeutas.** Los pacientes con cáncer tienen un riesgo acelerado de padecer enfermedades cardiovasculares debido a los padecimientos normales relacionados con la edad, y los efectos directos (radiación, quimioterapia y terapias dirigidas) e indirectos (aumento o pérdida de peso y de la condición) de los tratamientos contra el cáncer. Los ensayos clínicos aleatorios han indicado que el ejercicio puede atenuar los descensos inducidos por el tratamiento en la condición cardiorrespiratoria. Se está desarrollando la rehabilitación cardiaca dirigida específicamente a los pacientes de CO.[3] Los fisiólogos del ejercicio suelen ser los profesionales sanitarios que laboran en los centros de rehabilitación cardiaca y diseñan diversas prescripciones de ejercicio.

FUNCIÓN FUNDAMENTAL DE LOS PROFESIONALES SANITARIOS DE PRÁCTICA AVANZADA EN EL EQUIPO DE CO

Los profesionales de la salud tienen claro que los profesionales sanitarios de prácticas avanzadas (PPA) desempeñan una función integral. Se ha demostrado que los PPA proporcionan una atención segura, equitativa y basada en la evidencia, lo que se traduce en excelentes resultados y alta satisfacción de los pacientes. Los PPA aportan una perspectiva integral a la atención sanitaria, combinando la experiencia clínica con un énfasis añadido en la prevención de enfermedades, seguimiento a la salud y educación del paciente. A menudo desarrollan relaciones duraderas con los pacientes que generan una comunicación y un cumplimiento superiores. Se ha demostrado que los PPA reducen el costo general de la atención sanitaria. Los pacientes que acuden regularmente a los servicios de atención primaria de un PPA tienen menos visitas al servicio de urgencias, menos reingresos y estancias hospitalarias más cortas.[4] La función del PPA varía de una institución a otra, pero algunos de los beneficios de tener un PPA en el equipo multidisciplinario son:

- **Creación de redes.** Los PPA pueden establecer relaciones y redes con otros PPA para comunicar la necesidad de CO, aumentar la visibilidad del programa y las referencias. Al estar disponibles y responder a otras disciplinas, especialmente a otras áreas que no son frecuentadas por los profesionales sanitarios de CO, el conocimiento del programa aumenta, así como la colaboración.
- **Grupos de colaboración PPA.** Se pueden formar grupos de PPA multicéntricos para crear redes y compartir recursos. Pueden celebrarse reuniones presenciales o virtuales a intervalos regulares para promover la comunicación.
- **Grupos de apoyo.** Los PPA puede facilitar o dirigir grupos de apoyo para pacientes y familiares.
- **Educación del paciente, la familia y el personal.** Los PPA deben participar en la formación continua de enfermería y en el manejo integrador para educar a otros profesionales sanitarios. Las herramientas de enseñanza y la enseñanza en persona de los pacientes y las familias pueden tener lugar durante las visitas a la consulta. Es especialmente importante que el PPA aconseje a los pacientes sobre sus factores de riesgo CV. Hay una cantidad cada vez mayor de agentes anticancerígenos aprobados por la FDA con posibles efectos

cardiotóxicos, lo que hace que la modificación de los factores de riesgo CV sea aún más importante.[5] Un estudio reveló que los profesionales de enfermería tienen al menos el mismo éxito que los médicos a la hora de asesorar a los pacientes sobre los factores de riesgo CV.[6]

- **Mejora de la continuidad asistencial.** El aumento de la disponibilidad de las clínicas y el uso de ubicaciones satélite proporciona continuidad en la atención y mejora el flujo clínico. Muchos pacientes tienen varias citas con varios profesionales sanitarios, por lo que es más conveniente tener un profesional sanitario disponible varios días a la semana en diferentes lugares. Los pacientes que reciben tratamiento contra el cáncer tienen frecuentes cambios de estado, por lo que un PPA que pueda ser flexible es muy valioso. Las visitas de telemedicina se han convertido en una nueva opción de atención y pueden ser bien utilizadas por los PPA. La continuidad en el servicio de hospitalización también puede mejorarse si el PPA tiene presencia constante con los médicos asistentes y becarios que rotan semanas en el servicio.
- **Práctica colaborativa.** Los médicos que trabajan con los PPA suelen informar que los PPA permiten a cada médico disponer de más tiempo para atender a los pacientes complicados y mejoran la capacidad de hacer docencia e investigación. El PPA y el médico aportan conocimientos y habilidades compartidos y únicos que deberían complementarse mutuamente. Las ventajas de la práctica colaborativa son la disminución del costo de la asistencia y el aumento de la calidad y el acceso a ella.[7]

FUNCIÓN DE LA COORDINACIÓN DE ENFERMERÍA EN EL EQUIPO MULTIDISCIPLINARIO DE CARDIOONCOLOGÍA

La función de la coordinación de enfermería tiene un valor incalculable en cualquier equipo de CO. Los **conocimientos y la experiencia clínica avanzada en cardiología y oncología son conjuntos de habilidades fundamentales para quien desempeña la función de enfermería** como parte integral de la colaboración colectiva con otros profesionales sanitarios. Otros miembros del equipo interprofesional utilizan a la coordinación de enfermería para proveer atención clínica de alta calidad en el servicio CO. Esto se consigue mediante una interacción activa y continua y de coordinación de los cuidados entre todas las disciplinas.

- La coordinación de enfermería presta servicios educativos, de colaboración, coordinación, gestoría clínica e importantes recursos de apoyo emocional para los pacientes y sus familias (tabla 21-1).
- La coordinación de enfermería suele ser el primer punto de contacto de los pacientes y sus familias para discutir el plan de atención, la referencia de la atención, las preocupaciones de atención, los síntomas, los problemas de medicación, la interpretación de las pruebas, etc. Proporciona estrategias oportunas de manejo de la atención porque también tiene comunicación directa y continua con los profesionales sanitarios.
- Para ayudar a minimizar las visitas a la consulta con el profesional sanitario y los ingresos al hospital, es habitual el monitoreo cardiopulmonar en el entorno domiciliario. La coordinación de enfermería suele encargarse de obtener las actualizaciones clínicas adecuadas en relación con las lecturas de las constantes vitales o los síntomas en respuesta a los cambios de tratamiento.
- Los coordinadores suelen facilitar la organización de pruebas y procedimientos de diagnóstico, como cateterismos cardiacos, biopsias endomiocárdicas, cardioversiones eléctricas, resonancias magnéticas cardiacas y pruebas de esfuerzo.
- Los coordinadores consolidan los análisis de sangre necesarios entre CO y otros servicios clínicos en un esfuerzo por reducir la frecuencia de las flebotomías y mejorar la seguridad de los pacientes.
- Los coordinadores de enfermería CO poseen una amplia base de conocimientos sobre los procesos de la enfermedad y a menudo se les pide que sean recursos y defensores de los pacientes que se enfrentan a condiciones médicas complejas.

TABLA 21-1	Múltiples funciones de la coordinación de enfermería en el equipo de cardiooncología[a]
Educación sobre enfermedades y medicamentos	Las cuatro complicaciones más comunes en esta población son isquemia cardiaca, tromboembolia, insuficiencia cardiaca y arritmias. La coordinación de enfermería es capaz de escuchar sobre los síntomas del paciente y reconocer si se necesita atención inmediata o se puede esperar. Esta coordinación también educa a los pacientes sobre los síntomas para los que deben solicitar auxilio o solo vigilar, y sobre lo que es normal y cuándo hay que preocuparse.
Monitoreo en el hogar	Esta coordinación suele encargarse de monitorear las constantes vitales, el peso, los síntomas y las respuestas de la intervención al paciente. Es a menudo el contacto para que la enfermera de salud en el hogar llame con preocupaciones y preguntas.
Acceso a la atención sanitaria	El acceso a la atención sanitaria es a menudo un reto para los pacientes por una serie de razones como la disponibilidad, accesibilidad y asequibilidad. La coordinación de enfermería puede ayudar a conseguir medicamentos costosos y organizar el transporte para las visitas al profesional sanitario.
Apoyo familiar	Es importante que la coordinación de enfermería esclarezca el sistema de apoyo al paciente. Esta coordinación suele establecer relaciones estrechas con los cuidadores y se le considera defensora de confianza y útil. A menudo es la primera que habla con el paciente o la familia para comentar los síntomas, las preocupaciones o los problemas.
Colaboración con otras especialidades	La coordinación de enfermería (casi siempre una LE) del equipo de cardiooncología sirve de puente entre cardiólogo, oncólogo, enfermeras de oncología, médicos hospitalarios, becarios y profesionales sanitarios de prácticas avanzadas para proporcionar una atención cohesionada.
Manejo del flujo clínico	La coordinación de enfermería ayuda a hacer pedidos durante la clínica y pueden ayudar con el flujo general. A menudo debe obtener los expedientes antes de la visita. Puede proporcionar información valiosa al profesional sanitario antes de la visita basándose en conversaciones telefónicas o contactos que hayan tenido con el paciente.
Coordinación de las pruebas y los resultados	La coordinación de enfermería suele tener que ayudar a pedir y programar las pruebas, y encargarse de llamar a los pacientes una vez obtenidos los resultados, además de responder a las preguntas sobre ellos.
Asistencia con medicamentos especiales	Muchos de los medicamentos utilizados en cardiooncología requieren de farmacias especializadas, autorización previa y programas de asistencia financiera. La coordinación de enfermería suele prestar este servicio.

LE, licenciada en enfermería.

[a]La coordinación de enfermería es una parte integral del equipo que lleva a cabo varias tareas esenciales necesarias para el éxito del programa.

- El acceso a la atención sanitaria suele presentar dificultades en CO, por ejemplo respecto de obtener medicamentos o tratamientos especializados que a menudo son negados por el seguro. Los coordinadores de enfermería son responsables de completar la primera línea de autorizaciones previas para la aprobación del seguro. Incluso con la aprobación del seguro, el tratamiento recomendado a menudo tiene un costo prohibitivo debido a los ingresos de los pacientes, las restricciones del seguro o a ambos. Al ayudar a los pacientes a localizar, solicitar y presentar las solicitudes de ayuda financiera, los pacientes a menudo pueden recibir los tratamientos recomendados que, de otro modo, tendrían un costo prohibitivo.

INVESTIGACIÓN EN CARDIOONCOLOGÍA: ENFOQUE MULTIDISCIPLINARIO

La investigación CO se centra en mejorar la vida y supervivencia general de los pacientes y supervivientes de cáncer. Las prioridades son:

- **Desarrollar y aplicar protocolos de investigación clínica** para promover la medicina de precisión.
- **Desarrollar guías basadas en la evidencia** con modelos de predicción para mejorar la supervivencia general.
- **Difundir conocimientos basados en la evidencia** que muestren los efectos CV relacionados con el cáncer y las diversas modalidades de su tratamiento.

Los componentes esenciales para la investigación en CO (fig. 21-2) resumen el enfoque multidisciplinario de la investigación, que incluye, entre otros, a cardiólogos y oncólogos, administradores de la investigación y coordinadores de ella, quienes a menudo son enfermeras.

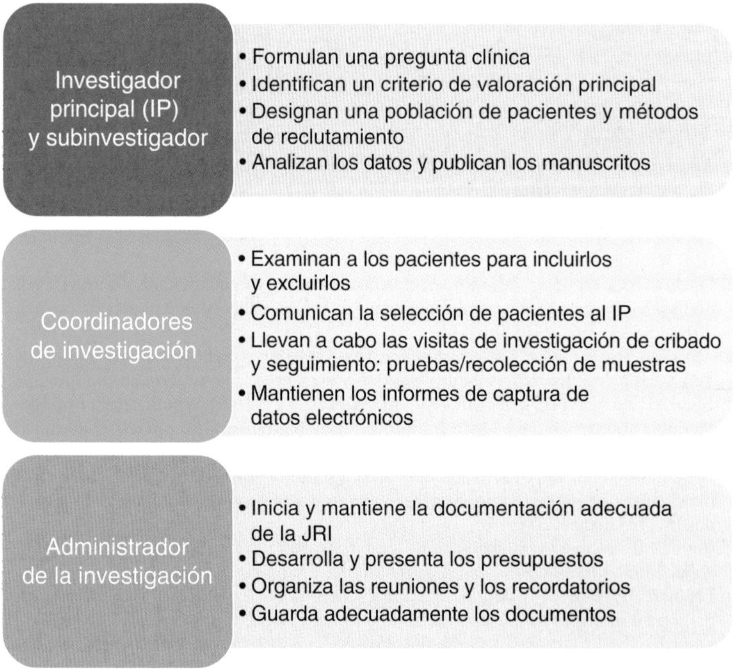

Investigador principal (IP) y subinvestigador
- Formulan una pregunta clínica
- Identifican un criterio de valoración principal
- Designan una población de pacientes y métodos de reclutamiento
- Analizan los datos y publican los manuscritos

Coordinadores de investigación
- Examinan a los pacientes para incluirlos y excluirlos
- Comunican la selección de pacientes al IP
- Llevan a cabo las visitas de investigación de cribado y seguimiento: pruebas/recolección de muestras
- Mantienen los informes de captura de datos electrónicos

Administrador de la investigación
- Inicia y mantiene la documentación adecuada de la JRI
- Desarrolla y presenta los presupuestos
- Organiza las reuniones y los recordatorios
- Guarda adecuadamente los documentos

Figura 21-2. El equipo de investigación colaborativo. Varios miembros de un equipo de investigación, todos con diferentes funciones y tareas específicas, son necesarios para instrumentar un proyecto de investigación exitoso. JRI, junta de revisión institucional; IP, investigador principal.

El desarrollo de la investigación clínica en CO ha sido identificado como una de las 10 principales prioridades de la disciplina.[8] Comprender cómo integrar la investigación rigurosa en la atención clínica es una estrategia muy importante para mejorar la atención a los pacientes de CO.[9]

FUNCIÓN DEL APOYO ADMINISTRATIVO EN CARDIOONCOLOGÍA

El apoyo administrativo adopta muchas formas en la disciplina de CO: desde los procedimientos cotidianos hasta el apoyo institucional más amplio. Es bien sabido que la falta de apoyo institucional dificulta el crecimiento y éxito de cualquier programa de CO.[10]

Profesionales administrativos que facilitan las operaciones diarias:
- **Coordinación** de reuniones, divulgación y educación médica continua (EMC)
- **Manejo de los horarios** de los profesionales sanitarios
- Apoyo y orientación a los becarios
- Manejo de documentos (reuniones en curso, investigación)
- Obtención de informes finales y pruebas externas
- **Mejora de la comunicación** entre servicios
- Apoyo para el desarrollo de conjuntos de órdenes, herramientas educativas y presentaciones

Administración institucional para apoyo del crecimiento del programa:
- Aprobación de la ayuda salarial para los nuevos miembros del equipo
- **Evaluación de la necesidad de nuevos sitios/ubicaciones clínicas para la expansión**
- Evaluación de finanzas/presupuestos
- Apoyo en las actividades de relaciones públicas
- Facturación/cumplimiento de la normatividad
- Promoción de las referencias
- **Dar a conocer los servicios**
- Construir/supervisar la comunicación en el sitio web

REFERENCIAS

1. Adusumalli S, Alvarez-Cardona J, Khatana SM, *et al*. Clinical practice and research in cardio-oncology: finding the "Rosetta Stone" for establishing program excellence in cardiooncology. *J Cardiovasc Transl Res*. 2020;13(3):495-505. doi: 10.1007/s12265-020-10010-x
2. Hwang AY, Smith SM. Partnering with pharmacists to reduce cardiovascular risk in outpatient settings. *J Am Heart Assoc*. 2019;8:22.
3. Gilchrist SC, Barac A, Ades PA, *et al*. AHA scientific statement: cardio-oncology rehabilitation to manage cardiovascular outcomes in cancer patients and survivors. *Circulation*. 2019;139(21):e997-e1012.
4. American Association of Nurse Practitioners. Quality of nurse practitioner practice. https://www.aanp.org/advocacy/advocacy-resource/position-statements/quality-ofnurse-practitioner-practice
5. Fadol AP, Palaskas NL, Ewer MS, *et al*. An overview of a different type of cardio-oncology gathering: summary of the COMP (cardio-oncology multidisciplinary practice) meeting held in Houston Texas, January 2020. *Cardiooncology*. 2020;6:20.
6. Klemenc-Ketis Z, Terbovc A, Gomiscek B, *et al*. Role of nurse practitioners in reducing cardiovascular risk factors: a retrospective cohort study. *J Clin Nurs*. 2015;24(21-22):3077-83. doi:10.1111/jocn.12889
7. Resnick B, Bonner A. Collaboration: foundation for a successful practice. *J Am Med Dir Assoc*. 2003; 4(6):344-349.
8. Lenihan DJ, Fradley M, Dent S, *et al*. Proceedings from the global cardio-oncology summit: the top 10 priorities to actualize for cardiooncology. *JACC: CardioOncol*. 2019;1:256-272.
9. Pudil R. The future role of cardio-oncologists. *Card Fail Rev*. 2017;3(2):140-142. doi:10.15420/cfr.2017:16:1
10. Austin-Mattison C. Joining forces: establishing a cardio-oncology clinic. *J Adv Pract Oncol*. 2018;9(2):222-229.

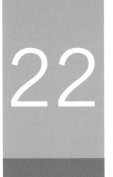

22 Amiloidosis cardiaca: enfoque diagnóstico general

Walter B. Schiffer y Kathleen W. Zhang

PRINCIPIOS GENERALES

- La amiloidosis cardiaca, que antes se consideraba una enfermedad rara e intratable, se reconoce ahora como una enfermedad tratable que está infradiagnosticada,[1] especialmente entre los ancianos.
- Los hallazgos de amiloidosis cardiaca en la historia clínica, la exploración física y las pruebas diagnósticas de rutina pueden ser inespecíficos.
- Los retrasos en el diagnóstico de hasta 36 meses desde el inicio de los síntomas son comunes, y un tercio de los pacientes son evaluados por cinco o más especialistas antes de ser diagnosticados.[2]
- La integración de todos los hallazgos clínicos y diagnósticos, y un alto índice de sospecha para el diagnóstico, son necesarios cuando se evalúa a estos pacientes.

ANTECEDENTES Y EPIDEMIOLOGÍA

- La amiloidosis es una enfermedad sistémica que se debe al depósito de agregados proteicos mal plegados en forma de fibrillas amiloides en los tejidos, lo que ocasiona la disfunción de los órganos.
- **Se han asociado más de 30 proteínas amiloides con enfermedades humanas; sin embargo, la gran mayoría de las amiloidosis cardiacas (>95%) están asociadas a la amiloidosis de transtiretina (ATTR, por sus siglas en inglés) o a la amiloidosis por cadena ligera (AL, por sus siglas en inglés).**
  - La ATTR es el resultado del mal plegamiento de la transtiretina, una proteína de transporte sérico de tiroxina y retinol. Ese mal plegamiento puede ocurrir como variante de tipo silvestre o por mutación puntual en el gen de la transtiretina.
  - La AL se debe a que una neoplasia de células plasmáticas sobreproduce inmunoglobulinas clonales, lo que conduce a mal plegamiento y deposición de fragmentos de cadenas ligeras en forma de fibrillas amiloides.
- Los tipos menos comunes de amiloidosis cardiaca incluyen amiloidosis secundaria (AA) y amiloidosis ApoA1 (AApoA1).
  - La AA es causada por el depósito de fibrillas amiloides compuestas de amiloide sérico A, una proteína inflamatoria. La AA se asocia con enfermedades inflamatorias crónicas como artritis reumatoide, artritis inflamatoria juvenil, uso de drogas intravenosas y síndromes de fiebre periódica familiar. El riñón es el principal órgano afectado por la AA.
  - La AApoA1 es una enfermedad hereditaria debida al mal plegamiento de la apolipoproteína A1 por mutación genética. Los riñones y el hígado son los principales afectados.

Epidemiología

Amiloidosis por cadena ligera

- **La AL es una enfermedad rara con incidencia estimada de 14 casos por millón en Estados Unidos.**[3]

- Los estudios de un solo centro indican que la AL suele afectar a pacientes de edad avanzada (edad media de 65 años) con ligero predominio masculino (~60%), aunque la edad en el momento del diagnóstico puede ser muy variable.[4]
- Aunque entre 10 y 15% de los pacientes con mieloma múltiple desarrollan AL, la mayoría con AL no cumple los criterios de diagnóstico para mieloma.
- La gammapatía monoclonal de significado indeterminado es un precursor conocido de la AL y progresa a AL en 1% de los casos.[5]

Amiloidosis por transtiretina

- **La ATTR de tipo silvestre, antes conocida como amiloidosis senil, es una enfermedad de la tercera edad que afecta predominantemente a varones caucásicos con edad media de 76 años en el momento del diagnóstico.**[6]
  - La amiloidosis cardiaca por transtiretina de tipo silvestre (ATTR-CM, por sus siglas en inglés) se ha encontrado en 13% de las personas hospitalizadas por insuficiencia cardiaca con fracción de eyección preservada, y en 13% de los pacientes con estenosis aórtica grave remitidos para sustitución de la válvula aórtica por cateterismo.[7,8]
  - La prevalencia del síndrome del túnel del carpo puede alcanzar 25% entre los pacientes con ATTR-CM de tipo silvestre, y se han detectado depósitos de amiloide de transtiretina en 7% de los pacientes no seleccionados sometidos a cirugía de liberación del túnel del carpo.[9,10]
- **La ATTR hereditaria es una enfermedad rara, autosómica dominante con penetrancia incompleta que ocasiona miocardiopatía familiar, polineuropatía o ambas.**
  - La edad de aparición es muy variable y depende de la mutación implicada.
  - La Val122Ile es la variante genética más común encontrada en Estados Unidos y se presenta en individuos de ascendencia africana como miocardiopatía restrictiva y/o polineuropatía. Se estima que entre 3 y 4% de los afroamericanos son portadores de la mutación Val122Ile.[6]
  - Thr60Ala es la segunda variante genética más común en Estados Unidos y causa miocardiopatía y polineuropatía mixta en pacientes de ascendencia irlandesa.[6]

EVALUACIÓN CLÍNICA

- Los síntomas de presentación de la amiloidosis cardiaca (disnea, edema de las extremidades inferiores y fatiga) son bastante inespecíficos.
- Los hallazgos de alarma en la historia clínica, la exploración física y las pruebas diagnósticas pueden hacer sospechar clínicamente una amiloidosis cardiaca (tabla 22-1).

Historia clínica

Amiloidosis cardiaca por cadena ligera

- **La insuficiencia cardiaca es la manifestación más destacada de la amiloidosis cardiaca AL (AL-CM, por sus siglas en inglés), sobre todo hallazgos de insuficiencia cardiaca derecha. La fibrilación y el aleteo auriculares se observan con frecuencia.**
- **La afectación renal es común en la AL y se manifiesta como proteinuria, que puede causar anasarca difusa.**
- Las manifestaciones neurológicas incluyen entumecimiento y hormigueo, así como hipotensión ortostática.
- Las manifestaciones gastrointestinales incluyen pérdida de peso involuntaria, saciedad temprana, náuseas, estreñimiento y diarrea.

Amiloidosis cardiaca por transtiretina

- **La insuficiencia cardiaca es la manifestación más destacada de ATTR-CM.**
- Las disritmias son comunes e incluyen fibrilación o aleteo auriculares y (sobre todo con la ATTR-CM de tipo silvestre) bloqueo cardiaco de primero, segundo o tercer grados.
- La ATTR-CM de tipo silvestre está asociada a la estenosis aórtica, sobre todo a la paradójica de bajo flujo y bajo gradiente.
- **El síndrome del túnel del carpo (sobre todo la enfermedad bilateral), la estenosis espinal lumbar y la rotura del tendón del bíceps pueden ser muy sugestivos de ATTR.**[9,11,12]
- La neuropatía periférica sensorial, la disfunción autonómica y la hipotensión ortostática se observan en la ATTR hereditaria con afectación neurológica.
- Los síntomas gastrointestinales (pérdida de peso involuntaria, saciedad temprana, náuseas, diarrea, estreñimiento) se observan sobre todo en la ATTR hereditaria.

Examen físico

- Los hallazgos del examen cardiaco en la amiloidosis cardiaca son consistentes con una miocardiopatía restrictiva e incluyen edema periférico, presión venosa yugular elevada, reflujo hepatoyugular y estertores.
- Los hallazgos de IC derecha (ascitis, edema periférico) son particularmente prominentes en pacientes con AL-CM, sobre todo aquellos con proteinuria importante.
- La hipotensión ortostática es indicativa de disfunción autonómica.
- El examen neurológico puede demostrar hallazgos de polineuropatía sensoriomotora simétrica, síndrome del túnel del carpo o estenosis espinal.
- La púrpura periorbital ("ojos de mapache") y la macroglosia se observan en una minoría de pacientes, pero son patognomónicos de AL.

Pruebas diagnósticas iniciales

Electrocardiografía

- **Los hallazgos electrocardiográficos individuales tienen una precisión diagnóstica limitada para la amiloidosis cardiaca** (fig. 22-1A y tabla 22-2).
- Un hallazgo característico de la amiloidosis cardiaca es la amplitud de QRS de bajo voltaje, sobre todo en las derivaciones de las extremidades ($\leq$5 mm), lo que se observa solo en 30-50% de los pacientes con amiloidosis cardiaca, con sensibilidad de 49% y especificidad de 91% en pacientes con enfermedad probada por biopsia cardiaca.[13-15]
- El patrón de seudoinfarto (ondas Q en las primeras derivaciones precordiales que imitan un infarto de miocardio anteroseptal previo) es otro hallazgo característico de la amiloidosis cardiaca, aunque solo está presente en 25 a 50% de los pacientes.[14-16]
- El bajo voltaje relativo en la electrocardiografía (onda S en V1 + onda R en V5 o V6 $\leq$15 mm) en caso de hipertrofia ventricular izquierda en la ecocardiografía es otro hallazgo clásico, aunque parece tener poca especificidad para la amiloidosis cardiaca.[14]
- Otros hallazgos electrocardiográficos de la amiloidosis cardiaca son:
  - Retraso de la conducción intraventricular, observado en 20 a 50% de los pacientes.[13,16]
  - Bloqueo auriculoventricular de primero, segundo o tercer grados, que se observa en 15 a 40% de los pacientes.[13,16]
  - Fibrilación y aleteo auriculares, observados en 24% de los pacientes.[14,16]

Ecocardiografía transtorácica

- **Los hallazgos característicos de la amiloidosis cardiaca en la ecocardiografía transtorácica (ETT) incluyen aumento del grosor de la pared de los ventrículos**

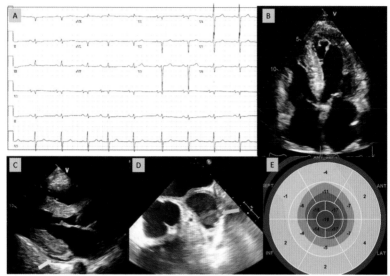

Figura 22-1. Hallazgos electrocardiográficos en la amiloidosis cardiaca. (A) El electrocardiograma muestra un patrón de seudoinfarto (ondas Q en V1-V2), pobre progresión de la onda R y bajo voltaje del QRS en las derivaciones de las extremidades. (B) La vista apical de cuatro cámaras muestra hipertrofia del ventrículo izquierdo (VI), agrandamiento biauricular y engrosamiento del tabique interventricular. (C) La vista de eje largo paraesternal muestra el agrandamiento de la aurícula izquierda y el engrosamiento del tabique del VI. (D) Trombo del apéndice auricular izquierdo en la ecocardiografía transesofágica. (E) Ausencia relativa de alteración o preservación apical en la distensión longitudinal del VI. (De Zhang KW, Zhang R, Deych E, Stockerl-Goldstein KE, Gorcsan J, Lenihan DJ. A multi-modal diagnostic model improves detection of cardiac amyloidosis among patients with diagnostic confirmatio by cardiac biopsy . *Am Heart J.* 2021;232:137-145; Boldrini M, Cappelli F, Chacko L, *et al.* Multiparametric echocardiography scores for the diagnosis of cardiac amyloidosis. *JACC Cardiovasc Imaging.* 2020;13(4).)

izquierdo y derecho, disfunción diastólica, agrandamiento biauricular y pequeño derrame pericárdico (fig. 22-1B-C).
- La fracción de eyección del ventrículo izquierdo (FEVI) suele estar conservada (≥50%), aunque pueden observarse reducciones leves o incluso graves de la FEVI en pacientes con enfermedad avanzada.
- El aumento del grosor relativo de la pared del ventrículo izquierdo (>0.6), el aumento de la presión de la aurícula izquierda por E/e′ (>11) y la reducción de la excursión sistólica del plano del anillo tricuspídeo (TAPSE, por sus siglas en inglés; ≤19 mm) sugieren amiloidosis cardiaca entre los pacientes con aumento del grosor de la pared del VI.[17]
- Los trombos intracardiacos (como el de la orejuela izquierda) son más frecuentes en los pacientes con amiloidosis cardiaca, incluidos los que reciben anticoagulación sistémica (fig. 22-1D).[18]
- El análisis de deformación cardiaca por rastreo de marcas puede ser útil para evaluar la amiloidosis cardiaca.

TABLA 22-1 Manifestaciones clínicas de la amiloidosis de cadena ligera y de transtiretina

Tipo de amiloide	Cardiovascular	Neurológico	Gastrointestinal	Renal	Otros
ATTR de tipo silvestre	**IC del lado izquierdo** **Fibrilación auricular/aleteo** Bloqueo cardiaco Estenosis aórtica calcificada	**Síndrome del túnel del carpo** Estenosis espinal lumbar	Raro	Deterioro renal	Rotura del tendón del bíceps
ATTR hereditaria[a]	**IC del lado izquierdo** **Fibrilación/aleteo auricular**	Síndrome del túnel del carpo Estenosis espinal lumbar Neuropatía periférica **Disfunción autonómica**	Dismotilidad	Deterioro renal	Rotura del tendón del bíceps
AL	**IC biventricular** **Fibrilación auricular/aleteo**	Neuropatía periférica **Disfunción autonómica**	Dismotilidad Disfunción hepática	**Síndrome nefrótico** Deterioro renal	Macroglosia Púrpura periorbitaria

Nota: Los signos y síntomas clínicos más destacados están en negrita.

ATTR, amiloidosis por transtiretina; AL, amiloidosis por cadena ligera; IC, insuficiencia cardiaca.

[a]Las diversas mutaciones que conducen a ATTR hereditaria presentan fenotipos únicos que pueden ser de predominio cardiaco o neurológico. Los presentados aquí pertenecen a la variante más común en Estados Unidos, Val122Ile.

Zhang KW, Vallabhaneni S, Álvarez-Cardona JA, Krone RJ, Mitchell JD, Lenihan DJ. Cardiac amyloidosis for the primary care provider: A practical review to promote earlier recognition of disease . *Am J Med.* 2021;134:587-595.

- La distensión longitudinal global (GLS, por sus siglas en inglés) suele ser gravemente anormal en los pacientes con amiloidosis cardiaca (>−13%; normal ≤−19%).[14,17]
- **La preservación apical relativa de la distensión longitudinal (LS, por sus siglas en inglés) del ventrículo izquierdo sugiere también amiloidosis cardiaca** (fig. 22-1E). **Se cree que esto es signo de la deposición preferente de fibrillas amiloides en los segmentos medio y basal del corazón.**
  a. El índice de conservación apical de la LS se calcula como (LS promedio de los segmentos apicales)/(LS promedio de los segmentos medios + LS promedio de los segmentos basales), con un punto de corte de 1.0 para la amiloidosis cardiaca.[19]
  b. La conservación apical de la LS tiene sensibilidad de 60 a 70% y especificidad de 70 a 80% para la amiloidosis cardiaca.[14,17]
- Otros hallazgos de tensión que sugieren amiloidosis cardiaca son el aumento de la relación entre la FEVI y la GLS (>3.8) y el aumento de la relación entre la LS del tabique apical y la LS del tabique basal (>3.1).[17]

Biomarcadores cardiacos
- La elevación leve de los niveles de troponina sérica en múltiples ocasiones se observa con frecuencia en pacientes con amiloidosis cardiaca.
- Los niveles de péptido natriurético cerebral (BNP, por sus siglas en inglés) suelen estar muy elevados. En los pacientes con AL establecida, la porción N-terminal (NT)-proBNP es altamente sensible a la afectación cardiaca.[20]
- Otros nuevos biomarcadores, como el factor de crecimiento de los hepatocitos, pueden ayudar a diferenciar la amiloidosis cardiaca de otros tipos de IC.[21]

Establecimiento del diagnóstico de amiloidosis cardiaca

- Una vez que se sospecha amiloidosis cardiaca, deben hacerse pruebas diagnósticas definitivas (fig. 22-2).
- **La biopsia endomiocárdica con espectrometría de masas es la prueba de referencia para el diagnóstico de amiloidosis cardiaca.**
- **La -gammagrafía ósea marcada con tecnecio (Tc)[99m] ha sido validada para el diagnóstico no invasivo de la ATTR-CM con una sensibilidad de 91% y especificidad de 100% en ausencia de proteína monoclonal.[22]**
- **La biopsia no cardiaca con espectrometría de masas en combinación con la resonancia magnética cardiaca (RMC) puede utilizarse para el diagnóstico de AL-CM en muchos casos.**

Gammagrafía ósea marcada con tecnecio[99m]
- Tradicionalmente utilizados como trazadores óseos, los bisfosfonatos marcados con Tc[99m] también se localizan en los depósitos amiloides de transtiretina cardiaca por un mecanismo desconocido.
- El pirofosfato marcado con Tc[99m] (PYP, por sus siglas en inglés) es el más utilizado en Estados Unidos. El ácido 3,3-difosfono-1,2-propanodicarboxílico (DPD) marcado con Tc[99m] y el difosfonato de hidroximetileno (HDMP, por sus siglas en inglés) marcado con Tc[99m] también son trazadores validados para el diagnóstico de ATTR-CM.
- **Las exploraciones se puntúan con base en una escala de clasificación semicuantitativa: grado 3 = captación cardiaca mayor que la ósea; grado 2 = captación cardiaca igual a la ósea; grado 1 = captación cardiaca menor que la ósea; grado 0 = sin captación cardiaca (fig. 22.3A-C).**
- **Se considera que un estudio es positivo para ATTR-CM en caso de captación de grado 2 o 3 (91% de sensibilidad, 87% de especificidad).[22]**

TABLA 22-2	Pruebas de diagnóstico en la amiloidosis cardiaca		
Pruebas de laboratorio	Prevalencia del ECG	Sensibilidad y especificidad de la ecocardiografía[a]	IRM cardiaca
NT-proBNP elevado	Mala progresión de la onda R 60-70%	Aumento de la razón entre la fracción de eyección y la tensión longitudinal 62%, 65%	RTG subendocárdico difuso
Elevación leve y persistente de la troponina sin síntomas isquémicos	Patrón de seudoinfarto 18-39%	Ausencia relativa de afección apical en la tensión longitudinal 71%, 73%	Tiempos de relajación T1 prolongados
Niveles anormales de cadenas ligeras libres (AL)	Bloqueo auriculoventricular 13-41%	Disfunción diastólica con aumento de la razón E/A 74%, 75%	Aumento del volumen extracelular
Proteína monoclonal en EFPS o EFPO (AL)	Voltaje QRS bajo 18-60%	Disfunción del VD con disminución del TAPSE 67%, 64%	Hipertrofia del VI

ECG: electrocardiograma; NT-proBNP: porción N-terminal del pro-péptido natriurético tipo B; AL: amiloidosis por cadena ligera; RTG: realce tardío de gadolinio; EFPS: electroforesis de proteínas en suero; EFPO: electroforesis de proteínas en orina; VD: ventrículo derecho; TAPSE (por sus siglas en inglés): excursión sistólica del plano anular tricuspídeo; VI: ventrículo izquierdo.

[a]La sensibilidad y especificidad indicadas se refiere a los pacientes en los que se ha identificado aumento del grosor de la pared septal >12 mm en el ecocardiograma.

De Cyrille NB, Goldsmith J, Alvarez J, Maurer MS. Prevalence and prognostic significance of low QRS voltage among the three main types of cardiac amyloidosis. *Am J Cardiol.* 2014;114(7):1089-1093. doi:10.1016/j.amjcard.2014.07.026; Zhang KW, Zhang R, Deych E, Stockerl-Goldstein KE, Gorcsan J, Lenihan DJ. A multi-modal diagnostic model improves detection of cardiac amyloidosis among patients with diagnostic confirmation by cardiac biopsy. *Am Heart J.* 2021;232: 137-145. doi:10.1016/j.ahj.2020.11.006; Murtagh B, Hammill SC, Gertz MA, Kyle RA, Tajik AJ, Grogan M. Electrocardiographic findings in primary systemic amyloidosis and biopsy-proven cardiac involvement. *Am J Cardiol.* 2005;95(4): 535-537. doi:10.1016/j.amjcard.2004.10.028; Cappelli F, Vignini E, Martone R, *et al.* Baseline ECG features and arrhythmic profile in transthyretin versus light chain cardiac amyloidosis. *Circ Heart Fail.* 2020;13(3):e006619. doi:10.1161/ CIRCHEARTFAILURE.119.006619; Boldrini M, Cappelli F, Chacko L, *et al.* Multiparametric echocardiography scores for the diagnosis of cardiac amyloidosis. *JACC Cardiovasc Imaging.* 2020;13(4):909-920. doi:10.1016/j.jcmg.2019.10.011.

- **La tomografía computarizada por emisión de fotón único (SPECT, por sus siglas en inglés) debe utilizarse para confirmar la captación del trazador intramiocárdico y no en la sangre** (fig. 22-3D).
- Como medida cuantitativa, una relación corazón-pulmón contralateral de captación del trazador >1.5 es consistente con el diagnóstico de ATTR-CM.[22]
- **Dado que la mayoría de los falsos positivos se debe a la AL-CM, debe excluirse la AL antes de interpretar la gammagrafía con Tc^{99m}.**

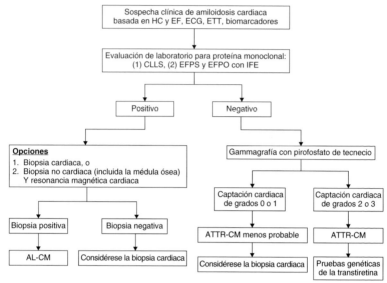

Figura 22-2. Evaluación de la sospecha de amiloidosis cardiaca. AL-CM, amiloidosis cardiaca por cadena ligera; ATTR, amiloidosis cardiaca por transtiretina; HC y EF, historia clínica y examen físico; IFE, inmunofijación; CLLS, cadena ligera libre en suero, EFPS, electroforesis de proteínas en suero; ETT, ecocardiograma transtorácico; EFPO, electroforesis de proteínas en orina. (De Zhang KW, Zhang R, Deych E, Stockerl-Goldstein KE, Gorcsan J, Lenihan DJ. A multi-modal diagnostic model improves detection of cardiac amyloidosis among patients with diagnostic confirmation by cardiac biopsy. *Am Heart J.* 2021;232:137-145).

- La AL puede excluirse con hallazgos normales en los siguientes tres estudios de laboratorio:
  1. Ensayo de cadenas ligeras libres en suero
  2. Electroforesis de proteínas séricas con inmunofijación
  3. Electroforesis de proteínas en orina con inmunofijación
- Los hallazgos anormales pueden sugerir insuficiencia renal o gammapatía monoclonal (incluida la AL) y requieren consulta hematológica en la mayoría de los casos.
- Otras causas de falsos positivos en las gammagrafías con Tc^{99m} son la cardiotoxicidad por hidroxicloroquina, la calcificación miocárdica metastásica y el infarto de miocardio.

Imagen de resonancia magnética cardiaca
- El realce tardío de gadolinio (RTG) difuso y subendocárdico es altamente específico de amiloidosis cardiaca (fig. 22-4) (86% de sensibilidad), aunque también pueden observarse otros patrones no vasculares de RTG.[23]
- Los tiempos de relajación T1 nativos prolongados pueden identificar la amiloidosis cardiaca sin necesidad de contraste de gadolinio.[24]
- El aumento del volumen extracelular también es característico de la amiloidosis cardiaca y puede mejorar la precisión diagnóstica de la RMC.[25]
- Cuando sea posible, debe hacerse una biopsia de tejido junto con la RMC para confirmar el diagnóstico de amiloidosis y determinar el tipo de fibrilla amiloide.
- Biopsia endomiocárdica
  - La biopsia endomiocárdica con espectrometría de masas es la prueba de referencia para el diagnóstico de la amiloidosis cardiaca y se practica con seguridad en centros experimentales.

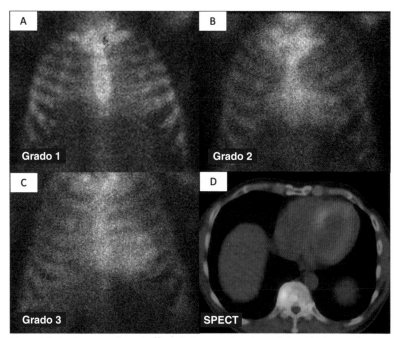

Figura 22-3. Gammagrafía con Tc^{99} pirofosfato en el diagnóstico de la amiloidosis cardiaca por transtiretina. Imágenes planas (A-C) y de tomografía computarizada por emisión de fotón único (SPECT) (D) de la gammagrafía con pirofosfato de tecnecio-99 en pacientes con captación de grados 1-3. La SPECT es fundamental para asegurar la captación del trazador dentro del miocardio y, por tanto, descartar un resultado falso-positivo por acumulación en la sangre de la cavidad ventricular izquierda.

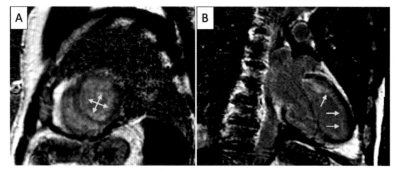

Figura 22-4. Hallazgos de imagen de resonancia magnética (IRM) cardiaca en la amiloidosis cardiaca. IRM cardiacas con flechas que identifican el realce tardío de gadolinio subendocárdico difuso en (A) eje corto y (B) vistas de dos cámaras.

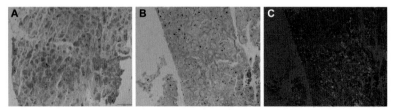

Figura 22-5. Hallazgos de la biopsia endomiocárdica en la amiloidosis cardiaca. Los cortes de microscopia óptica de la biopsia endomiocárdica de un paciente con amiloidosis cardiaca demuestran el depósito extracelular de amiloide (flechas amarillas) con (A) tinción de hematoxilina y eosina a 20×, (B) tinción de rojo Congo a 20× y (C) tinción de rojo Congo bajo luz polarizada.

- El examen histopatológico revela una birrefringencia clásica verde manzana con tinción de rojo Congo bajo microscopia de luz polarizada (fig. 22-5).
- El cateterismo cardiaco derecho en el momento de la biopsia puede ayudar a orientar el tratamiento de la insuficiencia cardiaca.
- Biopsia no cardiaca
  - **Para maximizar el rendimiento diagnóstico, se debe hacer biopsia de un órgano clínicamente implicado.**
  - La sensibilidad diagnóstica de la biopsia de la almohadilla de grasa es mayor para la AL (80%) que para la ATTR hereditaria (55%) o la ATTR de tipo silvestre (15%).[26,27]
  - En pacientes en quienes se sospecha amiloidosis cardiaca, una biopsia de médula ósea que muestre neoplasia de células plasmáticas sin depósito amiloide puede representar AL *o* una gammapatía monoclonal con ATTR concurrente. Se recomienda consultar a los departamentos de hematología u oncología.
- La determinación del genotipo de la transtiretina es necesaria en todos los pacientes con ATTR para evaluar la presencia de variantes hereditarias.

REFERENCIAS

1. Zhang KW, Stockerl-Goldstein KE, Lenihan DJ. Emerging therapeutics for the treatment of light chain and transthyretin amyloidosis. *JACC Basic Transl Sci.* 2019;4(3):438-448. doi:10.1016/j.jacbts.2019.02.002
2. Bishop E, Brown EE, Fajardo J, Barouch LA, Judge DP, Halushka MK. Seven factors predict a delayed diagnosis of cardiac amyloidosis. *Amyloid.* 2018;25(3):174-179. doi:10.1080/13506129.2018.1498782
3. Quock TP, Yan T, Chang E, Guthrie S, Broder MS. Epidemiology of AL amyloidosis: a real-world study using US claims data. *Blood Adv.* 2018;2(10):1046-1053. doi:10.1182/bloodadvances.2018016402
4. Lee Chuy K, Drill E, Yang JC, *et al.* Incremental value of global longitudinal strain for predicting survival in patients with advanced AL amyloidosis. *JACC CardioOncol.* 2020;2(2):223-231. doi:10.1016/j.jaccao.2020.05.012
5. Kyle RA, Larson DR, Therneau TM, *et al.* Long-term follow-up of monoclonal gammopathy of undetermined significance. *N Engl J Med.* 2018;378(3):241-249. doi:10.1056/nejmoa1709974
6. Maurer MS, Hanna M, Grogan M, *et al.* Genotype and phenotype of transthyretin cardiac amyloidosis: THAOS (Transthyretin Amyloid Outcome Survey). *J Am Coll Cardiol.* 2016;68(2):161-172. doi:10.1016/j.jacc.2016.03.596

7. González-López E, Gallego-Delgado M, Guzzo-Merello G, *et al*. Wild-type transthyretin amyloidosis as a cause of heart failure with preserved ejection fraction. *Eur Heart J*. 2015;36(38):2585-2594. doi:10.1093/eurheartj/ehv338

8. Scully PR, Patel KP, Treibel TA, *et al*. Prevalence and outcome of dual aortic stenosis and cardiac amyloid pathology in patients referred for transcatheter aortic valve implantation. *Eur Heart J*. 2020;41(29):2759-2767. doi: 10.1093/eurheartj/ehaa170

9. Milandri A, Farioli A, Gagliardi C, *et al*. Carpal tunnel syndrome in cardiac amyloidosis: implications for early diagnosis and prognostic role across the spectrum of aetiologies. *Eur J Heart Fail*. 2020;22(3):507-515. doi:10.1002/ejhf.1742

10. Sperry BW, Reyes BA, Ikram A, *et al*. Tenosynovial and cardiac amyloidosis in patients undergoing carpal tunnel release. *J Am Coll Cardiol*. 2018;72(17):2040-2050. doi:10.1016/j.jacc.2018.07.092

11. Geller HI, Singh A, Alexander KM, Mirto TM, Falk RH. Association between ruptured distal biceps tendon and wild-type transthyretin cardiac amyloidosis. *JAMA*. 2017;318(10):962-963. doi:10.1001/jama.2017.9236

12. Westermark P, Westermark GT, Suhr OB, Berg S. Transthyretin-derived amyloidosis: Probably a common cause of lumbar spinal stenosis. *Ups J Med Sci*. 2014;119(3):223-228. doi:1 0.3109/03009734.2014.895786

13. Cyrille NB, Goldsmith J, Alvarez J, Maurer MS. Prevalence and prognostic significance of low QRS voltage among the three main types of cardiac amyloidosis. *Am J Cardiol*. 2014;114(7):1089-1093. doi:10.1016/j.amjcard.2014.07.026

14. Zhang KW, Zhang R, Deych E, Stockerl-Goldstein KE, Gorcsan J, Lenihan DJ. A multimodal diagnostic model improves detection of cardiac amyloidosis among patients with diagnostic confirmation by cardiac biopsy. *Am Heart J*. 2021;232:137-145. doi:10.1016/j.ahj.2020.11.006

15. Murtagh B, Hammill SC, Gertz MA, Kyle RA, Tajik AJ, Grogan M. Electrocardiographic findings in primary systemic amyloidosis and biopsy-proven cardiac involvement. *Am J Cardiol*. 2005;95(4):535-537. doi:10.1016/j.amjcard.2004.10.028

16. Cappelli F, Vignini E, Martone R, *et al*. Baseline ECG features and arrhythmic profile in transthyretin versus light chain cardiac amyloidosis. *Circ Heart Fail*. 2020;13(3):e006619. doi:10.1161/CIRCHEARTFAILURE.119.006619

17. Boldrini M, Cappelli F, Chacko L, *et al*. Multiparametric echocardiography scores for the diagnosis of cardiac amyloidosis. *JACC Cardiovasc Imaging*. 2020;13(4):909-920. doi:10.1016/j.jcmg.2019.10.011

18. Martinez-Naharro A, Gonzalez-Lopez E, Corovic A, *et al*. High prevalence of intracardiac thrombi in cardiac amyloidosis. *J Am Coll Cardiol*. 2019;73(13):1733-1734. doi:10.1016/j.jacc.2019.01.035

19. Phelan D, Collier P, Thavendiranathan P, *et al*. Relative apical sparing of longitudinal strain using two-dimensional speckle-tracking echocardiography is both sensitive and specific for the diagnosis of cardiac amyloidosis. *Heart*. 2012;98(19):1442-1448. doi:10.1136/heartjnl-2012-302353

20. Palladini G, Campana C, Klersy C, *et al*. Serum N-terminal pro-brain natriuretic peptide is a sensitive marker of myocardial dysfunction in AL amyloidosis. *Circulation*. 2003;107(19):2440-2445. doi:10.1161/01.CIR.0000068314.02595.B2

21. Zhang KW, Miao J, Mitchell JD, *et al*. Plasma hepatocyte growth factor for diagnosis and prognosis in light chain and transthyretin cardiac amyloidosis. *JACC CardioOncol*. 2020;2(1):56-66. doi:10.1016/j.jaccao.2020.01.006

22. Gillmore JD, Maurer MS, Falk RH, *et al*. Nonbiopsy diagnosis of cardiac transthyretin amyloidosis. *Circulation*. 2016;133(24):2404-2412. doi:10.1161/CIRCULATIONAHA.116.021612

23. Maceira AM, Joshi J, Prasad SK, *et al*. Cardiovascular magnetic resonance in cardiac amyloidosis. *Circulation*. 2005;111(2):186-193. doi:10.1161/01.CIR.0000152819.97857.9D

24. Baggiano A, Boldrini M, Martinez-Naharro A, *et al*. Noncontrast magnetic resonance for the diagnosis of cardiac amyloidosis. *JACC Cardiovasc Imaging*. 2020;13(1, Part 1):69-80. doi:https://doi.org/10.1016/j.jcmg.2019.03.026

25. Banypersad SM, Sado DM, Flett AS, *et al.* Quantification of myocardial extracellular volume fraction in systemic AL amyloidosis: an equilibrium contrast cardiovascular magnetic resonance study. *Circ Cardiovasc Imaging.* 2013;6(1):34-39. doi:10.1161/CIRCIMAGING.112.978627

26. Quarta CC, Gonzalez-Lopez E, Gilbertson JA, *et al.* Diagnostic sensitivity of abdominal fat aspiration in cardiac amyloidosis. *Eur Heart J.* 2017;38(24):1905-1908. doi:10.1093/eurheartj/ehx047

27. Fine NM, Arruda-Olson AM, Dispenzieri A, *et al.* Yield of noncardiac biopsy for the diagnosis of transthyretin cardiac amyloidosis. *Am J Cardiol.* 2014;113(10):1723-1727. doi:10.1016/j.amjcard.2014.02.030

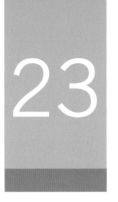

23

Amiloidosis por cadenas ligeras: estrategias de tratamiento más recientes

Scott R. Goldsmith y Keith E. Stockerl-Goldstein

PRINCIPIOS GENERALES

- La mayoría de los pacientes con amiloidosis por cadenas ligeras (AL) tienen afectación sistémica (p. ej., renal, cardiaca, hepática) en el momento del diagnóstico. Se ha demostrado que el tratamiento sistémico temprano, que incluye modalidades de trasplante y de no trasplante, es beneficioso para la supervivencia.
- Los pacientes con depósitos por cadenas ligeras no cardiacos y específicos de un órgano deben someterse a estudio completo para descartar enfermedad sistémica. Estos pacientes son controlados clínicamente o tratados con terapia local según la afectación de los órganos y los síntomas.
- Las estrategias de tratamiento dependen de los factores relacionados con el paciente y la enfermedad que determinan la elegibilidad para el trasplante de células madre.
- Una evaluación exhaustiva de la extensión y gravedad de la afectación de los órganos es fundamental para determinar la estrategia de tratamiento y la respuesta de los órganos (tabla 23-1).
- Las estrategias terapéuticas actuales se enfocan en clonar células plasmáticas amiloidogénicas, mientras que los tratamientos en investigación se dirigen a las cadenas ligeras amiloidogénicas y a las propias fibrillas amiloides.
- Los paradigmas de tratamiento y seguimiento están evolucionando rápidamente.
- Se recomienda encarecidamente la inscripción en ensayos clínicos.
- **El manejo debe ser guiado por un equipo multidisciplinario con experiencia en las complejidades de la AL.**

ESTADIFICACIÓN

- Dado que la afectación cardiaca es altamente pronóstica de los resultados, todos los sistemas de estadificación de la AL hasta la fecha se han basado en gran medida en los biomarcadores cardiacos.
- **El sistema de clasificación original de la Clínica Mayo utiliza los niveles de troponina T cardiaca (cTnT, por sus siglas en inglés) o troponina I cardiaca (cTnI, por sus siglas en inglés) y de la porción N-terminal del pro-péptido natriurético tipo B (NT-proBNP) para designar tres estadios de la enfermedad (I-III) con un empeoramiento progresivo de la mortalidad global.[1] Los pacientes reciben un punto cada uno por cTnT $\geq$0.025 ng/mL y NT-proBNP $\geq$1 800 pg/mL.**
- **La revisión de 2012 del sistema original de la Clínica Mayo añadió un parámetro adicional, la diferencia entre cadenas ligeras libres implicadas y no implicadas (dCLL) $\geq$18 mg/dL, que mejoró la estratificación del riesgo (tabla 23-2).[2] Este sistema se utiliza habitualmente en clínica.**
- La modificación europea del sistema original de la Clínica Mayo no incorpora dCLL, pero subdivide el estadio III en IIIA y IIIB para los pacientes con NT-proBNP de 1,800-8,500 pg/mL o >8,500 pg/mL, respectivamente. Este sistema se emplea a menudo en los ensayos clínicos.[3]

TABLA 23-1 Criterios específicos de órganos para la afectación de la amiloidosis por cadena ligera, la respuesta al tratamiento y la progresión de la enfermedad

Órgano	Criterios de afectación	Criterios de respuesta	Criterios de progresión
Corazón	Verificación de biopsia con evidencia clínica o de laboratorio de disfunción cardiaca O Verificación de biopsia no cardiaca Y grosor medio de la pared en la ecografía >12 mm O NT-proBNP elevado en ausencia de insuficiencia renal o fibrilación auricular	El grosor medio del SIV disminuye en 2 mm, la mejora de la FE es de 20% y la clase NYHA disminuye ≥2 en los sujetos con clase III o IV inicial de NYHA O Reducción de NT-proBNP >30% y ≥300 ng/L en pacientes con NT-proBNP inicial ≥650 ng/L (deben tener TFGe ≥45 mL/min/1.73 m²)	Aumento de >30% del NT-proBNP y >300 ng/L O Aumento de ≥33% en la cTn O ≥10% de disminución de la FE
Riñón	Verificación de biopsia con evidencia clínica o de laboratorio de disfunción renal O Verificación de biopsia no renal Y Prot. Ur. de 24 horas >0.5 g/día (excluidas otras causas)	Disminución en 50% de la Prot. Ur. de 24 horas sin reducción de la TFGe en ≥25% o aumento de la Cr. Sér. ≥0.5 mg/dL	Aumento de 50% de la Prot. Ur. de 24 horas a >1 g/día O Aumento de 25% de la Cr. Sér. O Disminución de 25% en el Dep. Cr.
Hígado	Verificación de biopsia con evidencia clínica, o de laboratorio, de disfunción hepática O Verificación de biopsia no hepática Y hepatomegalia >15 cm (no relacionada con el corazón) O fosfatasa alcalina >1.5 LSN	Disminución de 50% en la fosfatasa alcalina anormal O Disminución de 2 cm de hepatomegalia	Aumento de 50% en la fosfatasa alcalina por encima del valor más bajo

Pulmón	Verificación de biopsia con síntomas respiratorios e infiltrado pulmonar intersticial	N/A	N/A
Nervio	Manifestación clínica de neuropatía periférica (es decir, neuropatía sensomotora simétrica) o neuropatía autonómica (es decir, retraso en el vaciado gástrico, hipotensión ortostática, disfunción urinaria)	N/A	N/A
Tejidos blandos	Macroglosia, depósitos cutáneos, depósitos musculares, linfadenopatía	N/A	N/A

cTn: troponina cardiaca; FE: fracción de eyección; TFGe: tasa de filtración glomerular estimada; NT-proBNP: porción N-terminal del pro-péptido natriurético tipo B; NYHA: New York Heart Association; Cr. Sér.: creatinina sérica; LSN: límite superior de la normalidad; Prot. U.: proteínas en orina; Dep. Cr.: depuración de creatinina.

Adaptado de Gertz MA, Comenzo R, Falk RH, *et al*. Definition of organ involvement and treatment response in immunoglobulin light chain amyloidosis (AL): a consensus opinion from the 10th International Symposium on Amyloid and Amyloidosis, Tours, France, 18-22 April 2004. *Am J Hematol*. 2005;79(4):319-328. Merlini G, Seldin DC, Gertz MA. Amyloidosis: pathogenesis and new therapeutic options. *J Clin Oncol*. 2011;29(14):1924-1933; Comenzo RL, Reece D, Palladini G, *et al*. Consensus guidelines for the conduct and reporting of clinical trials in systemic light-chain amyloidosis. *Leukemia*. 2012;26(11):2317-2325. doi:10.1038/leu.2012.100.

TABLA 23-2	Sistema de estadificación pronóstica revisado (Sistema Mayo 2012) para la amiloidosis por cadenas ligeras	
Escenario	Puntos	Mediana de la SG (meses)
I	0	94.1
II	1	40.3
III	2	14
IV	3	5.8

Los pacientes reciben un punto por cada una de las siguientes características: dCLL ≥18 mg/dL; cTnT[a] ≥0.025 ng/mL; NT-proBNP ≥1 800 pg/mL

cTnT, troponina T cardiaca; dCLL, diferencia entre cadena ligera libre implicada y no implicada; NT-proBNP, porción N-terminal del pro-péptido natriurético tipo B; SG, supervivencia global.

[a]Recientemente se ha validado la cTnT de alta sensibilidad, con un valor de corte de 40 pg/mL, como sustituto de la cTnT de cuarta generación para la estadificación, Kumar SK, Gertz MA, Dispenzieri A. Validation of Mayo Clinic staging system for light chain amyloidosis with high-sensitivity troponin. *J Clin Oncol.* 2019;37(2):171-173.

Sistema de estadificación y datos de supervivencia adaptados de Kumar S, Dispenzieri A, Lacy MQ, *et al.* Revised prognostic staging system for light chain amyloidosis incorporating cardiac biomarkers and serum free light chain measurements. *J Clin Oncol.* 2012;30(9):989-995.

- El ensayo de cTnT de alta sensibilidad (hs-cTnT, por sus siglas en inglés) también ha sido validado en lugar del ensayo cTnT de cuarta generación (con un punto de corte de ≥40 pg/mL) y proporciona información pronóstica similar.[4,5]

TRATAMIENTO

Terapia inicial

- Se prefieren los ensayos clínicos si están disponibles.
- Los pacientes sin mieloma múltiple (MM) concomitante y con carga de células plasmáticas de la médula ósea (CPMO) <10% pueden pasar directamente al trasplante autólogo de células madre (TACM), siempre que sean aptos para el trasplante (véase *Determinación de la elegibilidad para el trasplante*).
- Aunque para los elegibles el TACM es estándar en muchos centros, algunos aplazan el trasplante y emplean regímenes novedosos como primera línea con altas tasas de respuesta.
- **Solo 20% de los pacientes con AL son elegibles para un TACM en el momento del diagnóstico; por tanto, la mayoría son tratados con quimioterapia combinada basada en bortezomib. Los pacientes elegibles para el trasplante con MM concomitante o CPMO más elevados en el momento del diagnóstico suelen someterse a entre dos y cuatro ciclos de citorreducción con terapia a base de bortezomib antes del TACM.**
- A diferencia de lo que ocurre en el MM sin amiloidosis, los fármacos inmunomoduladores (IMiD, por sus siglas en inglés) no se utilizan con frecuencia como tratamiento de primera línea debido a la escasa tolerancia de los pacientes. Además, estos agentes se han asociado con aumentos de los biomarcadores cardiacos, lo que puede complicar la evaluación de la respuesta al tratamiento.[5]
- El régimen de primera línea más utilizado es el de **ciclofosfamida, bortezomib y dexametasona (CyBorD, por sus siglas en inglés)**.
  - La respuesta hematológica se observa en 60 a 70% de los pacientes y la cardiaca en alrededor de 33% de los pacientes a los 12 meses.[6]
  - La supervivencia global de los pacientes que responden es comparable a la observada tras el TACM.

- Las toxicidades más notables son letargo, sobrecarga de líquidos, infección, neuropatía sensorial y malestar gastrointestinal.
- Los pacientes deben recibir profilaxis contra el virus del herpes mientras reciben bortezomib.
- **El daratumumab (Dara) más CyBorD es una combinación nueva que se está evaluando como tratamiento de primera línea en el estudio de fase 3 ANDROMEDA y que quizá representará un nuevo estándar de atención.**
- El daratumumab es un anticuerpo monoclonal dirigido a las células plasmáticas que expresan CD38.
- El análisis primario de ANDROMEDA demostró una tasa de respuesta global hematológica significativamente mayor (92 frente a 77%), una respuesta completa (53 frente a 18%) y una respuesta parcial muy buena (VGPR; 79 frente a 49%), así como una respuesta cardiaca (42 frente a 22%) para Dara-CyBorD en comparación con el brazo de control de CyBorD.[7]
- Las toxicidades fueron comparables a las de CyBorD sin que se observaran toxicidades sinérgicas. En ambos brazos del estudio rara vez se notificó insuficiencia cardiaca.
- Se necesita un seguimiento más prolongado para determinar las posibles mejoras en los resultados de progresión y supervivencia con Dara-CyBorD en comparación con CyBorD.
- **Bortezomib, melfalán y dexametasona (BMD)** pueden utilizarse en pacientes con trasplante, aunque no se ha comparado directamente con el CyBorD. BMD produjo una respuesta hematológica superior y mejor supervivencia global en comparación con el melfalán y la dexametasona, aunque con aumento de la neuropatía, toxicidad gastrointestinal y retención de líquidos.[8] Se requiere profilaxis contra el virus del herpes.
- **Melfalán y dexametasona** es un régimen para los pacientes no elegibles al TACM que no pueden recibir bortezomib debido, por ejemplo, a la neuropatía preexistente.

Trasplante autólogo de células madre

- El tratamiento de dosis alta (TDA) con dosis mieloablativas de melfalán seguidas de rescate de TACM es un componente clave del tratamiento en pacientes con AL cuidadosamente seleccionados.
- En estos pacientes, el TDA con TACM se ha asociado con respuestas hematológicas más profundas y beneficios de supervivencia.
- El objetivo del TDA es eliminar el clon de células plasmáticas amiloidogénicas, para evitar la producción de amiloide por cadena ligera.
- Tradicionalmente, los pacientes con AL elegibles para el trasplante sin MM concomitante y con <10% de CPMO procederían a TACM sin tratamiento de inducción, mientras que aquellos con MM concomitante, ≥10% de CPMO, o con retrasos anticipados al trasplante recibirían tratamiento de inducción para controlar o reducir la carga de la enfermedad. La eficacia de los nuevos fármacos, incluidos los inhibidores del proteasoma y anticuerpos monoclonales, puede respaldar en el futuro su uso rutinario en todos los pacientes con AL como tratamiento de inducción previo al trasplante, o sustituir la necesidad de TACM.
- **Los pacientes con AL tienen riesgo muy importante de morbilidad y mortalidad con el TACM en comparación con quienes tienen MM debido a las complicaciones únicas durante la movilización de células madre, incluidos arritmias, sepsis y hemorragia gastrointestinal. Por tanto, además de una selección meticulosa de los pacientes, es necesario que un equipo multidisciplinario de una institución con experiencia en el TACM para AL maneje el procedimiento.**

Determinación de la elegibilidad para el trasplante

- La atención y el perfeccionamiento de los criterios de elegibilidad de los pacientes a lo largo de los tres últimos decenios han permitido reducir en 40% la mortalidad en el periodo posterior al TACM.[9]
- En estudios retrospectivos y ensayos clínicos, el aumento del riesgo de mortalidad relacionado con el trasplante se asocia con edad, más de dos órganos significativamente

implicados, enfermedad cardiaca avanzada (insuficiencia cardiaca congestiva sintomática [ICC], arritmias, hipotensión subyacente) y disfunción renal.

- **Se han elaborado guías de consenso, como los criterios mSMART, para estandarizar el enfoque de la selección de pacientes para TACM** (tabla 23-3). **Sin embargo, los criterios de trasplante suelen ser específicos de cada centro.**
- La prueba de ejercicio cardiopulmonar en pacientes con afectación cardiaca es pronóstico de supervivencia y de tolerancia al TACM.[10,11] Se recomienda para todos los pacientes con AL en quienes se considera el TACM.
- El trasplante cardiaco o renal previo a TACM puede convertir a un paciente antes no elegible para el trasplante en un candidato adecuado para TACM.
- Los pacientes con AL pueden tener una deficiencia adquirida del factor X debido a la adsorción del factor de coagulación en las fibrillas amiloides de cadena ligera. Esto puede ocasionar una coagulopatía grave y se asocia con mortalidad extremadamente alta relacionada con el trasplante si no se reconoce.

Trasplante y enfoque adaptado al riesgo

- Las células madre de la sangre periférica se recogen mediante leucaféresis después de la movilización con el factor estimulante de colonias de granulocitos (filgrastim) y ocasionalmente con plerixafor.
  - Las complicaciones potencialmente mortales durante la movilización de células madre, como rotura esplénica espontánea y arritmias, ocurren con mayor frecuencia en pacientes con AL en comparación con otros que se someten a la movilización. Se justifica la vigilancia y quizá el ingreso en el hospital durante el proceso de movilización y recolección.
- Suele ser necesaria una recolección mínima de 2.0×10^6 células CD34$^+$ por kg de peso corporal.
- **Los enfoques adaptados al riesgo para la dosificación del melfalán han incorporado factores como edad del paciente, fracción de eyección del ventrículo izquierdo, presencia y gravedad de la afectación cardiaca, rendimiento de las células madre de la colección, cantidad de órganos afectados y disfunción renal.**

TABLA 23-3	Criterios de elegibilidad de mSMART para el trasplante autólogo de células madre
Variable	**Parámetro**
Edad "fisiológica"	≤70 años
Estado funcional ECOG	≤2
Presión arterial sistólica	≥90 (óptimamente ≥100)
Troponina T cardiaca	≤0.06 ng/mL (hs-TnT <75 ng/mL)
Depuración de creatinina	≥30 mL/min (a menos que esté en diálisis crónica)
Clase funcional de la NYHA	I o II
Los pacientes deben cumplir con todos los criterios de elegibilidad mencionados para ser elegibles al tratamiento de dosis alta con trasplante autólogo de células madre. La edad "fisiológica" requiere una cuidadosa evaluación clínica.	

ECOG: Eastern Cooperative Oncology Group; hs-TnT (por sus siglas en inglés): troponina T de alta sensibilidad; NYHA: New York Heart Association.

Adaptado de mSMART Guidelines for Treatment, v9 Oct 2020. https://www.msmart.org/treatment-guidlines

- En función de estos factores, los pacientes podrían recibir dosis completas (200 mg/m^2), intermedias (140 mg/m^2) o bajas (100 mg/m^2) de melfalán.
- Los estudios han demostrado que los pacientes que reciben dosis completas de melfalán tienen una respuesta hematológica y supervivencia significativamente mejores en comparación con las dosis atenuadas, incluso después de ajustar las covariables de confusión. Por tanto, puede favorecerse una estrategia de no trasplante en lugar de dosis intermedias o bajas de melfalán si es probable que la dosis completa sea prohibitivamente tóxica. Los pacientes con depuración de creatinina (Dep. Cr.) <30 mL/min o en diálisis crónica deben recibir 140 mg/m^2.
- Los pacientes suelen permanecer hospitalizados hasta que se logra un injerto duradero, con reconstitución fiable de neutrófilos (>500/µL) y plaquetas (>20,000/µL).
  - El curso de la hospitalización suele incluir apoyo transfusional, monitoreo cardiaco y manejo de infecciones, hemorragias y complicaciones gastrointestinales.
  - **El manejo cuidadoso del estado de los líquidos es esencial en los pacientes con miocardiopatía AL y se maneja mejor en consulta con cardiooncología.**

Trasplante cardiaco con posterior trasplante de células madre autólogas

- **En los pacientes que no son elegibles para el TACM debido a miocardiopatía restrictiva grave, el trasplante de corazón (TrC) en pacientes cuidadosamente seleccionados con mínima afectación de otros órganos puede ser factible para proceder al TACM en un plazo razonable.**[12]
- Varias series pequeñas han demostrado la viabilidad de este enfoque con resultados comparables a los de los pacientes que reciben TrC por causas no amiloides; se considera necesario un TACM posterior para detener la producción de cadenas ligeras amiloidogénicas.
- En general, el TrC se reserva para los pacientes con AL sin MM y con CPMO bajas que se espera tengan intervalos libres de progresión más largos después del TACM.
- Es primordial una evaluación cuidadosa previa al TrC en cuanto a la extensión de la afectación sistémica y puede ser ayudada por técnicas como gammagrafía del componente amiloide sérico P (SAP, por sus siglas en inglés) marcado con yodo-123 (^{123}I).[13]
- El momento óptimo para el TACM después del TrC aún se desconoce, ya que el deseo de minimizar la acumulación de amiloide mediante TACM más temprano se contrarresta por la necesidad de inmunosupresión más enérgica en el periodo temprano después del TrC, lo que eleva el riesgo de infección peri-TACM. En general, es habitual un retraso de 6 a 8 meses tras el TrC.[14]
- A menudo es necesario ajustar la inmunosupresión del TrC antes de la movilización y recolección, ya que ciertos medicamentos (p. ej., azatioprina) pueden afectar la calidad y el rendimiento de las células madre.
- La recaída de la enfermedad y acumulación sistémica de amiloide, incluso dentro del corazón trasplantado, es causa importante de morbilidad y mortalidad tras el trasplante, lo que pone de manifiesto la necesidad de seguimiento, tratamiento e innovación continuos.

Tratamiento para la enfermedad recidivante/refractaria

- **Como no se han hecho ensayos prospectivos comparativos para la AL recidivante/refractaria, el tratamiento se elige en función de las terapias anteriores, la preferencia del médico, las toxicidades y la afectación de órganos específicos.**
- Se prefieren los ensayos clínicos.
- La repetición del tratamiento inicial es un enfoque razonable si ya fue eficaz, sobre todo si hay un largo intervalo entre la finalización inicial y la recaída; los ensayos de los regímenes de primera línea ya mencionados son razonables.

- Los IMiD (p. ej., lenalidomida, pomalidomida) pueden ocasionar una respuesta de la enfermedad, pero también asociarse a elevaciones de los biomarcadores cardiacos que pueden complicar la evaluación de la respuesta cardiaca al tratamiento. Las dosis prescritas deben ser inferiores a las utilizadas en los pacientes con MM, y debe tenerse precaución en los pacientes con afectación cardiaca y renal importantes. Debido a la asociación de los IMiD con trombosis, es necesaria la tromboprofilaxis.
- Los tratamientos seleccionados para la enfermedad recidivante/refractaria, las tasas de respuesta y las toxicidades importantes se resumen en la tabla 23-4.

Tratamiento dirigido a las fibrillas amiloides

Doxiciclina adyuvante

- Con base en modelos *in vitro* e *in vivo*, se ha postulado que la doxiciclina inhibe la formación de fibrillas amiloides o disminuye los efectos tóxicos de las cadenas ligeras amiloidogénicas en el tejido cardiaco.
- Un estudio retrospectivo en el que se examinó el efecto de la profilaxis antibiótica tras el TACM demostró que los que recibieron doxiciclina tuvieron mejor supervivencia global en comparación con los que recibieron penicilinas.[15]
- La seguridad, tolerabilidad y eficacia preliminar de la doxiciclina añadida a la quimioterapia o después del TACM se han sugerido sobre la base de pequeños estudios

TABLA 23-4	Opciones terapéuticas para la amiloidosis de cadenas ligeras recidivante/refractaria[a]	
Tratamiento	**Respuesta**	**Toxicidades**
Daratumumab[20,21] (puede ser preferible la vía subcutánea debido al riesgo de sobrecarga de volumen de la formulación intravenosa)	60-80% hematológica 30-50% cardiaca	ICC (14% Gr 3/4 en un ensayo), fibrilación auricular (18% Gr 3/4 en un ensayo), hipotensión ortostática, infecciones respiratorias (superiores e inferiores), reacciones a la infusión
Lenalidomida[22,23] ± dexametasona ± ciclofosfamida	60-70% hematológica 5-20% cardiaca	Aumento de los biomarcadores cardiacos, eventos trombóticos, fatiga, edema, infecciones respiratorias, erupción cutánea
Pomalidomida[24] ± dexametasona	50-70% hematológica 15% cardiaca	Arritmias, ICC (poco frecuente), disnea, mielosupresión, neuropatía
Bortezomib[25] ± dexametasona ± melfalán	70-80% hematológica 13% cardiaca	Neuropatía, trastornos gastrointestinales Se ha informado de casos de ICC y arritmias, pero son poco frecuentes
Ixazomib[26] ± dexametasona	50% hematológica 18% cardiaca	Arritmias cardiacas, ICC, erupción cutánea, trastornos gastrointestinales, neumonía, edema

ICC, insuficiencia cardiaca congestiva; Gr, grado.

[a]Los regímenes de primera línea que fueron eficaces con largos intervalos entre la interrupción y la recaída pueden volver a probarse.

retrospectivos de casos y controles, y pequeños ensayos prospectivos de un solo brazo que comparan los resultados con los controles históricos; todos han sugerido beneficios en la supervivencia.[16] Un reciente ensayo controlado y aleatorizado con 140 pacientes no demostró beneficio importante en la SLP (supervivencia libre de progresión) hematológica o cardiaca en el que se añadió doxiciclina a CyBorD en comparación con placebo.[17]

- **Aunque se necesitan ensayos controlados y aleatorizados más amplios, algunas guías y expertos sugieren el uso de doxiciclina adyuvante con base en un riesgo bajo y el posible beneficio en pacientes con miocardiopatía AL.**

Agentes en investigación

- GSK2315698 es un anticuerpo monoclonal dirigido al componente SAP de los depósitos amiloides que induce la eliminación fagocítica de los depósitos amiloides *in vivo*. Un ensayo de fase 2 para GSK2315698 en la amiloidosis cardiaca se interrumpió prematuramente debido a un perfil adverso de riesgo/beneficio.
- El CAEL-101 es un anticuerpo monoclonal reactivo a la cadena ligera que fue seguro y tolerable en los estudios de fases 1 y 2, con eficacia prometedora basada en la respuesta de los órganos.[18] Hoy se está investigando en dos ensayos de fase 3 controlados con placebo en combinación con CyBorD.

EVALUACIÓN DE LA RESPUESTA AL TRATAMIENTO

- Se muestran los criterios del consenso para la respuesta hematológica (tabla 23-5) y la respuesta de los órganos (tabla 23-1).

TABLA 23-5	Criterios de consenso para la respuesta hematológica a la amiloidosis de cadenas ligeras
Respuesta	**Criterios**
Respuesta completa (RC)	IF en suero y orina negativos, razón CLL normal
Respuesta parcial muy buena (RPMB)	dCLL[a] <4 mg/dL
Respuesta parcial (RP)	dCLL[a] disminución de >50%
Sin respuesta (SR)	Menos que RP
Progresión	A partir de la RC: cualquier proteína M detectable o razón CLL anormal (las CLL deben duplicarse) A partir de RP: aumento de 50% de la proteína M en suero a >0.5 g/dL *O* Aumento de 50% de la proteína M en orina a >200 mg/día Aumento de 50% de las CLL a >10 mg/dL

dCLL, diferencia entre cadenas ligeras libres implicadas y no implicadas; CLL, cadena ligera libre; IF, inmunofijación.

[a]El cambio en las dCLL no es aplicable a los pacientes con dCLL antes del tratamiento <5 mg/dL; las dCLL postratamiento <1 mg/dL se han asociado a un beneficio de supervivencia en dichos pacientes.

Adaptado de Comenzo RL, Reece D, Palladini G, *et al*. Consensus guidelines for the conduct and reporting of clinical trials in systemic light-chain amyloidosis. *Leukemia*. 2012;26(11):2317-2325. doi:10.1038/leu.2012.100 y Palladini G, Dispenzieri A, Gertz MA, *et al*. New criteria for response to treatment in immunoglobulin light chain amyloidosis based on free light chain measurement and cardiac biomarkers: impact on survival outcomes. *J Clin Oncol*. 2012;30(36):4541-4549. doi:10.1200/JCO.2011.37.7614

- Los criterios de respuesta hematológica están evolucionando. Algunos investigadores han demostrado que la normalización de la razón CLL no se asocia con mejor respuesta orgánica, supervivencia libre de progresión o supervivencia global, pero que la dCLL <1 mg/dL o el descenso del valor absoluto de la CLL implicada (iCLL) ≤2 mg/dL pueden ser mejores discriminadores pronósticos.[6,19]
- El objetivo del tratamiento con quimioterapia o TACM es conseguir una RPMB hematológica o mejor para evitar que se siga depositando amiloide.
- **Las respuestas orgánicas se observan con menos frecuencia que las hematológicas y pueden no ser evidentes hasta seis meses o más después de conseguir una respuesta hematológica.**
- Se debe considerar la posibilidad de cambiar el tratamiento en los pacientes que no logren al menos una respuesta parcial después de dos ciclos de terapia o que no logren al menos una RPMB después de cuatro a seis ciclos de tratamiento.

REFERENCIAS

1. Dispenzieri A, Gertz MA, Kyle RA, *et al*. Serum cardiac troponins and N-terminal pro-brain natriuretic peptide: a staging system for primary systemic amyloidosis. *J Clin Oncol*. 2004;22(18):3751-3757.
2. Kumar S, Dispenzieri A, Lacy MQ, *et al*. Revised prognostic staging system for light chain amyloidosis incorporating cardiac biomarkers and serum free light chain measurements. *J Clin Oncol*. 2012;30(9):989-995.
3. Dittrich T, Kimmich C, Hegenbart U, Schönland SO. Prognosis and staging of AL amyloidosis. *Acta Haematol*. 2020;143(4):388-400.
4. Kumar SK, Gertz MA, Dispenzieri A. Validation of Mayo Clinic staging system for light chain amyloidosis with high-sensitivity troponin. *J Clin Oncol*. 2019;37(2):171-173.
5. Jelinek T, Kufova Z, Hajek R. Immunomodulatory drugs in AL amyloidosis. *Crit Rev Oncol Hematol*. 2016;99:249-260.
6. Manwani R, Cohen O, Sharpley F, *et al*. A prospective observational study of 915 patients with systemic AL amyloidosis treated with upfront bortezomib. *Blood*. 2019;134(25):2271-2280.
7. Kastritis E, Palladini G, Minnema MC, *et al*; ANDROMEDA Trial Investigators. Daratumumabbased treatment for immunoglobulin light-chain amyloidosis. *N Engl J Med*. 2021;385(1):46-58. doi:10.1056/NEJMoa2028631.
8. Kastritis E, Leleu X, Arnulf B, *et al*. Bortezomib, melphalan, and dexamethasone for light-chain amyloidosis. *J Clin Oncol*. 2020;38(28):3252-3260.
9. Comenzo RL, Gertz MA. Autologous stem cell transplantation for primary systemic amyloidosis. *Blood*. 2002;99(12):4276-4282.
10. White PS, Phull P, Brauneis D, *et al*. High-dose melphalan and stem cell transplantation in AL amyloidosis with elevated cardiac biomarkers. *Bone Marrow Transplant*. 2018;53(12):1593-1595.
11. Nicol M, Deney A, Lairez O, *et al*. Prognostic value of cardiopulmonary exercise testing in cardiac amyloidosis. *Eur J Heart Fail*. 2021;23(2):231-239.
12. Mehra MR, Canter CE, Hannan MM, *et al*. The 2016 International Society for Heart Lung Transplantation listing criteria for heart transplantation: a 10-year update. *J Heart Lung Transplant*. 2016;35(1):1-23.
13. Gillmore JD, Goodman HJ, Lachmann HJ, *et al*. Sequential heart and autologous stem cell transplantation for systemic AL amyloidosis. *Blood*. 2006;107(3):1227-1229.
14. Davis MK, Kale P, Liedtke M, *et al*. Outcomes after heart transplantation for amyloid cardiomyopathy in the modern era. *Am. J. Transplant* 2015;15(3):650-658.
15. Kumar SK, Dispenzieri A, Lacy MQ, *et al*. Doxycycline used as post transplant antibacterial prophylaxis improves survival in patients with light chain amyloidosis undergoing autologous stem cell transplantation. *Blood*. 2012;120(21):3138.
16. D'Souza A, Szabo A, Flynn KE, *et al*. Adjuvant doxycycline to enhance anti-amyloid effects: Results from the dual phase 2 trial. *EClinicalMedicine*. 2020;23:100361.

17. Shen KN, Fu WJ, Wu Y, *et al.* Doxycycline combined with bortezomib-cyclophospha-mide-dexamethasone chemotherapy for newly diagnosed cardiac light-chain amyloidosis: a multicenter randomized controlled trial. *Circulation*. 2021. doi:10.1161/CIRCULATIO-NAHA.121.055953. Epub ahead of print.

18. Valent J, Silowsky J, Kurman MR, *et al.* Cael-101 Is well-tolerated in AL amyloidosis patients receiving concomitant cyclophosphamide-bortezomib-dexamethasone (CyborD): a phase 2 dose-finding study (NCT04304144). *Blood*. 2020;136(suppl 1):26-27.

19. Muchtar E, Dispenzieri A, Leung N, *et al.* Optimizing deep response assessment for AL amyloidosis using involved free light chain level at end of therapy: failure of the serum free light chain ratio. *Leukemia*. 2019;33(2):527-531.

20. Roussel M, Merlini G, Chevret S, *et al.* A prospective phase 2 trial of daratumumab in patients with previously treated systemic light-chain amyloidosis. *Blood*. 2020;135(18):1531-1540.

21. Sanchorawala V, Sarosiek S, Schulman A, *et al.* Safety, tolerability, and response rates of daratu-mumab in relapsed AL amyloidosis: results of a phase 2 study. *Blood*. 2020;135(18):1541-1547.

22. Sanchorawala V, Wright DG, Rosenzweig M, *et al.* Lenalidomide and dexamethasone in the treatment of AL amyloidosis: results of a phase 2 trial. *Blood*. 2006;109(2):492-496.

23. Sanchorawala V, Finn KT, Fennessey S, *et al.* Durable hematologic complete responses can be achieved with lenalidomide in AL amyloidosis. *Blood*. 2010;116(11):1990-1991.

24. Dispenzieri A, Buadi F, Laumann K, *et al.* Activity of pomalidomide in patients with immu-noglobulin light-chain amyloidosis. *Blood*. 2012;119(23):5397-5404.

25. Reece DE, Hegenbart U, Sanchorawala V, *et al.* Long-term follow-up from a phase 1/2 study of single-agent bortezomib in relapsed systemic AL amyloidosis. *Blood*. 2014;124(16):2498-2506.

26. Dispenzieri A, Kastritis E, Wechalekar AD, *et al.* Primary results from the phase 3 Tourmali-ne-AL1 trial of ixazomib-dexamethasone versus physician's choice of therapy in patients (pts) with relapsed/refractory primary systemic AL amyloidosis (RRAL). *Blood*. 2019;134(Su-ppl_1):139. doi:10.1182/blood-2019-124409.

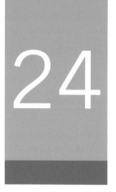

24 Amiloidosis cardiaca: estrategias de tratamiento más recientes para la amiloidosis por transtiretina

Mario Rodríguez Rivera y Justin M. Vader

PRINCIPIOS GENERALES

- La amiloidosis cardiaca por transtiretina (ATTR-CM) es una forma de miocardiopatía restrictiva debida al depósito de la proteína transtiretina mal plegada en forma de fibrillas amiloides en el miocardio.[1]
- El tratamiento dirigido a la transtiretina con sus estabilizadores o con los inhibidores de su síntesis previene el depósito adicional de sus fibrillas amiloides.
- La sobrecarga de líquidos, las arritmias y la hipotensión ortostática (HO) son componentes adicionales del tratamiento de la ATTR-CM.
- En pacientes cuidadosamente seleccionados con insuficiencia cardiaca terminal a causa de ATTR-CM, el trasplante cardiaco es una opción de tratamiento eficaz.
- Con frecuencia es necesario un equipo de atención multidisciplinario para atender a los pacientes con ATTR-CM y puede incluir cardiólogos generales, cardiooncólogos, electrofisiólogos, neurólogos y especialistas en insuficiencia cardiaca avanzada.

ANTECEDENTES

- La transtiretina, también llamada prealbúmina, es una proteína ubicua sintetizada sobre todo en hígado y plexo coroideo que circula por la sangre y el líquido cefalorraquídeo, y transporta tiroxina y retinol.[2]
- La transtiretina circula principalmente como homotetrámero, rico en láminas plegadas β que interactúan para estabilizar la estructura. Las alteraciones de la estructura de la proteína homotetramérica conducen a la disociación en monómeros de proteína que se pliegan mal y se agregan en el tejido como fibrillas amiloides, lo que ocasiona amiloidosis por transtiretina (ATTR).[1]
- **La ATTR puede aparecer en individuos de edad avanzada debido a la deposición de fibrillas de transtiretina genéticamente normales o "de tipo silvestre" (ATTR de tipo silvestre).**
- **La ATTR también puede presentarse como forma hereditaria acelerada (ATTR hereditaria) con predilección por la afectación cardiaca y neuronal.** Varias mutaciones genéticas conocidas en el gen de la transtiretina están asociadas a la ATTR hereditaria (*véase* el capítulo 22, Amiloidosis cardiaca: enfoque diagnóstico general).[2]
- La supervivencia general de la ATTR está determinada en gran medida por la afectación cardiaca de la enfermedad, con una mediana de supervivencia de 2 a 4 años tras el diagnóstico de ATTR-CM cuando no se trata.[2]

ESTADIFICACIÓN Y PRONÓSTICO DE LA AMILOIDOSIS CARDIACA POR TRANSTIRETINA

- El principal determinante de la supervivencia y el pronóstico en la ATTR es la afectación cardiaca.[3]
- Los sistemas actuales de estadificación de la ATTR-CM utilizan biomarcadores cardiacos séricos y/o la tasa de filtración glomerular (TFG) e incluyen el sistema de estadificación de la Clínica Mayo y el sistema de estadificación del Centro Nacional de Amiloidosis del Reino Unido (tabla 24-1).[4-6]

TRATAMIENTO DIRIGIDO A LA TRANSTIRETINA

- La selección del tratamiento dirigido a la transtiretina se basa en la presencia de miocardiopatía y/o polineuropatía, así como en la distinción entre ATTR de tipo silvestre y hereditaria (tabla 24-2).

Estabilizadores de la transtiretina

Tafamidis

- Tafamidis es una pequeña molécula biodisponible por vía oral que presenta una unión potente y selectiva a la transtiretina, lo que conduce a la estabilización del tetrámero de transtiretina y a la reducción de la formación de sus fibrillas amiloides.[2,7]

TABLA 24-1	**Pronóstico y sistemas de estadificación de la amiloidosis cardiaca por transtiretina**				
	Población de pacientes	Niveles de biomarcadores	Mediana de supervivencia por estadio		
			Estadio I (ambos normales)	Etapa II (una anormal)	Estadio III (ambos anormales)
Sistema de estadificación de la Clínica Mayo[a]	ATTRs	NT-proBNP <3,000 pg/mL	66 meses	40 meses	20 meses
		Troponina <0.05 ng/mL			
Sistema de estadificación del Reino Unido[b]	ATTRs, ATTRh	NT-proBNP <3,000 pg/mL	69 meses	46.7 meses	24.1 meses
		TFGe <45 mL/min			

TFGe: tasa de filtración glomerular estimada; ATTRh: amiloidosis por transtiretina hereditaria; NT-proBNP: porción N-terminal del pro-péptido natriurético tipo B; ATTRs: amiloidosis por transtiretina de tipo silvestre.

[a]Grogan M, Scott C, Kyle R, *et al*. Natural history of wild-type transthyretin cardiac amyloidosis and risk stratification using a novel staging system. *J Am Coll Cardiol*. 2016;6:1014-1020.

[b]Gillmore JD, Damy T, Fontana M, *et al*. Un nuevo sistema de estadificación para la amiloidosis cardiaca por transtiretina. *Eur Heart J*. 2018;3:2799-2806.

- En el ensayo ATTR-ACT, realizado en 441 pacientes con ATTR-CM de tipo silvestre o hereditaria, tafamidis redujo la mortalidad por cualquier causa (cociente de riesgos [HR] 0.70; intervalo de confianza [IC] de 95%: 0.51-0.96) y la hospitalización por causas cardiovasculares (HR 0.68; IC de 95%: 0.56-0.81) en comparación con el placebo.[8]
- Tafamidis también se asoció con menores tasas de disminución de la distancia en 6 min de caminata y de la calidad de vida.
- Se excluyeron los pacientes con síntomas de clase IV de la New York Heart Association (NYHA), estenosis aórtica grave y deterioro de la función renal (TFG <25 mL·min^{-1}· 1.73 m^{-2} de superficie corporal).
- **Tafamidis está aprobado por la FDA estadounidense para el tratamiento de la ATTR-CM. Sus beneficios en pacientes con síntomas de clase IV de la NYHA y/o disfunción renal avanzada (TFG <25 mL · min^{-1} -1.73 m^{-2}) son inciertos.**
- En la actualidad, tafamidis representa el tratamiento estándar para los pacientes con ATTR-CM de tipo silvestre o hereditaria sin polineuropatía.

Diflunisal

- El fármaco antiinflamatorio no esteroideo (AINE) diflunisal fue el primer estabilizador de la transtiretina reconocido. Se une con mayor afinidad al embudo central de unión a la hormona que la tiroxina, estabilizando así el tetrámero de la transtiretina.[7,9] Los estudios *in vitro* demostraron que el diflunisal, 250 mg dos veces al día, hace más lenta la agregación de fibrillas amiloides de transtiretina.
- Un ensayo de fase III en pacientes con ATTR hereditaria y polineuropatía demostró que el diflunisal reducía la tasa de progresión de la enfermedad y mejoraba la calidad de vida. No hay grandes ensayos controlados aleatorios que hayan evaluado el diflunisal en la ATTR-CM, y solo hay pequeños datos retrospectivos que sugieren su eficacia y tolerabilidad.[2]
- **Como AINE, el uso de diflunisal se acompaña de la preocupación por trombocitopenia, disfunción renal y hemorragia gastrointestinal.**
- En la práctica clínica, puede considerarse el uso de diflunisal en pacientes cuidadosamente seleccionados con función renal normal y estado de volumen estable cuando no se dispone de tafamidis.

Inhibidores de la síntesis de transtiretina

- **Patisirán e inotersén están aprobados por la FDA para el tratamiento de la ATTR hereditaria con polineuropatía.** Se están haciendo estudios de fase III para patisirán (NCT03997383) y para una nueva formulación de inotersén (NCT04136171) en la ATTR-CM.

Patisirán

- Patisirán es un pequeño ARN de interferencia de doble cadena que se dirige a la región no traducida en 3′ del gen de la transtiretina, que interrumpe la transcripción del ARN celular y ocasiona reducción general de la síntesis de la proteína transtiretina.[2]
- En el ensayo APOLLO de pacientes con ATTR hereditaria y polineuropatía, patisirán mejoró las puntuaciones de deterioro de neuropatía y calidad de vida en la cohorte general y en 56% de los sujetos con afectación cardiaca. **Los pacientes con síntomas de clases III y IV de la NYHA fueron excluidos del ensayo.**[10]
- Patisirán también redujo los niveles de la porción N-terminal del pro-péptido natriurético tipo B (NT-proBNP), redujo el grosor de la pared del ventrículo izquierdo (VI) y mitigó el empeoramiento de la tensión longitudinal global, lo que sugiere un beneficio cardiaco.[10]

TABLA 24-2	Opciones terapéuticas para la amiloidosis por transtiretina con afectación cardiaca y/o neurológica			
Nombre del medicamento	Aprobación e indicación de la FDA	Dosis, vía y frecuencia	Criterios de exclusión clave del ensayo clínico	Efectos secundarios y seguimiento
Estabilizadores de la transtiretina				
Diflunisal	Aprobado como AINE (uso no autorizado para ATTR)	250 mg por vía oral, dos veces al día	Clase IV de la NYHA, TFGe <30 mL/min, anticoagulación	Hemorragia, disfunción renal
Tafamidis	Aprobado para la ATTR-CM de tipo silvestre y hereditaria	61 u 80 mg por vía oral, al día	Clase IV de la NYHA, TFGe <25 mL/min, PC6M <100m	Síntomas gastrointestinales
Inhibidores de la síntesis de la transtiretina				
Patisirán	Aprobado para la ATTR hereditaria con neuropatía	0.3 mg/kg por vía intravenosa, cada tres semanas (premedicación con esteroides, bloqueadores H1/H2)	Clase III-IV de la NYHA, trasplante de hígado	Deficiencia de vitamina A, reacciones relacionadas con la infusión
Inotersén	Aprobado para la ATTR hereditaria con neuropatía	284 mg subcutáneos, semanales	Plaquetas <125×10⁹/L, depuración de creatinina <60 mL·min-1.73 m⁻², clases III-IV de la NYHA, trasplante de hígado	Deficiencia de vitamina A, reacciones relacionadas con la infusión, trombocitopenia, glomerulonefritis

ATTR: amiloidosis por transtiretina; ATTR-CM: amiloidosis cardiaca por transtiretina-miocardiopatía; TFGe: tasa de filtración glomerular estimada; FDA: Food and Drug Administration; AINE: antiinflamatorios no esteroideos; NYHA: New York Heart Association; PC6M: prueba de caminata de 6 minutos.

- El ensayo en curso APOLLO-B (NCT03997383) determinará la eficacia de patisirán para el tratamiento de la ATTR-CM.
- Patisirán es actualmente una opción de tratamiento de primera línea para los pacientes con ATTR hereditaria y polineuropatía.

Inotersén

- Inotersén es un oligonucleótido antisentido (OAS) de segunda generación que se une a la región 3′ no traducida del ARN mensajero (ARNm) de la transtiretina, y forma un híbrido de ARN-ADN que desencadena la degradación del ARNm y reduce la síntesis de la proteína transtiretina.[1,2]
- En el ensayo NEURO-TTR de pacientes con ATTR hereditaria y polineuropatía, inotersén mejoró significativamente las puntuaciones de deterioro de la neuropatía y la calidad de vida en la cohorte general y en 63% de los sujetos con miocardiopatía. **Los pacientes con síntomas de clases III y IV de la NYHA fueron excluidos del ensayo.**[11]
- No hubo diferencias importantes en la fracción de eyección del VI, la tensión longitudinal general, el grosor de la pared del VI, la masa del VI o la relación E/e′ lateral tras 15 meses de tratamiento con inotersén en comparación con el tratamiento con placebo.
- **La trombocitopenia y glomerulonefritis son problemas de seguridad importantes para inotersén,** que está contraindicado en pacientes con plaquetas <100,000/mm^3 y se recomienda el monitoreo semanal de las plaquetas. Inotersén no debe administrarse a pacientes que desarrollen una relación proteínas/creatinina en orina >1,000 mg/g o TFGe <45 mL/min/1.73 m^2. Debido a estas preocupaciones, inotersén está actualmente disponible solo a través de un programa de distribución restringida bajo una Estrategia de Evaluación y Mitigación de Riesgos (REMS, por sus siglas en inglés). No se ha establecido su seguridad en pacientes con trasplante de hígado previo por ATTR hereditaria.
- El ensayo en curso CARDIO-TTRansform (NCT04136171) determinará la eficacia de una nueva formulación de inotersén para el tratamiento de la ATTR-CM.
- Inotersén es actualmente una opción de tratamiento de primera línea para los pacientes con ATTR hereditaria con polineuropatía.

TRATAMIENTO DE LA INSUFICIENCIA CARDIACA SINTOMÁTICA

- La ATTR-CM ocasiona una fisiología cardiaca restrictiva con presiones de llenado cardiacas elevadas y volumen de latido fijo y reducido. A medida que la enfermedad progresa, los pacientes también pueden desarrollar fracción de eyección del VI reducida.
- **Los diuréticos de asa son el pilar del tratamiento descongestivo para el manejo de la sobrecarga de volumen en la ATTR-CM.** En los pacientes que necesitan dosis elevada de diuréticos de asa, pueden añadirse diuréticos tiazídicos o similares para superar la resistencia a los diuréticos. Hay que tener cuidado con la disfunción renal derivada de la reducción excesiva de la precarga.
- **El tratamiento médico tradicional dirigido por las guías para la insuficiencia cardiaca (bloqueadores β, inhibidores del sistema renina-angiotensina-aldosterona e inhibidores de la angiotensina-neprilisina) no se recomienda de forma rutinaria en los pacientes con ATTR-CM.**
  - Los tratamientos vasodilatadores son generalmente mal tolerados debido a la hipotensión.[12]
  - Los agentes reductores de la frecuencia cardiaca, como bloqueadores β, pueden no ser tolerados debido a la dependencia de una frecuencia cardiaca elevada para mantener el gasto cardiaco en el caso de volumen-latido del VI fijo y reducido.[12]
  - Se ha demostrado que los antagonistas de los receptores de mineralocorticoides reducen las hospitalizaciones por insuficiencia cardiaca en pacientes con insuficiencia

cardiaca con fracción de eyección preservada y pueden ser una opción razonable en pacientes normotensos o hipertensos con ATTR-CM y retención de líquidos.[13]

- Se desconoce el beneficio de cualquiera de estos tratamientos en pacientes con ATTR-CM, ya que fueron excluidos de forma rutinaria de los ensayos clínicos de insuficiencia cardiaca.

- Los pacientes que evolucionan a la clase IV de la NYHA o a insuficiencia cardiaca terminal deben remitirse a evaluación de los tratamientos de la insuficiencia cardiaca avanzada. El acrónimo I NEED HELP (necesito ayuda, en inglés) es un recordatorio fácil de los criterios clínicos para la referencia a un tratamiento de insuficiencia cardiaca avanzada (tabla 24-3).[14]

TRATAMIENTOS AVANZADOS PARA LA INSUFICIENCIA CARDIACA

- **En pacientes cuidadosamente seleccionados con ATTR-CM, el trasplante cardiaco es una opción de tratamiento eficaz con resultados similares a los de pacientes con causas no amiloides de insuficiencia cardiaca.[15-17]**
- Además del proceso estándar de evaluación del trasplante cardiaco, es necesario hacer una evaluación diagnóstica exhaustiva para (a) confirmar el tipo de fibrilla amiloide, preferiblemente mediante biopsia endomiocárdica con espectrometría de masas, y (b) determinar el grado de afectación extracardiaca de la amiloidosis.

TABLA 24-3	I NEED HELP-Indicadores para la referencia de la insuficiencia cardiaca avanzada
Inotrópicos	**Requerimiento de inotrópicos previos o en curso**
Clase de la **N**YHA/Péptidos **n**atriuréticos	Síntomas persistentes de clases III, IV de la NYHA y/o BNP o NT-proBNP persistentemente elevados
Disfunción d**e** órganos	Empeoramiento de la disfunción renal o hepática en el caso de insuficiencia cardiaca
Fracción de **e**yección	Fracción de eyección del ventrículo izquierdo muy baja <20%.
Descargas del desfibrilador	Descargas de desfibrilador apropiadas recurrentes
Hospitalizaciones	>1 hospitalización por insuficiencia cardiaca en los últimos 6-12 meses
Edema/Diuréticos **e**n aumento	Sobrecarga de líquidos persistente y/o necesidad creciente de diuréticos
Presión arteria**l** baja	PA sistólica consistentemente baja <90-100 mm Hg
Medicación de **p**ronóstico	Imposibilidad de aumentar (o necesidad de dejar/disminuir) los IECA, bloqueadores β, IRA o ARM

IECA: inhibidor de la enzima convertidora de angiotensina; IRA: inhibidores de la neprilisina de los receptores de angiotensina; BNP: péptido natriurético cerebral; PA: presión arterial; ARM: antagonista del receptor de mineralocorticoides; NT-proBNP: porción N-terminal del pro-péptido natriurético tipo B; NYHA: New York Heart Association.

De Baumwol J. "I Need Help"—a mnemonic to aid timely referral in advanced heart failure. *J Heart Lung Transpl*. 2017;36:593-594.

- En los pacientes con ATTR-CM hereditaria debe considerarse la posibilidad de hacer un trasplante combinado de corazón e hígado para restablecer la producción normal de transtiretina, prevenir la progresión de la neuropatía y evitar la recurrencia de la amiloidosis en el corazón trasplantado.
- El sistema de asignación de trasplantes cardiacos de la red unida para compartir órganos (UNOS, por sus siglas en inglés) proporciona criterios de inclusión modificados para pacientes con miocardiopatías restrictivas como la ATTR-CM.
- El tratamiento con dispositivos de asistencia del VI en pacientes con ATTR-CM es poco frecuente debido al tamaño pequeño de la cavidad del VI, que dificulta la entrada del dispositivo, y a la frecuente disfunción coexistente del ventrículo derecho. Los **resultados de la asistencia circulatoria mecánica duradera parecen ser peores en los pacientes con amiloidosis cardiaca en comparación con los de las miocardiopatías no amiloides**.[18] Hay pocos datos que apoyen el corazón artificial total como puente al trasplante cardiaco en pacientes con amiloidosis cardiaca sin enfermedad extracardiaca importante.[15]

MANEJO DE LA HIPOTENSIÓN ORTOSTÁTICA

- La HO está presente en casi 60% de los pacientes con ATTR hereditaria. El desarrollo de presión arterial normal o baja en pacientes previamente hipertensos debe hacer pensar en amiloidosis.[19]
- Los mecanismos neuronales de la HO por infiltración amiloide de la transtiretina incluyen alteración de la liberación de norepinefrina de las neuronas simpáticas, reducción de los niveles de norepinefrina circulante y reducción de la inervación cardiaca simpática.[20,21]
- Los mecanismos cardiacos de la HO incluyen reducción del volumen-latido del VI por la reducción del volumen de la cámara del VI y reducción de la frecuencia cardiaca por infiltración del nodo sinoauricular o del sistema de conducción cardiaco.[22,23]
- **El objetivo del tratamiento de la HO no es restablecer la presión arterial normal, sino mejorar la calidad de vida y reducir la morbilidad y mortalidad asociadas a la HO**.[22]
- **El enfoque del tratamiento incluye evitar los factores agravantes y las medidas no farmacológicas y farmacológicas** (tabla 24-4).

Factores agravantes

- Los factores agravantes incluyen uso de vasodilatadores (que reducen la resistencia periférica) y diuréticos (que reducen la precarga ventricular), así como medicamentos que inhiben la recaptación de norepinefrina (como en ciertos antidepresivos).
- La anemia ferropénica puede empeorar la HO y debe ser tratada si está presente.[22]

Manejo no farmacológico

- Debe evitarse la disminución del volumen intravascular y se aconseja a los pacientes sobre el efecto diurético de las bebidas con cafeína y alcohol. La ingestión de líquidos debe ser de unos 2 L/día, según lo permitan los signos y síntomas de la congestión. En los pacientes sin edema importante, puede considerarse la posibilidad de dejar libre la ingestión de sal en la dieta o incluso tomar pastillas de sal.[22]
- Se recomienda hacer ejercicio, comenzando en posición supina si es posible. Hay que seguir avanzando hacia la posición de pie o sentada.
- Las comidas pequeñas y frecuentes pueden reducir la hipotensión postprandial, mientras que las comidas abundantes en carbohidratos pueden exacerbar la hipotensión postprandial.
- Se recomiendan las medias de compresión, pero pueden no ser toleradas en el caso de neuropatía dolorosa.

TABLA 24-4	Opciones farmacológicas para la hipotensión ortostática		
	Mecanismo de acción	Dosis, vía y frecuencia	Efectos secundarios
Fludrocortisona	Aumenta la retención de sodio y agua Aumentar la capacidad de respuesta a la presión	0.1-0.2 mg/día por vía oral	Edema e hipopotasemia
Midodrina	Agonista del receptor adrenérgico α-1	2.5-10 mg 3 veces/día por vía oral	Hipertensión supina, piloerección, retención urinaria
Droxidopa	Agonista de los receptores adrenérgicos α,β (metabolizado en norepinefrina)	100-600 mg 3 veces/día por vía oral	Hipertensión supina

Tratamiento farmacológico

• La fludrocortisona es una hormona mineralocorticoide sintética que aumenta la presión arterial mediante la retención renal de sodio y mayor sensibilización a las catecolaminas. No se aconseja el uso de este agente en la ATTR debido al mayor riesgo de retención de volumen y daño de órganos por la hipertensión supina. Cuando se utiliza, se recomienda vigilar la hipertensión supina, retención de líquidos e hipopotasemia.[22]
• **Se prefieren los agentes simpaticomiméticos a la fludrocortisona.**
  • La midodrina es un estimulante α-1 adrenérgico aprobado por la FDA para el tratamiento de la HO neurógena.
    ○ Eleva la presión arterial al aumentar la vasoconstricción arterial, y los posibles efectos secundarios incluyen hipertensión supina y retención urinaria.
    ○ Debe iniciarse con 2.5 a 5 mg 3 veces al día y titularse hasta una dosis diaria máxima de 15 mg con la última dosis administrada ≥3 horas antes de acostarse para evitar la hipertensión supina.[22]
• La droxidopa (L-dihidroxifenilserina) es un aminoácido sintético aprobado por la FDA para el tratamiento de la HO neurógena sintomática asociada a enfermedad de Parkinson, atrofia multisistémica, insuficiencia autonómica pura y neuropatía autonómica no diabética (incluida la ATTR).
  ○ La droxidopa se metaboliza en norepinefrina y aumenta la presión arterial sistólica en posición vertical. La hipertensión supina puede reducirse con droxidopa en comparación con midodrina.
  ○ La droxidopa debe iniciarse con 100 mg tres veces al día y se debe valorar en incrementos de 100 mg tres veces al día cada 24 a 48 horas hasta la respuesta sintomática (dosis máxima de 1,800 mg/día).

○ La última dosis debe administrarse ≥3 horas antes de acostarse para evitar la hipertensión supina.

○ El monitoreo ambulatorio de la presión arterial puede utilizarse para adaptar la dosis.[22,23]

MANEJO DE LAS ALTERACIONES DEL RITMO

• Las fibrillas amiloides pueden infiltrarse en el sistema de conducción y ocasionar bloqueos de la conducción, arritmias ventriculares y arritmias auriculares.[1]

• La disfunción auricular es común en pacientes con amiloidosis cardiaca. Las fibrillas amiloides se infiltran en el miocardio auricular, lo que ocasiona disfunción contráctil. Las presiones de llenado ventricular crónicamente elevadas exacerban la dilatación auricular, lo que favorece las arritmias auriculares.

• La fibrilación auricular (FA) es la arritmia supraventricular más frecuente en los pacientes con amiloidosis cardiaca y se asocia con alta prevalencia de trombos auriculares, que son frecuentes incluso en pacientes con amiloidosis cardiaca en ritmo sinusal.[24,25]

• **Los pacientes con amiloidosis cardiaca y FA deben ser anticoagulados con warfarina o un anticoagulante oral directo, sin importar la puntuación CHADS2-VASC.** La anticoagulación puede ser razonable en los pacientes con amiloidosis cardiaca *sin* FA conocida que presentan disfunción diastólica del VI grave y velocidades de vaciado de la orejuela auricular bajas.[1,24,25]

• Se aplican varias consideraciones farmacológicas respecto del tratamiento de la FA en pacientes con amiloidosis cardiaca:
  • **La amiodarona es el fármaco de elección tanto para el control de la frecuencia como del ritmo en los pacientes con FA.**[1]
  • El control de la frecuencia mediante bloqueadores β y bloqueadores de los canales de calcio no dihidropiridínicos puede complicarse por las propiedades inotrópicas negativas de estos fármacos.
  • La digoxina se une ávidamente a las fibrillas amiloides *in vitro*, aumentando teóricamente el riesgo de toxicidad en la amiloidosis cardiaca. Por lo tanto, la digoxina debe utilizarse con precaución y solo en dosis bajas.[12]
  • La cardioversión y ablación por catéter de la FA pueden considerarse en casos seleccionados.

• El síncope puede ser consecuencia de arritmia o hipotensión. La evaluación del síncope debe incluir el monitoreo ambulatorio de las arritmias cardiacas. Los marcapasos están indicados de acuerdo con las guías sobre bradicardia y dispositivos electrónicos implantables cardiacos.[1]

• Las arritmias ventriculares son menos frecuentes que las auriculares y se producen en 17% de los pacientes. Los desfibriladores cardioversores implantables (DCI) se recomiendan para la prevención secundaria de muerte cardiaca en los casos de muerte cardiaca súbita resucitada cuando la supervivencia prevista es mayor a un año. Sin embargo, el mecanismo más común de muerte en pacientes con amiloidosis cardiaca es la disociación electromecánica.[1,26,27]

• El uso de DCI para la prevención primaria de la muerte súbita cardiaca en pacientes con ATTR-CM no está bien establecido. Las guías de la Heart Rhythm Society asignan una indicación de clase IIb para la colocación de un DCI en pacientes con amiloidosis cardiaca de cadena ligera y taquicardia ventricular no sostenida con supervivencia esperada mayor a un año. **Por lo demás, no se recomienda el uso rutinario del DCI en prevención primaria de pacientes con amiloidosis cardiaca.**[26]

REFERENCIAS

1. Kittelson M, Maurer M, Ambardekar A, *et al*. Cardiac amyloidosis: evolving diagnosis and management: a scientific statement from the American Heart Association. *Circulation*. 2020;142:e7-e22.
2. Zhang K, Stockerl-Goldstein K, Lenihan D. Emerging therapeutics for the treatment of light chain and transthyretin amyloidosis. *J Am Coll Cardiol Basic Transl Sci*. 2019;4:438-448.
3. Ruberg F, Grogan M, Hanna M, *et al*. Transthyretin amyloid cardiomyopathy. *J Am Coll Cardiol*. 2019;73:2872-2891.
4. Grogan M, Scott C, Kyle R, *et al*. Natural history of wild-type transthyretin cardiac amyloidosis and risk stratification using a novel staging system. *J Am Coll Cardiol*. 2016;6:1014-1020.
5. Gillmore JD, Damy T, Fontana M, *et al*. A new staging system for cardiac transthyretin amyloidosis. *Eur Heart J*. 2018;3:2799-2806.
6. Cappelli F, Martone R, Gabriele M, *et al*. Biomarkers and prediction of prognosis in transthyretin-related cardiac amyloidosis: direct comparison of two staging systems. *Canadian J Cardiol*. 2020;36:424-431.
7. Peterson SA, Klabunde T, Lashuel HA, *et al*. Inhibiting transthyretin conformational changes that lead to amyloid fibril formation. *Proc Natl Acad Sci USA*. 1998;95:12956-12960.
8. Maurer MS, Schwartz JH, Gundapaneni B, *et al*. Tafamidis treatment for patients with transthyretin amyloid cardiomyopathy. *N Engl J Med*. 2018;379:1007-1016.
9. Sekijima Y, Dendle MA, Kelly JW. Orally administered diflunisal stabilizes transthyretin against dissociation required for amyloidogenesis. *Amyloid*. 2006;1:236-249.
10. Adams D, Gonzalez Duarte A, Riordan W, *et al*. Patisiran, an RNAi therapeutic, for hereditary transthyretin amyloidosis. *N Engl J Med*. 2018;379:11-21.
11. Benson M, Waddington-Cruz M, Berk J, *et al*. Inotersen treatment for patients with hereditary transthyretin amyloidosis. *N Engl J Med*. 2018;379:22-31.
12. Step J, Bhimaraj A, Cordero-Reyes A, *et al*. Heart transplantation and end-stage cardiac amyloidosis: a review and approach to evaluation and management. *Methodist Debakey Cardiovasc J*. 2012;9(3):8-16.
13. Pitt B, Pfeffer M, Assman S, *et al*. Spironolactone for heart failure with preserved ejection fraction. *N Engl J Med*. 2014;370:1383-1392.
14. Baumwol J. "I Need Help"—a mnemonic to aid timely referral in advanced heart failure. *J Heart Lung Transpl*. 2017;36:593-594.
15. Kittleson M, Cole R, Patel J, *et al*. Mechanical circulatory support for cardiac amyloidosis. *Clin Transplant*. 2019;33:e13663.
16. Chen Q, Moriguchi J, Levine R, *et al*. Outcomes of heart transplantation in cardiac amyloidosis patients: a single center experience. *Transplant Proc*. 2021;53:329-334.
17. Barret C, Alexander A, Zhou H, *et al*. Outcomes in patients with cardiac amyloidosis undergoing heart transplantation. *JACC Heart Fail*. 2020;8:461-468.
18. Michelis K, Zhong L, Tang W, *et al*. Durable mechanical circulatory support in patients with amyloid cardiomyopathy; insights from INTERMACS. *Circ Heart Fail*. 2020;13:e007931.
19. Gonzalez-Duarte A, Mundayat R, Shapiro B. Assessing the onset and characteristics of orthostatic hypotension in patients with transthyretin amyloidosis from the transthyretin amyloidosis outcomes survey (THAOS). *J Neurol Sci*. 2017;381:914-915.
20. Kaufman H, Kaufman L, Palma J. Baroreflex dysfunction. *N Engl J Med*. 2020;382:163-178
21. Tanaka M, Hongo M, Kinoshita U, *et al*. Iodine-123 metaiodobenzylguanidine scintigraphic assessment of myocardial sympathetic innervation in patients with familial amyloid polyneuropathy. *J Am Coll Cardiol*. 1998;29(1):168-174
22. Palma J, Gonzalez A, Kaufman H. Orthostatic hypotension in hereditary transthyretin amyloidosis: epidemiology, diagnosis and management. *Clin Auton Res*. 2019;29(suppl 1):S33-S44.
23. Chen J, Han Y, Tang J, *et al*. Standing and supine blood pressure outcomes associated with droxidopa and midodrine in patients with neurogenic orthostatic hypotension: a Bayesian meta-analysis and mixed treatment comparison of randomized trials. *Ann Pharmacother*. 2018;52(12):1182-1194.

24. Feng D, Edwards WD, Oh JK, *et al.* Intracardiac thrombosis and embolism in patients with cardiac amyloidosis. *Circulation.* 2007;116:2420-2426.
25. El-Am E, Dispenzieri A, Melduni R, *et al.* Direct current cardioversion of atrial arrhythmias in adults with cardiac amyloidosis. *J Am Coll Cardiol.* 2019;73:589-597.
26. Towbin JA, McKenna WJ, Abrams DJ, *et al.* 2019 HRS expert consensus statement on evaluation, risk stratification, and management of arrhythmogenic cardiomyopathy: executive summary. *Heart Rhythm.* 2019;16:e373-e407.
27. Hörnsten R, Wiklund U, Olofsson B-O, Jensen SM, Suhr OB. Liver transplantation does not prevent the development of life-threatening arrhythmia in familial amyloidotic polyneuropathy, Portuguese-type (ATTR Val30Met) patients. *Transplantation.* 2004;78:112-116.

25 Supervivientes de cáncer y tratamientos para la insuficiencia cardiaca avanzada

Benjamin J. Kopecky, Ankit Bhatia
y Jose A. Alvarez-Cardona

PRINCIPIOS GENERALES

Definición

- Las múltiples asociaciones médicas (American College of Cardiology [ACC]/American Heart Association [AHA], European Society of Cardiology, INTERMACS, Heart Failure Society of America) definen la **insuficiencia cardiaca avanzada (ICA)** de forma variable, pero generalmente se identifica como síntomas progresivos o persistentes de insuficiencia cardiaca a pesar de los tratamientos médicos y quirúrgicos optimizados.[1]
- La ICA se asocia a hospitalizaciones frecuentes, sobrecarga de volumen refractaria, graves limitaciones al esfuerzo físico e incapacidad para tolerar el tratamiento médico orientado por las guías.[1]
- La ICA es sinónimo insuficiencia cardiaca en "estadio D del ACC/AHA", "refractaria" o "terminal".
- Una definición amplia de ICA permite la referencia temprana a sus tratamientos.
- Los tratamientos de la ICA varían considerablemente en función de cada paciente. Aunque el trasplante de corazón puede ser el tratamiento de referencia, no es opción para todos los pacientes, pues el tratamiento médico, el soporte circulatorio mecánico (SCM) duradero o los cuidados paliativos pueden ser más adecuados.

Epidemiología

- Se calcula que los pacientes con ICA representan entre 1 y 10% de la población con insuficiencia cardiaca[2] y experimentan una elevada mortalidad sin SCM duradero o trasplante cardiaco (los pacientes tratados médicamente tuvieron una mortalidad de 75% a un año [REMATCH]).
- A medida que los tratamientos contra el cáncer siguen evolucionando, existe una población creciente de supervivientes a esta enfermedad **entre quienes 1 y 5% desarrolla miocardiopatía inducida por quimioterapia (MCIQ)**. La MCIQ se define como insuficiencia cardiaca sintomática sin otra causa identificable en pacientes con antecedentes de quimioterapia, y en los casos graves puede requerir tratamientos para ICA.[3]
- **Los pacientes con MCIQ referidos para tratamientos por ICA tienen una supervivencia favorable** en comparación con aquellos con ICA por otras causas.
  - En un análisis retrospectivo en el que se comparó a los pacientes que recibían SCM, aquellos con MCIQ tendían a ser mujeres (72%), en comparación con el predominio masculino en miocardiopatías isquémica (MCI) o no isquémica (MCNI) (87 y 76%, respectivamente) con menos comorbilidades. Los pacientes con MCIQ tenían con más frecuencia insuficiencia biventricular.[4]
- La quimioterapia, como las antraciclinas en dosis acumulativas crecientes, o en combinación con otros quimioterapéuticos o radiación, se asocia con un mayor riesgo de insuficiencia cardiaca incidental.

- La radioterapia puede desempeñar una función patológica en la cardiopatía isquémica, valvulopatía, conducción cardiaca, enfermedad pericárdica y fibrosis miocárdica.[5]
- Los anticuerpos monoclonales y los tratamientos con moléculas pequeñas son técnicas innovadoras que se están utilizando con mayor frecuencia, pero que se reconocen como riesgo para MCIQ.[6]

DIAGNÓSTICO

Presentación clínica

Historia clínica
- Los signos y síntomas clásicos de la insuficiencia cardiaca descompensada son disnea en reposo o de esfuerzo, ortopnea, edema de las extremidades inferiores y aumento de peso.

Examen físico
- Los signos vitales pueden ser notables por taquicardia, taquipnea e hipotensión.
- Los pacientes pueden tener la piel fría y húmeda con evidencia de edema.
- El examen del cuello puede revelar distensión de la vena yugular.
- La exploración pulmonar puede presentar estertores gruesos y matidez a la percusión en la base de los pulmones, con aumento del trabajo respiratorio.
- El examen abdominal puede probar distensión con hepatomegalia y/o reflujo hepatoyugular positivo.
- El examen cardiaco puede tener S_3 audible, soplo funcional y desplazamiento lateral del punto de máximo impulso.
- La evaluación neurológica puede ser notable por la alteración del estado mental o la somnolencia.

Pruebas de diagnóstico

Estudios de laboratorio
- El péptido natriurético cerebral (BNP, por sus siglas en inglés) o BNP N-terminal y la troponina I o T de alta sensibilidad ayudan a evaluar el estrés cardiaco y la lesión miocárdica.
- La evaluación bioquímica de la función renal puede ayudar a identificar la lesión renal aguda y el síndrome cardiorrenal.
- Se obtienen paneles de función hepática y coagulación para evaluar el grado de congestión, la fragilidad y la función sintética del hígado.[7]

Electrocardiograma
- El electrocardiograma (ECG) puede mostrar indicios de hipertrofia del ventrículo izquierdo (VI) o derecho (VD), voltajes bajos, infarto de miocardio previo o arritmias como la fibrilación auricular.[7]

Imagenología
- Los estudios de imagen de tórax pueden presentar aumento de la relación cardiotorácica, edema pulmonar intersticial o derrames pleurales bilaterales.
- La ecocardiografía transtorácica es útil para caracterizar la fracción de eyección del ventrículo izquierdo y clasificar a los pacientes como insuficiencia cardiaca con fracción de eyección reducida o preservada.
- Los ecocardiogramas y las imágenes de resonancia magnética (IRM) cardiaca también pueden evaluar las miocardiopatías restrictivas o constrictivas y la valvulopatía. Es primordial prestar atención específica a la función del VD. Estas herramientas desempeñan una función esencial en la definición del remodelado del VI.[7]

Procedimientos de diagnóstico

- Los procedimientos invasivos de hemodinamia pueden ayudar a estratificar mejor a los pacientes con insuficiencia cardiaca aguda o crónica y su candidatura a los tratamientos de ICA. También es útil en pacientes con empeoramiento de la función orgánica a pesar del tratamiento adecuado de insuficiencia cardiaca.
- Los cateterismos cardiacos derechos evalúan las presiones de llenado cardiaco, las presiones pulmonares y el gasto cardiaco. Estas mediciones ayudan a evaluar la adecuación del soporte médico o mecánico actual.
- Los cateterismos cardiacos izquierdos evalúan la enfermedad coronaria e identifican si las lesiones son susceptibles de ser tratadas con endoprótesis cardiacas o injertos de derivación arterial coronaria.
- Las biopsias endomiocárdicas pueden ayudar a establecer la causa de la insuficiencia cardiaca. Son un pilar de la vigilancia posterior al trasplante para detectar su rechazo.[7]
- *Véase* la tabla 25-1.

TRATAMIENTO

- Debe intentarse un ensayo de tratamiento médico orientado por las guías si el paciente es capaz de tolerarlo.[7,8]
- Los estudios han demostrado los beneficios del **tratamiento de resincronización cardiaca (TRC)** en la MCIQ, incluida la mejora de la fracción de eyección del VI.[9]
- Entre los pacientes que evolucionan hacia ICA, puede considerarse la posibilidad de un SCM temporal o duradero, además del trasplante cardiaco.
- Las indicaciones para SCM duradero incluyen hospitalizaciones frecuentes por insuficiencia cardiaca, síntomas de clases IIIb-IV de la New York Heart Association (NYHA), intolerancia al tratamiento médico o disfunción de órganos.

Evaluación para el soporte circulatorio mecánico

- El soporte del SCM puede distinguirse como temporal o duradero.
  - El SCM temporal permite estabilizar a los pacientes con MCIQ como puente para la recuperación o la toma de decisiones.
  - El SCM temporal incluye los dispositivos de asistencia circulatoria percutánea (Impella, TandemHeart), el balón de contrapulsación intraaórtico o la oxigenación por membrana extracorpórea (ECMO, por sus siglas en inglés).
  - El SCM duradero incluye dispositivos de asistencia ventricular izquierda (DiAVI), como el HeartMate2 de flujo axial y el HeartMate3 de flujo centrífugo o el dispositivo de asistencia ventricular HeartWare (DAVH), así como el corazón artificial total.
    - El SCM duradero puede estratificarse como tratamiento final o puente para el trasplante, según si el paciente es candidato a un posterior trasplante de corazón.
    - A partir de 2020, la supervivencia de todos los pacientes con SCM es de 80 a 90% a un año.[10]
  - Las contraindicaciones absolutas para el SCM duradero incluyen enfermedad hepática, renal, neurológica o psiquiátrica irreversible o falta de apego a las indicaciones médicas.
    - Las contraindicaciones relativas son obesidad, fragilidad extrema, consumo activo de sustancias, falta de apoyo social y tumores malignos no tratados.
  - Los pacientes con antecedentes de trombofilia deben someterse a evaluación de la hipercoagulabilidad (clase I, nivel de evidencia [NE]: C[11]).
  - Los pacientes con antecedentes de cáncer que se consideren libres de enfermedad o en remisión a largo plazo son candidatos a SCM como puente al trasplante; en la atención debe participar un oncólogo (clase I, NE: C[11]).
  - Los pacientes con cáncer recientemente tratado o activo con esperanza de vida mayor a dos años pueden ser candidatos a SCM como tratamiento final (clase IIa, NE: C[11]).

TABLA 25-1 Presentación clínica y diagnóstico de la insuficiencia cardiaca avanzada

Presentación clínica	Resultados de la exploración física	Resultados de laboratorio	Diagnóstico
• Disminución del estado funcional • Disnea en reposo • Disnea de esfuerzo • Ortopnea • Aumento de peso • Mareo • Vértigo	**Signos vitales** • Taquicardia • Taquipnea • Hipotensión **Cardiacos** • Distensión venosa yugular • S_3 audible • Punto de máximo impulso desplazado lateralmente **Pulmonares** • Estertores gruesos • Disminución de los sonidos respiratorios • Aumento del trabajo respiratorio **Abdominales** • Distensión abdominal • Hepatomegalia • Reflejo hepatoyugular positivo **Extremidades** • Edema de las extremidades inferiores • Extremidades frías	• ↑ niveles de BNP o NT-proBNP (congestión) • ↑ creatinina (síndrome cardiorrenal) • ↑ pruebas de función hepática (congestión hepática) • ↑ INR (deterioro de la síntesis hepática) • ↑ ácido láctico (deterioro de la perfusión de los órganos)	**Ecocardiograma transtorácico** • Evaluar la función sistólica. • Evaluar la función diastólica. • Detectar la enfermedad constrictiva o restrictiva. • Evaluar la enfermedad valvular. **IRM cardiaca** • Evaluar la función biventricular. • Evaluar si hay cicatrices en el miocardio o evidencia de enfermedad infiltrativa. **Cateterismo cardiaco derecho** • Medir las presiones de llenado cardiaco. • Medir las presiones arteriales pulmonares. • Calcular la resistencia vascular sistémica y pulmonar. • Determinar el gasto cardiaco. **Cateterismo cardiaco izquierdo** Evaluar la enfermedad arterial coronaria y el potencial de revascularización. **Biopsia endomiocárdica** • Evaluar la causa de la miocardiopatía. • Evaluar el rechazo postrasplante.

BNP, péptido natriurético cerebral; INR, índice internacional normalizado (por sus siglas en inglés); IRM, imagen de resonancia magnética; NT-proBNP, porción N-terminal del pro-péptido natriurético tipo B.

- Los pacientes con neoplasia activa y esperanza de vida de menos de dos años no deben ser candidatos a SCM (clase III, NE: C[11]).
- Los pacientes con MCIQ se manifiestan con **una insuficiencia biventricular grave** en comparación con otras etiologías.
  - Los pacientes con MCIQ que requieren SCM tienen **más probabilidades de requerir soporte mecánico en el VD** y pueden tener más dificultades para el destete de la ECMO.[4]
- Los pacientes con MCIQ tenían presiones sistólicas de la arteria pulmonar más bajas (44.0 mm Hg frente a 51.2 para la MCI y 49.4 mm Hg para la MCNI), pero peores indicadores de la función del VD (presiones más altas de la aurícula derecha [AD], insuficiencia tricuspídea [IT] más grave, y una relación AD/presión en cuña de la arteria pulmonar (PCAP) más alta.[4]
- Los pacientes con MCIQ recibieron con más frecuencia SCM como tratamiento final (33%) en comparación con los pacientes con MCI (14%) o MCNI (23%)[4] y requirieron con más frecuencia cirugía concomitante (más comúnmente reparación tricuspídea).
  - Los resultados clínicos (mortalidad, trasplante cardiaco, recuperación) no fueron diferentes según la causa de la miocardiopatía.

Consideraciones previas al trasplante

- Los pacientes que se evalúan para trasplante de corazón van desde ambulatorios estables hasta en estado crítico con SCM temporal.
- En los pacientes con MCIQ a quienes se planea practicar trasplante de corazón, es imprescindible colaborar con los oncólogos para evaluar el riesgo de recurrencia de la neoplasia maligna.[12]
- El trasplante cardiaco puede considerarse en pacientes con cáncer sin evidencia de enfermedad activa y cuando la probabilidad de recurrencia es baja. El periodo de espera tras la remisión del cáncer para ser candidato al trasplante cardiaco se individualiza en función de factores específicos del paciente y de la neoplasia (clase I, NE: C[12]).
- *Consideraciones específicas de la enfermedad*
  - *Amiloidosis*: la mayoría de las amiloidosis cardiacas clínicas (>95%) se deben a amiloidosis por cadena ligera (AL) y por transtiretina (ATTR). Ambas formas se asocian a una elevada mortalidad debido a la fisiología biventricular restrictiva y a las manifestaciones extracardiacas. El uso del tratamiento con DiAVI en la amiloidosis cardiaca suele estar limitado por el pequeño tamaño de la cavidad del VI y la disfunción del VD. **El trasplante cardiaco es una opción terapéutica para la amiloidosis cardiaca terminal**, pero aún es controvertido debido a los malos resultados históricos en esta población; sin embargo, estudios más recientes han revelado resultados similares tras el trasplante para los pacientes con amiloidosis en comparación con otros receptores de trasplantes.[13]
    - Entre los pacientes con amiloidosis AL, el trasplante autólogo de células madre (TACM) posterior al trasplante cardiaco ha demostrado ser exitoso, y suele ocurrir entre 6 y 12 meses después.[14] Los pacientes que recibieron TACM tras el trasplante tuvieron resultados similares a los de los receptores de trasplantes cardiacos sin amiloidosis.
- Los pacientes que se someten a TACM pueden necesitar la modificación de su régimen inmunosupresor para evitar los agentes que suprimen la médula ósea (es decir, antimetabolitos, antivirales profilácticos).
  - *Miocardiopatía inducida por radioterapia (MCI-RT)*: miocardiopatía relativamente rara en comparación con la MCIQ (0.2% frente a 2% de todas las ICA).[15]
    - Se cree que los antecedentes de radiación torácica contribuyen a prolongar los tiempos de isquemia durante la cirugía de trasplante, a menudo porque la disección torácica del receptor es más difícil.[15]
    - La MCI-RT tiene resultados significativamente peores después del trasplante.[15]
    - *Véase* la figura 25-1.

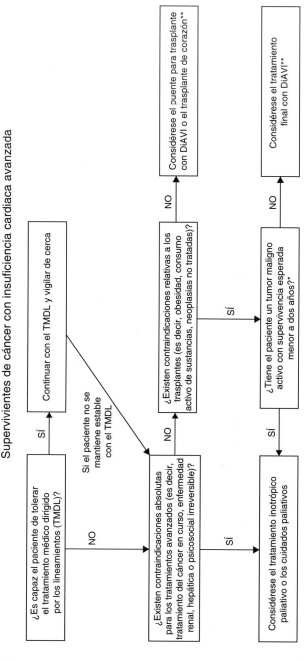

Superviventes de cáncer con insuficiencia cardiaca avanzada

¿Es capaz el paciente de tolerar el tratamiento médico dirigido por los lineamientos (TMDL)?

Sí → Continuar con el TMDL y vigilar de cerca

Si el paciente no se mantiene estable con el TMDL

NO

¿Existen contraindicaciones absolutas para los tratamientos avanzados (es decir, tratamiento del cáncer en curso, enfermedad renal, hepática o psicosocial irreversible)?

Sí → Considérese el tratamiento inotrópico paliativo o los cuidados paliativos

NO

¿Existen contraindicaciones relativas a los trasplantes (es decir, obesidad, consumo activo de sustancias, neoplasias no tratadas)?

NO → Considérese el puente para trasplante con DiAVI o el trasplante de corazón**

Sí

¿Tiene el paciente un tumor maligno activo con supervivencia esperada menor a dos años?*

Sí

NO → Considérese el tratamiento final con DiAVI**

*Todas las decisiones sobre el tratamiento deben tomarse en colaboración con el hematólogo/oncólogo.
**Los supervivientes de cáncer tienen más probabilidades de necesitar apoyo VD durante el uso de ECMO o implante de DiAVI

Figura 25-1. Diagrama de flujo para decidir los tratamientos avanzados. ECMO, oxigenación por membrana extracorpórea; DiAVI, dispositivo de asistencia ventricular izquierda.

Consideraciones postrasplante

- *Inmunosupresión postrasplante y riesgo de neoplasia maligna*
  - También debe considerarse la posibilidad de evitar la inmunoterapia de inducción en los receptores de trasplantes con **alto riesgo de neoplasia maligna**.[16]
  - Los inhibidores de la calcineurina (ciclosporina, tacrolimús) y la azatioprina presentan un potencial promotor directo del cáncer, mientras que el micofenolato de mofetilo y los inhibidores de la cascada de señalización del blanco de rapamicina mamífera (mTOR, por sus siglas en inglés) muestran propiedades antioncogénicas.[17,18]
    - Los inhibidores de la calcineurina estimulan la carcinogénesis mediante la inhibición directa de los mecanismos de reparación del ADN y la producción de interleucina (IL)-2 y del factor de crecimiento transformante (TGF, por sus siglas en inglés)-β.[19]
    - La azatioprina aumenta el riesgo de cáncer al influir en la reparación posreplicativa del ADN.[20]
    - La azatioprina y ciclosporina potencian directamente los efectos cancerígenos de la radiación ultravioleta.[21]
  - El tratamiento con estatinas se ha asociado a reducción de las neoplasias malignas tras el trasplante.[22]
  - Deben considerarse regímenes inmunosupresores específicos para cada paciente en receptores con alto riesgo de neoplasia maligna (mayor edad, antecedentes de neoplasia maligna). Esto incluye el uso de inhibidores de mTOR como sustituto de los inhibidores de la calcineurina.[23,24]
  - La inmunosupresión crónica debe minimizarse en los pacientes con alto riesgo de neoplasia maligna, especialmente a medida que disminuye el riesgo de rechazo (clase IIa, NE: C[25]).
  - La reducción de la inmunosupresión en pacientes con tumores sólidos no relacionados con el sistema linfático (es decir, trastorno linfoproliferativo postrasplante [TLPT]) no está respaldada por los lineamientos actuales (clase I, NE: C[25]).
- *Neoplasias malignas postrasplante*
  - El 50% de los pacientes trasplantados sobreviven más de 13 años,[23] con tendencias recientes que muestran mejoras en la supervivencia tras el trasplante.
  - El riesgo de cáncer después de trasplante es **de 2 a 4 veces mayor que el de la población general**, y es el riesgo más alto en receptores de trasplantes de órganos torácicos.[26]
  - La patogénesis de las neoplasias malignas postrasplante incluye (a) transmisión relacionada con el donante, (b) desarrollo *de novo* y (c) recurrencia de una neoplasia maligna anterior al trasplante.[17]
  - *Véase* la tabla 25-2.

Transmisión relacionada con los donantes

- No existe consenso para el cribado de neoplasia maligna en los donantes de trasplantes.
- Los antecedentes de neoplasia maligna del donante de trasplantes tienen un riesgo limitado para los receptores de trasplantes correspondientes.
  - El análisis retrospectivo del registro de la red unida para compartir órganos (UNOS, por sus siglas en inglés) de 1987 a 2016 mostró que 622 de 38,781 donantes tenían antecedentes de neoplasia maligna. Cuando se comparó respecto de la propensión, no hubo asociación entre neoplasia maligna del donante y mortalidad a 10 años (cociente de riesgos [HR] 1.02 [0.84-1.24]).[27]
  - La transmisión de neoplasias relacionadas con el donante es **muy rara** en los receptores de trasplantes de corazón (<0.2%) y se cree que se debe a la presencia de células malignas ocultas en el órgano trasplantado. Las neoplasias potencialmente transmitidas pueden ser el melanoma, carcinoma de células renales y glioblastoma multiforme.[28]

TABLA 25-2	Enfermedades malignas postrasplante de corazón		
	Relacionadas con los donantes	*De novo*	Recurrencia
Incidencia	• Rara (<0.2%)[1]	• Común (~10% a 1-5 años)[2]	• Baja
Riesgo	• No hay mayor riesgo para los receptores de donantes con antecedentes de neoplasia maligna (HR 1.02; IC de 95%: 0.84-1.24)[3]	• Variable (supervivencia a cinco años: cáncer de pulmón, 21%; linfoma, 32%; cáncer de próstata, 86%)[4]	• Variable (la supervivencia libre de recurrencia a cinco años oscila entre 75% para el cáncer de piel y 100% para el cáncer de colon)[4]
Factores de riesgo	• Ninguno	• Edad del receptor >50 años • Tratamiento de inducción • Exposiciones ambientales • Virus oncogénicos • Duración e intensidad de la inmunosupresión[5]	
Tipos de cáncer	• Melanoma • Carcinoma de células renales • Glioblastoma multiforme[1]	• Cáncer de piel (células escamosas > células basales) • Cáncer de pulmón • Trastorno linfoproliferativo postrasplante[4]	• Cáncer de mama • Linfoma • Cáncer de pulmón • Cáncer de próstata • Cánceres de células escamosas y basales[4]
Cribado	• No hay consenso para el cribado de donantes por neoplasia maligna	• Examen dermatológico anual[6] • Cribado estándar basado en la población para el cáncer de mama, colon y próstata[6]	

IC, intervalo de confianza; HR, cociente de riesgos (por sus siglas en inglés).

Desarrollo de novo

• Aproximadamente 10% de los receptores de trasplantes cardiacos desarrolla una neoplasia *de novo* entre 1 y 5 años después del trasplante,[29] lo que constituye un importante factor de riesgo de aumento de la mortalidad.[27]
  ○ El cáncer de piel es la neoplasia maligna postrasplante **más común**, y se produce entre 65 y 250 veces más que en la población general, con predilección por el carcinoma de células escamosas (CCE) sobre el carcinoma de células basales.
  ○ Los CCE tienden a ser más agresivos y con mayor potencial metastásico en los receptores de trasplantes.[30]
• De las personas con neoplasia maligna *de novo* postrasplante (excluidas las neoplasias cutáneas), el cáncer de pulmón tuvo la peor supervivencia a cinco años (21%), seguido del linfoma (32%). El cáncer de próstata tuvo el pronóstico más favorable (86%).[31]
  ○ Los factores de riesgo de neoplasia maligna postrasplante incluyen edad del receptor al momento del trasplante (>50 años), inmunosupresión de inducción, exposición a agentes cancerígenos (luz solar, tabaco, dieta, alcohol), predisposición genética e infección por virus oncogénicos.[17]

- Los mecanismos patológicos incluyen alteración de la inmunovigilancia, debilitamiento del sistema inmunitario contra los virus oncogénicos (virus del papiloma humano [VPH], virus de Epstein-Barr [VEB], virus del herpes humano [VHH]-8, virus de la hepatitis B [VHB], virus de la hepatitis C [VHC]) y efectos carcinógenos directos de la inmunosupresión.
- El TLPT es un espectro de trastornos linfoproliferativos que van desde la hiperplasia linfoide benigna hasta el linfoma.[17,32]
  - La incidencia varía ampliamente entre 1 y 20%, según el nivel de inmunosupresión y la seropositividad al VEB.[33]
  - Enfermedad pulmonar obstructiva crónica de inicio temprano (<1 año después del trasplante, 80% de los casos).
  - Enfermedad pulmonar obstructiva crónica de aparición tardía (que suele producirse entre 4 y 5 años después del trasplante).
  - El TLPT cardiotorácico es menos común en general, pero con mayor incidencia en los receptores de trasplantes de corazón.[17]
  - Los síntomas varían significativamente e incluyen "síntomas B" y la obstrucción intestinal.
  - Hasta 75% de los pacientes presenta hallazgos abdominales, que a menudo incluyen intestino delgado distal. Los estudios de imagen muestran engrosamiento irregular del intestino, masas murales excéntricas, dilatación aneurismática y ulceración luminal.[17,23]
  - La tomografía computarizada (TC), resonancia magnética y tomografía por emisión de positrones (PET, por sus siglas en inglés)/TC pueden ser útiles y ayudar a delimitar el TLPT en enfermedad nodal frente a extraganglionar.[17]
  - El tratamiento incluye reducción de la inmunosupresión (más beneficiosa en el TLPT temprano), tratamiento antiviral y quimioterapia (más beneficiosa con el TLPT tardío).[17]
  - El TLPT debe ser evaluada y tratada en un centro de trasplantes por médicos familiarizados con las neoplasias asociadas al trasplante (clase I, NE: C[25]).

Recurrencia de las neoplasias malignas
- La recidiva postrasplante de una neoplasia maligna anterior es **baja** entre los pacientes con trasplante de corazón. En un estudio,[31] la ausencia de recidiva a cinco años fue: 100% para cáncer de colon, 96% para cáncer de próstata, 93% para cáncer de mama, 89% para linfoma y cáncer de pulmón, y 75% para cánceres de células basales o escamosas.
- *Cribado del cáncer postrasplante*
  - El cáncer de piel es la neoplasia más frecuente que afecta a los receptores de trasplantes.
    - Todos los receptores de trasplantes deben adoptar conductas preventivas y someterse a exámenes dermatológicos anuales (clase I, NE: C[25]).
  - Los receptores de trasplantes deben seguir las recomendaciones de cribado estándar en relación con el cáncer de mama, colon y próstata como la población general (clase I, NE: C[25]).
  - Los lineamientos de la Asociación internacional de trasplante de corazón y pulmón (ISHLT, por sus siglas en inglés) no ofrecen recomendación alguna sobre el cribado.
- Consideración especial: inhibidores de los puntos de control (IPC) y trasplante de corazón
  - Los IPC han revolucionado el tratamiento del cáncer, pero los pacientes trasplantados han sido excluidos de los ensayos de IPC.
  - En estudios limitados de receptores de trasplantes de corazón (62% con melanoma), el tratamiento con IPC se asoció con rechazo importante (41%) y mortalidad (46%),[34] pero se necesitan más datos para orientar el tratamiento.

RESULTADOS

- En un estudio de trasplantes de corazón entre 1987 y 2011, se hicieron 453 trasplantes de corazón por MCIQ en comparación con 51,312 trasplantes por otras causas.[35]

- Después de ajustar para edad y sexo, los pacientes con MCIQ tuvieron mejor supervivencia (HR 1.28, $P = 0.026$) y no tuvieron mayor riesgo de muerte por neoplasia.[28]
- En otro estudio de trasplantes de corazón entre 2000 y 2008, se hicieron 232 trasplantes de corazón por MCIQ en comparación con 8,890 por otras causas.[36]
  - Los pacientes con MCIQ presentaron mayores tasas de soporte mecánico biventricular pretrasplante, mayor incidencia de neoplasias malignas postrasplante (5% frente a 2%) (recurrencia de cáncer, de lo contrario sería *de novo*), y mayor incidencia de infecciones (22% frente a 14%). Los receptores de MCIQ tuvieron menos rechazo (62% frente a 72%). No hubo diferencias de supervivencia a uno, tres o cinco años postrasplante.[29]

Generalidades

- **La MCIQ grave, cuando es refractaria al tratamiento médico, puede requerir la evaluación de tratamientos de ICA, incluido el SCM duradero (DiAVI) y el trasplante cardiaco.**
- Se ha demostrado que los pacientes con MCIQ que desarrollan ICA, cuando se seleccionan adecuadamente, tienen supervivencia favorable en comparación con otras causas de insuficiencia cardiaca.
- Los antecedentes de neoplasia maligna desempeñan una función integral en la candidatura a tratamientos para ICA, dadas las ramificaciones pronósticas asociadas.
- El trasplante cardiaco y la inmunosupresión crónica se asocian a mayor riesgo de neoplasias malignas postrasplante, tanto recurrentes como *de novo*. El trasplante cardiaco puede considerarse en pacientes con antecedentes de neoplasia maligna cuando el riesgo de recurrencia es bajo.
- Entre los pacientes de trasplante cardiaco con o en riesgo de neoplasia maligna, las estrategias de inmunosupresión deben considerar agentes con propiedades antioncogénicas demostradas (inhibidores de mTOR, micofenolato de mofetilo), mientras se evitan los agentes con propiedades que promueven el cáncer (inhibidores de la calcineurina, ciclosporina, tratamiento de inducción).

REFERENCIAS

1. Fang JC, Ewald GA, Allen LA, *et al*. Advanced (stage D) heart failure: a statement from the Heart Failure Society of America Guidelines Committee. *J Card Fail*. 2015;21(6):519-534.
2. Crespo-Leiro MG, Metra M, Lund LH, *et al*. Advanced heart failure: a position statement of the Heart Failure Association of the European Society of Cardiology. *Eur J Heart Fail*. 2018;20(11):1505-1535.
3. Oliveira GH, Qattan MY, Al-Kindi S, Park SJ. Advanced heart failure therapies for patients with chemotherapy-induced cardiomyopathy. *Circ Heart Fail*. 2014;7(6):1050-1058.
4. Oliveira GH, Dupont M, Naftel D, *et al*. Increased need for right ventricular support in patients with chemotherapy-induced cardiomyopathy undergoing mechanical circulatory support: outcomes from the INTERMACS Registry (Interagency Registry for Mechanically Assisted Circulatory Support). *J Am Coll Cardiol*. 2014;63(3):240-248.
5. Lee PJ, Mallik R. Cardiovascular effects of radiation therapy: practical approach to radiation therapy-induced heart disease. *Cardiol Rev*. 2005;13(2):80-86.
6. Foltz IN, Karow M, Wasserman SM. Evolution and emergence of therapeutic monoclonal antibodies: what cardiologists need to know. *Circulation*. 2013;127(22):2222-2230.
7. Higgins AY, O'Halloran TD, Chang JD. Chemotherapy-induced cardiomyopathy. *Heart Fail Rev*. 2015;20(6):721-730.
8. Yancy CW, Jessup M, Bozkurt B, *et al*. 2017 ACC/AHA/HFSA focused update of the 2013 ACCF/AHA guideline for the management of heart failure: a report of the American College

of Cardiology/American Heart Association Task Force on Clinical Practice Guidelines and the Heart Failure Society of America. *J Am Coll Cardiol.* 2017;70(6):776-803.

9. Singh JP, Solomon SD, Fradley MG, *et al.* Association of cardiac resynchronization therapy with change in left ventricular ejection fraction in patients with chemotherapy-induced cardiomyopathy. *JAMA.* 2019. 322(18):1799-1805.

10. Goldstein DJ, Naka Y, Horstmanshof D, *et al.* Association of clinical outcomes with left ventricular assist device use by bridge to transplant or destination therapy intent: The Multicenter Study of MagLev Technology in Patients Undergoing Mechanical Circulatory Support Therapy With HeartMate 3 (MOMENTUM 3) randomized clinical trial. *JAMA Cardiol.* 2020;5(4):411-419.

11. Feldman D, Pamboukian SV, Teuteberg JJ, *et al.* The 2013 International Society for Heart and Lung Transplantation Guidelines for mechanical circulatory support: executive summary. *J Heart Lung Transplant.* 2013;32(2):157-187.

12. Mehra MR, Canter CE, Hannan MM, *et al.* The 2016 International Society for Heart Lung Transplantation listing criteria for heart transplantation: a 10-year update. *J Heart Lung Transplant.* 2016;35(1):1-23.

13. Davis MK, Lee PH, Witteles RM. Changing outcomes after heart transplantation in patients with amyloid cardiomyopathy. *J Heart Lung Transplant.* 2015;34(5):658-666.

14. Trachtenberg BH, Kamble RT, Rice L, *et al.* Delayed autologous stem cell transplantation following cardiac transplantation experience in patients with cardiac amyloidosis. *Am J Transplant.* 2019;19(10):2900-2909.

15. Bianco CM, Al-Kindi SG, Oliveira GH. Advanced heart failure therapies for cancer therapeutics-related cardiac dysfunction. *Heart Fail Clin.* 2017;13(2):327-336.

16. Nair N, Gongora E, Mehra MR. Long-term immunosuppression and malignancy in thoracic transplantation: where is the balance? *J Heart Lung Transplant.* 2014;33(5):461-467.

17. Katabathina VS, Menias CO, Tammisetti VS, *et al.* Malignancy after solid organ transplantation: comprehensive imaging review. *Radiographics.* 2016;36(5):1390-1407.

18. Sherston SN, Carroll RP, Harden PN, Wood KJ. Predictors of cancer risk in the long-term solid-organ transplant recipient. *Transplantation.* 2014;97(6):605-611.

19. Gutierrez-Dalmau A, Campistol JM. Immunosuppressive therapy and malignancy in organ transplant recipients: a systematic review. *Drugs.* 2007;67(8):1167-1198.

20. Martinez OM, de Gruijl FR. Molecular and immunologic mechanisms of cancer pathogenesis in solid organ transplant recipients. *Am J Transplant.* 2008;8(11):2205-2211.

21. Perrett CM, Walker SL, O'Donovan P, *et al.* Azathioprine treatment photosensitizes human skin to ultraviolet A radiation. *Br J Dermatol.* 2008;159(1):198-204.

22. Vallakati A, Reddy S, Dunlap ME, Taylor DO. Impact of statin use after heart transplantation: a meta-analysis. *Circ Heart Fail.* 2016;9(10):e003265.

23. Mancini D, Rakita V. Malignancy post heart transplantation: no free lunch. *J Am Coll Cardiol.* 2018;71(1):50-52.

24. Asleh R, Clavell AL, Pereira NL, *et al.* Incidence of malignancies in patients treated with sirolimus following heart transplantation. *J Am Coll Cardiol.* 2019;73(21):2676-2688.

25. Costanzo MR, Dipchand A, Starling R, *et al.* The International Society of Heart and Lung Transplantation Guidelines for the care of heart transplant recipients. *J Heart Lung Transplant.* 2010;29(8):914-956.

26. Jaamaa-Holmberg S, Salmela B, Lemström K, Pukkala E, Lommi J. Cancer incidence and mortality after heart transplantation—A population-based national cohort study. *Acta Oncol.* 2019;58(6):859-863.

27. Rudasill SE, Iyengar A, Sanaiha Y, *et al.* Donor history of malignancy: a limited risk for heart transplant recipients. *Clin Transplant.* 2020;34(2):e13762.

28. Buell JF, Trofe J, Hanaway MJ, *et al.* Transmission of donor cancer into cardiothoracic transplant recipients. *Surgery.* 2001;130(4):660-666; discussion 666-668.

29. Youn JC, Stehlik J, Wilk AR, *et al.* Temporal trends of de novo malignancy development after heart transplantation. *J Am Coll Cardiol.* 2018;71(1):40-49.

30. Brewer JD, Colegio OR, Phillips PK, *et al.* Incidence of and risk factors for skin cancer after heart transplant. *Arch Dermatol.* 2009;145(12):1391-1396.

31. Higgins RS, Brown RN, Chang PP, *et al.* A multi-institutional study of malignancies after heart transplantation and a comparison with the general United States population. *J Heart Lung Transplant.* 2014;33(5):478-485.

32. Swerdlow SH, Campo E, Pileri SA, *et al.* The 2016 revision of the World Health Organization classification of lymphoid neoplasms. *Blood.* 2016;127(20):2375-2390.

33. Hayes Jr D, Tumin D, Foraker RE, Tobias JD. Posttransplant lymphoproliferative disease and survival in adult heart transplant recipients. *J Cardiol.* 2017;69(1):144-148.

34. Abdel-Wahab N, Safa H, Abudayyeh A, *et al.* Checkpoint inhibitor therapy for cancer in solid organ transplantation recipients: an institutional experience and a systematic review of the literature. *J Immunother Cancer.* 2019;7(1):106.

35. Lenneman AJ, Wang L, Wigger M, *et al.* Heart transplant survival outcomes for adriamycin-dilated cardiomyopathy. *Am J Cardiol.* 2013;111(4):609-612.

36. Oliveira GH, Hardaway BW, Kucheryavaya AY, *et al.* Characteristics and survival of patients with chemotherapy-induced cardiomyopathy undergoing heart transplantation. *J Heart Lung Transplant.* 2012;31(8):805-810.

ÍNDICE ANALÍTICO

Nota: los números de página seguidos de *f* y *t* indican figura y tabla, respectivamente.